KB265346

東醫壽世保元 改錯

東醫壽世保元 改錯

초판 1쇄 인쇄일 _ 2008년 11월 7일
초판 1쇄 발행일 _ 2008년 11월 15일

편저자 _ 윤용섭
펴낸이 _ 최길주
기획 및 편집 _ 김양하, 이수라

펴낸곳 _ 도서출판 BG북갤러리
등록일자 _ 2003년 11월 5일(제318-2003-00130호)
주소 _ 서울시 영등포구 여의도동 14-5 아크로폴리스 406호
전화 _ 02)761-7005(代) | 팩스 _ 02)761-7995
홈페이지 _ http://www.bookgallery.co.kr
E-mail _ cgjpower@yahoo.co.kr

값 35,000원

ISBN 978-89-91177-67-3 93510

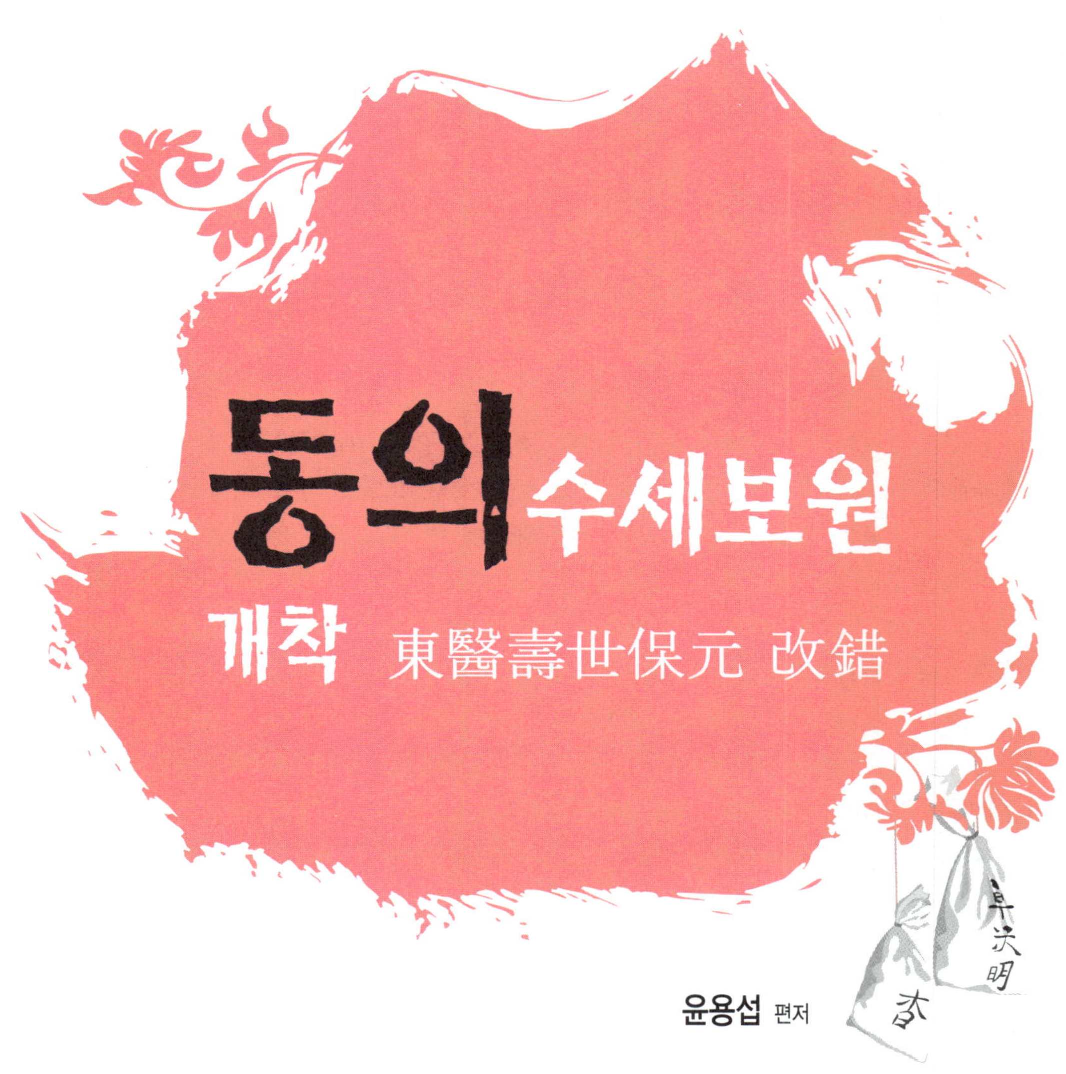

동의 수세보원

개착 東醫壽世保元 改錯

윤용섭 편저

BG 북갤러리

|추천사|

　　10年前, 在南京中医藥大學留學的一批韓國學生組成了名"清凉會"的學習小組, 讓我在業余時間給他們講中医, 講張仲景藥証. 本書的作者尹用變藥劑師就是当時的組織者之一. 在"清凉會"的靑年們惊嘆張仲景医學的精深之時, 我也提醒他們應当關注幷硏究張仲景医學朝鮮本土化的一个医學流派——四象医學. 這个産生于十九世紀末叶的很有東方医學特色的医學流派, 重視体質, 擅用經方, 富含哲理, 很好地体現了張仲景医學的整体思想. 我對他們說, 如果能將中医學与韓医學的長處結合起來, 那必將爲新時代的東方医學注入新的活力. 十年前的希望, 今天看到了結果. 最近, 尹用變藥劑师來南京, 出示了他新近撰寫的《東医壽世保元 改錯》一書. 這是他學習硏究韓医學代表著作《東医壽世保元》的心得, 書中對近代韓医學大家李濟馬先生的四象医學作出了新的詮釋. 我爲尹用變這种傳承本民族傳統医學的熱情而高興, 非常樂意爲本書作序. 祝愿這本著作能盡快出版, 爲韓医學在新時代的傳承發揮積极的作用!

2007年 10月 19日

南京中医藥大學敎授 黃 煌

|서문|

I

中國에서 공부하는 동안 《藥證》과 《醫案助讀》의 著者이신 黃煌 老師에게서 사사받을 기회가 있었다. 그는 자신이 저술한 또 다른 책인 《中醫臨床傳統流波》란 책을 주어 읽게 하였는데, 이 책은 中國傳統醫學史上 유명했던 13개 학파의 학술특징과 주요 내용을 정리하여, 만여 종에 이르는 방대한 중의서적을 읽는 데 길잡이가 될 수 있도록 엮은 책이다. 이 책은 또한 말미에 日本의 後世方派와 古方派, 韓國의 四象醫學派를 소개하고 있다.

《中醫臨床傳統流派》에 正宗派[1], 全生派, 心得派가 있는 것처럼 韓國에도 속칭 寶鑑派, 入門派가 있다고 듣긴 했지만, 이들이 학파다운 업적을 남기지 않았기 때문에 황노사는 四象醫學派가 한국에서 유일하다고 본 것이다.

한국의 종교인이 외국에 가면 불교에 대한 질문을 자주 받는 것처럼, 중국에 간 한국 전통의학도에게 四象醫學은 목에 걸린 가시처럼 쉽게 넘어가주지 않는다. 《東醫壽世保元》과 사상의학은 中醫學院 한국인 유학생의 마음을 여러모로 錯雜하게 만드는 책이다. 黃老師가 거론한 것처럼 한국전통의학의 상징이면서, 동시에 中醫學院 한국인 유학생의 앞날을 가로막는 커다란 장애물도 되기 때문이다.

1999년 10월 6일 서울고법에서 내려진 《韓醫師資格取得國家試驗應試資格確認》 判決文에 다음과 같은 문구가 있다. "우리나라 한의학은… 중의학에서 그 기원을 찾을 수 있으나… 향약집성방, 의방유취, 동의보감이 편찬된 이후부터 독자적인 이론과 체계를 갖추게 되었으며, 사상의학이 주창된 이후… 중의학과는 그 이론과 임상에 많은 차이를 보이고 있다." 즉, 중의학과

---

1) 正宗派 - 明代 陳實功이 저술한《外科正宗》을 중심으로 연구한 외과학파. 마찬가지로 全生派는《外科證治全生集》, 心得派는 《瘍科心得集》에 기인한다. 비슷한 이유로 寶鑑派는《동의보감》, 入門派는《의학입문》을 주로 공부한 사람을 말한다고 한다.

한의학이 다르기 때문에 중국 유학생은 한의대 졸업생과 동등한 자격을 인정할 수 없다는 건데, 그 다른 이유가 바로 《東醫壽世保元》을 비롯한 사상의학이란 말이다.

이 같은 사정 외에도 사상의학을 공부해야 할 이유가 또 있었다. 사상의학이 한국에 널리 알려지면서 사람들로부터 이에 관한 질문을 피할 수 없게 된 것이다. 주위 사람들에게 대답을 잘하기 위해서라도 《東醫壽世保元》은 반드시 연구해야 할 책이다.

다행히 《東醫壽世保元》은 이미 30년 전에 李家源 번역의 문고판을 사서 읽은 적이 있고, 15년 전엔 韓醫 관련 논문을 써보겠다는 남경중의약대학 교수 한 분의 부탁으로 이 책을 소개해준 적이 있으며, 또 유학생 會誌에 《東醫壽世保元 少陰人 11세 汗多亡陽病 病案研究》라는 小考를 발표한 적도 있어서 시작하는 것이 그리 힘들지 않았다.

II

지금까지 《東醫壽世保元》을 공부하면서 참고한 사상의학관련 서적이나 인터넷 문서를 보면 극히 일부를 제외하고 이제마에 대해 과도하다 싶은 숭배와 찬양을 바치고 있다. 거의 모든 글들이 《東醫壽世保元》을 經典視해서 어떻게든 원래 그대로의 본문을 손대지 않고 해석하려 했을 뿐 잘못된 부분을 고치려 시도한 글이 없다.

하지만 이 책은 너무나 많은 허점이 있어서 修訂 補完 같은 改錯이 반드시 필요하다. 다음에 있는 '일러두기'에 열거한 바와 같이 출전을 잘못 표기한 단순한 오류부터, 元典의 오해, 용어의 잘못된 해석, 동의 장상론의 왜곡 등 다양한 오류가 도처에 있어서 거의 모든 조문에서 문제점을 발견하고 糾正할 수 있다.

만일 문제점을 그대로 둔 채 해석하려 들면 무슨 말인지 좀처럼 이해할 수 없는 부분이 많다. 그러나 오류를 시정한 뒤 해석하면 의외로 본문의 의미가 쉽게 풀어진다. 《傷寒論》 원문을 찾아

《東醫壽世保元》 본문과 비교하고, 원문과 본문의 차이를 바로잡는 방법이 대단히 유용하였다. 《동의보감》과 《東醫壽世保元》에서 발생한 오류 때문에 이상해진 본문의 의미가 원문에서는 명쾌한 경우가 많았기 때문이다.

원문을 통해 《東醫壽世保元》을 해석해 보면 이제마의 견해도 보다 분명해진다. 흠이라면 이 작업을 통해 이제마의 한계가 드러난다는 점이다. 원문과 《東醫壽世保元》을 비교해 보면 많은 경우 이제마가 원문을 제대로 이해하지 못했다는 걸 알 수 있다. 그런 연유로 이 책의 많은 부분이 이제마의 오류를 수정하는 내용이 되었다.

찬양일색의 사상의학계에 오류를 바로 잡는 改錯書을 쓴다는 게 마음에 걸렸지만, 어쨌든 《東醫壽世保元》에 문제점이 있다면 이걸 토론해 봐야 한다고 생각한다. 만일 그것이 정말 문제라고 공감되어 보완되면 좋은 일이 아닌가!

본래 동양의학 저작에는 砭이라는 글쓰기 방식이 있다. 徐大椿의 《醫貫砭》과 陳修園의 《景岳新方八陣砭》이 그 예다. 서대춘과 진수원은 溫補派에 속하던 趙獻可와 張介賓의 養火補虛 주장을 비판하는 滋陰派의 입장에서 《醫貫》과 《景岳新方八陳》을 字句 하나씩 쫓아가며 貶斥하였었다. 이를테면 이 책은 《東醫壽世保元砭》이다.

이 책의 주장을 인정하기 싫은 분도 있겠지만, 가능한 비판의 근거를 제시하려고 노력하였으므로, 잘 읽어보시면 문제점을 인정하고 시정할 필요가 있다는 데 동감하실 것이다. 그리하여 바로잡기가 가능해진다면 분명 이 책도 사상의학 발전에 한몫할 것이라고 믿는다.

2008年 11月

윤용섭

Contents

차 례

추천사 … 4
서문 … 5

東醫壽世保元 改錯

일러두기 … 11
　1. 時代가 낳은 스타 李濟馬 … 11
　2. 〈東醫壽世保元〉改錯의 필요성 … 13
　3. 〈東醫壽世保元〉의 오류유형 … 15
　4. 〈東醫壽世保元〉改錯의 基準 … 21
　5. 이제마 評傳 … 25
　6. 사상의학의 장점 … 27
　7. 〈東醫壽世保元 改錯〉의 주요 내용 … 32

1장. 性命論 … 35

2장. 四端論 … 59

3장. 擴充論 … 83

4장. 臟腑論 … 101

5장. 醫源論 … 119

6장. 少陰人 病證論 … 139
　1. 少陰人腎受熱表熱病論 … 139
　2. 少陰人胃受寒裡寒病論 … 219
　3. 少陰人 泛論 … 282
　4. 張仲景 傷寒論中 少陰人病 經驗設方 二十三方 … 303

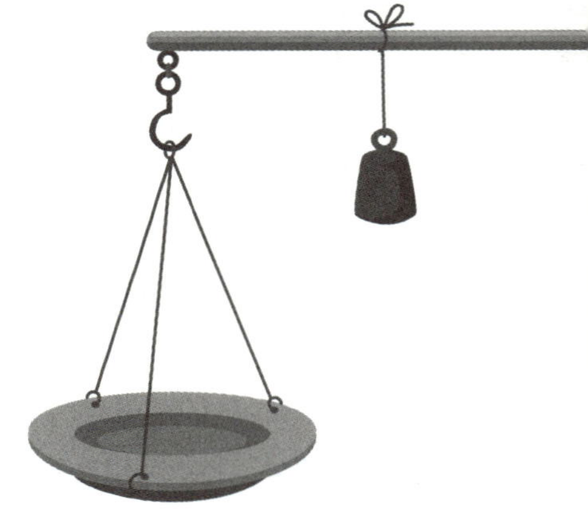

5. 宋元明 三代醫家 著述中 少陰人病 經驗行用要藥 十三方 巴豆藥 六方 ··· 315

6. 新定 少陰人病 應用要藥 二十四方 ··· 328

補完 소음인 병증론 ··· 336

7장. 少陽人 病證論 ··· 343

1. 少陽人 脾受寒 表寒病論 ··· 343

2. 少陽人 胃受熱 裡熱病論 ··· 393

3. 少陽人 泛論 ··· 420

4. 張仲景 傷寒論中 少陽人病 經驗設方 十方 ··· 438

5. 元明二代醫家著述中 少陽人病 經驗行用要藥 九方 ··· 442

6. 新定 少陽人病 應用要藥 十七方 ··· 448

補完 소양인 병증론 ··· 454

8장. 太陰人 病證論 ··· 459

1. 太陰人 胃脘受寒 表寒病論 ··· 459

2. 太陰人 肝受熱 裡熱病論 ··· 477

3. 太陰人 泛論 ··· 500

4. 張仲景 傷寒論中 太陰人病 經驗設方藥 四方 ··· 509

5. 唐宋明三代醫家著述中 太陰人經驗行用要藥 九方 ··· 511

6. 新定 太陰人病 應用要藥 二十四方 ··· 515

補完 태음인 병증론 ··· 522

9장. 太陽人 病證論 ··· 525

1. 太陽人 外感 腰脊病論 ··· 525

2. 太陽人 內觸 小腸病論 ··· 528

3. 本草所載 太陽人病 經驗要藥 單方十種 及 李梴龔信 經驗要藥 單方二種 ··· 540

4. 新定 太陽人病 應用設方藥 二種 ··· 541

補完 태양인 체질론 ··· 543

10장. 廣濟說 ··· 549

11장. 四象人 辨證論 ··· 561

補完 사상인 진단 표준 ··· 575

補完 四象人論과 八象人論의 관계 ··· 577

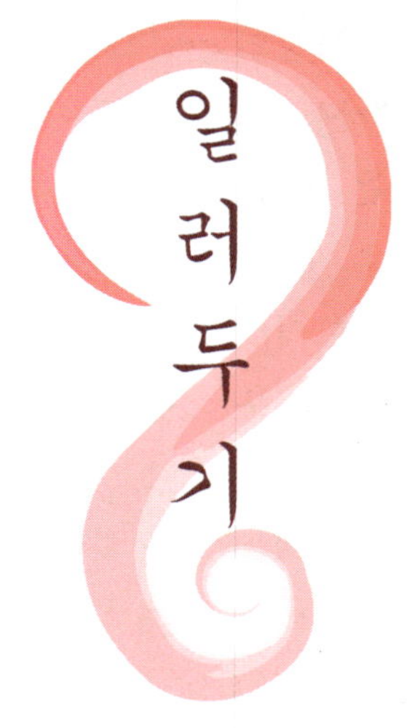

1. 時代가 낳은 스타 李濟馬

　　지금 사상의학은 우리나라 전통의학을 대표한다. 한의에서 그렇게 주장할 뿐만 아니라 중국 등 외국에서도 그렇게 본다. 사상의학은 1894년 《東醫壽世保元》이 처음 抄本으로 나타난 이래, 인쇄본과 印刊 등 50년 동안 7번이나 판쇄를 거듭하였고, 원지상의 《東醫四象新編》 이민봉의 《四象金櫃醫典》 이태호의 《東醫四象診療醫典》 등 《東醫壽世保元》의 내용을 보완하는 연구 성과가 속속 발표되었으며, 연변지역에서도 金良洙, 金九翊, 鄭基仁, 李常和, 李鐘善 등 많은 사상의학 연구자들이 나타나 명실 공히 한 학파의 면모를 갖추어 왔기 때문이다.

　　《東醫壽世保元》은 중의와 다른 독창성 때문에 많은 주목을 받았다. 이는 당시 요구되던 민족주의의 요구와 맞아떨어져서 이을호가 "오랜 동양의학의 결실이자 세계를 놀라게 하는 학설"로 "서양의학과 중국의학의 한계를 넘어선 것"(1933)이라는 극찬을 하게 하였고 조헌영도 "우리의학"으로서 사상의학을 받아들여야 한다고 주장하게 하였다.(1935)

　　"한국인이 알아야할 한국의 의학"이란 말은 민족주의가 요구하는 의학을 표현하는 말이다. 이런 민족주의 때문에 사상의학은 분에 넘치는 과도한 칭송을 받았다. 그 예가 《東醫四象診療醫典·序文》에 있는 다음과 같은 말이다. "東武李濟馬公의 四象醫學은 前人未踏의 處女地를 開拓한 世紀的新學說로서 (靈樞通天編의 五態人論을 取捨衍義한 것이지만) 한참은 一部 沒理解者에게 「醫學의 異端者」라는 惡評까지도 들엇습니다만은 「칼」씨의 血液四型論을 是認하게됨과 함께 四象醫學의 玄妙한 學理, 簡便한 運用, 驚異的靈效에 首肯하게까지 되여 輓近醫界의 大勢는 이 四象圈 내에로 圈內에도 進出하고 있습니다."(이태호, 1940)

사상의학에 대한 이 같은 열광은 오늘날에도 여전히 식지 않고 있다는 느낌이다. "사상의학은 의학적인 면에서 평가하기 보다는, 철학과 의학의 문제를 함께 해결하는 과정에서 나온 의학으로 性情의 중용적 조절을 중요시하는 성정중심의학이라 할 수 있다. 이러한 성정론적 체질의학론이 한국에서 최초로 창안되었는데 이는 근세의학의 총화요, 새로운 학설을 제시한 동양의학의 핵심이라 할 수 있다."(《사상의학·서문》 송일병, 1997)라 한 것이 그렇지 않은가.

이제 사상의학은 일반인에게도 널리 알려져 있다. 사상의학의 전파와 더불어 《동의수세보원》에 미비했던 鍼灸와 食餌 등에 관한 연구서가 속속 나타났는데, 이들 저서는 오히려 서양의학 의사(이명복), 민간연구가(권도원) 등이 쓴 것도 많아 다양한 사람들이 사상의학을 연구하는, 명실 공히 민족의 의학이 되었다는 걸 알 수 있다. 이 같은 관심 때문에 우리나라 사람이면 대부분 소음인 태음인이라는 말을 들어서 알고 있으며, 보통 자신이 어느 체질에 속하는지도 알고, 많은 사람들이 이 체질이론을 참고해서 음식이나 양생을 참조하고 있다.

오늘날 사상의학이 이렇게 각광을 받고 있는 주된 이유는 민족주의적 논리였다고 한다. 이태호의 주장처럼 "현묘한 학리, 간편한 운용법, 경이적 효과"라는 면보다도 오히려 조헌영이 제기했던, "한국인이 한국인에 의한 의학에 관심을 가져야만 한다."는 민족주의적 요구가 대세를 형성하는 큰 동기였다는 것이다.

"사상의학 이외의 그 어떤 의학 체제도 20세기 민족주의 시대가 요청하는 의학의 모습에 부응하지 못했다. 서양세력이 들어오면서 의학 부분의 재편이 따랐다. 서양의학이 중심의학이 되자 한의학은 구의학으로 규정되었으며, 외래의학인 서양의학의 수용에 저항하는 부류에 대해 서양의학 측에서는 구의학 또한 중국에서 전래된 외래의학에 불과하지 않느냐는 논리로 공박했다. 이런 상황에서 구의학 측은 중국의학을 제외한 한국의학의 존재를 모색할 수밖에 없었는데, 이제마의 독창적인 의학이 바로 거기에 있었다. 후학은 20세기 초반 한의학이 대결해야만 했던 민족주의의 두 과제인 중국의학의 극복, 서양의학의 극복의 길을 사상의학에서 발견했다. 그들은 이제마의 의학을 사상의학으로 규정하면서 그것으로 역공을 펼쳤다. 이 의학이 중국의학보다 한 걸음 더 나아간 것이며, 심지어는 서양의학보다 더 우월한 의학이라는 담론을 생산해내고 유포했다. 그 결과 19세기말 탄생한 이제마의 의학은 하나의 유파를 형성하는 데 그치지 않고, 20세기 한국의 민족주의라는 날개를 타고 비상하여 한민족을 대표하는 의학으로 굳건히 자리를 잡게 되었다.”(신동원, 2005)

이 같은 주장이 사실이라면 이제마는 시대적 요구로 탄생한 스타가 분명하다.

2. 《東醫壽世保元》 改錯의 필요성

만일 민족주의라는 흥행요인을 제거한다면 사상의학은 우리 전통의학을 대표할만한 충분한 콘텐츠를 가지고 있을까? 과연 이을호의 말처럼 “서양의학과 중국의학의 한계를 넘어선 것”이고, 송일병의 말처럼 “근세의학의 총화요, 새로운 학설을 제시한 동양의학의 핵심”일까?

여기에 긍정적 대답이 쉽지 않다. 정말로 서양의학과 중국의학의 한계를 넘어선 의학이라면 마땅히 그들을 대체하거나 보완할 수 있고, 그 결과 당연히 국경을 넘어 널리 활용되어야 하는데, 목하 사상의학이 의학계에서 차지하는 비중을 살펴보면 그게 아니기 때문이다.

오히려 《東醫壽世保元》을 검토해보면 서양의학과 중국의학에 비교해 너무도 부족한 점이 많고 수 없이 많은 오류가 바로잡히지 않고 있다는 걸 알 수 있다. 《성명론》이나 《장부론》처럼 사실성이 없는 주관적 내용이 사상의학자들에게 중요하게 여겨지는 것도 이상한 일이다. 사실성은 실용학문의 생명이나 마찬가지이기 때문에 이게 없으면 의학이라 할 수도 없게 된다.

《東醫壽世保元》에 존재하는 수많은 오류들은 그냥 두면 안 될 것이다. 《東醫壽世保元》에 오류가 존재한다는 것은 일찍이 다른 학자들도 지적한 바 있다. 윤길영이 《四象體質醫學論·동무의 관념적 학리론》에서 “性命論 등은 觀念論으로 何等 과학적 가치를 인정할 수 없는 粉飾的 부분에 불과하며, 이는 동무의 위대한 의학의 창조적 발견을 도리어 흐리게 한 것이다.”라고 한 것, 이태호가 《東醫四象診療醫典·사상약리학》에서 “錯綜된 약품에 限하야는 물론 原文의 傳書之誤인 것을 확인하면서도 감히 此를 訂正치 못하고 다만 註解表明한다.”라고 한 것, 그리고 이가원이 瑞文堂 《東醫壽世保元·序文》에서 “誤處와 生語가 많다.”고 말한 것이 그 예이다.

이렇게 문제가 있다는 것을 알면서도 왜 '바로잡기(改錯)'는 이루어지지 않았을까? 그것은 시대 분위기상 위대하게 칭송받는 이제마의 결점을 들춰 내기 어려웠던 때문은 아닌가 생각한다. 세간의 사상의학관련 서적을 보면 한결같이 이제마 업적을 찬양하는 말로 점철되어 있다. "위대한 의학의 창조"라 했던 윤길영을 비롯해서, "최초로 창안", "근세의학의 總和"(송일병, 1997), "醫學中興之神"(天德山人), "전인미답의 처녀지를 개척한 세기적 신학설"(이태호) 등등의 낯간지러운 말들이 그렇고, 이런 태도를 물려받은 후배 한의사들도 입을 모아 "세계적으로 유래가 없는 뛰어난 체질의학"(박풍규)이라 외치고 있다.

이렇게 이구동성으로 찬양하는 터에 비판하기란 쉽지 않았을 것이다. 하지만 숭배와 찬양만으로 사상의학이 발전할 수 없다는 데 개착의 당위성이 있다. 어쩌면 지금까지 이렇게 일방적으로 숭배하고 찬양했기 때문에 사상의학이 더 큰 발전을 이루지 못한 건지도 모른다. 모름지기 학문은 오로지 사실성을 추구하는 과정에서 발전하는데, 숭배와 찬양이 사실성에 대한 의문을 억누를 수 있기 때문이다. 객관적 사실성이 없으면 아무리 우리끼리 근세의학의 총화요, 위대한 의학이라고 주장해도 과학자의 눈에는 다만 웃기는 짓으로 보인다.

다행히 이제 민족주의가 각별히 요구되던 시기도 지나서 한결 열이 식은 머리로 냉정하게 《東醫壽世保元》을 살펴볼 수 있게 되었다. 이제는 《東醫壽世保元》을 정말 객관적으로 평가해서 문제점이 있다면 솔직히 인정하고, 그것을 수정 보완하여 의학이라는 말에 걸 맞는 사실성을 확보해야 할 시기인 것이다.

이 과정에서 《동의수세보원》의 粉飾이 떨어져 나가고, 이제까지 여겼던 위대한 명의 이제마가 아니라 허점투성이 庸醫가 나타나서, 名醫나 "中興之神"에 어울리지 않게 된다 하더라도 이렇게 하는 것만이 사상의학을 한국의 자랑스러운 전통의학으로 만드는 길이라고 본다. 그리고 《東醫壽世保元》을 비판한다고 해서 이제마의 명성이 떨어진다고 생각하지 않는다. 뉴튼에 의해 부정되었다고 해도 아리스토텔레스가 여전히 위대한 것처럼, 아무튼 이제마는 우리나라에 하나밖에 없는 전통의학 流派인 四象醫學派의 開祖인 것이다.

3. 《東醫壽世保元》의 오류유형

《동의수세보원》을 읽어보면 상당히 다양한 형태의 오류를 발견할 수 있다. 이를 분류하면 다음과 같다.

1) 원전을 잘못 옮겨 쓴 誤錯

예를 들어 7-7의 "乃結熱"은 《상한론》의 "此非結熱"을 허준이 잘못 옮긴 것인데, 이 때문에 뜻이 완전히 달라졌다. 6-44에서 《유증활인서》 원문의 "五死一生"이 "五生一死"로 바뀌어 있다. 이것도 허준이 잘못 옮긴 것이다. 7-44에서 본문의 "氣外熱"은 《상한명리론》 원문에서 "身外熱"이다. 이것은 《증치준승》의 착오로 보인다.

2) 출전을 잘못 기록

송원명 삼대의가의 소음인 경험방으로 분류한 계지부자탕, 삼물백산은 《의학입문》이 아니라 《상한론》이 출전이고, 인진귤피탕은 《유증활인서》가 아니라 《상한미지》가 출전이다. 또 6-3 危亦林 得效方曰 "四時瘟疫 當用 香蘇散."이라 했지만, 이와 같은 말은 《득효방》이나 《동의보감》에서 보이지 않는다. 6-49 朱肱 曰 "厥陰病 消渴 氣上衝心 心中疼熱 飢不欲食 食則吐蛔."는 주굉의 말이 아니라 《傷寒論》이 원출전이므로 장중경 왈로 해야 맞다. 이 책에서 본문과 修訂文의 출전이 다르게 된 것은 모두 이를 바로 잡은 것이다.

3) 잘못 해석

7-50 "張仲景 曰 傷寒七八日 身黃如梔子色 小便不利 腹微滿 屬太陰."은 《傷寒論》의 "傷寒七八日 身黃如橘子色 小便不利 腹微滿者 茵蔯蒿湯主之."를 옮긴 것으로 보이는데, 陽黃은 태음병이 아니기 때문에 "屬太陰"이라 한 것은 잘못이다. 9-12 "張仲景曰 少陽證 濈濈汗出… 表解裡未和也 宜十棗湯." 부분도 중경의 말이 아니고, 《동의보감》 "少陽證 漐漐汗出… 此表解裡未和也 宜十棗湯."을 옮겼기 때문이다. 십조탕의 水飮內停證은 태양병과 유사한 雜證으로 보지 소양병으로 분류하지 않는다.

이상의 오류는 대부분 이제마가 아니라 허준의 잘못이라 해야 맞다. 이제마는 인용문 거의 모두를 《동의보감》에서 옮겨 썼는데, 이 과정에서 허준의 잘못을 그대로 踏襲하였다. 위의 7-50 陽黃을 "屬太陰"이라 한 것도 허준이다. 허준의 잘못 일부는 《醫學綱目》이나 《醫學入門》 등 허준이 인용한 원전의 잘못인 경우도 있다. 옛 의서들은 서로 옮겨 쓰는 과정에서 誤字 錯字 脫字 혹은 意味上誤解 등이 자주 발생하였기 때문이다.

이외에도 다음과 같은 이제마의 오류가 있다.

4) 용어의 잘못된 사용

예를 들어 "汗多亡陽 下多亡陰."(《此事難知》)은 원래 "땀을 많이 흘리면 亡陽이 되고, 설사를 많이 하면 亡陰이 된다."는 의미로서, 亡陽과 亡陰의 "病因"을 설명하는 말인데, 이제마는 "땀이 많은 것은 亡陽이고, 설사가 많은 것은 亡陰이다."라고 해석해서, 多汗을 곧 亡陽病, 多下를 곧 亡陰病이라고 해석하였다(9-31 토론부분 참조). 이 때문에 이제마가 사용하는 亡陽과 亡陰의 의미는 본래 망양망음의 의미와 많이 다르다. 즉 陽氣와 陰氣가 끊어져 "汗冷 手足冷 身冷 蹉臥神疲 脈細欲絶."하거나, "熱汗 身熱 煩躁不安 口渴 脈細無力."한 일정병리상태를 의미하는 게 아니라 단지 多汗하거나 多下하는 상태까지 의미한다. 물론 체질적 특징에 의해 소음인 汗多는 쉽게 망양이 되고, 소양인 下多는 쉽게 亡陰이 되는 점을 인정해도, 망양과 망음이 되기 전에 이미 망양과 망음이라고 부르는 것은 용어의 잘못된 사용이다.

"少陰人 表病 太陽病厥陰證."(6-47)이란 말은 읽는 사람의 머리를 멍청하게 만드는데, 이런 오류는 이제마가 太陽과 厥陰의 용어를 잘 이해하지 못했기 때문으로 보인다. 태양병은 膀胱腑와 膀胱經의 병이고 궐음병은 肝經과 肝臟의 병이어서, 태양병에서 궐음병으로 轉變 혹은 並病될 수는 있어도, "태양병 궐음증" 즉 방광병에 있어서 肝證이란 말이 성립할 수 없기 때문이다.

이외에 胃家實 脾約 등 많은 용어들도 원래 의미와 다르게 사용되고 있어서 실상 그렇게 어렵지 않은 내용임에도 불구하고 《東醫壽世保元》이 대단히 난해하게 되었다. 따라서 이런 오류를 밝히는 것만으로도 사상의학은 한층 더 쉽고 용이해진다.

5) 病因病機의 오해

소음인 병증은 주로 "陽氣가 곤궁에 빠져 위축되어 엎드려진 형국"(6-12)이라 하여, 소음인은 陽氣가 쇠약한 체질을 말한다고 할 수 있다. 또 "평소 寒證의 병이 있는 사람이 瘟病에 걸리면 역시 한증이 되고, 평소 熱證의 병이 있는 사람이 瘟病에 걸리면 역시 열증이 된다."(12-12) 하였으므로, 소음인은 비록 열성 질환에 걸려도 寒證이 된다고 볼 수 있다. 그렇다면 6-33 등의 胃家實(承氣湯類)과 관련된 조문들은 陽明腑實證, 곧 裏實熱證을 설명하는 말이므로 소음인 병증에 해당할 수 없으니 소음인 병증에서 胃家實은 제외되어야 마땅하다. 胃家實을 소음인병증으로 분류한 것도 이제마의 오류다.

6) 病理보다 病症에 집착

《東醫壽世保元》 병증론의 서술방식을 보면 먼저 중경을 비롯한 역대 의학자들의 논술을 나열하고, 그 뒤에 "論曰"이라 하여 이제마의 주장을 달아 놓았다. 이런 방식은 "論曰" 앞에 있는 역대 의가들의 논술과 이제마의 주장이 연관 있다는 표시다.

하지만 종종 병리적 연관성을 인정할 수 없는 논술이 함께 병렬되곤 해서 읽는 사람을 당혹하게 만든다. 예를 들어서 6-6은 表寒實證의 마황탕증 조문이고, 6-7부터 6-9는 蓄血證, 6-10은 表實裏虛證의 계지인삼탕 조문이어서, 과연 이들 조문을 함께 논할 수 있는가 의문스럽게 한다.

6-11에서 이제마는 "其人如狂"을 "腎陽困熱"이라 하고, "小腹硬滿"을 "大腸怕寒"이라 하는데, "其人如狂"은 6-7, 6-8(發狂), 6-9에 공통된 狂을 말하고, "小腹硬滿"은 6-7(小腹當滿), 6-8, 6-9(小腹急結), 6-10(心下痞硬)의 腹滿증상을 의미한다고 생각된다. 곧 狂과 腹滿이 이들 조문을 한데 엮은 이유다. 6-6은 소복경만이나 기인여광이 없지만, 6-7(下血), 6-8(血證), 6-9(血自下)와 연관되는 "衄"이 있다. 표한실증과 축혈증을 함께 논한 이유가 出血이라는 症때문인 것이다.

이제마는 6-12에서 저당도인탕과 인삼계지탕을 한데 묶어 치법을 논하고 있다. 병리를 잘 이해한다면 아무리 소음인이라 하더라도 저당도인탕증과 인삼계지탕증을 같은 치법으로 해결할 수 없음은 명약관화한 것인데, 이제마가 이렇게 논한 것은 병리보다도 소복경만이라는 症에 치중했기 때문으로 보인다.

저당도인탕의 소복경만은 實證이고, 인삼계지탕의 心下硬滿은 虛證이라서 치법은 그야말로 천양지차다. 이제마가 虛實을 구분하지 않은 것은 동양의학의 가장 기초적인 내용도 모른다고 의심할 수밖에 없게 한다.

승기탕을 소음인 방약으로 구분한 것도 이제마가 병리보다 症에 집착했기 때문이라고 생각된다. 7-18에서 이제마는 소음인 下利淸水의 치험례를 서술했는데, 그는 필경 그 소음인 下利淸水와 《상한론》 "少陰病 下利淸水 色純淸 心下必痛 口乾躁者 大承氣湯下之."(321)의 下利淸水를 같은 病證으로 보고 있었을 가능성이 크다. 이 때문에 처음엔 소음인 하리청수에 대승기탕을 쓰는 줄 알았다가, 나중에 "중경을 믿을 수 없음을 깨닫게 된 것이다." 하고, "장중경의 대승기탕은 소음인에게 살인하는 약이다."(6-26)라고 하였을 것이다. 이런 것 때문에 "이제마가 《傷寒論》을 제대로 공부했으면 사상체질론은 나오지 않았을 것이다."라고 말할 수 있는 것이다.

7) 주관철학의 개입

《東醫壽世保元》이 《성명론》으로 시작된다는 건 사상의학의 치명적 약점이라 할 수 있다. 본래 철학은 '세상을 이해하는 방식'이지 세상 그 자체는 아니므로 철학은 종종 사실만을 추구하는 과학과 다른 입장에 서게 된다. 따라서 만일 철학을 강조하면 과학적 사실과 어긋나는 경우가 생기게 된다. '사상철학'처럼 세상을 네 가지로 나누어 이해할 수도 있겠으나, 그렇다고 사람의 체질이 넷이라고 주장하는 것은 사실적이지 못하다.

《성명론》 등 《東醫壽世保元》의 주관적 부분을 사상의학의 큰 장점으로 보는 《四象醫學》은 이 부분이 "철학과 의학을 동시에 해결"하기 위한 것이라고 하였으나, 실제적으로 사상철학이 이런 역할을 하리라고 보는 것은 무리다. 신경증과 심신병 같은 '마음의 문제가 일으킨 질병'의 경우, 환자가 어떤 철학을 통해 마음의 안정을 얻을 수 있다면 그 철학은 이들 질병의 치료에 유용하다 할 수 있다.

하지만 오늘날 사상철학을 잘 이해하고 이것을 생활에 응용하여 마음의 안정을 꾀할 수 있는 사람이 거의 없기 때문에 결론적으로 사상철학은 전혀 무용하다. 혹 의사라도 사상철학을 잘 이해해서 환자의 마음을 잘 다스려준다면 모르겠으나, 이것 역시 사상철학보다 더 유용한 철학체계가 많은 오늘날 바라볼 수 없는 일이라 하겠다.

사상의학이 철학적 부분까지 넘보는 것은 주제넘은 짓이다. 그것보다 먼저 사실성을 확보하여 의학으로서의 입지를 굳히는 것이 시급한 과제라 할 것이다.

8) 객관적 사고의 부족

사상의학이 의학분야에서 견고하게 입지를 마련하기 위해서는 《東醫壽世保元》 등이 사실과 맞는지 철저하게 검토해서 맞지 않는 내용은 남김없이 삭제해야 할 것이다. 《장부론》에서 이제마는 독단적인 인체생리이론을 전개했는데, 현대의학 생리이론과 너무 차이 날뿐 아니라 동양전통의학 장상론과도 너무 다르다. 다르다 하더라도 사실과 맞다면 문제가 없겠고, 진단과 치료에 유용하게 쓰이겠지만, 사실적이라고 인정할 부분이 거의 없을 뿐더러 이제마 자신도 별로 활용한 것 같지 않은 장식적인 부분이라고 여겨진다.

현대의 의학적 성과에 의해 우리들은 음식물이 위와 소장에서 소화 흡수되어 간과 심장을 거쳐 전신에 공급된다는 것을 알고 있다. 이러한 사실에 비추어 胃脘에서 혀 밑 - 귀 - 두뇌 - 폐 등의 경로로 溫氣가 이동한다는 등의 《東醫壽世保元》 장부론을 수정하지 못할 이유가 없다고 본다.

참고로 말하면 중국은 "中西醫結合"을 통해 이미 중의에 존재하는 많은 비사실적 부분들을 糾正해가고 있다. 인상적인 경험은 南京省中醫院에서 교수들이 방사선사진을 통해 中醫辨證을 하던 장면이다. 방사선 사진을 보면 肝氣鬱結 환자는 胃 切痕의 숫자와 깊이가 감소하고, 脾胃虛弱 환자는 반대로 증가하며, 水飮內停 환자는 液平線이 보이고, 食滯胃脘 환자는 食物殘渣를 확인할 수 있다. 이를 통해 간기울결 등 중의적 병명이 어떤 실제적 의미가 있는지 확인해 나가는 것이다. 사상의학에서도 이런 일을 하지 못할 까닭이 없다.

이외에 《사상의학》 등에서 볼 수 있는 후세학자들의 오류도 있다.

9) 지나친 숭배

《사상의학》은 서문에서 사상의학이 "근세 의학의 총화"라든지 "동양의학의 핵심"이라고 찬양하고, 《東醫壽世保元》 전문을 인정하고 따르는 충직한 태도를 굳건히 지키고 있다. 하지만 과학자에게 있어서 무조건 추종은 있을 수가 없다.

사실성이 없는 잘못된 이론을 그대로 따르면 난해한 말들을 반복하게 되고, 이 때문에 사상의학을 배워보려는 후학들을 돌아서게 만든다. 원래 사실적 이론은 명료해서 이해하기 어렵지 않다. 이런 잘못을 시정해야만 사상의학이 명료하고, 이를 통해 더 많은 사람들이 쉽게 이해하고 널리 사용할 수 있는 의학이 될 수 있다.

예를 들어 亡陽病(6-35, 6-36)은 이제마의 오해 때문에 주장된 것인데, 원문 그대로 받아들이려 하면 좀처럼 이해하기 어렵다. 하지만 亡陽病을 亡陽證으로 수정하고, 태양중풍증(發熱 惡寒 汗自出)과 양명병외증(不惡寒 反惡熱) 양명부실증(發熱 汗多)과 구분함으로써 이 부분을 명료하게 이해할 수 있다.

이제마와 《東醫壽世保元》에 낯간지러운 찬사를 늘어놓고, 經典으로 여기면서 맹목적으로 숭배하는 사람들(일부 한의사 포함)을 보면 한 편으로 어이없고, 한 편으로 창피하다. 그 똑똑하고 자부심 강한 한의사들이 이제마 같이 근본(스승) 없고 멋대로 獨學한 아마추어를 열렬히 숭배한다는 게 어이없고, 엉터리 이론에 무지와 오류가 가득 찬 《東醫壽世保元》의 실상을 혹시 외국인이 알게 되면 한의학을 얼마나 우습게 여길 가 창피하다.

10) 〈東醫壽世保元〉의 잘못된 해석

《사상의학·사상인의 臟局》에서 "한 번 타고난 체질은 평생 동안 변하지 않는다."고 하고 이것은 이제마가 "태소음양의 장국장단변화는 一同한 중에 四偏이 있으니 聖人이 希天하는 까닭이고…."(2-5)라고 했기 때문이라고 하였다. 이 말(2-5)을 어떻게 체질이 평생 동안 변하지 않는다고 해석 하는지 알 수 없다.

이제마는 2-23에서 "태소음양의 臟局이 짧고 긴 것은 음양의 변화라서 天稟이 이미 정하여진 것은 논할 것이 없으나, 천품이 이미 정하여진 외에 또 짧고 긴 것이 있으니 그것은 인사의 닦고 못 닦음에 따라 수명이 달라진다는 것이다."라고 하였다. 이 말은 정해진 天稟 외에 후천적 요인이 체질에 영향을 준다고 해석해도 좋을 것이다.

사상의학에서 체질은 곧 치료방법을 결정하는 기준이므로 체질이 "평생 변하지 않는다."고 규정하면 몇 가지 곤란한 점이 생긴다. 예를 들어 소음인에게 인삼이 좋다고 해서 평생 동안 언제나 인삼을 먹어도 좋은가라는 문제다. 소음인이라도 지나치게 인삼을 먹다보면 독성작용이 나타나는 것을 보기에 어렵지 않다.

선천적이면서 평생 변하지 않는 인체 조건이 있긴 하지만, 이외 후천적인 변화도 진단과 치료에 반영한다고 생각하면 사상의학의 많은 부분을 변혁시켜야 할 것이다. 체질을 파악했다고 해서 곧 치료방법이 결정되는 게 아니기 때문이다. 이 책에서 체질은 "선천적 유전 소인뿐만 아니라, 후천적 영향으로도 나타날 수 있는 비교적 지속적인 생리기능과 심리상태"를 의미하는 말로 쓴다.

4. 《東醫壽世保元》 改錯의 基準

이상과 같이 오류가 많은 《東醫壽世保元》의 改錯은 사상의학계의 커다란 과제다. 이 과제를 해결하기에 여러 가지 방법이 많겠지만, 여기서는 다음과 같은 기준을 세워 오류를 수정하고자 하였다.

1) 객관성

한의학은 의학인가? 한의학이 의학이라고 대답한다면 객관성을 갖추는 게 중요하다. 의학은 과학의 한 분야이고, 객관성이야 말로 과학의 생명이기 때문이다. "의학은 그 체계를 형성하는 데 과학적 사고방식을 필요로 하기 마련이다."(《사상의학》)

객관성은 곧 사실성이라서, 철저하게 사실에 맞는 이론만 남겨두어야 한다. 어떤 이론이 조금이라도 사실에 부합되지 않으면 그 이유를 밝혀서 사실에 맞지 않는 부분은 버리고 맞는 이론으로 대체해야 한다. 어떤 이론이 비록 처음 제안될 때 사실성이 부족하더라도 만일 거듭해서 사실에 맞도록 고쳐나갈 수 있다면 그 이론은 보다 완전해 진다고 말할 수 있다.

《東醫壽世保元》의 객관성 검증은 이 책의 이론을 실지로 적용해 보는 '임상실험'이 가장 필요할 것이다. 예를 들어 胃家實이 소음인 병증이라면, 胃家實이 있는 사람 중에 소음인이 얼마나 되는지 조사해 보는 것이다. 또 소음인이 汗出할 때 이것이 亡陽으로 진행하는 경우가 얼마나 되는 지 살펴봄으로써 과연 소음인 汗出이 亡陽初證이 되는지 확인할 수 있을 것이다.

하지만 아쉽게도 개인으로서 이런 방식의 검증을 진행할 수 없었기 때문에 여기서는 이미 객관성이 인정된 의학이론을 통해 간접적으로 검증하는 방법을 시도하였다.

2) 전통 동양의학 이론

　《內經》과 《傷寒論》은 오랫동안 동의에서 經典的 위치를 지켜왔는데, 그 이유가 바로 객관성 때문이다. 언제 누가 활용하던 같은 결과가 나온다는 객관성이 경전으로서 위치를 굳건하게 하였다. 반면에 《사상의학》 서문은 "아직도 기존 의학의 시각에서 이해하거나 해석하려는 사람이 많은 것이 현실이다."라고 하여 이른바 "증치의학"적 비교를 거부하였는데, 이런 태도는 사상의학이 의학이기를 거부하는 것과 마찬가지다. 과학이란 하나의 정답을 찾는 학문이기 때문이다.

　《內經》, 《傷寒論》 등에서 충분히 객관성을 확보한 부분을 이용하여 《東醫壽世保元》을 검토하는 것은 좋은 방법이다. 이제마가 《東醫壽世保元》에서 《內經》, 《傷寒論》을 비롯하여 《고금의감》, 《유증활인서》, 《의학강목》, 《의학입문》 등 증치의학 서적을 많이 인용한 것도 그 객관성이 보증하는 권위 때문일 것이다. 이런 상황에 우리가 다시 그 서적들을 이용하여 《東醫壽世保元》을 검토하지 못할 하등 이유가 없는 것이다.

　만일 이런 서적들의 도움 없이 《東醫壽世保元》을 읽는다면 제대로 이해할 방법이 없기 때문에 《四象醫學》이 그런 것처럼 《東醫壽世保元》 조문을 해석하는 정도에서 더 나아가지 못할 것이다. 이제마가 창조적인 저술을 했다고 하나 난데없이 생긴 것이 아니라, 그가 보고 들어온 증치의학의 고전으로부터 생각을 조금 발전시킨 것에 불과하다. "아무리 창조성이 강조되는 예술이라도 완전히 창조적일 수는 없다."(아리스토텔레스 《미메시스》) "우리의 지식과 신념의 대부분은 남이 창조한 언어에 의해 남으로부터 우리에게 전달되어 왔다."(아인슈타인) "거인의 어깨위에서 있었기에 더 멀리 볼 수 있었다."(뉴튼)

　그러므로 우리는 《동의보감》과 《상한론》, 《의학입문》 등을 이용하여 《東醫壽世保元》을 읽어봄으로써 원래의 의미에 좀 더 다가갈 수가 있다. 소음인은 "양기가 곤궁해 지기 쉬운" 체질인데, 이것은 內經의학의 陰臟型體質(張景岳, 陳修園, 程芝田 등) 혹은 "陽虛體質"(葉天士 章虛谷 華岫云)과 유사한 개념이라고 해석해 볼 수 있는 것이다. 소음인이 양허체질과 유사하다고 해석해보면, 승기탕을 소음인 병증에서 빼내어 소양인 병증으로 옮기고, 위가실을 소양인병증으로 수정하는 일이 가능해진다. 또 이태호가 감히 정정치 못한다고 한, 약성가의 오류 들, 별갑 석곡 소목 등을 소음인 요약에서 빼내어 소양인요약으로 옮기는 것도 가능해진다.

또 이를 통해 현재 어려움을 겪고 있는 사상인 진단 표준을 정하기도 용이할 것이다. 18-8 "소양인도 혹 몸이 작고 적으며 성질이 조용하고 아담하여 외형이 소음인과 흡사하니"라고 하여 확실한 기준이 될 수 없는 체형 진단법을 놓고 고민하기보다, 望聞問切 사진을 통해 陽虛경향을 진단함으로써 소음인임을 결정할 수 있는 것이다(이 책 말미의 사상인 진단표준 참조). 이상과 같은 이유로 《東醫壽世保元》 바로잡기에 전통 내경의학을 주요한 잣대로 활용하는 것이 필요하고 또 가능하다고 본다.

3) 일관성

鬱狂證은 다음과 같이 진행한다고 한다. 6-7 "太陽病 表證因在而其人如狂."은 울광증 初證이고, 6-17 "陽明病 胃家實 不更衣."는 中證이고, 6-19 "陽明病 潮熱 狂言微喘直視."는 末證이다.(6-35)

이때 6-7의 其人如狂은 腎陽이 곤궁해 진 까닭(腎陽困熱 6-11)인데, 만일 신양곤열이 울광증 초증이라면, 中證과 重證은 신양이 더욱 虧損된 상태여야 일관성이 있다고 할 것이다. 그런데 6-17은 裏實熱證이고, 6-19는 裏熱結實이 더욱 심해진 증이다. 이는 腎陽困熱이 더욱 심해진 것과 명백하게 다르므로 일관성을 갖도록 수정되어야 한다.

6-17 등에서 승기탕과 관련된 조문을 인용하고, 6-26에서 "대승기탕은 소음인에게 살인하는 약이다."라고 한 것도 일관성이 없는 말이다. 승기탕은 본래 裏實熱證을 치료하는 약이라서 소양인 방약에 해당하고, 소음인에게 쓰면 살인하는 것과 같으니 승기탕과 관련된 문구는 소음인 병증에서 제거해야 일관적이다.

또 6-36에서는 울광증 망양증을 울광병 망양병과 구분하지 않고 사용하는데, 證과 病은 의미가 명확히 다르므로 이러한 혼란도 일관성 있게 수정해야 한다.

4) 考證

《東醫壽世保元》의 오류에서 지적한 바 있는 誤錯은 원문과 대조하여 바로잡고 원문의 의미를 살펴봄으로써 이제마의 의도를 파악할 수 있다.

15-2 靈樞曰 髓傷則 消爍 胻痠 體解㑊然 不去矣 不去 謂不能行去也는 원래 《소

문·刺要論》 "刺骨無傷髓 髓傷則銷鑠 胻酸 體解㑊然 不去矣."를 허준이 "不去 謂 不能行去也."를 붙여 《동의보감》에 옮긴 것으로 이를 이제마가 다시 인용한 것이다. 《소문》을 《영추》라고 한 것도 허준이다. 《소문》의 원래 의미는 鍼刺의 잘못으로 골수를 상할 경우 정강이가 약해져 解㑊된 것처럼 걷지 못한다는 뜻이다. 이제마는 이 문구를 통해 15-2 "해역은 태양인의 요척병이다."라고 말하는 근거로 삼았는데, 우리는 "刺骨無傷髓"를 통해서 태양인은 腰脊 골수가 손상되기 쉬운 체질이며, 따라서 태양인에게 鍼刺할 때 각별히 주의해야 한다는 것도 이해할 수 있다.

5) 실용성

《東醫壽世保元》을 수정 보완해야 할 이유 중에 또 하나는 이제마가 제안하고 있는 일부 방약과 치료법이 쓰기에 위험하거나 희귀하여 오늘날 사용하기 곤란하다는 점이다. 소음인 방약의 파두, 소양인 방약의 감수 대극 완화 수은 웅황, 태음인 방약의 웅담 사향이 그것이다.

이제마는 "蓋巴豆 少陰人病之 必不可不用 而又不可輕用 必不可浪用 而又不可疑用 之藥."이라 하여 소음인에게 파두가 필수불가결한 약이라고 하였다. 필수적인 약이라면 곧 파두가 아니고서는 일부 소음인 병증을 치료할 수 없다는 말이겠으나, 실제로는 그렇지 않다.

애초에 이제마가 파두의 적응증으로 생각한 승기탕증의 大便秘燥(6-20)는 소음인 병증도 아니거니와 소음인 병증에 해당하는 寒性便秘라 하더라도 파두가 아닌 대황부자탕 혹은 온비탕으로 치료가 가능하기 때문이다.

또 《東醫壽世保元》이 다루고 있는 병증들, 예를 들어 소음인의 如狂, 譫語, 循衣摸床, 多汗亡陽, 吐蛔, 下利淸穀, 陰毒, 霍亂 등은 없는 것은 아니지만 그렇게 자주 마주치는 증상들이 아니다. 이보다는 차라리 식욕부진, 소화불량, 저체중, 성장부진, 허약 등 자주 다뤄야 하는 소음인 질병들의 병리와 치법을 연구하는 것이 더 실용적일 것이다.

5. 이제마 評傳

1) 名醫 이제마

우리나라는 어떤 사람을 名醫라고 부르는지 기준이 없어서 어느 정도 이름을 얻으면 대충 명의라고 부르지만, 중국은 정부에서 名醫를 지정하고 관리한다. 이것은 문화혁명을 거치면서 이름난 中醫老師들이 후계자를 남기지 못하고 죽어가자, 전통 문화의 손실을 걱정한 정부가 정책적으로 명의를 선정하였기 때문이다. 이런 연유로 중국에서 名醫의 기준은 일단 '무언가 남겨 놀 만한 업적이 있는 사람'이다.

남경은 역대로 수많은 명의를 배출한 蘇杭(장개빈, 柯琴, 樓英, 조학민, 葉桂 등등)과 無錫(왕태림) 儀征(허숙미) 句容(갈홍) 등을 배경으로 하고 있으며, 중국최초로 중의학원이 설립된 곳이라 중의전통이 고목의 뿌리처럼 거대한 곳이다. 이곳에는 현재에도 추무량 저우중잉 간주왕 등 적지 않은 國家級 名醫가 활동하고 있다.

실습생이 명의 옆에서 할 수 있는 일은 病案에서 처방전을 옮겨 적는 챠오팡(抄方)이다. 챠오팡을 하면서 이들 명의가 환자를 다루는 모습을 보면, 솔직히 뛰어나다는 느낌은 별로 받지 못한다. 맥만 잡고 다 안다던지, 약을 먹는 족족 痼疾을 벗어버린다던지 하는 건 상상 속에나 있다. 國家級 외에 새로 떠오르는 젊은 省級 명의들도 있는데, 이들 명의들의 공통점은 훌륭한 著作을 갖고 있다는 점이다. 淳于意부터 惲鐵樵까지 모든 명의의 공통점도 훌륭한 저서를 남겼다는 점이다.

이름난 저작을 가진 사람이 명의라면 이제마는 분명 명의다. 《東醫壽世保元》이 있기 때문이다.

2) 아마추어 이제마

《東醫壽世保元》을 고증해 보면 이제마는 오직 《동의보감》 한 권에 의존해 이 이름난 저작을 창조해냈다고 추측할 수 있다. 그것도 거의 대부분이 《雜病·寒》에서 인용하였고, 나머지는 《허로》, 《진액》, 《구토》, 《소갈》, 《황달》에서 조금씩 인용하였다.

이제마가 오직 《동의보감》 한 권만 본 것이 아닌가 생각하게 되는 까닭은 《東

醫壽世保元》이 인용한 모든 문구를 《동의보감》에서 찾을 수 있을뿐더러, 원문과 《동의보감》 그리고 《東醫壽世保元》 셋을 비교하여 보면 언제나 《동의보감》이 《東醫壽世保元》과 유사하기 때문이다.

예를 들어 7-50 張仲景 曰 傷寒七八日 身黃如梔子色 小便不利 腹微滿 屬太陰 宜茵蔯蒿湯. 傷寒 但頭汗出 餘無汗 劑頸而還 小便不利 身必發黃은 《동의보감·태음형증용약》과 "身黃如橘子色"만 빼고 동일하다. 《傷寒論》은 "傷寒七八日 身黃如橘子色 小便不利 腹微滿者 茵蔯蒿湯主之.(260)." "若不結胸 但頭汗出 餘處無汗 劑頸而還 小便不利 身必發黃也."(134)로 되어 있어 "屬太陰"이 없고 부분 표현이 《동의보감》이나 《東醫壽世保元》과 많이 다르다.

이제마는 《동의보감》 一書에 의존한 까닭에 허준의 문제점을 그대로 답습하였다. 허준은 원전을 인용하면서 적지 않게 취사선택 편집하였는데, 대개 무난하게 원전의 의미를 전달하였지만 일부는 정밀하지 못하고 혹은 다르게 전달하는 등 잘못을 저지르기도 하였다.

위 7-50은 허준이 잘못한 한 가지 예다. 몸이 귤색과 같이 선명한 황색은 陽黃으로서 태음병이 아니므로 허준이 원문에 없는 "屬太陰"을 가필한 것은 명백한 실수다. 이러한 이제마의 '《동의보감》만 읽기'는 당연한 결과로서 중경의 변증사상을 이제마가 충분히 섭취하지 못한 결과를 가져왔다. 6-26에서 "장중경의 이론이 믿을 수 없음을 깨닫게 된 것이다."라고 한 것은 이제마가 《傷寒論》을 제대로 보지 못해 중경을 잘 이해하지 못한 까닭으로 보인다.

중경에 대한 이제마의 오해가 있었지만, 이는 다행히 사상의학을 태어나게 한 동기로 작용하였다고 생각된다. 만일 이제마가 《傷寒論》의 辨證論治 사상을 제대로 이해했다면 辨證과정에 이미 체질변증이 포함되었다는 걸 알았을 테고 자연 《東醫壽世保元》 같은 책을 쓸 생각을 하지 않았을 것이기 때문이다.

아마추어로서 이제마의 면모는 腎陽困熱, 大腸怕寒 등 그가 창안한 병명들이나, 危證 險證 등의 용어에서 잘 나타난다. 證이란 본래 어떤 질병이 변화, 발전해 나가는 과정에서 일정 단계의 병리를 개괄한 것이라서, 危證은 危證대로 하나의 證 이름을 갖는 것이지(예를 들어 陽虛證이 위험한 지경에 이르면 亡陽證이라 하는 것),

그 중에 위증이 있고 험증이 있는 것이 아닌 것이다.

"口中和하면 태음병이고, 口中不和하면 소음병이다…."라는 말도 원래 소음병과 맞지 않는 말인데, 이런 말을 태연히 할 수 있었던 것도 證은 못보고 症만 본 때문이다(해당 부분 참조). 아마추어 문외한이나 이런 잘못을 저지른다.

6. 사상의학의 장점

1) 대중을 한의학으로 이끈 간편성

《東醫壽世保元》이 가진 많은 문제점에도 불구하고, 사상의학이 오늘날 한의학에서 차지하는 비중은 결코 가볍지 않다. 많은 사람들이 이제마를 숭배하고 있고, 사상의학을 공부한다는 사람이 적지 않으며, 《東醫壽世保元》 연관 서적이 지금 이 시각에도 계속 출판되고 있다. 한의대에서 《사상의학》이 중요한 커리큘럼인 것은 널리 알려진 바와 같다.

이런 현상이 생긴 것은 신동원이 지적한대로 "사상의학이 우리 것"인 까닭도 있겠지만, 보다 더 큰 이유는 그 "간편성"에 있지 않은가 한다. 동양의학은 오랜 세월 동안 민중생활 속에 깊숙이 파고들어 수많은 애호가를 양산했음에도 불구하고 텍스트가 난해한 한문으로 되어 있어 일반인이 접근하기 어려웠다. 이 상황에서 이해하기 쉽고 사용하기 간편한 사상의학이 나타났으니 얼마나 좋은 일인가.

즉 어려운 한문 때문에 접근하기 힘들었던 한의의 실상이 사상의학을 대유행하게 만드는 주요 원인이라고 생각한다. 허준과 같은 명의 이야기를 듣고 자란 사람들은 한의가 신비하고 뛰어난 효과가 있다고 알긴 아는데, 어려운 한자 때문에 접근하지 못하다가 사상의학이란 걸 통해 쉽게 이해하고 사용할 수 있다니 얼마나 좋은가. 겉모습이나 성격을 보고도 체질을 알 수 있고, 체질만 알면 스스로도 약을 써서 나을 수 있다. 정말 좋은 일이다.

어쨌든 사상의학 덕분에 이제 사람들은 인삼을 먹어도 될 사람과 안 될 사람을 구분할 수 있게 되었다. 의사들도 한결 편해졌다. 사상의학 덕분에 "소음인이기 때문에 소화기능이 약하다, 태음인이기 때문에 기관지와 코가 약하다."고 설명할 수 있고, 이렇게 하면 사람들은 즉시 알아들을뿐더러 궁금증이 해결된 것처럼 좋아한다. 脾腎虛寒 火不培土 脾運不健이나, 肺衛不固 風寒襲肺 肺氣上逆 같은 설명을 해야 하는 것에 비교하면 대단한 편리다.

이처럼 사람들을 쉽게 다가오게 하는 간편성은 사상의학의 커다란 장점이고, 따라서 이는 가능한 더욱 발전시켜야 할 것이다. 이렇게 하려면 《東醫壽世保元》이 문제다. 이 책은 어려운 한문으로 되어 있을 뿐 아니라, 난해한 철학으로 시작되고 있어서 전문가라 하더라도 읽기가 쉽지 않다. 《四象醫學》 등 《東醫壽世保元》을 해설한 책이 여럿 있지만, 이 책들도 결코 쉽지 않다. 해석한 글을 읽어봐도 여전히 이해하기 어렵게 되어 있다.

사실 《東醫壽世保元》의 실용적인 부분만 추려내면 그 내용은 절대로 어렵지 않은 내용이다. 《內經知要》처럼 《東醫壽世保元知要》를 만들고, 조문의 의미를 쉽게 풀어서 읽기 쉽게 하면 사상의학을 간편하게 사용하고 싶은 많은 사람들에게 분명히 큰 도움이 될 것이다.

2) 한국인에게 많은 체질 유형을 최초로 인식하고 거론

5-3에서 "태음인의 병증약리는 장중경이 대략 그림자만 비친 것을 송원명의 모든 의학자들이 절반쯤 상세하게 밝혔다."라고 하였다. 태음인이란 胃熱이 많고 脾肺는 氣虛한 체질이라 볼 수 있는데, 《傷寒論》이나 송원명 의학자들의 저술 중에 이러한 태음인에게 쓸 수 있는 처방이 많지 않기 때문에 이 말은 어느 정도 일리가 있다.

태음인 병증을 치료하기 위해 처방을 찾아보면 《東醫壽世保元》에서 거론한 처방 외에, 《傷寒論》에선 마행감석탕 대청룡탕 마황승마탕, 그리고 후세방에 왕씨청서익기탕, 정천탕 등 소수만이 해당될 뿐이다. 이들 처방도 실제로 적용하기엔 적당하지 않은 경우가 많다. 대부분 환자들은 本虛標實한데, 마황감석탕 등은 治標에 치중되어 있고, 생맥산 등은 治本에 치중되어 있어서, 正虛邪實한 태음인 환자에게 알맞은 처방을 구성하려면 다양한 加減이 필수적이다.

이런 상황에서 태음인의 중요성(이제마에 의하면 우리나라 사람들의 50%)을 인식하고 태음조위탕, 마황발표탕 등 標本을 함께 다룰 수 있는 많은 처방을 제시하였다는 점은 대단히 긍정적이다. 이 때문에 우리는 좀 더 다양한 무기를 가지고 태음인을 치료할 수 있게 되었다.

3) 食餌

사상의학의 장점 가운데 하나가 체질 변증을 통해서 식이를 지도할 수 있다는 점이다. 《東醫壽世保元》에서 이제마는 식이에 대해 크게 언급하지 않았지만, 후배 연구가들이 이 분야에서 독특한 성과를 이룩하였다. 체질에 따라 맞고 안 맞는 음식을 하나하나 구별하도록 만든 것은 중의학에서도 보기 드문 일이다.

4) 心理치료

《성명론》과 《사단론》 등을 《東醫壽世保元》 서두에 얹어놓은 것은 세상 이치를 깨닫게 되면 정신적으로 보다 건강할 수 있기 때문이다. "17-8 교만하고 사치하면 수명을 감소시키고….", "17-9 간약하고 근간하면 장수하고…." 등이 그런 의미다.

성내고 슬퍼하면 건강이 傷하게 되는 이치는 다음과 같이 말하였다. "2-17 자주 화 내던가, 화를 참으면 옆구리가 압박되고 동요된다. 옆구리는 간이 붙어 있는 곳인데 압박되고 동요되면 간이 상하지 않겠는가!" 따라서 "희로애락이 발동하지 않도록 경계하고, 발동하더라도 절도에 맞도록 조심"(2-26)함으로써 "마음을 태평하게 한 후 그 병이 나을 것이다."(15-3)

이와 같은 이제마의 견해는 《사상의학》에서 "인간중심적 사고에서 출발한 병리관", "심신균형적 치료의학", "형심론적 형상의학" 등으로 일컬어져 내경의학과 구별되는 주요한 특징으로 간주된다. 이렇게 체질론이 성정론을 포괄하여 연구된 것도 사상의학의 장점 중의 하나다. 체질에 따라 성격의 차이가 있고 그 차이점에 따라 심리적 대응을 달리해야 한다는 주장은 中醫와 다른 독창적인 부분이다.

다만 아쉬운 것은 이제마나 여타 사상의학가들이 실제 심리치료 면에서 체질과 성정에 관한 자신들의 이론을 활발하게 응용한 흔적이 많지 않다는 점이다. "5-5 옛날 의사들이 단지 음식물로 비위가 상하거나 풍한서습의 침범으로 병이 되는 줄만 알았지 愛惡所慾과 喜怒哀樂이 偏着하여 병이 되는 줄을 몰랐다."라고 하여, 질병의 주요원인으로 심리문제를 지적한 것은 좋았지만, 실제로 환자를 치료할 때 심리를 어떻게 다루어 질병을 치료하는지에 대해선 설명이 크게 부족하다.

심리문제의 중요성에 대해서는 東垣이 이미 《내외상변혹론·변음증양증》에서

"《내경》에서 말하길 변화 다단한 백병이 원인은 모두 喜怒의 過度, 음식의 失節, 寒溫의 不適, 勞役으로 인한 손상으로부터 온다."고 하거나, 송대 진무택이 《내경》과 《금궤요략》("千般疢難 不越三條")의 의미를 발전시켜 일찍이 三因學說을 주창하여, 질병발생의 삼대원인 중 하나로 보았거니와 화타와 戴人은 환자를 격노시키거나 웃게 만들어 병을 치료하는 등 심리치료 병안을 남겼기 때문에 이제마의 주장은 그다지 새로울 것이 없다.

이제마는 건강에 심리적 영향이 크다 하여, 《성명론》 등에 장황하게 '철학'을 늘어놓았지만, 이것들은 사상인 병증론에서 診治에 별로 많이 활용되지 못하였다. 그런데도 "마음을 편안히 하고, 생각을 안정시키고 슬퍼하는 마음과 화내는 마음을 경계하였다."(9-30) 등 지극히 상식적인 선에서 심리문제를 약간 언급한 것을 놓고 사상의학이 "심신균형의 치료의학", "형심론적 형상의학"이라고 부르는 것은 지나친 아부라고 본다.

5) 새로운 관점

서양의학이 질병 위주 치료라면, 내경의학은 證 위주 치료이고, 사상의학은 체질 위주 치료라 할 수 있다. 서양의학이 병명을 확정한 뒤에 본격적인 치료를 시작하고, 내경의학이 證을 가린 뒤 치법을 논하는(辨證論治) 반면, 사상의학은 체질을 구분하여 방약을 선택할 수 있기 때문이다.

이 세 가지는 각기 장단점이 있다. 서양의학의 질병연구는 동양의학을 멀리멀리 초월해 있지만 질병위주로 환자를 치료하다 보니 때로 인간을 손상시키기도 한다. 내경의학의 辨證은 人體(正氣)와 질병(邪氣)의 상호 투쟁관계를 파악하려는 노력이다. 같은 병이라도 정사관계의 불균형을 따져 證을 달리 결정하고 치료하는 점에서 서양의학의 단점을 보완할 수 있지만, 아직도 음양오행 같은 원시적 이론을 탈피하지 못했기 때문에 많은 부분이 錯綜되어 있거나 불분명하다.

사상의학은 인체의 체질을 중요시하는 반면 질병에 대해선 거의 오불관언이라는 느낌이다. 이제마가 종종 "위의 모든 증세에는 (곽향정기)산 (향사양위)탕 (팔물군자)탕을 써야 한다."(6-16)라고 말하는 태도가 그것이다. 6-16이 모든 증세라고 하는 것은 熱入血室로 인한 월경이상(6-13), 血熱로 인한 출혈(6-14), 胃中虛冷으로

인한 구역(6-15)이다. 證도 제각각이고 病도 다 다른데 똑 같은 치료를 한다는 말이
며, 그 이유는 바로 소음인이기 때문이다. 이점에서 가히 인간중심의 의학이라 부를
만하다.

　이 같은 사상의학의 체질치료는 거의 서양의학의 대척점에 위치한다. 이런 치료
가 얼마나 효과적일지 잠시 不問하면, 일단 사상의학이 질병과 환자를 보는 새로운
시각을 만들어 낼 수 있다는 점에서 의학의 내용을 좀 더 풍부히 하지 않겠는 가
기대한다.

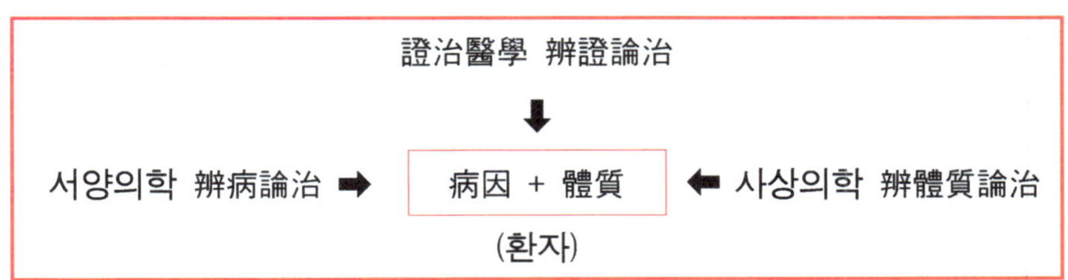

　이제마가 체질치료의 장점으로 주장하는 것은 환자의 체질적 약점을 보완해줌으
로써 질병발전을 미연에 방지할 수 있다는 것이다. 내경의학의 證治는 증을 판별한
후에 치료를 시작하지만, 체질치료는 어떤 증이 나타나기 전에 미리 방지할 수 있
다고 한다.(6-20) 이제마가 중경을 비판하는 근거가 이 점이다. 소음인 多汗을 망양
병 輕證으로 보는 이유도 이 때문이다. 多汗의 단계에서 미리 부자를 중심으로 처
방함으로써 망양을 예방한다.(6-32)

　하지만 이는 중경에 대한 오해다. 중경의 변증논치 思想은 질병의 각 단계(證)에
맞게 치료하여 환자를 소생시키는 것이지, 어떤 증에 이를 때까지 기다리는 것이
아니다. 중경이 死證을 논한 것은 질병을 放置하거나 誤治하여 그리 된 사람이 있
기 때문이다. 이런 유형의 오해를 해소하고 동시에 체질치료의 장점을 극대화하는
것도 후배 사상의학 연구가들이 해결해야 할 과제 중의 하나라고 본다.

7. 〈東醫壽世保元 改錯〉의 주요 내용

"근세의학의 총화"라는 《東醫壽世保元》을 改錯한다는 것이 주제넘은 짓이라고 생각할 분도 계시겠지만, 이상에서 제기한 문제점들에 대해 이하 소음인 병증론 등에서 토론하고 수정한 내용을 읽어보시면 이 작업이 나름대로 가치가 있다고 긍정할 것이다.

1) 원문대조

이제마가 인용한 《傷寒論》 등의 원문과 본문을 대조하여 오착된 부분을 수정하고, 본문의 의미를 명확히 규명하거나 보완하였다.

2) 병안분석

6-32 등 이제마의 사상인 진료의안을 분석하고 치료법의 타당성을 검토했으며, 착오가 있거나 부족한 부분을 토론 보완하였다.

3) 사상인 생리병리

소음인 등 각 체질의 생리 병리적 특징을 요약하여 각 병증론 뒤에 보완하였다.

4) 사상인 진단

장부한열을 기준으로 삼으면 쉽게 사상인 진단을 할 수 있다. 이 책의 말미에 진단표를 붙여 놓았다. 여기에 대해서 이제마도 "그 병세의 한열을 보아 자세히 진단할 것이다."(18-8, 18-9)한 바 있다.

5) 사상인 병증

《東醫壽世保元》에서 취급하고 있지 않지만, 임상에서 많이 다뤄야하는 병증들을 각 병증론 뒤에 보완하였다.

6) 태음인 태양인 체질정의

《東醫壽世保元》에서 미흡하게 취급한 태음인과 태양인의 체질을 정의하여 보완하였다.

7) 태양인 체질 제안

이제마에 의하면 태양인은 정혈진액이 부족하되 음양한열허실이 분명치 않고, 신경성 증상이 많은 체질이다. 그러나 실지로 이런 체질은 그 수도 적을뿐더러 임상적 의의가 확실하지 않기 때문에, 본서에서 태양인을 心肝火旺 겸 脾腎陽虛한 체질로 정의하는 것을 제안하였다.

이렇게 정의하고 분류하여 본인이 직접 1,200명을 조사한 바에 의하면 소음인이 22%, 소양인이 27%, 태음인이 29%, 태양인이 22% 정도 된다. 이것은 이제마가 정의한 태양인 0.03%~0.1%보다 태양인의 임상적 의의가 훨씬 크게 된다.

8) 八象體質論과의 관계규정

《四象醫學》 이 "四象을 더 이상 분화하지 않는 실체적 개념의 物象으로 보고 모든 事物의 구성적 요소의 기본단위로 취급한다."고 주장함에도 불구하고 현재 많은 사람들이 팔상체질을 연구하고 있는 실정이다. 만일 《四象醫學》이 이 같은 주장을 계속한다면 팔상의학을 포용할 방법이 없다. 그보다 사상을 주역에서처럼 부단히 변화 발전해 나가는 일정단계를 지칭하는 의미로 개념을 바꾸어서 팔상의학과 같은 기타 체질론도 사상의학 체계 안으로 편입하는 것이 바람직하다고 본다.

　　《東醫壽世保元》을 접하는 사람이면 누구나 1권 《性命論》부터 2권 《廣濟說》에 이르는 5편은 읽기가 쉽지 않다고 느낄 것이다. 그것은 이 부분이 객관적 의학이 아닌 주관적 철학에 해당하기 때문이다. 《四象醫學》은 이 《性命論》 등 오 편을 다루면서 《사상철학의 본체론》, 《사상철학의 인성론과 성명》이란 말을 사용하여 철학으로 취급하고 있다.

　　읽기가 수월한 철학도 있겠지만, 사상철학은 정말 난해하다. 이것은 현대인으로서 사상철학의 토대라고 생각되는 性理哲學에 접근하는 것도 어려운데다, "그 이전의 어떤 부류의 사상과도 본질적으로 다른 독창성(《四象醫學》)"을 가지고 있고, 설상가상 요즘에는 잘 사용되지 않는 생경한 용어, 그리고 이제마만의 독특한 발상으로 점철되어 있기 때문이다.

　　崔世祚는 《格致藁》가 "《東醫壽世保元》을 공부하는데 많은 도움이 된다."고 하였는데, 이것은 아마도 《格致藁》와 《성명론》 등이 같은 맥락이기 때문일 것이다. 하지만 《東醫壽世保元》의 의학적 부분은 사상철학과 큰 관계가 없기 때문에 만일 사상의학만 관심이 있다면 《성명론》 등 사상철학 부분은 공부하지 않아도 상관없다는 결론을 내릴 수 있다.

　　사상철학과 사상의학을 별개라고 보는 이유 중에서 가장 중요한 것은 의학은 과학의 한 분과이지만 철학은 아니라는 점이다. 과학은 객관적 입장에서 사물의 변화 발전 원리를 窮究하기 때문에 개인적 주관 같은 건 개입될 수 없지만 철학은 전적인 주관도 허용되는 학문이다. 소음인 망양증이라면 언제 어디서나 인삼 부자 오수유 등을 써야 하지만, 天機(환경)는 넷이라고 하던지, 다섯이라고 하던지 보는 사람에 따라 다를 수 있다는 말이다.

　　종교나 예술처럼 주관사상은 욕구포기를 통해 마음의 평안을 얻기 위해 필요하고, 과학 같은 객관적 학문은 질병이나 배고픔의 해결 같은 욕구충족을 이루기 위해 필요하다. 주관은 현실과 아무리 달라도 욕구만 포기시킬 수 있으면 그 효용성을 다하되, 객관은 현실과 조금이라도 다르면 욕구충족이 어려워지기 때문에 반드시 철저한 사실성을 갖춰야 한다.

예를 들어 창조론은 주관에 속하고 진화론은 객관에 속한다. 창조론은 여호와에 대한 믿음에서 비롯된 것이고, 이를 통해 믿음을 유지할 수 있으니까 나름대로 유용한 이론이다. 하지만 생물의 변화를 설명해야 하거나 품종개량 혹은 유전자 이상을 치료하는 등 현실적 문제를 다룰 때는 창조론을 깨끗이 잊고 진화론을 연구해야 하는 것이다.

창조론은 믿는 사람한테만 유용하지만 진화론은 믿든 안 믿든 모든 사람들의 생활을 향상시킬 수 있다. 마찬가지로 사상철학은 그것을 믿고 받아들이는 사람에게는 유용할지 모르지만, 그렇지 않은 사람에겐 전혀 쓸모가 없는 주관이다. 이 때문에 尹吉榮이 "性命論, 四端論, 擴充論, 臟腑論, 廣濟說의 5편은 관념론으로 하등 과학적 가치를 인정할 수 없는 粉飾的 부분에 불과하여 실상은 의학과 관련이 먼 것인데, 이것이 동무의 위대한 의학의 창조적 발견을 도리어 흐리게 한 것(《四象體質醫學論》)"이라 했을 것이다.

이 같은 이유 때문에 의사의 입장에서 사상철학을 유용하게 사용하는 방법은, 이 철학을 환자와 공유하는 방법 밖에 없다. 하지만 이 같은 일은 현실적으로 불가능하므로 《성명론》 등 사상철학 부분은 사실상 공부할 가치가 거의 없다.

다만 2-1 등 몇 군데 부분은 '의학' 부분과 연결되는 곳도 있으므로 대략 전체적인 의미를 이해하고 넘어가는 것도 좋을 것이다. 이 책은 《성명론》 등 5편의 내용을 일일이 해석해 놓았으므로 그 해석을 참조하면 좋고, 아니면 각 장 뒤에 붙여 논 요약과 토론만 읽어보아도 좋다. 조문의 순서는 이해하기 쉽게 의미가 연속되도록 배열하였다. 性命이란 곧 생각과 행동이니, 올바른 생각과 행동이 건강을 증진시킨다는 의미다.

1. 성명론 해석

1-1

天機有四,
一曰 地方 二曰 人倫
三曰 世會 四曰 天時.

天機에 넷이 있는데, 첫째 地方 둘째 人倫 셋째 世會 넷째 天時이다.

- 天 機 : 인간의 주위에 존재하면서 생활에 영향을 미치는 모든 환경요소
- 地 方 : 삶의 터전이 되는 공간
- 人 倫 : 인간관계를 통해 우리에게 영향을 미치는 윤리, 도덕, 풍습
- 世 會 : 사회의 형태, 국가의 성격
- 天 時 : 삶의 환경을 변화시키는 시간
- 天人性命에서 天은 곧 天機. 人은 人事, 인간생활. 性은 心性, 意識. 행동을 이끄는 모든 思考. 命은 身命. 즉 行動

解 釋

이제마에 의하면 "우주만물의 기본요소는 天人性命의 네 가지이다."(《四象醫學》 2편 2장 《天人性命論》) 天人性命은 각기 환경, 인간, 의식(성품), 행동(신체)을 뜻하며 이중에 환경(天機)은 다시 공간(地方), 시간(天時), 사회형태(世會), 규율(人倫)의 네 가지로 구성된다.

1-2

人事有四
一曰 居處 二曰 黨與
三曰 交遇 四曰 事務.

人事는 事務, 交遇, 黨與, 居處 네 가지가 있다.

- 事 務 : 직업 학문 일 등의 업무
- 交 遇 : 사회적 차원에서의 광범위한 인간관계
- 黨 與 : 혈연이나 지연 등 가까운 인간관계
- 居 處 : 의식주를 해결하는 생활의 근거지

解 釋

天이 네 가지 요소로 구성되는 것처럼, 人 즉 사람에게도 필요한 네 가지 요소가 있다. 그것이 事務, 交遇, 黨與, 居處인데, 이는 곧 인간은 거처와 일터가 있고, 가깝고 먼 인간관계 속에서 살아가는 걸 의미한다. 세상이 이처럼 네 가지 요소로 이루어 졌다고 보기 때문에 이를 '四象哲學'이라고 부른다.

1-7

頷有籌策 臆有經綸
臍有行檢 腹有度量.

턱에는 籌策이 있고, 가슴에 經綸이 있고, 배꼽에 行檢이 있고, 배에 度量이 있다.

- 籌 策 : 경험과 지식을 마음껏 활용하여 삶을 윤택하게 하는 것
- 經 綸 : 많은 경험과 지식의 축적
- 行 檢 : 절제와 규제의 과정을 거쳐 사회생활에 적응하는 것
- 度 量 : 선천적으로 타고난 지적인 능력

解 釋

이 말은 天人性命 중 性을 설명하는 말이라서, 天(1-1) 人(1-2)에 이어 세 번째로 놓는다. 사람의 心性인 籌策, 經綸, 行檢, 度量 네 가지가 각기 턱, 가슴, 배꼽, 배에 들어있다는 말. 이는 心性과 신체와의 관계를 설정하기 위한 말이다.

1-9

頭有識見, 肩有威儀,
腰有才幹, 臀有方略.

머리에 식견이 있고, 어깨에 위의가 있으며,
허리에 재간이 있고, 엉덩이에 방략이 있다.

- 識 見 : 상황에 맞게 대처하는 능력
- 威 儀 : 높은 기술을 획득하여 형성된 자신감
- 材 幹 : 몸을 통해 익힌 기술
- 方 略 : 타고난 기본적인 행동능력

解 釋

天人性命 중 命을 설명하는 말이다. 즉 사람의 네 가지 행동인 識見, 威儀, 材幹, 方略이 각기 머리, 어깨, 허리, 엉덩이에 들어 있다는 것이다. "우주 만물은 공통원리에 의해 네 가지로 이루어지기 때문에 각각은 서로 상응하는 관계를 갖는다." (《사상의학》 2편 2장 《천인성명론》) 그러므로 환경과 인간(天과 人), 심성과 행동(性과 命), 性命과 신체부위가 각기 서로 상응한다. 이는 환경이나 심성, 행동이 인체의 건강과 질병에 영향을 준다는 뜻이다.

1-11

耳目鼻口 觀於天也,(부분)

이목구비로서 천기를 살피는데,

1-3

耳聽天時 目視世會,
鼻嗅人倫 口味地方.

천시는 귀로 듣고 세회는 눈으로 보며, 인륜은 코로 맡고 지방은 입으로 맛본다.

1-4

天時極蕩也 世會極大也
人倫極廣也 地方極邈也.

천시와 세회 인륜 지방은 극히 크고 넓고 멀
고 아득하다.

解 釋

天機에 대한 진일보 설명이다. 환경조건을 이목구비로 살펴봄으로써 天과 人이
상응하는 체제를 갖춘다. 귀로서 시간의 흐름을 알고, 눈으로서 사회를 살피고, 코
로서 사람의 일을 맡고, 입으로서 사는 지방을 맛본다. 그리고 우리가 살아가는 이
환경(天機)은 지극히 廣大하다. 1-36에 보충 설명이 있다.

1-11

肺脾肝腎 立於人也,(부분)

人事는 폐비간신으로 세우는 것이니,

1-5

肺達事務, 脾合交遇,
肝立黨與, 腎定居處.

사무는 肺로 達하고, 교우는 脾로 合하며, 당
여는 肝으로 세우고, 거처는 腎으로 定한다.

1-6

事務克修也, 交遇克成也,
黨與克整也, 居處克治也.

사무는 잘 닦아야 하고, 교우는 잘 이루어야
하고, 당여는 잘 갖추어야 하며, 거처는 잘 다
스려야 한다.

> • 達, 合, 立, 定 : 각기 통달 혹은 숙달, 화합, 입지(立地), 정처(定處)의 의미

解 釋

人事(사람의 일)에 관한 진일보 설명. 사람은 폐비간신의 작용으로 일을 하는데, 업무는 폐를 통해 잘하게 되고, 사회적 인간관계는 脾를 통해 잘 화합하게 되고, 가까운 인간관계는 간을 통해 잘 세우고, 삶의 터전을 마련하고 유지하는 것은 腎의 작용으로 잘 定하게 된다. 이러한 인사는 마땅히 잘 해야만 한다.

1-11

頷臆臍腹 行其知也,(부분)

頷臆臍腹은 知를 행하는 곳이라,

1-7

頷有籌策, 臆有經綸,
臍有行檢, 腹有度量.(위와 중복)

주책은 턱에 있고, 경륜은 가슴에 있으며, 행검은 배꼽에 있고, 도량은 배에 있다.

1-8

籌策不可驕也, 經綸不可矜也,
行檢不可伐也, 度量不可夸也.

주책은 교만하면 안 되고, 경륜은 자랑하면 안 되고, 행검은 꾸며서는 안 되고, 도량은 과장하면 안 된다.

解 釋

心性에 대해 진일보 설명. 턱 가슴 배꼽 배는 知 곧 心性이 행해지는 곳이다. 삶을 윤택하게 하는 방법은 턱에 들어 있고, 풍부한 경험과 지식은 가슴에 있으며, 절제와 인내는 배꼽에 있고, 선천적 지적능력은 배에 있다. 윤택한 삶을 추구하되 교만하면 안 되고, 경험과 지식이 풍부하다고 자랑하면 안 되고, 절제와 인내를 꾸며서 하면 안 되고, 선천적 지적능력이 있다고 과장하면 안 된다.

1-11

頭肩腰臀 行其行也.(부분)

頭肩腰臀에서 행동이 이루어진다.

1-9

頭有識見, 肩有威儀,
腰有才幹, 臀有方略.(중복)

식견은 머리에 있고, 위의는 어깨에 있으며, 재간은 허리에 있고, 방략은 엉덩이에 있다.

1-10

識見必無奪也, 威儀必無侈也,
才幹必無懶也, 方略必無竊也.

식견을 빼앗기면 안 되고, 위의에 사치하면 안 되며, 재간에 게으름이 있어선 안 되고, 방략은 잃어서는 안 된다.

解 釋

身命에 대해 진일보 설명. 머리와 어깨와 허리와 엉덩이는 사람의 행동이 이루어지는 곳이다. 상황에 대처하는 능력은 머리에 있고, 자신감은 어깨에 있으며, 기술은 허리에 있고, 타고난 신체능력은 엉덩이에 있다. 능력을 잃어선 안 되고, 자신감에 지나침이 있어선 안 되고, 기술에 게으름이 있으면 안 되고, 타고난 신체능력을 훔치려 해선 안 된다. 이상을 표로 정리하면 다음과 같다.

天機		知(性)	行(命)		人事
天時：耳		籌策：頷	識見：頭		事務：肺
世會：目	➡	經綸：臆	威儀：肩	➡	交遇：脾
人倫：鼻		行檢：臍	材幹：腰		黨與：肝
地方：口		度量：腹	方略：臀		居處：腎

《四象醫學》

1-12

天時大同也… 世會大同也…
人倫大同也… 地方大同也.(부분)

천시, 세회, 인륜, 지방은 天을 이루는 것이라 大同하다.

1-14

大同者天也.(부분)

대동한 것이 天이다.

> • 大 同 : 천기는 크고 넓은 것(1-4)이니 그 안에 생활하는 여러 사람들에게 같게 작용한다.

解 釋

시간(天時) 공간(地方) 도덕규율(人倫) 사회체제(世會)는 모든 사람에게 같게 작용하고, 이렇게 동일하게 작용하는 것을 환경(天機)이라 한다. 天機(1-1)에 대한 설명.

1-12

事務各立也… 交遇各立也…
黨與各立也… 居處各立也.(부분)

사무, 교우, 당여, 거처는 사람이 하는 일이라 각기 이루어진다.

1-14

各立者人也.(부분)

各立하는 것이 人事다.

> • 各 立 : 인사는 개개인의 폐비간신으로 각자 잘 행하여야 한다.(1-11, 1-5, 1-6)

解 釋

일, 크고 작은 인간관계, 거처는 사람의 생활을 이루는 것이라 각기 잘 행해야 한다. 人事(1-2)에 대한 설명.

1-13

籌策博通也… 經綸博通也…
行檢博通也… 度量博通也.(부분)

주책과 경륜, 행검, 도량은 性을 이루는 것이라 널리 통하고,

1-14

博通者 性也.(부분)

박통한 것이 性이다.

> • 博通 : 의식과 사고는 널리 통해야 한다. 지식과 경험이 많고 생각이 넓어야 한다.

解 釋

경험과 지식을 마음껏 활용하여 삶을 윤택하게 하는 것(籌策), 많은 경험과 지식을 축적하는 것(經綸), 절제와 규제의 과정을 거쳐 사회생활에 적용하는 것(行檢), 선천적으로 타고난 지적인 능력(度量)은 심성을 이루는 것이라서 반드시 널리 통할 수 있어야 한다(보편성이 있어야 한다). 널리 통해야만 하는 것이 心性이다.

1-13

識見獨行也… 威儀獨行也…
材幹獨行也… 方略獨行也.(부분)

식견, 위의, 재간, 방략은 命을 이루는 것이라 홀로 행한다.

1-14

獨行者 命也.(부분)

홀로 행하는 것이 命이다.

- 獨行 : 행동은 각 개인이 이루는 것이다.

解釋

상황에 맞게 대처하는 능력(識見), 높은 기술을 획득하여 형성된 자신감(威儀), 몸을 통해 익힌 기술(才幹), 타고난 기본적인 행동능력(方略)은 사람의 행동이라서, 각자 혼자 행하는 것이다.

1-15

耳好善聲, 目好善色,
鼻好善臭, 口好善味.

귀는 선한 소리를 좋아하고, 눈은 선한 색을 좋아하며, 코는 선한 냄새를 좋아하고, 입은 선한 맛을 좋아한다.

1-16

善聲 順耳也, 善色 順目也,
善臭 順鼻也, 善味 順口也.

선한 소리는 귀에 거슬리지 않고, 선한 색은 눈에 거슬리지 않고, 선한 냄새는 코에 거슬리지 않고, 선한 맛은 입에 거슬리지 않는다.

1-17

肺惡惡聲, 脾惡惡色,
肝惡惡臭 腎惡惡味.

폐는 악한 소리를 싫어하고, 脾는 악한 색을 싫어하고, 간은 악한 냄새를 싫어하고 腎은 악한 맛을 싫어한다.

1-18

惡聲 逆肺也, 惡色 逆脾也,
惡臭 逆肝也, 惡味 逆腎也.

악한 소리는 폐에 거슬리고, 악한 색은 脾에 거슬리고, 악한 냄새는 간에 거슬리고, 악한 맛은 腎에 거슬린다.

解釋

환경이 좋으면 이를 관찰하는 이목비구가 좋아하고, 환경이 나쁘면 人事를 행하는 폐비간신이 손상된다. 환경이 인체에 미치는 영향을 말한다.

1-19

頷有驕心, 臆有矜心,
臍有伐心, 腹有夸心.

턱에 교만한 마음이 있고, 가슴에 자랑하는 마음이 있고, 배꼽에 꾸미는 마음이 있고, 배에 과장하는 마음이 있다.

1-20

驕心 驕意也, 矜心 矜慮也,
伐心 伐操也, 夸心 夸志也.

교만한 마음은 뜻을 그르치고, 자랑하는 마음은 생각을 해치고, 꾸미는 마음을 통제를 잃게 하고, 과장하는 마음은 의지를 헛되게 한다.

解釋

心性이 그릇되면 교만이나 자랑, 꾸밈, 과장하는 마음이 생기고, 이런 心性은 뜻과 생각과 행동의 통제와 의지를 무너뜨린다.

1-21

頭有擅心, 肩有侈心,
腰有懶心, 臀有慾心.

머리에 전횡하고 싶은 마음이 있고, 어깨에 사치스런 마음이 있고, 허리에 게으른 마음이 있고, 엉덩이에 욕심이 있다.

1-22

擅心 奪利也, 侈心 自尊也,
懶心 自卑也, 慾心 竊物也.

전횡하려는 마음은 이해에 빼앗기고, 사치스런 마음은 자신을 높이게 하고, 게으른 마음은 자신을 비열하게 하며, 욕심은 물건을 훔치게 한다.

解 釋

행동(命)이 그릇되면 전횡과 사치심, 게으름과 욕심이 생기그, 이런 행동은 명리에 마음을 뺏기거나 자존심만 남거나 열등감이 생기거나 물건을 훔치게 한다.

1-23

人之耳目鼻口 好善 無雙也,
人之肺脾肝腎 惡惡 無雙也,
人之頷臆臍腹 邪心 無雙也,
人之頭肩腰臀 怠心 無雙也.

사람의 이목구비는 선을 좋아하기 비할 바 없고, 사람의 폐비간신은 악을 싫어하기 비할 바 없고, 사람의 턱, 가슴, 배꼽, 배는 마음을 삿되게 하기 비할 바 없고, 사람의 머리, 어깨, 허리, 엉덩이는 마음을 나태하게 하기 비할 바 없다.

1-24

堯舜之行仁 在於五千年前而,
至于今 天下之稱善者

요순이 仁政을 행한 게 오천년 전이었지만, 지금까지 천하에서 선을 말하는 자 모두 요순을

皆曰堯舜則, 人之好善
果無雙也.

桀紂之行暴 在於四千年前而
至于今 天下之稱惡者
皆曰桀紂則, 人之惡惡
果無雙也.

以孔子之聖 三千之徒受敎而
惟顔子 三月不違仁 其餘
日月至焉而, 心悅誠服者
只有七十二人則 人之邪心
果無雙也.

以文王之德百年而後崩
未洽於天下,
武王周公繼之然後大行而
管叔蔡叔猶以至親作亂則
人之怠行果無雙也.

들어 말하는 즉, 사람이 善을 좋아하기 비길
바 없는 것이다.

桀紂가 폭정을 행한지 사천년 전이었지만 지
금까지 천하에서 악을 말하는 자 모두 걸주를
들어 말하는 즉, 사람이 악을 싫어하기 비길
바 없는 것이다.

공자에게 삼천의 제자가 가르침을 받았으나
다만 顔子만이 삼개월동안 仁에 거슬리지 않았
을 뿐 나머지는 어쩌다 인에 이르렀고, 마음으
로 기뻐서 성심껏 스승을 따른 자 72인에 불과
했으니 사람의 삿된 마음은 비할 바가 없을 것
이다.

文王이 백 살에 이르도록 덕치를 베풀고 죽었
으나 천하에 미흡하였고, 武王 周公이 문왕의
덕을 이은 뒤에야 크게 행해 졌다. 그런데도
管叔 蔡叔 같은 至親이 세상을 어지럽혔으니
사람의 태만함이 비길 바가 없는 것이다.

解釋

  사람은 환경이 좋기를 바라고, 人事가 잘못되기를 원치 않는다. 하지만 생각은 삿
되기 쉽고, 행동은 나태하기 쉽다. 사람들은 환경이 좋기를 바라는 마음이 있기 때
문에 오천년 전에 살았던 요순을 좋아하고, 인사가 잘못되기를 원치 않기 때문에
사천년 전의 걸주를 미워한다. 하지만 삿된 마음과 게으른 행동을 절제하기 힘들기
때문에 안자를 제외하곤 삼천지도가 공자의 가르침을 실천하지 못했고, 문무주공이
덕치를 했어도 관숙, 채숙이 천하를 어지럽혔던 것이다.

1-25

耳目鼻口 人皆可以爲堯舜,
頷臆臍腹 人皆自不爲堯舜,
肺脾肝腎 人皆可以爲堯舜,
頭肩腰臀 人皆自不爲堯舜.

이목구비는 사람을 누구나 요순이 되게 할 수 있고, 턱 가슴 배꼽 배는 사람을 누구나 요순이 되지 못하게 할 수 있고, 폐비간신은 사람을 누구나 요순이 되게 할 수 있고, 머리, 어깨, 허리, 엉덩이는 사람을 누구나 요순이 되지 못하게 하는 것이다.

1-26

人之耳目鼻口 好善之心
以衆人耳目鼻口論之則
堯舜 未爲加一鞭
人之肺脾肝腎 惡惡之心,
以堯舜肺脾肝腎論之則
衆人 未爲少一鞭
人皆可以爲堯舜者 以此.

人之頷臆臍腹之中 誣世之心
每每隱伏也 存其心
養其性 然後
人皆可以爲堯舜之知也,
人之頭肩腰臀之中 罔民之心
種種暗藏也 修其身
立其命 然後
人皆可以爲堯舜之行也
人皆自不爲堯舜者 以此.

사람의 이목구비가 선을 좋아하는 마음은 보통 사람의 이목구비를 가지고 말하여도 요순이 조금도 나은 것이 없고, 사람의 폐비간신이 악을 미워하는 마음은 요순의 폐비간신을 가지고 말하여도 보통사람이 조금도 못한 것은 없으니 사람마다 다 요순이 될 수 있다는 말은 이 때문이다.

사람의 턱과 가슴과 배꼽과 배 가운데 세상을 속이는 마음이 항상 숨어 있으니 그 본 마음을 보존하고 천성을 길러야 사람마다 다 요순처럼 알게 될 것이고,

사람의 머리와 어깨와 허리와 엉덩이 아래에 백성을 속이는 마음이 종종 비밀히 간직되어 있으니 그 자신을 수양하고 자기의 사명을 바로 깨달은 연후에 사람마다 다 요순처럼 행할 수 있으니 사람마다 다 요순이 되지 못하는 것은 이 때문이다.

1-27

耳目鼻口之情 行路之人
大同於協義故 好善也.
好善之實 極公也 極公則
亦極無邪也.
肺脾肝腎之情 同室之人
各立於擅利故 惡惡也.
惡惡之實 極無私也
極無私則 亦極公也.

頷臆臍腹之中 自有不息之知
如切如磋而,
驕矜伐夸之私心 卒然敗之則
自棄其知而 不能博通也.

頭肩腰臀之下 自有不息之行
赫兮喧兮而 奪侈懶竊之慾心
卒然陷之則 自棄其行而
不能正行也.

이목구비의 情은 길가는 사람도 의로운 것에 협력하는 것이 다 같으므로 선을 좋아하는 것이다. 선을 좋아하는 실정은 공정한 것이니 매우 공정하면 사사로운 마음이 전혀 없을 것이다. 폐비간신의 情은 한 집안 사람끼리라도 각기 자기의 이익을 온전히 지키려고 하므로 악한 것을 싫어하는 것이다. 악을 싫어하는 참된 마음은 극히 사사로움이 없는 것이니 극히 사사로움이 없으면 또한 극히 공정한 것이다.

턱, 가슴, 배꼽, 배 가운데 자연히 쉬지 않는 지혜가 있어서 다듬고 갈듯이 성실하게 수양을 하나, 교만하고 뻐기고 함부로 하며 과장하는 사사로운 마음이 갑자기 이것을 이기면 자연히 아는 것을 버려서 널리 통하지 못하게 되는 것이다.

머리, 어깨, 허리, 엉덩이의 아래에 자연히 쉬지 않고 실행하는 힘이 있어서 빛나고 훌륭하나 빼앗고 사치하고 게으르고 도적질하는 욕심이 갑자기 그것을 억누르면 자연히 그 행실을 버림으로써 정당한 행동을 하지 못하게 된다.

1-28

耳目鼻口 人皆知也,
頷臆臍腹 人皆愚也,
肺脾肝腎 人皆賢也,
頭肩腰臀 人皆不肖也.

이목구비는 사람마다 다 지혜로운 것이고, 턱, 가슴, 배꼽, 배는 사람마다 다 어리석은 것이고, 폐비간신은 사람마다 다 어진 것이고, 머리, 어깨, 허리, 엉덩이는 사람마다 다 착하지 못한 것이다.

解 釋

　환경이 좋기를 바라는 마음 때문에 누구나 요순처럼 선하기를 바라지만, 마음이 삿되기 쉽기 때문에 누구도 요순이 되기 어렵다. 人事를 잘하고 싶어 하는 마음 때문에 요순이 될 수 있긴 하지만, 행동이 나태하기 때문에 요순이 되기 어렵다.

　환경이 좋기를 바라는 마음은 보통사람이나 요순이 다름없고, 인사가 잘되기를 바라는 마음도 보통사람이나 요순이 다른 바 없어 모두 요순처럼 될 수 있긴 하지만, 생각이 삿되기 쉽기 때문에 본마음을 기르지 않으면 요순이 될 수 없고, 나태하기 쉽기 때문에 요순처럼 행동할 수 없으니 다 요순이 될 수 없는 것이다.

　환경이 좋기를 바라는 마음 때문에 의로운 일에 협력하니, 이 의로움을 잘 기르면 사사로움을 버릴 수 있고, 인사가 잘되길 바라므로 손해를 싫어하니 이 마음으로 사사로움을 버릴 수 있고, 심성을 잘 가다듬어 지혜를 발휘하면 멀리 통달할 수 있고, 행동을 꾸준히 하여 나태함을 버리면 정당한 행동을 할 수 있다.

　환경을 살피는 데 사람은 다 지혜롭지만 생각이 어리석기 쉽고, 人事에 대해선 사람마다 다 어질지만 삿된 마음 때문에 행동이 착하지 못한 것이다. 환경과 인사가 잘되기를 바라는 마음을 잘 간직한다면, 생각을 지혜롭게 하고 행동을 착하게 할 것이다.

1-29

人之耳目鼻口 天也 天知也,
人之肺脾肝腎 人也 人賢也.

사람의 이목구비는 하늘이며 하늘이란 곧 지혜로운 것이고, 사람의 폐비간신은 사람이며 사람은 곧 어진 것이다.

我之頷臆臍腹 我自爲心而
未免愚也 我之免愚 在我也.

나의 턱, 가슴, 배꼽, 배는 자신의 마음만 위하는 것이라 어리석음을 면치 못하니 내가 어리석음을 면하려는 것도 내게 있는 일이다.

我之頭肩腰臀 我自爲身而
未免不肖也 我之免不肖
在我也.

나의 머리, 어깨, 허리, 엉덩이는 자신의 몸만 위하는 것이라 불초함을 면하지 못하는 것이니 내가 불초함을 면하는 것도 내게 있는 일이다.

解 釋

환경(사회형태와 도덕률)을 살피고 배움으로써 지혜가 생기고, 사람의 일(인간관계와 일)을 잘하도록 하여 현명해 진다. 이렇게 해야 함에도 이기적으로 생각하다가 어리석게 되고, 멋대로 행동하다가 불초하게 되니, 어리석음과 불초는 모두 각자의 책임이다.

1-30

天生萬民 性以慧覺
萬民之生也,
有慧覺則生 無慧覺則死.
慧覺者 德之所由生也.

하늘이 만민을 만들 때 心性을 慧覺하게 하였으니, 혜각이 있으면 살고, 혜각이 없으면 죽는다. 혜각이란 德이 나오는 바탕이다.

1-32

仁義禮智 忠孝友悌
諸般百善 皆出於慧覺.(일부)

인의예지 충효우제 등 모든 선은 다 혜각에서 나온다.

解 釋

하늘이 사람을 낼 때 깨달음과 지혜를 얻을 수 있는 마음을 갖게 하고, 이를 통해 살아갈 수 있게 하였다. 깨달음과 지혜가 있으면 살고 없으면 죽는다. 깨달음과 지혜에서 덕이 생긴다.

1-31

天生萬民 命以資業
萬民之生也
有資業則生 無資業則死.

하늘이 만민을 만들 때 資業으로 살아가라고 명하였다. 만민이 자업을 통해 살고 자업이 없으면 죽는다. 자업이란 道가 나오는 바탕이다.

資業者 道之所由生也.

1-32

士農工商 田宅邦國
諸般百用 皆出於資業.(일부)

사농공상과 전택방국 등 모든 활용이 다 자업에서 나온다.

- 田宅邦國 : 밭과 집, 지방과 나라

解釋

하늘은 사람을 낼 때 資業을 실천할 수 있는 (신체적) 능력을 주어 이를 통해 살아갈 수 있게 하였다. 자업을 실천하여 살아가야 한다. 자업에서 道가 생겨난다.

1-33

慧覺 欲其兼人而 有敎也,
資業 欲其廉己而 有功也.

혜각은 남들과 함께 살아가려 함이니 가르침이 될 만하고, 자업은 자신을 검소하게 하니 공을 이루게 한다.

慧覺私小者 雖有其傑
巧如曹操而 不可爲敎也,
資業橫濫者 雖有其雄
猛如秦王而 不可爲功也.

혜각이 사사롭고 작으면 비록 준걸하기가 조조와 같아도 가르침이 될 수 없고,

자업이 멋대로 남용되면 비록 뛰어나기가 진시황 같다 하더라도 공을 이룰 수 없을 것이다.

解釋

깨달음과 지혜가 있으면 다른 사람에게 모범이 될 만한 마음을 갖는 것이고, 자업을 실천하는 행동이 있으면 자신을 근검하게 하여 공을 이룬다. 曹操는 뛰어난 인재라 하더라도 배울 만한 마음이 없었고, 진시황은 영웅이더라도 공을 이룰 수

있는 행동이 없었다.

1-34

好人之善而 我亦知善者
至性之德也,
惡人之惡而 我必不行惡者
正命之道也.

知行積則 道德也
道德成則 仁聖也.
道德非他 知行也.
性命非他 知行也.

남의 선을 좋아하고 나 역시 선을 아는 것은
至性의 덕이고, 남의 악을 미워하고 나 또한
반드시 악을 행하지 않는 것은 正命의 道다.

알고 행함이 쌓이면 도덕이며 도덕이 이루어
지면 仁聖이다. 도덕이란 딴 게 아니고 知行이
다. 性命 또한 딴 게 아니라 知行이다.

解釋

　남들의 착함을 좋아하면서 나 또한 착하면 생각이 지극히 德스러운 것이고, 남의
악함을 미워하면서 나 또한 악을 행하지 않으면 행동을 바르게 하는 道가 된다. 이
러한 생각과 행동이 쌓이면 도덕이고 도덕이 이루어지면 곧 聖人의 仁이다. 도덕이
딴 게 아니니 생각과 행동이요, 性命이 딴 게 아니라 생각과 행동이다.

1-35

或曰 擧知而論性 可也而,
擧行論命 何義耶.
曰 命者 命數也,
善行則 命數自美也
惡行則 命數自惡也
不必卜筮而 可知也.

혹은 말하길 知를 들어 性을 논함은 가하나,
行을 들어 命을 논함은 무슨 뜻인가. 내가 말
하길 명은 命數라, 선행하면 명수가 아름다워
지고 악을 행하면 명수가 절로 나빠지니 점을
치지 않아도 알 수 있다.

詩云 永言配命
自求多福 卽 此義也.

詩에 말하길 길이 천명을 따르면 절로 많은 복을 받으리라 한 것이 이 뜻이다.

解 釋

"지혜를 들어 마음을 논함은 가하나, 행동을 들어 생명을 논함은 무슨 뜻이냐?" 묻는다면, "행동은 곧 오래 살 수 있는 바탕이다. 착한 행동은 오래 살게 하고, 악한 행동은 일찍 죽게 하니 이는 점을 쳐보지 않아도 쉽게 알 수 있는 일이다."라고 대답하겠다.

1-36

或曰 吾子之言曰
耳聽天時 目視世會,
鼻嗅人倫 口味地方,
耳聽天時 目視世會則 可也而
鼻 何以嗅人倫
口 何以味地方乎?

혹은 말하길 너의 말은 귀로 天時를 듣고 눈으로 세회를 보고, 코로 인륜을 맡으며 입으로 지방을 맛본다고 하는데, 귀로 천시를 듣고 눈으로 세회를 본다는 건 가하나 코로 어떻게 인륜을 맡고 입으로 어떻게 지방을 맛보는고?

曰. 處於人倫 察於外表
黙探各人之賢不肖者
此非嗅也!
處於地方
均嘗各處人民生活之地利者
此非味也

내가 대답한다. 인륜에 처하여 사람이 밖에 나타난 것을 살펴서 말없이 사람 사람의 재능과 행실이 어질고 착함을 탐색하는 것이 냄새 맡는 것이 아니겠는가! 지방에 처하여 각처의 인민생활의 지역적 특색을 고루 경험하여 보는 것이 맛보는 것이 아니겠는가!

解 釋

"코로 인륜을 냄새 맡는다."는 것은 (위와 같은) 도리를 통해 사람들을 살펴봄으

로써, 말을 듣지 않아도 각 사람의 재능과 행동의 어질고 못남을 탐색하는 것이며,
"입으로 지방을 맛본다."는 것은 사람들과 함께 살아봄으로써 그 땅의 특색을 알게
되는 것이다.

1-37

存其心者 責其心也.
心體之明暗 雖若自然而,
責之者 清 不責者濁.

馬之心覺 點於牛者
馬之責心 點於牛也,
鷹之氣勢 猛於鴟者
鷹之責氣 猛於鴟也.
心體之清濁 氣宇之强弱
在於牛馬鴟鷹者 以理推之而
猶然 況於人乎!

或相倍蓰 或相千萬者
豈其生而輒得 茫然不思
居然自至而 然哉!

그 본마음을 보존한다는 것은 그 마음을 責하
는 것이다. 마음의 밝고 어두움이 비록 자연히
그런 것 같으나, 책하여야 맑고 책하지 않으면
흐리다.

말의 마음 깨닫는 것이 소보다 빠른 것은 말
의 마음을 책하는 것이 소보다 빠른 까닭이고,
매의 기세가 솔개보다 사나운 것은 매의 기운
을 책하는 것이 솔개보다 사나운 까닭이다.

마음의 맑고 흐린 것과 기상의 강하고 약한
것이 소와 말, 매와 솔개에 있어서도 이치로
미루어 보아 그렇거늘 하물며 사람에게 있어서
야 더 말할 게 있겠는가!

혹은 두 배 다섯 배, 혹은 천 배 만 배로 다르
니 어찌 나면서 금방 얻을 수 있고, 멍청히 생
각해 보지 않고 절로 그렇게 되겠는가!

- 存其心 : 맹자가 말한 存其心 養其性을 의미한다. 이 어구를 이제마가 다시 설명
  한 것.

解 釋

마음을 지닌다(存其心) 하는 것은 마음을 책(責)하고 반성하는 것이다. 마음의

밝고 어둠은 절로 일어나는 거 같지만, 마음을 책하여야 마음이 맑고, 책하지 않으면 마음이 탁해진다. 그러므로 환경이 좋기를 바라고, 인사가 잘 이루어지기를 바라는 마음으로 마음이 삿되지 않도록 책하고, 행동이 나태하지 않도록 책하여, 혜각한 심성과 검소한 자업이 이루어져야 한다.

2. 성명론 요지

이제마에 의하면 사람이 살아가는 데 가장 중요한 네 가지 요소는 **환경과 인간**, 생각과 행동을 뜻하는 天人性命이다. 환경(天機)은 다시 시간(天時)과 공간(地方), 도덕률(人倫)과 사회체제(世會)라는 네 가지 요소로 구성되며, 인간의 일(人事)은 다시 가까운 인간관계(黨與)를 돈독히 하고, 사회에 참여(交遇)하며, 사는 거처(居處)를 마련하고, 업무(事務)를 이행한다는 네 가지 요소로 구성된다.

사람이 생각해야 할 것(心性)에는 문제를 잘 해결할 방법(籌策), 많은 경험과 지식(經綸), 절제(行檢), 타고난 지적 능력(度量) 네 가지가 있고, 행동해야 할 것(身命)엔 적응력(識見), 자신감(威儀), 기술(材幹), 타고난 신체능력(方略) 네 가지가 있다. 이렇게 기본 요소를 각기 네 가지로 보는 관점을 '사상구조론'이라고 한다.

또한 이목구비를 통해 환경(天機)을 살펴보고, 폐비간신으로 사람의 일(人事)를 행하며, 함억제복으로 생각하고, 두견요둔으로 행동함으로써 환경의 사상구조와 사람의 사상구조가 서로 상응하는 관계를 갖는다. 예를 들어 이목구비로 시간과 공간, 인간과 사회(天機)를 살펴볼 때 자연환경의 좋은 모습은 인간에게 좋은 영향을 주고, 나쁜 모습은 인간에게 나쁜 영향을 준다.

보통 누구나 좋은 환경에 살고, 일이 잘되기를 바라지만, 생각은 삿되기 쉽고 행동은 나태하기 쉬워서 그를 잘 이루지 못한다. 만일 스스로 책망함으로써 지혜롭고 깨닫는 마음과 검소한 행동을 가질 수 있다면 성인의 仁과 道德을 이룰 것이다.

3. 성명론 討論

    《四象醫學》은 《東醫壽世保元》의 "옛날 의사들은 마음의 희로애락이 편착되어 병이 되는 줄은 모르고 단지 수곡의 不適으로 비위를 상하거나 풍한서습과 같은 외사가 觸犯하여 병이 되는 줄만 알았다."(5-5)를 들어서 사상의학이 정신적 안정을 주 치료수단으로 하는 심신균형적 치료정신을 추구한다고 주장하였다.(《사상의학》 2장 4절)

    하지만 《內經》에서부터 이미 과도한 희로애락이 질병을 일으킨다는 사실에 대해 명확한 인식이 있었고(《靈樞·百病始生》 "喜怒不節則傷臟") 화타(《후한서》)나 子和(《유문사친》)가 일찍부터 뛰어난 심리치료 의안을 남겨놓고 있기 때문에 이제마의 말은 사실이 아니다. 심리상태가 건강에 미치는 영향은 대단히 크기 때문에 이 사실을 모르는 의사들은 예나 지금이나 거의 없다.

    또 사상의학이 정신적 안정을 주 치료수단으로 한다는 말도 인정하기 힘들다. 왜냐하면 《東醫壽世保元》 전 내용에서 이 말 그대로 정신적 안정을 주 치료 수단으로 하는 예를 찾아볼 수 없기 때문이다.

    이제마는 《성명론》에서 인생의 중요 요소를 환경, 인간, 마음과 몸 네 가지로 들고, 각각의 요소를 부연 설명한 뒤, 환경과 인간, 마음과 몸 사이에 상호 영향을 주고받는 까닭에 심성을 좋게 가지고, 행동을 올바르게 해야 한다고 주장했는데, 이는 거의 상식적인 수준에 불과하다고 본다.

《四端論》에서는 心과 四臟의 관계를 설명하고, 질병의 발생과 치료에 있어서 心의 중요성을 설명한다. 이제마는 四象人의 선천적인 臟腑大小가 性情의 작용에 의해 결정된다고 보며, 육체적 현상도 희로애락의 性情原理에 의해 결정되고, 후천적 병인병리도 모두 희로애락의 昇降原理에 의해 특징지어 진다고 주장한다. 이를 太極에서 兩義와 四象이 나온다는 주역과 비교하면, 心을 태극의 위치에 두고, 四臟을 四象의 위치에 둔 것이 아닌가 생각된다. 이러한 생각을 《사상의학》은 "形心論的 形象醫學"이라고 부른다.

理氣論의 四端七情論에서 "理는 氣의 내재원리"로서 "四端이 理發이고, 七情이 氣發"이라 한 것처럼, 肝腎脾肺 四臟의 형성과 변화가 心에 의해 결정되므로 이 장을 《四端論》이라 칭하였다.

1. 사단론 해석

2-1

人稟臟理 有四不同.
肺大而肝小者 名曰 太陽人,
肝大而肺小者 名曰 太陰人,
脾大而腎小者 名曰 少陽人,
腎大而脾小者 名曰 少陰人.

사람이 타고나는 臟理는 네 가지 다른 게 있다. 肺大肝小하면 太陽人이라 부르고, 肝大肺小하면 太陰人이라 하며, 脾大腎小하면 少陽人이라 하고, 腎大脾小하면 少陰人이라 한다.

解 釋

大小를 장부기능이 '왕성' 혹은 '미약하다'는 의미로 보면, 폐가 왕성하고 간이 미약한 체질이 태양인, 반대가 태음인, 비가 왕성하고 신이 미약한 체질이 소양인, 반대가 소음인이다. 사상인 체형에서 태양인의 머리가 크고, 태음인의 어깨가 좁다고 말하므로, 大小는 말 그대로 四臟의 크기가 크고 작다는 뜻도 있다. 이 조문은 四象人의 생리적 특징을 규정하므로, 《동의수세보원》에서 중요한 위치에 있다.

討 論

하지만 실제로 소음인의 체질적 특징은 脾腎陽虛, 소양인은 肝胃熱盛, 태음인은 肺虛胃熱, 태양인은 肝腎精血虧損으로 요약해 볼 수 있기 때문에 본문은 하나의 참고가 될 뿐이다.

2-2

人趨心慾 有四不同.
棄禮而放縱者 名曰 鄙人,
棄義而偸逸者 名曰 懦人,
棄智而飾私者 名曰 薄人,
棄仁而極慾者 名曰 貪人.

사람이 욕심을 추구함에 네 가지 다른 게 있다. 禮를 버리고 방종하면 鄙人이라 하고, 義를 버리고 偸逸하면 懦人이라 하고, 智를 버리고 飾私하면 薄人이고, 仁을 버리고 極慾하면 貪人이라 한다.

- 鄙人(비인) : 야비한 사람
- 懦人(나인) : 나약한 사람
- 薄人(박인) : 경박한 사람
- 貪人(탐인) : 탐욕한 사람
- 偸逸(투일) : 안일을 일삼는 것
- 飾私(식사) : 사사로움을 꾸미는 것
- 極慾(극욕) : 욕심을 심하게 부리는 일
- 비박탐나(鄙薄貪懦) 네 가지 사람은 《맹자》의 비부(鄙夫), 박부(薄夫), 나부(懦夫), 완부(頑夫)의 사부(四夫)의 변형이라 볼 수 있다.

解 釋

2-1이 사람에게 있는 네 가지 유형의 체질적 특징을 말한다면, 이 조문은 욕구를 추구하는 데 있어 네 가지 유형의 심리적 특징이 있음을 설명한다. 욕심을 부림으로써 인의예지 四端으로부터 멀어져 鄙薄貪懦하게 된다.

2-3

五臟之心　中央之太極也,
五臟之肺脾肝腎　四維之四象也.
中央之太極　聖人之太極
高出於衆人之太極也,
四維之四象　聖人之四象
旁通於衆人之四象也.

五臟 중의 심장은 중앙의 태극에 해당하고, 오장 중의 폐비간신은 四維에 해당하는 四象이다. 중앙에 있는 태극은 聖人의 태극이라, 뭇사람들의 태극위에 높이 솟아 있고, 사유의 四象은 聖人의 사상일지라도 뭇사람들의 사상과 두루 통하여 있다.

- 四維(사유) : 동서남북 사방
- 성인의 태극 : 성인의 심장
- 성인의 四象 : 성인의 폐비간신

解 釋

사상인의 장부 특징을 논하는데 왜 心이 제외 되었는가 설명한다. 太極에서 四象이 나오는 바라 이 둘은 차원이 다른데, 心과 폐비간신의 관계도 이와 같다. 《내경》 장부론에서 오장을 대등하게 보는 것과 차이가 있다. 이제마가 말하는 心은 臟器로서 心臟이란 의미와 마음의 의미를 동시에 가지고 있다. 중앙의 태극에 해당하는 心은 心臟이면서 마음이다. 태극에서 四象이 분화, 발전되어 나타나듯이, 심장으로부터 폐비간신 사장이 생겨난다는 뜻이다. 후반부는 성인의 마음과 중인의 마음은 크게 다르지만, 폐비간신 사장은 성인이나 중인이 비슷하다는 말로 해석할 수 있다. 2-4에 설명이 있다.

討 論

　본문을 통해 이제마의 생각을 이해할 순 있어도 문제는 이것이 객관적인 사실이 냐는 점이다. 心臟과 마음을 어떻게 하나로 볼 수 있으며, 心臟 혹은 마음이 어떻게 四臟을 형성하는 것인지 알 수 없다.

2-4

太少陰陽之臟局短長 四不同中
有一大同 天理之變化也.
聖人與衆人 一同也.
鄙薄貪懦之心地淸濁 四不同中
有萬不同 人欲之闊狹也.
聖人與衆人 萬殊也.

태소음양인의 臟局 長短이 각기 다른 중에 같은 것이 있으니 天理의 변화라는 것이다. 이는 성인이나 보통사람에게 동일하다. 鄙薄貪懦의 마음이 맑고 탁함은 각기 다른 중에 아주 다른 것이 있으니 사람의 욕심이 넓고 좁은 것이다. 이것(마음속의 욕심)은 聖人과 보통사람이 아주 다르다.

- 臟局(장국) : 오장의 형태. 국(局)은 일이 벌어지는 상황이나 형태를 말함.
- 天理(천리) : 자연의 이치

解 釋

　2-3을 설명한 말. 태소음양인 신체의 체질 특징은 천리의 변화로 생겨나서 聖人이나 衆人이 비슷하다. 하지만 비박탐나를 일으키는 마음의 욕심은 聖人과 衆人이 아주 다르다. 臟局의 변화와 天理를 구분해서 생각하는 사고방식이 理氣論的이다.

2-5

太少陰陽之短長變化
一同之中 有四偏
聖人 所以希天也,

태소음양인의 장단 변화는 같은 중에 네 가지 다른 것이 있어서 聖人이 하늘을 바라보고, 鄙薄貪懦의 淸濁과 闊狹은 만 가지로 다른 중에

鄙薄貪懦之 清濁闊狹
萬殊之中 有一同
衆人 所以希聖也.

같은 것이 하나 있으므로 뭇사람이 성인을 바라본다.

● 一同之中 有四偏, 萬殊之中 有一同 : 장부특징의 차이는 모두 천리로서 생기지만, 각기 다른 네 가지 형태가 있고, 비박탐나는 만 가지로 사람마다 다르지만, 모두 마음에서 나온다는 같은 점이 있다.

解 釋

　태소음양인의 체질적 차이는 하늘이 만든 것(2-4)이므로 성인이 하늘을 바라보고 그 이치를 배운다. 비박탐나라는 마음의 탁하고 좁음은 보통사람의 욕심으로 일어나고 성인은 그렇지 않으므로 보통사람이 성인의 마음을 배우려 한다.

2-6

聖人之臟 四端也
衆人之臟 四端也.
以聖人之一四端之臟
處於衆人萬四端之中
聖人者 衆人之所樂也.

聖人의 臟도 四端이고 뭇사람의 臟도 四端이다. 聖人의 한 사단이 뭇사람의 사단 속에 있으므로 성인이란 뭇사람의 즐거워하는 바이다.

聖人之心 無慾也
衆人之心 有慾也.
以聖人之一無慾之心
處於衆人萬有慾之中
衆人者 聖人之所憂也.

성인의 마음은 욕심이 없고 뭇사람의 마음은 욕심이 있다. 성인의 한 욕심 없는 마음이 뭇사람의 숱한 욕심 많은 마음속에 있으니 뭇사람은 성인의 근심하는 바이다.

解 釋

이 조문은 2-3 "聖人의 태극이 뭇사람들의 태극위에 높이 솟아 있고, 聖人의 四象은 뭇사람들의 四象과 통하여 있다."와 2-5 "一同之中 有四偏, 萬殊之中 有一同"를 다시 설명한 것. 聖人은 衆人들이 좋아하는 바이고, 聖人은 衆人의 욕심을 걱정한다. 聖人은 뭇 사람들을 이롭게 하는 사람이고, 중인은 제 각기 자기 이익을 추구하는 사람이다.

2-7

然則 天下衆人之臟理
亦皆聖人之臟理而,
才能 亦皆聖人之才能也.
以肺脾肝腎聖人之才能而
自言曰 我無才能云者.
豈才能之罪哉 心之罪也.

그런즉 세상 모든 사람의 臟理가 聖人의 장리와 같고, 재능 또한 聖人의 재능과 같다. 뭇사람의 페비간신이 성인의 재능을 가졌는데, 나는 재능이 없다고 말하면 안 된다. 어찌 재능의 죄겠는가, 마음의 죄인 것이다.

解 釋

신체적 재능은 聖人과 보통사람이 동일하다. 마음이 다를 뿐이다.

2-8

浩然之氣 出於肺脾肝腎也,
浩然之理 出於心也.
仁義禮智四臟之氣 擴而充之則
浩然之氣 出於此也,
鄙薄貪懦一心之慾 明而辨之則
浩然之理 出於此也.

浩然之氣는 페비간신에서 나오지만, 浩然하는 이치는 마음에서 나온다. 仁義禮智라는 四臟의 氣를 넓히고 채우면 곧 호연지기가 나오는 것이요, 鄙薄貪懦를 일으키는 마음의 욕심을 밝히고 가려내면 호연의 이치가 나오는 것이다.

- 호연지기는 《맹자》에 있는 말로 여기서는 '성인의 마음'에 허당한다. 마음을 다스려 성인에 가까이 간다는 뜻

解 釋

이 조문에서 이제마의 사상과 理氣論의 관계를 분명히 알 수 있다. 이기론은 理가 氣를 움직이는 내재원리로서, 사물의 변화 발전은 내면에 존재하는 理致 때문이라는 이론이다. 이러한 理와 氣의 관계를 心과 四臟의 관계에 적용하여 말한다. 즉 폐비간신 四臟의 변화는 마음이라는 내재 원리에 의해 이루어진다는 뜻.

《주역》이 太極 – 兩儀(陰陽) – 四象 – 八卦로 分化해 나가는 易理를 주장한다면, 이제마는 心 – 心身 – 事心身物로의 분화발전을 주장(《格致藁·儒略》)한다. 또 心事는 鄙, 薄, 貪, 懦로, 身物은 태양인, 소양인, 소음인, 태음인 네 가지 체질로 분화한다고 한다. 즉 《주역》이 태극으로부터 정확하게 2배수로 분화한다면, 《동의수세보원》은 心이 身을 낳은 뒤, 다시 心과 身이 각자 독자적으로 분화발전 한다고 본다.

만물의 본질인 理와 인체의 본질인 心을 같은 것으로 보고, 만물의 현상인 氣를 인체의 身과 같은 것으로 보는 것이다. 그리고 四端이 理로부터 發現이고, 七情이 氣로부터 發現된다고 말하는 것처럼 心(心事)은 비박탐나로 나타나고(衆人에게 있어서), 身(身物)은 태양인 소양인 소음인 태음인 네 가지로 분화한다고 본다(이것은 聖人과 衆人이 동일).

다음은 《東醫壽世保元》 성명론, 사단론의 내용과 《周易·복희팔괘차서도》 그리고 이기론을 비교해 놓은 것이다. 이 표를 보면 《東醫壽世保元》은 《周易》과 이기론의 절충적 심신론으로 보인다. 《周易》에서는 태극으로부터 2의 배수로 분화해 나가는 과정을, 그리고 理氣論에서는 불변하는 만물의 본질을 理로 상정하고, 氣는 理에 의해 변화되는 현상적 존재라는 이론으로 수렴하였다.

<table>
<tr><td colspan="8">《周易》</td><td colspan="8">《東醫壽世保元》</td><td colspan="2">理氣論</td></tr>
<tr><td colspan="8">太　極</td><td colspan="8">心</td><td colspan="2">理</td></tr>
<tr><td colspan="4">陰</td><td colspan="4">陽</td><td colspan="4" rowspan="2">心</td><td colspan="4" rowspan="2">身</td><td rowspan="2">理</td><td>氣</td></tr>
<tr><td colspan="2">太陰</td><td colspan="2">少陰</td><td colspan="2">少陽</td><td colspan="2">太陽</td><td>陰陽</td></tr>
<tr><td>坤</td><td>艮</td><td>坎</td><td>巽</td><td>震</td><td>離</td><td>兌</td><td>乾</td><td>鄙</td><td>薄</td><td>貪</td><td>懦</td><td>太陽</td><td>少陽</td><td>太陰</td><td>少陰</td><td>四端</td><td>七情</td></tr>
</table>

이처럼 心身의 관계가 理氣의 관계와 같다고 보기 때문에 "浩然之氣는 폐비간신에서 나오고, 浩然之理는 心에서 나온다."(본문)고 했을 것이다.

2-9

<table>
<tr><td>

聖人之心　無慾云者
非淸淨寂滅　如老佛之無慾也
聖人之心　深憂天下之不治故
非但無慾也

亦未暇及於一己之慾也.
深憂天下之不治而
未暇及於一己之慾者
必學不厭而, 敎不倦也.
學不厭而　敎不倦者
卽　聖人之無慾也.
毫有一己之慾則
非堯舜之心也.
暫無天下之憂則
非孔孟之心也.

</td><td>

聖人의 마음에 욕심이 없다 말하는 것은 淸靜寂滅이라는 老佛의 無慾을 말하는 것이 아니라 聖人의 마음이 천하가 다스려지지 않는 것을 근심하는 고로 자신의 욕구를 돌아볼 틈이 없는 까닭이다.

깊이 천하의 다스려지지 않음을 걱정하여 자신의 욕구를 돌볼 틈 없는 사람은 반드시 배우는데 싫증내지 않고, 가르치는 데 게으르지 않는다.

배우는데 싫증내지 않고 가르치는데 게으르지 않는 것이 즉 성인이 욕심이 없다는 말이다. 조금이라도 개인적 욕심이 있다면 요순의 마음이 아니다. 잠시라도 천하의 걱정이 없다면 공맹의 마음이 아니다.

</td></tr>
</table>

- 老佛은 道家와 佛家사상
- 성인의 '욕심 없는 마음'은 모든 욕심을 버린다는 뜻이 아니기 때문에 노불의 청정적멸과 다르다. 그것은 개인의 이해를 따지는 마음이 아니라, 천하의 모든 사람을 이롭게 하려는 마음이다.

解釋

2-5에서 말한 聖人의 욕심이 보통 사람과 어떻게 다른 지에 대한 설명이다. 보통 사람은 개인적 이득을 추구하지만 聖人은 천하의 이익을 도모한다. 이는 모든 욕심을 갖지 않으려는 老佛의 사상과 다르다. 천하의 이로움을 위해서 성인은 늘 배우고 가르치는 데 열심이다.

2-10

太陽人 哀性遠散而, 怒情促急.
哀性遠散則 氣解釋肺而
肺益盛, 怒情促急則 氣激肝而
肝益削, 太陽之臟局
所以成形於肺大肝小也.

태양인은 哀性이 遠散하고, 怒情이 促急하다. 애성이 원산한 즉 氣가 폐로 흘러 들어가 폐가 날로 盛해지고, 노정이 촉급하면 氣가 간을 (물결이 부딪히듯) 쳐서 간이 날로 깎여지니, 태양인의 臟局은 肺大肝小하게 이루어진다.

少陽人 怒性宏抱而 哀情促急.
怒性宏抱則 氣解釋脾而
脾益盛, 哀情促急則 氣激腎而
腎益削 少陽之臟局
所以成形於脾大腎小也.

소양인은 怒性이 宏抱하고 哀情이 촉급하다. 노성이 굉포한 즉 기가 脾로 흘러 비가 날로 성해지고, 애정이 촉급한 즉 기가 신을 쳐서 신이 날로 깎여지니 소양인의 장국이 脾大腎小하게 이루어진다.

太陰人 喜性廣張而 樂情促急.
喜性廣張則 氣解釋肝而
肝益盛, 樂情促急則 氣激肺而
肺益削 太陰之臟局

태음인은 喜性이 廣張하고 樂情이 촉급하다. 희성이 광장한 즉 기가 간으로 흘러 간이 날로 성해지고, 악정이 촉급한 즉 기가 폐를 쳐서 폐가 날로 깎이니 태음인의 장국이 肝大肺小하게 이루어진다.

所以成形於肝大肺小也.

少陰人 樂性深確而 喜情促急.

樂性深確則 氣解釋腎而
腎益盛, 喜情促急則 氣激脾而
脾益削, 少陰之臟局
所以成形於腎大脾小也.

소음인은 樂性이 深確하고 喜情이 촉급하다. 악성이 심확한 즉 기가 신으로 흘러 신이 날로 성해지고, 희정이 촉급한 즉 기가 비를 쳐서 비장이 날로 깎이니, 소음인의 장국이 腎大脾 小한 것이다.

- 遠散(원산) : 멀리 흩어짐
- 促急(촉급) : 급하게 다그침
- 宏抱(굉포) : 廣大하게 감싸 안음
- 廣張(광장) : 넓게 베풀어짐
- 深確(심확) : 깊고 확실함. 이상에서 원산, 굉포, 광장, 심확은 性氣가 順動하는 것을 표현한 말이고, 촉급은 情氣가 역동한 것을 표현한다. 순동한 성기는 장기를 성하게 하고, 역동한 정기는 장기를 상하게 한다.

解釋

2-8에서 폐비간신 四臟의 변화는 心이라는 내재원리에 의해 발생한다고 하였고, 여기서는 구체적으로 心의 변화가 어떻게 사장을 변화시키는 지 설명한다. 이는 마음이 신체를 좌우한다는 心氣爲主의 의학사상이며, 사상체질론의 특색이기도 하다. 이 조문에 의하면 喜性이 廣張하면 肝이 盛해지고, 喜情이 촉급하면 脾가 작아진다는 등, 性은 장기를 盛하게 하고 情은 장기를 상하게 한다. 즉 性은 곧 정상적인 감정상태를 말하고, 情은 지나치거나 잘못 발생한 감정 상태를 의미한다. 체질에 따른 감정의 차이가 있어 태양인이 노하면 간을 상하고, 소양인이 슬퍼하면 腎을 상하고, 태음인이 즐거워하면 폐를 상하고, 소음인이 기뻐하면 비장을 상한다.

	정상적 감정(順動)	병리적 감정(逆動)
태양인	애 → 폐대	노 → 간소
소양인	노 → 비대	애 → 신소
태음인	희 → 간대	악 → 폐소
소음인	악 → 신대	희 → 비소

討 論

　《素門·陰陽應象大論》의 "怒傷肝", "喜傷心", "思傷脾", "憂傷肺", "恐傷腎"이라한 것과 비교하면 일치하지 않는다. 이때 어느 이론이 사실과 부합하는가가 중요한데, 이에 대한 《東醫壽世保元》의 객관성을 증명하기가 곤란하다. 戴人을 비롯한 여러 의사들이 《內經》 이론을 응용한 심리치료 병안을 남긴데 비해 《東醫壽世保元》과 기타 사상의학 관련 서적에는 이 조문을 응용한 치료예도 찾아보기 힘들다. 또 哀와 怒, 喜와 樂이 어떻게 상이한 생리 병리적 작용을 하는 지, 喜怒哀樂의 順動과 逆動이 어떻게 다른지도 불분명하다.

　다만 감정의 작용에 의해 사장의 변화가 온다는 이 조문의 뜻을 통해 볼 때, 이제마는 체질의 편차를 일으키는 후천적 요인을 인정했던 게 아닌가 생각할 수 있다. 즐거워하고 성내는 것은 후천적 문제가 아닌가.

2-11

肺氣 直而伸, 脾氣 栗而包.
肝氣 寬而緩, 腎氣 溫而蓄.

폐의 기운은 곧게 퍼지며, 비의 기운은 여물고 감싼다. 간의 기운은 넓고 느슨하며, 신의 기운은 따뜻하고 쌓인다.

解 釋

　2-10 조문의 "怒性이 宏抱한 즉 비가 날로 성해지고", "哀性이 遠散한 즉 폐가 날로 盛해지고", "喜性이 廣張한 즉 간이 날로 성해지고", "樂性이 深確한 즉 신이 날로 성해지고"를 참조하면, 굉포한 노성은 비장에 흘러들어 여물고 감싸게 되며,

원산하는 애성은 폐로 흘러들어 곧게 펴지게 되며, 광장한 희성은 간으로 흘러들어 넓고 느슨하게 되며, 심확한 악성은 신으로 흘러들어 따뜻하고 쌓인다는 뜻이 된다.

討 論

이 문구와 비견되는 내경의학의 "肺主宣發和肅降", "肝主疏泄", "脾主升淸", "腎主納氣" 등이 실제 임상에서 유용하게 빈용 되는 이론인데 비해, 2-11 조문은 어떤 임상적 의의가 있는지 불분명하다.

2-12

肺以呼　肝以吸,
肝肺者　呼吸氣液之門戶也
脾以納　腎以出
腎脾者　出納水穀之府庫也.

肺로서 숨을 내쉬고, 간으로서 숨을 들여 마시니 肝肺란 호흡과 氣液의 문호이다. 음식을 脾로서 받아들이고 腎으로서 내보내니 腎脾는 水穀을 出納하는 府庫이다.

- **氣液(분액) : 기운과 진액**

討 論

《內經》의 "腎主納氣"는 폐가 담당하고 있는 호흡작용을 腎이 도와서 일정한 깊이를 유지하도록 한다는 의미로 해석할 수 있다.(《中醫基礎理論·臟象》) 실제로 腎氣가 부족한 사람은 호흡이 얕아지고 심하면 천식이 발생하며, 이럴 때 신기를 보하는 숙지황 산수유 오미자 등을 써서 숨찬 증상을 치료함으로써 이 이론의 사실성을 증명할 수 있다. 즉 실제로 腎이 흡기하는 것은 아니지만, 그 이론이 임상에서 유효한 역할을 한다는 데 腎主納氣의 의미가 있다.

하지만 肝이 흡기하고, 腎이 出穀한다는 이론은 어떤 의의가 있는지 불분명하다.

2-13

哀氣　直升,　怒氣　橫升.
喜氣　放降,　樂氣　陷降.

哀氣는 곧게 오르고, 怒氣는 옆으로 오른다. 喜氣는 놓아버리듯 내려가고, 樂氣는 꺼지듯 내려간다.

2-14

哀怒之氣　上升,　喜樂之氣　下降
上升之氣　過多則　下焦傷,
下降之氣　過多則　上焦傷.

哀怒의 기운은 상승하고, 喜樂의 기운은 하강하니 상승의 기운이 과다하면 下焦가 상하고, 하강의 기운이 과다하면 上焦가 상한다.

解　釋

2-10과 2-11의　哀氣遠散　肺氣盛　肺氣直升,　怒氣宏抱　脾氣盛　脾氣栗包,　喜氣廣張 肝氣盛　肝氣寬緩,　樂氣深確　腎氣盛　腎氣溫畜을 다시 설명한 것.

討　論

이와 비견되는 말이 《素門・擧痛論》 "怒則氣傷,　喜則氣緩,　悲則氣消,　恐則氣 下… 驚則氣亂… 思則氣結"이다.

2-15

哀怒之氣　順動則　發越而上騰,
喜樂之氣　順動則　緩安而下墜.
哀怒之氣　陽也
順動則　順而上升,
喜樂之氣　陰也
順動則　順而下降.

哀怒의 기운이 순조롭게 움직이면 發越하고 上騰하며, 喜樂의 기운이 순조롭게 움직이면 緩安하며 下墜한다. 哀怒의 기운은 陽이라 순조롭게 움직이면 상승하고, 喜樂의 기운은 陰이라 순조롭게 움직이면 하강하는 것이라.

2-16

哀怒之氣 逆動則
暴發而 竝於上也,
喜樂之氣 逆動則
浪發而 竝於下也.
上升之氣 逆動而
竝於上則 肝腎傷,
下降之氣 逆動而
竝於下則 脾肺傷.

哀怒의 기운이 거꾸로 움직이면 暴發하여 위에서 합쳐지고, 喜樂의 기운이 거꾸로 움직이면 浪發하여 아래에서 합쳐진다. 상승의 기운이 거꾸로 움직이면 위에서 합쳐져 간신이 상하고, 하강의 기운이 거꾸로 움직이면 아래에서 합쳐져 비폐가 상한다.

- 順動(순동), 逆動(역동) : 곧 생리적 상태와 병리적 상태를 말함
- 發越(발월) : 촉발되고 넘치는 것
- 緩安(완안) : 느슨하면서 편안함
- 暴發(폭발) : 갑자기 촉발됨
- 浪發(낭발) : 파도처럼 촉발됨

解 釋

위 2-10조와 연결시켜 생각하면, 性은 곧 順動하는 감정이고, 情은 곧 역동하는 감정이다. 과도한 감정이 臟器를 상하는 이유를 설명했다. 哀怒는 욕구가 좌절될 때 나타나는 감정반응이니 氣가 上騰하고, 喜樂은 욕구가 충족될 때 나타나는 감정이니 기가 하강한다. 만일 과도한 哀怒가 발생하면 간신이 상하고, 과도한 희락이 발생하면 비폐가 상한다.

討 論

과도한 哀怒로 臟腑가 상한다는 것은 이해할 수 있지만, 喜樂은 엔도르핀을 분비시키고 건강을 증진하는 감정이라 이것이 臟腑를 상한다고 말하는 건 사실과 맞지 않는다.

2-17

頻起怒而 頻伏怒則
腰脇 頻迫而頻蕩也.
腰脇者 肝之所住着處也.
腰脇 迫蕩不定則 肝 其不傷乎.

乍發喜而 乍收喜則
胸腋 乍闊而乍狹也.
胸腋者 脾之所住着處也.
胸腋 闊狹不定則 脾 其不傷乎.

忽動哀而 忽止哀則
脊曲 忽屈而忽伸也.
脊曲者 腎之所住着處也.
脊曲 屈伸不定則 腎 其不傷乎.

屢得樂而 屢失樂則
背顀暴揚而暴抑也.
背顀者 肺之所住着處也.
背顀抑揚不定則
肺 其不傷乎.

자주 노하거나 자주 노염을 참으면 腰脇이 자주 다그쳐지고, 자주 쓸려진다. 요협은 간이 붙어 있는 곳이다. 요협이 다그쳐지고 쓸려져 안정하지 못하면 간이 상하지 않겠는가.

갑자기 기뻐하고 갑자기 기쁨을 거두면 胸腋이 갑자기 트였다 갑자기 좁혀졌다 한다. 흉액은 비장이 붙어 있는 곳이라, 흉협이 트였다 좁혀졌다 하여 안정하지 못하면 비장이 상하지 않겠는가.

홀연 슬퍼하고 홀연 슬퍼함을 멈추면 척추가 갑자기 굽어졌다 갑자기 펴졌다 한다. 척추의 구부러진 곳에 신장이 붙어있다. 척추가 구부러졌다 퍼졌다 하면 신장이 상하지 않겠느냐.

여러 번 즐거워하고 또 여러 번 즐거움을 잃으면 등과 등골뼈(척추 윗부분)가 들렸다 늘렸다한다. 등과 등뼈는 폐가 붙어 있는 곳이라 이것이 들렸다 늘렸다 하면 폐가 상하지 않겠느냐.

解 釋

감정의 역동이 장기를 손상시키는 병리를 설명하였다.

討 論

비장이 胸腋에 붙어있다고 하면, 脾의 해부학적 위치는 어디인가? 과연 슬퍼하면

척추가 구부러지고, 척추가 구부러졌다 펴졌다 하면 신장이 상하는가? 아니면 이를
다른 의미로 해석할 수 있는가?

2-18

太陽人 有暴怒深哀 不可不戒,
少陽人 有暴哀深怒 不可不戒,
太陰人 有浪樂深喜 不可不戒,
少陰人 有浪喜深樂 不可不戒,

태양인은 갑자기 노하고 심히 슬퍼함을 경계하지 않으면 안 되고, 소양인은 갑자기 슬퍼하고 심히 노함을 경계하지 않으면 안 되고, 태음인은 방자하게 즐거워하고 심히 기뻐함을 경계하지 않으면 안 되고, 소음인은 방자하게 기뻐하고 심히 즐거워함을 경계하지 않으면 안 된다.

解 釋

체질에 따라 역동하기 쉬운 희로애락의 특징이 있으므로, 각기 감정적 특징에 맞
는 대처가 필요하다.

討 論

갑자기 노하는 것과 심히 노하는 것이 체질의 차이를 일으킬 만큼 다른 것인가?
즐거워하는 것과 기뻐하는 것 또한 체질을 결정할 만큼 큰 차이가 있는가?

2-19

皐陶曰 都 在知人 在安民,
禹曰 吁 咸若時 惟帝 其難之.
知人則哲 能官人.
安民則惠, 黎民懷之.
能哲而惠 何憂乎驩兜,

皐陶가 말하길 "아름다운 (정치는) 사람을 잘 알아보는 데 있고, 백성을 편안하게 하는 데 있습니다." 하니, 禹임금이 말하길 "아아, 이와 같은·일은 요 임금도 어렵게 생각했던 바입니다. 사람을 알아보는 것이 哲이니 이를 통해

何遷乎有苗,
何畏乎巧言令色孔壬.

능히 사람을 가려 뽑아 쓸 수 있습니다. 백성을 편안하게 하는 것은 惠니, 뭇 백성이 원하는 것입니다. 능히 哲하고 惠하면 어찌 驩兜를 걱정할 것이며, 有苗를 유배할 것이며, 교언영색하는 간악한 孔壬을 두려워하겠습니까."

- 皐陶(고요) : 舜임금의 臣下 獄官의 長을 지냄
- 驩兜(환두) : 사람이름
- 有苗(유묘) : 중국의 소수민족, 묘족
- 孔壬(공임) : 사람이름

解 釋

이 구절의 고사는 《尙書 皐陶謨》의 내용이다. 이를 인용한 이유는 다음에 나온다.

2-20

三復大禹之訓而 欽仰之曰.
帝堯之喜怒哀樂 每每中節者
以其難於知人也,
大禹之喜怒哀樂 每每中節者
以其不敢輕易於知人也.
天下喜怒哀樂之暴動浪動者
都出於行身不誠而 知人不明也.
知人 帝堯之所難而,
大禹之所吁也則
其誰沾沾自喜乎.
蓋亦益反其誠而
必不可輕易取捨人也.

대우(大禹)의 이러한 가르침을 세 번 거듭 음미하고 그를 공경하고 우러러 말한다. "요 임금의 희로애락이 매번 절도에 맞았던 것은 사람 알아보는 일이 어려웠던 까닭이요, 우 임금의 희로애락이 매번 절도에 맞았던 것은 사람 알아보는 일을 가볍게 여기지 않았기 때문이다. 천하에 희로애락을 갑자기 사납게 움직이는 사람은 모두 행동과 몸을 삼가지 못하고 사람을 알아보지 못한 때문이다. 사람을 알아보는 것은 요임금이 어려워했던 바이고, 우 임금이 한탄했던 바이니 누가 가볍게 여기겠는가. (우리는) 더욱 삼가고, 반드시 사람을 쓰고 버리는 일을 가벼이 하면 안 된다."

> ● 沾 : 경망할 점, 젖을 첨

解 釋

  희로애락을 절도에 맞게 함은 건강을 지키는 방법(2-10, 2-17, 2-18 등)이기도 하지만, 성현이 나라를 다스리는 방법이기도 하다. 2-3조 등에서 말한 衆人과 다른 "성인의 마음"을 부연 설명하는 뜻도 있다.

2-21

雖好善之心 偏急而好善則
好善 必不明也.
雖惡惡之心 偏急而惡惡則
惡惡 必不周也.
天下事 宜與好人做也.
不與好人做則 喜樂必煩也.
天下事 不宜與不好人做也
與不好人做則 哀怒益煩也.

비록 善을 좋아하는 마음이 있더라도 偏急하면 선을 좋아하는 것이 밝지 못함이다. 비록 악을 미워하더라도 편급하면 악을 미워함이 합당한 게 아니다. 천하의 일은 의당 호인과 함께 해야 한다. 호인과 함께 하지 않으면 반드시 번거로움이 생긴다. 천하의 일을 호인과 함께 하지 않고 악인과 함께 하면 슬픔과 성냄이 날로 더해질 것이다.

> ● 偏急(편급) : 편견과 성급함. 자세히 알아보지 않고 성급하게 행동함

2-22

哀怒相成, 喜樂相資.
哀性極則 怒情動,
怒性極則 哀情動.
樂性極則 喜情動
喜性極則 樂情動.

슬픔과 성냄은 서로 이루어지고, 기쁨과 즐거움은 서로 돕는다. 그러므로 哀性이 극에 달하면 怒情이 動하고, 怒性이 극에 달하면 哀情이 동한다. 樂性이 극에 달하면 喜情이 동하고 喜性이 극에 달하면 樂情이 동한다.

太陽人　哀極不濟則　忿怒激外.

태양인은 슬픔이 극에 달할 때 이를 가라앉히지 못하면 분노가 밖으로 격동한다.

少陽人　怒極不勝則　悲哀動中.

소양인은 성냄이 극에 달할 때 이를 이기지 못하면 비애가 마음을 움직인다.

少陰人　樂極不成則　喜好不定.

소음인은 즐거움이 극에 달할 때 이를 이루지 못하면 기쁨과 좋아함이 일정하지 않게 된다.

太陰人　喜極不服則　侈樂無厭.

태음인은 기쁨이 극에 달할 때 이를 억제하지 못하면 사치함에 싫증을 내지 않는다.

如此而動者　無異於以刀割臟.
一次大動　十年難復,
此　死生壽夭之機關也.
不可不知也

이와 같이 되는 것은 칼로 내장을 도려내는 것과 다르지 않다. 한 번 크게 動하면 십년이 되도 회복이 어려우니, 이는 死生과 壽夭의 관건이다. 모르면 안 된다.

2-23

太少陰陽之　臟局短長
陰陽之變化也.
天稟之已定　固無可論
天稟之已定之外　又有短長而
不全其天稟者則
人事之修不修而　命之傾也.
不可不愼也.

태소음양인의 장국이 短長한 것은 음양의 변화 때문이다. 태어나 이미 정해짐은 말할 것도 없으나 이미 정해지는 것 외에 또 短長하는 것이 있어 타고난 것을 다하지 못하게 하니 이는 人事를 닦고 못 닦는 차이다. 삼가지 않으면 안 된다.

● 短長(단장) : 길고 짧음. '장국이 단장하다'는 오장의 생김이 튼튼하고 약한 차이가 있다는 것

討 論

　《사상의학》 2편 3장에서 "한 번 타고난 체질은 평생 동안 변하지 않는다."고 말하고 있으나, 그것이 이제마의 생각을 제대로 반영한 것인지 의문이 든다. 《사단론》 전체에서 감정이 臟器에 영향을 주기 때문에 과도한 감정을 자제하여야 한다고 강조하고 있고, 이 조문에서 타고난 특징 외에 人事를 잘하고 못함에 따라 短長한다고 명시하고 있기 때문이다. 감정을 조절하고, 인사를 잘하는 것은 후천적인 문제다.

2-24

太陽人怒 以一人之怒而
怒千萬人,
其怒 無術於千萬人則
必難堪千萬人也.

少陰人喜 以一人之喜而
喜千萬人,
其喜 無術於千萬人則
必難堪千萬人也.

少陽人哀 以一人之哀而
哀千萬人,
其哀 無術於千萬人則
必難堪千萬人也.

太陰人樂 以一人之樂而
樂千萬人,
其樂 無術於千萬人則
必難堪千萬人也.

태양인의 성냄은 한사람의 성냄으로 천만인을 성내게 하니, 태양인이 성내면서 천만인에 대한 수단이 없으면 천만인을 감당하기 어려울 것이다.

소음인의 기쁨은 한사람의 기쁨으로 천만인을 기쁘게 하니, 소음인이 기뻐하면서 천만인에 대한 수단이 없으면 천만인을 감당하기 어려울 것이다.

소양인의 슬픔은 한사람의 슬픔으로 천만인을 슬프게 하니, 소양인이 슬퍼하면서 천만인에 대한 수단이 없으면 천만인을 감당하기 어려울 것이다.

태음인의 즐거움은 한사람의 즐거움으로 천만인을 즐겁게 하니, 태음인이 즐거워하면서 천만인에 대한 수단이 없으면 천만인을 감당하기 어려울 것이다.

解 釋

2-6 "聖人은 한 가지 사단의 장으로 뭇사람들의 만 가지 사단의 가운데 처하여 있다."와 비교하면, 한 사람은 聖人을, 천만인은 衆人을 의미한다고 볼 수 있다. 聖人의 성냄과 기쁨은 절제되어 順動하므로 뭇사람들에게 영향을 주고, 뭇사람들의 성냄과 기쁨을 감당할 수 있다. 하지만 절제되지 않으면 逆動하여 그렇지 못하다. 2-25와 연결하여 해석.

2-25

太陽少陽人
恒戒哀怒之過度而.
不可强做喜樂 虛動不及也.
若强做喜樂而 煩數之則
喜樂 不出於眞情而
哀怒 益偏也.

太陰少陰人
恒戒喜樂之過度而.
不可强做哀怒 虛動不及也.
若强做哀怒而 煩數之則
哀怒 不出於眞情而
喜樂 益偏也.

태양소양인은 항상 슬픔과 성냄이 과도하지 않도록 경계해야 한다. 억지로 기쁨과 즐거움을 헛되이 일으켜 (절도에) 미치지 못하면 안 된다. 만약 억지로 기쁨과 즐거움을 자주 지으면 기쁨과 즐거움이 진정에서 나오는 것이 아니어서 슬픔과 성냄이 더욱 편중된다.

태음소음인은 항상 기쁨과 즐거움이 과도하지 않도록 경계해야 한다. 억지로 슬픔과 분노를 헛되이 일으켜 (절도에) 미치지 못하게 하면 안 된다. 만약 억지로 슬픔과 분노를 자주 지으면 슬픔과 분노가 진정에서 나오는 것이 아니어서 기쁨과 즐거움이 더욱 편중된다.

解 釋

전후 조문과 마찬가지로, '감정을 절도에 맞게 움직이고, 과도하게 움직이면 안 된다.'를 강조.

2-26

喜怒哀樂之未發 謂之中,
發而皆中節 謂之和.
喜怒哀樂未發而 恒戒者 此
非漸近於中者乎!
喜怒哀樂已發而 自反者 此
非漸近於節者乎!

희로애락이 발동되지 않은 것을 中이라 하고, 발동하여 절도에 맞는 것을 和라 한다. 희로애락이 발동하기 전에 항상 경계하는 것이 中에 점차 가까워지는 것이 아니겠는가! 희로애락이 이미 발동함에 스스로 반성하는 것이 節에 점차 가까워지는 것이 아니겠는가!

- 喜怒哀樂之未發謂之中, 發而皆中節謂之和 : 《書傳》, 《尙書》 등에 子思子의 말로 되어 있다.

解 釋

옛 성현의 말을 빌려 이상의 조문을 다시 강조하였다.

2. 사단론 요지

이제마는 《四端論》에서 心을 실질 장기라는 의미보다 '마음'이라는 의미로 주로 사용하였다. 그리하여 心과 肝腎脾肺 四臟의 관계는 '마음'과 '신체' 즉 性命의 관계에 대비되며, 이 관계는 理와 氣의 관계를 연상시킨다. 心은 四臟 변화의 내재원리이며, 心의 상태에 따라 四臟의 생성과 변화가 결정된다는 것이다. 이렇게 心이 나머지 四臟과 다른 독특한 위치를 점하는 것 또한 사상체질론의 특색이다.

四臟이 만들어 짐에 聖人과 衆人의 구별이 없지만, 心의 상태는 聖人과 衆人이 서로 달라 四臟 臟局의 長短이 다르게 형성된다. 만일 哀性이 널리 퍼지고 怒情이 빠르고 급하면 肺大肝小하여 태양인이라 하고, 怒性이 크게 감싸고 哀情이 빠르고 급하면 脾大腎小하여 소양인이라 하고, 喜性이 널리 베풀어지고 樂情이 빠르고 급

하면 肝大肺小하여 태음인이라 하고, 樂性이 깊고 확실하며 喜情이 빠르고 급하면
腎大脾小하게 되는데 이를 소음인이라 한다. 性이 널리 퍼진다고 하는 것은 감정이
절도에 맞는 것이며, 情이 촉급하다 함은 감정이 과도한 것을 말한다.

"태어나 이미 정해짐은 말할 것도 없으나 이미 정해진 것 외에 (후천적으로) 또
短長하게하는 것이 있어 타고난 것을 다하지 못하게 하니 이는 인사人事를 닦고 못
닦는 차이다. 삼가지 않으면 안 된다." 그러므로 희로애락이 과도하지 않도록 경계
하여 절도에 맞게 하는 것이 중요하다. 만일 희로애락이 절도에 맞게 움직이면 四
臟의 기운이 順動하여 四臟이 傷하지 않고, 과도하면 四臟의 기운이 逆動하여 四臟
을 상하게 할 것이다.

따라서 요와 우 같은 성인의 마음을 본으로 삼아 희로애락이 절도에 맞도록 노력
해야 할 것이다. 또한 四象人은 각기 생겨남에 감정상의 특징이 있으니, 태양소양인
은 슬픔과 노여움이 과도하지 않도록 노력하고, 태음소음인은 기쁨과 즐거움이 과
도하지 않도록 더욱 조심해야 한다.

3. 사단론 討論

사단론에서 인정할 수 있는 이제마의 주장은 감정이 절제되지 않고 과도하게 작
용하면(逆動) 장부를 손상시키고 건강에 손상이 간다는 정도라고 본다. 그리고 이러
한 주장은 별로 새로울 게 없다는 점에서 사단론의 가치는 극히 평범하다고 본다.

1) 心을 마음으로 볼 수 있는가

《동의수세보원》에서 心은 肝腎脾肺와 동렬을 이루지 않을 뿐더러 이 四臟의 形
成과 변화의 원리가 된다는 독특한 관점을 갖지만, 문제는 이런 관점이 얼마나 객
관적이냐는 것이다. 객관적이 아니면 의학이 아니다.

물론 《내경》에서 "心主神志"라 하여 마음이 心臟 기능 중의 하나로 분류할 수
있겠지만 그렇다 하더라도 심장과 마음을 동일하게 보아서 四臟 중에 심장을 빼 놓

는다거나, 마음이 四臟을 형성시킨다는 주장은 증명하기 어려운 주관적 주장이라 할 수 있다.

2) 감정의 順動과 逆動

이제마는 희로애락이 멀리 흩어지거나, 넓고 크거나, 널리 퍼지거나, 깊고 굳거나(順動) 하면 四臟이 더욱 盛하여지고, 희로애락이 促急[2]하거나, 몹시 혹은 깊이 혹은 과도하게 일어나면 逆動이라 해서 四臟을 깎아 손상된다고 한다.

하지만 이는 喜樂일 때 엔도르핀이 분비되어 면역력을 높이고 건강해지며, 哀怒일 때 아드레날린이 분비되어 신체를 취약하게 한다는 현대의 인식과 상반되어 용납하기 힘들다.

---

2) 갑자기 일어남

《성명론》에서 주장한 天人性命의 구성원리, 《사단론》에서 주장한 心과 四臟의 관계를 《확충론》에서 진일보 구체적으로 설명, 보충하였으므로 擴充이라 하였다. 《확충론》에서는 체질에 따른 性情의 특징과 人事능력 장단차이를 설명하고, 그에 따른 마음가짐에 대해서도 설명한다. 《확충론》은 사상의학의 독특한 면모가 잘 드러나는 부분이다.

사상의학이 다른 체질의학과 다른 점은 성격과 음식의 체질적 관리를 구체적으로 제안하였다는 점이다. 이는 큰 장점으로서 일반인이 사상의학에 대해 흥미를 갖게 하는 데 중요한 역할을 하였다.

1. 확충론 해석

3-1

太陽人 哀性遠散而
怒情促急.
哀性遠散者 太陽之耳
察於天時而 哀衆人之相欺也
哀性 非他 聽也.
怒情促急者 太陽之脾
行於交遇而 怒別人之侮己也
怒情 非他 怒也.

少陽人 怒性宏抱而

태양인은 哀性이 遠散하고 怒情이 促急하다.(2-10) 애성이 원산한 것은 태양인의 귀(耳)가 天時를 살필 때(1-3) 뭇사람들이 서로 속이는 것을 슬퍼하는 것이니 애성이 다른 게 아니라 듣는 일(聽)이다.
노정이 촉급하다는 것은 태양의 脾가 交遇를 행할 때(1-5) 다른 사람이 자기를 업신여기는 것에 성내는 것이니 노정이 다른 게 아니라 성내는 것이다.

소양인은 怒性이 宏抱하고 哀情이 촉급하다.

哀情促急. 怒性宏抱者
少陽之目 察於世會而
怒衆人之相侮也
怒性 非他 視也.
哀情促急者 少陽之肺
行於事務而 哀別人之欺己也
哀情 非他 哀也.

太陰人 喜性廣張而
樂情促急. 喜性廣張者
太陰之鼻 察於人倫而
喜衆人之相助也
喜性 非他 嗅也.
樂情促急者 太陰之腎
行於居處而 樂別人之保己也
樂情 非他 樂也.

少陰人 樂性深確而
喜情促急. 樂性深確者
少陰之口 察於地方而
樂衆人之相保也
樂性 非他 味也.
喜情促急者 少陰之肝
行於黨與而 喜別人之助己也
喜情 非他 喜也.

노성이 굉포하다는 것은 소양의 눈(目)이 世會를 살필 때 뭇사람이 서로 업신여기는 것을 성내는 것이니 노성이 다른 게 아니라 보는 것(視)이다.

哀情이 촉급하다는 것은 소양의 肺가 事務를 행할 때 다른 사람이 자기를 속이는 것을 슬퍼하는 것이니 애정은 다른 게 아니라 슬퍼하는 것이다.

태음인은 喜性이 廣張하고 樂情이 촉급하다. 희성이 광장하다는 것은 태음의 코(鼻)가 人倫을 살필 때 뭇사람들이 서로 돕는 것을 기뻐하는 것이니 희성이 다른 게 아니다. 냄새 맡는 것(嗅)이다. 악정이 촉급하다는 것은 태음의 腎이 居處를 행할 때 다른 사람이 자기를 돕는 것을 즐거워하는 것이니 악정이 다른 게 아니다. 즐거워함이다.

소음인은 樂性이 深確하고 喜情이 촉급하다. 악성이 심확하다는 것은 소음의 입(口)이 地方을 살필 때 뭇사람이 서로 돕는 것을 즐거워하는 것이니 악성이 다른 게 아니다. 맛보는 것이다. 희정이 촉급하다는 것은 소음의 肝이 黨與를 행할 때 다른 사람이 자기를 돕는 것을 기뻐하는 것이니 희정이 다른 게 아니다. 기뻐하는 것이다.

- 태양, 태음, 소양, 소음 : 각기 태양인, 태음인, 소양인, 소음인을 뜻한다.

解 釋

앞서 1-3, 1-5, 2-10조 등에서 제기한 天機와 이목구비, 人事와 四臟, 그리고 이들과 四象人의 性情의 관계를 확충하여 설명한 부분이다. 이 조문에서는 四臟의 長短과 희로애락의 순동 역동의 관계를 설명함으로써 체질에 따른 감정적 특징을 제시하였다.

3-2

太陽之耳 能廣博於天時而 太陽之鼻 不能廣博於人倫.	태양인의 귀는 天時에 廣博할 수 있으나, 태양인의 코는 人倫에 광박할 수 없다.
太陰之鼻 能廣博於人倫而 太陰之耳 不能廣博於天時.	태음인의 코는 인륜에 광박할 수 있으나 태음인의 귀는 天時에 광박할 수 없다.
少陽之目 能廣博於世會而 少陽之口 不能廣博於地方.	소양인의 눈은 世會에 광박할 수 있으나 소양인의 입은 地方에 광박할 수 없다.
少陰之口 能廣博於地方而 少陰之目 不能廣博於世會.	소음인의 입은 地方에 광박할 수 있으나 소음인의 눈은 世會에 광박할 수 없다.

- 廣博(광박) : 널리 통하다. 즉 각기 널리 듣고, 널리 맡고, 널리 보고, 널리 맛본다는 뜻

解 釋

태양인은 시간적으로 길게 생각할 수 있으나 도덕규율에 무심하고, 태음인은 도덕규율에 민감하나 멀리 내다보지 못하고, 소양인은 사회체제에 적응을 잘하나 살림살이에 무심하고, 소음인은 알콩달콩 살림을 잘 하나 사회체제에 둔감하다.

이것을 진일보 의역하면 태양인은 규칙에 구애되지 않고 파격적 행동, 웅대한 사상을 잘 발휘하고, 태음인은 뜬 구름 잡는 거창한 말보다 세부사항을 잘 챙기고, 소양인은 가정을 잘 다스리지 못하면서도 밖에서 처세를 잘하고, 소음인은 소극적이

고 내향적이면서도 자신의 일은 잘 처리하는 성격적 특징이 있다는 것.

3-3

太陽之脾　能勇統於交遇而
太陽之肝　不能雅立於黨與.
少陰之肝　能雅立於黨與而
少陰之脾　不能勇統於交遇.
少陽之肺　能敏達於事務而
少陽之腎　不能恒定於居處.
太陰之腎　能恒定於居處而
太陰之肺　不能敏達於事務.

태양인의 脾는 交遇에 勇統할 수 있지만, 태양인의 간은 黨與에 雅立할 수 없다.

소음인의 肝은 黨與에 雅立할 수 있지만 소음인의 脾는 交遇에 勇通할 수 없다.

소양인의 肺는 事務에 敏達할 수 있지만, 소양인의 腎은 居處에 恒定할 수 없다.

태음인의 腎은 거처에 恒定하지만 태음인의 폐는 사무에 敏達할 수 없다.

- 勇統(용통) : 결단력이 있고 통괄할 수 있음.
- 雅立(아립) : 바르면서 확고하다.
- 敏達(민달) : 민첩하고 통달하다.
- 恒定(항정) : 항상 안정해 있다.

解 釋

　태양인은 사회지도자가 되어 큰 집단을 잘 이끌 수 있지만 가족이나 친지 등 작은 모임에는 무심하고, 소음인은 작은 모임 개인적 만남에 능하지만 사회적 임무에는 무심하고, 소양인은 직업적 업무는 잘 처리하지만 가정사에는 흥미가 없고, 태음인은 가족의 일은 잘 챙기지만 직업적 업무는 잘 처리하지 못한다.

3-4

太陽之聽　能廣博於天時故

태양인이 천시를 널리 들을 수 있으므로 태양인의 神이 두뇌에 충족하여 폐로 돌아가는 것

太陽之神　充足於頭腦而
歸肺者　大也.
太陽之嗅　不能廣博於人倫故
太陽之血　不充足於腰脊而
歸肝者　小也.

太陰之嗅　能廣博於人倫故
太陰之血　充足於腰脊而
歸肝者　大也.
太陰之聽　不能廣博於天時故
太陰之神　不充足於頭腦而
歸肺者　小也.

少陽之視　能廣博於世會故
少陽之氣　充足於背膂而
歸脾者　大也.
少陽之味　不能廣博於地方故
少陽之精　不充足於膀胱而
歸腎者　小也.

少陰之味　能廣博於地方故
少陰之精　充足於膀胱而
歸腎者　大也.
少陰之視　不能廣博於世會故
少陰之氣　不充足於背膂而
歸脾者　小也.

이 크다. 태양인이 인륜을 널리 냄새 맡을 수 없으므로 태양인의 血이 腰脊에 충족하지 않아 간에 돌아가는 것이 작다.

태음인이 인륜을 널리 냄새 맡을 수 있으므로 태음인의 혈이 腰脊에 충족하여 간에 돌아가는 것이 크다. 태음인이 천시를 널리 들을(聽) 수 없으므로 태음인의 神이 두뇌에 충족하지 않아 폐로 돌아가는 것이 작다.

소양인이 세회를 널리 볼 수 있으므로 소양인의 氣가 등과 등골뼈에 충족하여 비로 돌아가는 것이 크다. 소양인이 지방을 널리 맛볼 수 없으므로 소양인의 精이 방광에 충족하지 않아 腎으로 돌아가는 것이 작다.

소음인이 지방을 널리 맛볼 수 있으므로 소음인의 精이 방광에 충족하여 신에 돌아가는 것이 크다. 소음인이 세회를 널리 맛 볼 수 없으므로 소음인의 氣가 등과 등골뼈에 충족하지 않아 비에 돌아가는 것이 작다.

解 釋

2-1, 2-17 臟腑 大小가 생겨나는 이유에 대해 확충 설명하였다.

3-5

太陽之怒 能勇統於交遇故
交遇 不侮也.
太陽之喜 不能雅立於黨與故
黨與 侮也.
是故 太陽之暴怒
不在於交遇而 必在於黨與也.
少陰之喜 能雅立於黨與故
黨與 助也.
少陰之怒 不能勇統於交遇故
交遇 不助也.
是故 少陰之浪喜
不在於黨與而 必在於交遇也.
少陽之哀 能敏達於事務故
事務 不欺也.
少陽之樂 不能恒定於居處故
居處 欺也.
是故 少陽之暴哀
不在於事務而 必在於居處也.
太陰之樂 能恒定於居處故
居處 保也.
太陰之哀 不能敏達於事務故
事務 不保也.
是故 太陰之浪樂
不在於居處而 必在於事務也.

태양인의 怒性은 交遇에 과감하면서 통제력이 있으므로, 交遇하는 일이 업신여김 받지 않는다. 태양인의 喜情은 黨與를 보기 좋게 세우지 못하므로 黨與하는 일은 업신여김 받는다. 이런 까닭에 태양인의 갑작스런 성냄은 교우에 있지 않고 반드시 당여에 있다.

소음인의 喜性은 黨與를 보기 좋게 세우므로 黨與로서 도움을 받는다. 소음인의 怒情은 交遇하는 일이 과감하거나 통제력이 없으므로, 교우에 있어서는 도움 받지 못한다. 이런 까닭에 소음인의 헛된 기쁨은 당여에 있지 않고 반드시 교우에 있다.

소양인의 哀性은 事務에 민첩하게 통달하게 하므로 事務하는 일에 속는 일이 없다. 소양인의 樂情은 居處에 항상 안정할 수 없는 고로 거처하는 일에서 속게 되니 이런 까닭에 소양인의 갑작스런 슬픔은 사무에 있지 않고 거처에 있다.

태음인의 樂性은 거처에 항상 안정할 수 있는 고로 거처가 편안하다. 태음인의 哀情은 事務에 민첩하고 통달할 수 없으므로 사무와 관련된 일은 지켜지지 않는 것이니 이런 까닭에 태음인의 헛된 즐거움은 거처에 있지 않고 반드시 사무에 있다.

● 勇統(용통) : 과감하면서 통제를 잘한다.

解 釋

2-10, 3-1, 3-3에 대한 확충설명이다. 태양인은 사회적으로는 존경받는 인물이 되지만, 가정에서는 그렇지 못하고, 소양인은 직업적인 면에서 성공하나 가정사를 잘 풀지 못하고, 소음인은 가족과 친지에게서는 환영받으나 사회적인 인물은 못되고, 태음인은 가정을 잘 꾸리나 직업은 좋지 못하다.

3-6

太陽之交遇 可以怒治之而
黨與 不可以怒治之.
若遷怒於黨與則
無益於黨與而 肝傷也.
少陰之黨與 可以喜治之而
交遇 不可以喜治之.
若遷喜於交遇則
無益於交遇而 脾傷也.
少陽之事務 可以哀治之而
居處 不可以哀治之.
若遷哀於居處則
無益於居處而 腎傷也.
太陰之居處 可以樂治之而
事務 不可以樂治之.
若遷樂於事務則
無益於事務而 肺傷也.

태양인은 交遇는 怒性으로 통제할 수 있지만, 黨與는 怒性으로 다스릴 수 없다. 만약 黨與에서도 怒性으로 다스리려 하면 당여에 무익하고 간이 상한다.

소음인의 黨與는 喜性으로 다스릴 수 있지만 交遇는 熙性으로 다스릴 수 없다. 만약 교우를 喜性으로 다스리려 하면 交遇에 무익하고 비장을 상한다.

소양인의 事務는 슬픔으로 哀性으로 다스릴 수 있지만 居處는 슬픔으로 다스릴 수 없다. 만약 거처하는 일을 슬픔으로 다스리려 하면 居處에 무익하고 신장을 상한다.

태음인의 居處는 樂性으로 다스릴 수 있지만 事務는 樂性으로 다스릴 수 없다. 만약 사무를 樂性으로 다스리려 하면 사무에 무익하고 폐를 상한다.

解釋

3-2, 3-3에 대한 확충설명이다. 태양인이 사회적 지도자로서 성공하기 쉽지만 가정에서는 인정받지 못하는 이유가 怒性의 발휘에 있다(이하 동일).

3-7

太陽之性氣　恒欲進而 不欲退.	태양인의 性氣는 항상 나가려(進) 하고 물러서려 하지 않는다.
少陽之性氣　恒欲擧而 不欲措.	소양인의 성기는 항상 드러내기를(擧) 좋아하고 평범하기를 바라지 않는다.
太陰之性氣　恒欲靜而 不欲動.	태음인의 성기는 항상 고요하려(靜) 하고 움직이려 하지 않는다.
少陰之性氣　恒欲處而 不欲出.	소음인의 성기는 항상 들어앉으려(處) 하고 나가려 하지 않는다.

- 性氣(성기) : 성품의 기세. 성품의 표현. 앞에서 사용된 性情의 의미를 생각하면, 性氣는 정상적 범위의 감정 상태를 의미한다.

解釋

3-2, 3-3에 대한 확충 설명이다. 태양인은 진취적이고, 소양인은 나서기 좋아하며, 태음인은 과묵하고, 소음인은 내향적이다.

3-8

太陽之進　量可而進也 自反其材而不壯　不能進也.	태양인의 진출은 가능한 가 헤아린 뒤에 나가야 하는 것이니 스스로 재주를 돌이켜보아 충분하지 않으면 진출할 수 없다.

少陽之擧 量可而擧也
自反其力而不固 不能擧也.

소양인의 드러내기는 가능한 가 헤아려 드러
내야 하는 것이니 스스로 힘을 돌이켜보아 확
고하지 않으면 드러낼 수 없다.

太陰之靜 量可而靜也
自反其知而不周 不能靜也.

태음인의 고요하려 함은 고요할 수 있는가 헤
아려 고요하려 함이니 스스로 지혜를 돌이켜보
아 미치지 못하면 고요할 수 없다.

少陰之處 量可而處也
自反其謀而不弘 不能處也.

소음인의 들어앉으려 함은 가능한 가 헤아려
들어앉아야 하니 스스로 괴를 돌이켜보아 넓지
못하면 들어앉을 수 없다.

解釋

본래 가진 성품이 있더라도 이를 다스려 환경 조건에 적용해야만 한다.

3-9

太陽之情氣 恒欲爲雄而
不欲爲雌.

태양인의 情氣는 항상 사나이가 되려고 하면
서 아녀자가 되려 하지 않는다.

少陰之情氣 恒欲爲雌而
不欲爲雄.

소음인의 情氣는 항상 아녀자가 되려고 하면
서 사나이가 되려고 하지 않는다.

少陽之情氣 恒欲外勝而
不欲內守.

소양인의 情氣는 항상 밖으로 이기려 하면서
안으로 지키려 하지 않는다.

太陰之情氣 恒欲內守而
不欲外勝.

태음인의 情氣는 항상 안으로 지키려 하면서
밖으로 이기려하지 않는다.

- 情氣(정기) : 감정적 기세, 감정의 움직임. 性氣와 마찬가지로 情氣는 과도하여
  臟器를 손상시킬 수 있는 감정 상태를 의미한다.

解 釋

3-7, 3-8과 연결시켜 해석하면, 태양인이 가능한가 헤아려 본 뒤 물러서지 않으려는 것은 정상이지만, 재주가 없는데도 무모한 사나이의 기세를 닮으려 하면 안 된다. 소음인이 헤아려본 뒤에 들어앉으려 하는 것은 정상이지만, 적당한 공간이 없는 데도 아녀자처럼 들어앉으려만 해서는 안 된다. 소양인이 가능한 가 헤아려본 뒤 이기려하는 것은 정상이지만, 힘이 없는데도 이기려 들면 안 된다. 태음인이 가능한가 헤아려 본 뒤 안으로 지키는 것은 정상이지만, 지혜가 없는데도 지키려 하면 안 된다는 뜻이 된다.

3-10

太陽之人　雖好爲雄
亦或宜雌, 若全好爲雄則
放縱之心　必過也.

태양인이 비록 사나이가 되길 좋아하지만 또한 간혹 아녀자가 되는 것도 적당하니, 만약 전적으로 사나이로만 된다면 放縱하는 마음이 반드시 지나칠 것이다.

少陰之人　雖好爲雌
亦或宜雄, 若全好爲雌則
偸逸之心　必過也.

소음인이 비록 아녀자가 되길 좋아하지만 또한 간혹 사나이가 되는 것도 적당하니, 만약 전적으로 아녀자로만 되면 안일하기만 바라는 마음이 반드시 지나칠 것이다.

少陽之人　雖好外勝
亦宜內守　若全好外勝則
偏私之心　必過也.

소양인이 비록 밖으로 이기는 것을 좋아하지만 또한 안으로 지키는 것도 적당하니 만약 전적으로 밖으로 이기기만 좋아하면 편벽한 私心이 반드시 지나칠 것이다.

太陰之人　雖好內守
亦宜外勝　若全好內守則
物欲之心　必過也.

태음인이 비록 안으로 지키는 것을 좋아하나 또한 밖으로 이기는 것도 적당하니 만약 전적으로 안으로 지키는 것만 좋아하면 物慾이 반드시 지나칠 것이다.

解 釋

 본래 가진 감정적 특징이 있더라도 이를 다스려 다른 태도를 취할 수 있어야 환경조건에 적응할 수 있다.

3-11

太陽人　雖至愚
其性　便便然　猶延納也.
雖至不肖　人之善惡　亦知之也.

태양인으로서 비록 지극히 어리석더라도 그 성품이 말을 분명하게 하여 받아들일 수 있게 한다. 비록 지극히 不肖하더라도 사람들의 선악을 분별할 줄 안다.

少陽人　雖至愚
其性　恢恢然　猶式度也.
雖至不肖　人之知愚　亦知之也.

소양인으로서 비록 지극히 어리석더라도 그 성품이 포용력이 있어서 따를 수 있게 한다. 비록 지극히 불초하더라도 사람들의 어리석음과 지혜 있음을 분별할 줄 안다.

太陰人　雖至愚
其性　卓卓然　猶敎誘也.
雖至不肖　人之勤惰　亦知之也.

태음인으로서 비록 지극히 어리석더라도 그 성품이 뛰어난 바가 있어서 가르치고 이끌 수 있다. 비록 지극히 불초하더라도 사람들의 부지런함과 게으름을 분별할 줄 안다.

少陰人　雖至愚
其性　坦坦然　猶撫循也.
雖至不肖　人之能否　亦知之也.

소음인으로서 비록 지극히 어리석더라도 그 성품이 너그러워서 달래며 따르게 할 수 있다. 비록 지극히 불초하더라도 사람들의 유능과 무능함을 분별할 줄 안다.

- 便便然(편편연) : 분명한 말소리. 閒雅한 모양
- 恢恢然(회회연) : 넓고 큰 포용력, 여유가 있는 모양
- 卓卓然(탁탁연) : 우뚝 솟아있는 모습
- 坦坦然(탄탄연) : 넓고도 평범한 모습

解釋

3-7 사상인의 性氣에 대한 확충설명. 타고난 성품의 장점을 말하였다.

3-12

太陽人　謹於交遇故
恒有交遇生疎人慮患之怒心
此心　出於秉彛之敬心
莫非至善而. 輕於黨與故
每爲親熟黨與人所陷而
偏怒傷臟, 以其擇交之心
不廣故也.

태양인은 교우를 중요하게 여기기 때문에 생소한 교우를 걱정거리로 생각하고 성내지만, 이 마음은 올바른 공경심에서 나온 것이라 지극히 선한 것이다. 하지만 당여를 가볍게 여기기 때문에 매번 친숙한 당여사람에게 속아서 편협한 성냄이 생기고 臟腑를 상하나니, 가려서 교우하는 마음이 넓지 못하기 때문이다.

解釋

3-3 확충설명. 태양인은 사회적 활동을 중시하고 염려하지만, 가족이나 친지의 일은 가볍게 여기고 엄격하다.

3-13

少陰人　謹於黨與故
恒有黨與親熟人擇交之喜心.
此心　出於秉彛之敬心
莫非至善而. 輕於交遇故
每爲生疎交遇人所誣而
偏喜傷臟, 以其慮患之心
不周故也.

소음인은 당여를 중요하게 여기기 때문에 항상 당여에 있어서 친숙한 사람을 가려서 사귀는 기쁜 마음이 있다. 이 마음은 올바른 공경심에서 나온 것이라 지극히 선한 것이다. 하지만 교유를 가볍게 여기기 때문에 매번 생소한 交遇에서 사람에게 속아서 편협한 기쁨으로 臟腑를 상하니, 우환을 염려하는 마음이 면밀하지 못하기 때문이다.

解 釋

3-3 확충설명. 소음인은 가족과 친지와 가깝게 지내는 것을 좋아하지만, 사회적 관계에는 미숙하다.

3-14

少陽人 重於事務故
恒有出外興事務之哀心.
此心 出於秉彝之敬心
莫非至善而. 不謹於居處故
每爲內做居處人所陷而
偏哀傷臟, 以其重外而
輕內故也.

소양인은 사무를 중시하는 고로 항상 밖으로 나가 사무거리를 만들어내는 슬픈 마음이 있다. 이 마음은 올바른 공경심에서 나온 것이니 지극히 선한 것이다. 하지만 居處를 중시하지 않는 까닭에 매번 안을 주장삼아 거처하는 사람의 속임에 빠져 편협한 슬픔으로 장부를 상하니, 그것은 외를 중시하고 내를 경시하기 때문이다.

解 釋

3-3 확충설명. 소양인은 집안일은 제쳐두고 바깥일에 분주하다.

3-15

太陰人 重於居處故
恒有內做居處之樂心.
此心 出於秉彝之敬心
莫非至善而. 不謹於事務故
每爲出外興事務人所誣而
偏樂傷臟. 以其重內而
輕外故也.

태음인은 거처를 중시하는 고로 항상 안을 주장삼아 거처를 잘하는 즐거운 마음이 있다. 이 마음은 올바른 공경심에서 나오니 지극히 선한 것이다. 하지만 事務를 중시하지 않는 까닭에 매번 밖으로 나가 사무거리를 만드는 사람에게 속아서 편협한 즐거움으로 장부를 상한다. 그것은 안을 중시하고 밖을 경시하기 때문이다.

解釋

3-3 확충설명. 태음인은 바깥일에 미숙하고 집안일은 즐겁게 한다.

3-16

太陰之頷　宜戒驕心.
太陰之頷　若無驕心
絶世之籌策　必在此也.

少陰之臆　宜戒矜心.
少陰之臆　若無矜心
絶世之經綸　必在此也.

太陽之臍　宜戒伐心.
太陽之臍　若無伐心
絶世之行檢　必在此也.

少陽之腹　宜戒夸心.
少陽之腹　若無夸心
絶世之度量　必在此也.

태음인의 턱은 마땅히 교만한 마음을 경계해야 한다. 태음인의 턱에 교만이 없으면 절세의 籌策이 반드시 거기에 있다.

소인음의 가슴은 마땅히 자긍심을 경계해야 한다. 소음인의 가슴에 자긍심이 없다면 절세의 경륜이 반드시 거기에 있다.

태양인의 배꼽은 벌하려는 마음을 경계해야 한다. 태양인의 배꼽에 벌하려는 마음이 없으면 절세의 行檢이 거기에 있다.

소양인의 배는 마땅히 자랑하는 마음을 경계해야 한다. 소양인의 배가 자랑하는 마음이 없으면 절세의 도량이 반드시 거기에 있다.

解釋

사상인이 가져야 할 心性에 대한 확충설명. 지나친 성품을 절제할 때 좋은 결과를 얻는다.

3-17

少陰之頭　宜戒奪心,
少陰之頭　若無奪心

소음인의 머리는 마땅히 뺏으려는 마음을 경계할 것이니, 소음인의 머리에 뺏으려는 마음

<table>
<tr><td>

大人之識見 必在此也.

太陰之肩 宜戒侈心
太陰之肩 若無侈心
大人之威儀 必在此也.

少陽之腰 宜戒懶心
少陽之腰 若無懶心
大人之材幹 必在此也.

太陽之臀 宜戒竊心
太陽之臀 若無竊心
大人之方略 必在此也.

</td><td>

이 없으면 대인의 식견이 거기에 있다.

태음인의 어깨는 마땅히 사치한 마음을 경계할 것이니 태음의 어깨에 사치한 마음이 없으면 대인의 위의가 거기에 있다.

소양인의 허리는 마땅히 나태한 마음을 경계할 것이니 소양의 허리에 나태한 마음이 없으면 대인이 재간이 거기에 있다.

태양인의 엉덩이는 마땅히 훔치려는 마음을 경계할 것이니 태양인의 엉덩이에 훔치려는 마음이 없으면 대인의 방략이 거기에 있다.

</td></tr>
</table>

解 釋

사상인이 경계해야 할 태도에 관한 확충 설명. 3-16과 유사한 내용. 절제함으로써 약점을 드러내지 않도록 한다.

2. 확충론 요지

《확충론》에서 《성명론》과 《사단론》에 제기한 天人性命 즉 환경과 인간, 마음과 몸에 대한 주장들을 보충 설명하였다. 먼저 2-10에서 말한 臟局의 長短이 생기는 이유를 3-1에서 진일보 설명하고, 1-3과 관련해서 3-2에서 설명한 것 등이 그것이다. 이 같은 확충설명에 의해서 사상인의 성격과 신체적 특징도 점차 분명하게 드러난다. 《확충론》의 내용을 요약하면 다음과 같다.

體質	太陽人	少陽人	太陰人	少陰人
天機를 알아보는 능력(3-1)	耳聽天時	目視世會	鼻嗅人倫	口味地方
天機로 인한 感情특징(3-1)	哀性遠散	怒性宏抱	喜性廣張	樂性深確
天機를 살펴보지 못하는 점(3-2)	鼻不能廣博於人倫	口不能廣博於地方	耳不能廣博於天時	目不能廣博於世會
人事부분의 特長(3-1)	脾行於交遇	肺行於事務	腎行於居處	肝行於黨與
人事로 인한 感情특징(3-1)	怒情促急	哀情促急	樂情促急	喜情促急
잘못하는 人事(3-3)	肝不能雅立於黨與	肺不能恒定於居處	肺不能敏達於事務	脾不能勇統於交遇

	太陽人	少陽人	太陰人	少陰人
四臟의 변화(3-4)	太陽之神充足於頭腦而歸肺者大 太陽之血不充足於腰脊而歸肝者小	少陽之氣充足於背膂而歸脾者大 少陽之精不充足於膀胱而歸腎者小	太陰之血充足於腰脊而歸肝者大 太陰之神不充足於頭腦而歸肺者小	少陰之精充足於膀胱而歸腎者大 少陰之氣不充足於背膂而歸脾者小
性品(3-7)	恒欲進而不欲退	恒欲擧而不欲措	恒欲靜而不欲動	恒欲處而不欲出
人事 능력(3-11)	人之善惡亦知之	人之知愚亦知之	人之勤惰亦知之	人之能否亦知之
행동에 조심할 것과 조심하면 얻는 것(3-16)	宜戒伐心 絶世之行檢	宜戒夸心 絶世之度量	宜戒驕心 絶世之籌策	宜戒矜心 絶世之經綸
감정에 조심할 것과 조심하면 얻는 것(3-17)	宜戒竊心 大人之方略	宜戒懶心 大人之材幹	宜戒侈心 大人之威儀	宜戒奪心 大人之識見

3. 확충론 討論

"태양인의 脾는 交遇에 勇統할 수 있지만, 태양인의 간은 黨與에 雅立할 수 없다. 소음인의 肝은 黨與에 雅立할 수 있지만 소음인의 脾는 交遇에 勇通할 수 없다."(3-3) 이 말은 태양인은 나라의 일은 잘 하지만 가정사에는 소홀하고, 소음인은 가정사를 잘 처리하지만 사회에 대한 관심은 적다… 등으로 해석된다.

하지만 이러한 사상인의 성격은 일부 합치되는 점이 있긴 하지만, 폐대간소 혹은 신대비소라는 신체적 특징과 꼭 일치하는 것은 아니다. 신체적으론 소음인 같아 보여도 성격은 소음인 같지 않은 경우가 비일비재한 것이다. 이는 마치 어떤 사람에게는 그럴듯하지만 어떤 사람에겐 안 맞아서 심심풀이로 취급되는 사주관상학과 같은 정도의 확률이다.

　사상의학이 사주관상학 정도로 취급되지 않고 의학으로서 인정받으려면 이 안 맞는 부분을 설명하는 정교한 이론을 내 놓아야 할 것이다.

《사단론》, 《확충론》 등 지금까지 간신비폐 四臟만을 다루었다면, 《장부론》에서는 四腑 四焦 前四海 後四海 등 四臟과 관련된 각 기관 조직의 기능과 대사과정을 설명하고, 이들을 생리기능 연관성에 따라 四臟위주의 四黨으로 분류한다.

1. 장부론 해석

4-1

肺部位 在顀下背上
胃脘部位 在頷下胸上故
背上胸上以上 謂之上焦.

脾部位 在脊 胃部位 在膈故
脊膈之間 謂之中上焦.

肝部位 在腰 小腸部位 在臍故
腰臍之間 謂之中下焦.

腎部位 在腰脊下 大腸部位
在臍腹下故 脊臍下以下
謂之下焦.

폐 부위는 추(顀) 아래로부터 등(背) 위까지이고, 위완(胃脘) 부위는 함(頷) 아래로부터 흉(胸) 위까지인 까닭에 등(背) 위와 가슴(胸) 위를 상초(上焦)라 한다.

비의 부위는 여(脊)이고, 위(胃)의 부위는 격(膈)이기 때문에 등골뼈(脊)와 횡격막(膈) 사이를 중상초(中上焦)라 한다.

간의 부위는 요(腰)이고 소장의 부위는 제(臍)인 때문에 허리와 배꼽 사이를 중하초(中下焦)라 한다.

신의 부위는 요척(腰脊) 아래이고, 대장 부위는 제복(臍腹) 아래이므로 요척(腰脊)과 제복(臍腹) 아래를 하초(下焦)라 한다.

> - 顀(추) : 이 글자는 척추(椎), 짱구(出額), 침골(枕骨)의 세 가지 뜻이 있다.(《한어
>   대자전》) 이 중에서 침골로 해석하는 것이 적당하지 않을까.
> - 背(배) : 등판. 등 윗부분
> - 胃脘(위완) : 《동의수세보원》은 4-1과 다음 조문을 볼 때 위완은 식도라고 해석
>   해야 좋을 듯하다.
> - 頷(함) : 턱
> - 胸(흉) : 앞가슴
> - 膂(여) : 등골뼈, 짐 질 때 등에 짐을 올려놓는 부분
> - 膈(격) : 흉격, 횡격막
> - 臍(제) : 배꼽
> - 腰脊(요척) : 허리부분의 척추
> - 臍腹(제복) : 보통 배꼽 주위의 배를 말한다. 회충이 있을 때 자주 아픈 부분이
>   이 제복이다.

解 釋

　등 윗부분과 가슴 위 즉 胃脘과 폐를 상초, 흉격부위와 등 아래부분 즉 위와 脾를 중상초, 배꼽과 허리부분 즉 소장과 간을 중하초, 배꼽 주위의 아래쪽과 허리아래 즉 즉 대장과 신을 하초라 한다. 《동의수세보원》은 많은 용어가 《내경》과 다른 의미로 사용되는 데 그 중의 하나가 胃脘이다. 본래 중의학에서 위완은 흉골 아래로부터 배꼽까지 즉 위장이 있는 부위를 말하며, 이 부분을 상중하로 나누어 상완(上脘), 중완(中脘), 하완(下脘)이라고도 한다. 하지만 이제마는 위장이 있는 부위와 별도로 턱부터 가슴까지를 胃脘이라 하였다.

討 論

　중의학에서 횡격막 이상의 가슴부위, 즉 心 肺 兩臟과 頭面 등이 포괄된 부분을 상초라 하고, 횡격막 아래부터 배꼽이상 상복부 즉 위장이 있는 부위를 중초, 소장 대장 신과 방광 등이 속한 부분을 하초로 구분한다.(《영추·榮衛生會》) 三焦는 氣 機와 氣化를 담당하고 수분의 通道가 되는 생리작용을 가지고 있으므로(《난경》,

《소문》) 현대의학적으로 대체로 흉복강에 해당되는 장기로 여겨지고 있다. 반면에 이제마는 四焦는 생리작용이 있는 장기의 의미가 아니라 인체를 구분하는 부위 이름으로 사용하고 있다.

4-2

水穀 自胃脘而入于胃
自胃而入于小腸,
自小腸而入于大腸
自大腸而出于肛門者.
水穀都數 停畜於胃而
熏蒸爲熱氣, 消導於小腸而.
平淡爲凉氣, 熱氣之輕淸者
上升於胃脘而 爲溫氣
凉氣之質重者
下降於大腸而爲寒氣.

水穀은 胃脘으로부터 위로 들어갔다가 위로부터 소장으로 들어가고, 다시 소장에서 대장으로 들어가고, 다시 대장에서 항문으로 나간다. 수곡은 위에 머물러 쌓였을 때 열기로 熏蒸되고, 소장에서 消導된다.

平淡한 기는 서늘한 기운이 되고, 熱氣 중 輕淸한 것은 위완으로 상승하여 온기(溫氣)가 된다. 서늘한 기운 중에서도 무거운 것은 대장으로 하강하여 寒氣가 된다.

- 水穀(수곡) : 즉 음식
- 熏蒸(훈증) : 열기로 찌는 것. 즉 소화
- 消導(소도) : 즉 흡수

解 釋

"水穀이 위완에서 위로 들어간다."는 말로 볼 때 胃脘은 음식이 통과하는 하나의 장기라고 생각되며, 4-1 "턱에서 가슴까지가 위완이다."라는 말을 함께 고려하면 식도를 지칭한다고 볼 수 있다. 곧 음식은 식도 - 위 - 소장 - 대장 - 항문을 거쳐 나간다. 음식은 또한 위에서 소화되고 소장에서 흡수되는데 흡수된 기운은 熱氣 溫氣 凉氣 寒氣 등으로 구분된다.

4-3

胃脘 通於口鼻故
水穀之氣 上升也,
大腸 通於肛門故
水穀之氣 下降也.
胃之體 廣大而包容故
水穀之氣 停畜也,
小腸之體 狹窄而屈曲故
水穀之氣 消導也.

胃脘이 입과 코로 통하는 까닭에 수곡의 기운이 (위로) 상승하고, 대장이 항문으로 통하는 까닭에 수곡의 기운이 (아래로) 하강한다.

위가 넓고 커서 감쌀 수 있으므로 수곡의 기운이 머물러 쌓이고, 小腸이 좁고 구불구불한 때문에 수곡의 기운이 消導된다.

討 論

위완이 입과 코로 통하고, 대장이 항문으로 통하며, 위가 넓고 크다, 소장이 좁고 구불구불하다고 한 것을 보아 이제마는 어쨌든 해부학적 지식을 바탕으로 《동의수세보원》 장부론을 서술하였다고 본다. 다만 氣의 순환경로와 八海論 등은 현대 생리학과 차이가 있는데, 이것은 이제마가 충분한 '사실'을 몰랐기 때문이라고 보는 것이 자연스럽다. 따라서 무조건 《東醫壽世保元》 문구를 존중하고 따르기보다 사실적이지 않은 부분을 수정 보완하는 것이 옳다.

4-4

水穀溫氣 自胃脘而化津
入于舌下 爲津海
津海者 津之所舍也.
津海之淸氣 出于耳而爲神,
入于頭腦而爲膩海
膩海者 神之所舍也.

수곡의 溫氣가 위완에서 津으로 氣化하여 舌下로 들어가 津海를 이루니 津海란 진이 머무는 곳이다. 津海의 淸氣는 귀로 나가 神을 이루고, 두뇌로 들어가 膩海를 이루니 膩海는 神이 머무는 곳이다.

니해의 膩汁 중에서 맑은 것은 폐로 들어가고

膩海之膩汁清者 內歸于肺
濁滓 外歸于皮毛故
胃脘與 舌 耳 頭腦 皮毛
皆肺之黨也.

탁한 찌끼는 皮毛로 가니, 위완과 혀, 귀, 두뇌, 피모는 다 폐에 속한 무리이다.

- 膩海(니해) : 니(膩)는 미끌미끌한 기름 같은 걸 말한다.
- 氣化 : 물질이 변화하는 것. 음식의 영양분이 氣와 血이 되는 것, 몸 안의 수분이 尿가 되는 것 등이 氣化다.

解 釋

식도가 입과 코로 통하는 까닭에 음식의 따뜻한 기운이 위로 올라가고, 대장은 항문과 통하는 까닭에 음식의 찬 기운은 아래로 내려간다. 따라서 음식의 영양분 중에서 따듯한 기운은 식도에서 진액으로 기화된 뒤, 혀 아래로 들어가 津海가 된다. 津海는 침샘을 의미하는 것으로 보아도 좋을 듯하다. 神은 보고 듣고 생각하는 기능을 의미하므로, 귀에서 神이 된다고 한 것은 귀가 소리를 들을 수 있는 정신기능을 의미한다고 보고, 膩海는 腦髓라고 볼 수 있다.

討 論

영양분은 소장에서 흡수되어 – 문맥 – 간 – 심장 – 전신으로 이동한다. 식도 – 혀 아래 – 귀 – 뇌 – 폐로 흐른다는 것은 사실과 맞지 않는다. 이하 마찬가지.

4-5

水穀熱氣 自胃而化膏
入于膻間兩乳 爲膏海
膏海者 膏之所舍也.

膏海之清氣 出于目而爲氣

수곡의 熱氣가 胃로부터 膏로 기화하여 양 젖 가슴 사이로 들어가 膏海를 이루니 고해는 膏가 머무는 곳이다.

고해의 淸氣는 눈으로 나가서 氣를 이루고 등

入于背脊而爲膜海
膜海者　氣之所舍也.
膜海之膜汁清者　內歸于脾
濁滓　外歸于筋故
胃與　兩乳　目　背脊　筋
皆脾之黨也.

과 등골뼈로 들어가 膜海가 되니 막해는 氣가 머무는 곳이다.

막해의 膜汁 중에 맑은 것은 脾로 들어가고 탁한 찌끼는 筋으로 들어가는 고로 위와 양젖가슴, 등, 등골뼈, 筋은 다 비에 속한 무리다.

解 釋

위가 넓고 감싸므로, 음식의 영양분 중에 뜨거운 기운은 胃에서 膏로 변하고, 젖가슴 사이로 들어가 膏海가 된다. 膏海는 乳腺에 해당된다. 눈으로 나가 氣가 된다는 것은 눈이 사물을 볼 수 있고, 눈빛이 나는 것을 의미. 膜海는 등의 피하지방층.

4-6

水穀凉氣　自小腸而化油
入于臍　爲油海
油海者　油之所舍也.
油海之清氣　出于鼻而爲血
入于腰脊而爲血海
血海者　血之所舍也.
血海之血汁清者　內歸于肝
濁滓　外歸于肉故　小腸與
臍　鼻　腰脊　肉　皆肝之黨也.

수곡의 凉氣가 소장에서 油로 기화하여 배꼽으로 들어가 油海를 이루니 유해는 油가 머무는 곳이다.

유해의 맑은 기운은 鼻로 나가 血이 되고, 腰脊으로 들어가 血海를 이루니 혈해란 혈이 머무는 곳이다.

혈해의 血汁 중에서 맑은 것은 간으로 들어가고, 탁한 찌끼는 살로 가니, 소장과 배꼽, 코, 요척, 살은 다 간에 속한 무리다.

解 釋

소장은 좁고 구불구불하여, 음식의 영양분 중에서 서늘한 기운은 소장에서 기름

으로 변한 뒤, 배꼽 주위의 油海가 된다. 유해는 복부 지방층에 해당. 코로 나가 피
가 된다는 것은 코에서 흔히 피가 나오는 것을 말함. 요척의 血海는 이제마가 腰脊
에 凝血이 많다고 생각한 듯.

4-7

水穀寒氣 自大腸而化液
入于前陰毛際之內 爲液海
液海者 液之所舍也.

液海之淸氣 出于口而爲精
入于膀胱而爲精海
精海者 精之所舍也.

精海之精汁淸者 內歸于腎
濁滓 外歸于骨故
大腸與 前陰 口 膀胱 骨
皆腎之黨也.

수곡의 寒氣는 대장에서 液으로 화하여 前陰의 毛際 안으로 들어가 液海가 되니 액해는 액이 머무는 곳이다.

액해의 淸氣는 입으로 나가 精을 이루고, 방광으로 들어가 精海가 되니 정해는 精이 머무는 곳이다.

정해의 精汁 중에 맑은 것은 腎으로 들어가고 탁한 찌끼는 骨로 들어가니 대장과 前陰, 입, 방광, 뼈는 다 腎에 속한 것이다.

- 前陰(전음) : 생식기
- 毛際(모제) : 털이 있는 가장자리

解釋

液海는 방광에 해당. 液 중에 맑은 것은 입에서 精으로 변한다고 한 것은 침이 생겨나는 것을 의미, 방광의 精海는 精囊이나 자궁을 의미한다고 본다.

4-8

耳 以廣博天時之聽力

귀는 天時를 널리 들을 수 있는 힘으로서 津

提出津海之清氣　充滿於上焦,
爲神而　解釋之頭腦　爲膩.
積累爲膩海.

目　以廣博世會之視力
提出膏海之淸氣
充滿於中上焦,
爲氣而　解釋之背膂　爲膜.
橫累爲膜海

鼻　以廣博人倫之嗅力
提出油海之淸氣
充滿於中下焦,
爲血而　解釋之腰脊　爲凝血.
積累爲血海.

口　以廣博地方之味力
提出液海之淸氣　充滿於下焦
爲精而　解釋之膀胱　爲凝精.
積累爲精海.

海의 맑은 기운을 이끌어 내어 상초에 충만시키고, 이것으로 神을 만들고 뇌로 주입하여 膩를 만든다. 膩를 쌓고 쌓아서 膩海를 만든다.

눈은 세회를 널리 볼 수 있는 힘으로서 膏海의 맑은 기운을 이끌어내어 중상초에 충만시키고, 이것으로 氣를 만들고 등과 등골뼈로 주입하여 膜을 만든다. 막을 가로 쌓아서 膜海를 만든다.

코는 인류를 널리 맡을 수 있는 힘으로서 油海의 맑은 기운을 이끌어 내어 중하초에 충만시키고, 이것으로 혈을 만들고 요척에 주입하여 凝血을 이룬다. 혈을 쌓아 혈해를 만든다.

입은 지방을 널리 맛볼 수 있는 힘으로서 液海의 맑은 기운을 이끌어 내어 하초에 충만시키고, 이것으로 精을 만들고 방광에 주입하여 凝精을 이룬다. 정을 쌓아 精海를 만든다.

解釋

　음식의 기운이 이동하는 힘은 ① 소화기가 입과 항문으로 연결되어 있기 때문(4-3), ② 이목구비가 환경을 감각하는 힘으로 前四海로 이끌기 때문, ③ 頭手腰足이 각기 활동하는 힘으로 後四海의 濁氣를 단련하여 皮毛, 筋, 肉, 骨에 보내기 때문(4-11) ④ 비폐간신이 인사를 행하는 힘으로 빨아 당기기 때문(4-9)이다.

　이는 곧 사지와 장부기관의 움직임이 기가 흐르는 동력이라는 뜻이다.

　음식이 소화기관에서 소화된 뒤 溫熱凉寒의 네 가지 기운으로 나눠지고 이것은 밖으로 통하는 입과 항문을 향해 위로 올라가든가 내려가려 한다. 이때 이목구비가

침샘, 乳腺, 복부지방층, 방광으로 이끌어 들이고, 이리로 들어온 기운이 다시 비폐
간신의 빨아 당기는 힘에 의해 뇌수, 등의 지방층, 요척의 응혈, 정낭이나 자궁을
통해 각 장기에 도달하게 된다. 후사해의 탁한 찌끼는 두수요족이 단련하여 피모,
근, 육, 골에 보낸다.

4-9

肺 以鍊達事務之哀力
吸得膩海之淸汁　入于肺
以滋肺元而．內以擁護津海
鼓動其氣　凝聚其津．

脾 以鍊達交遇之怒力
吸得膜海之淸汁　入于脾
以滋脾元而．內以擁護膏海
鼓動其氣　凝聚其膏．

肝 以鍊達黨與之喜力
吸得血海之淸汁　入于肝
以滋肝元而．內以擁護油海
鼓動其氣　凝聚其油．

腎 以鍊達居處之樂力
吸得精海之淸汁　入于腎
以滋腎元而．內以擁護液海
鼓動其氣　凝聚其液．

폐는 鍊達한 事務의 슬픈 힘으로 膩海의 淸汁을 빨아들여 폐로 들어가게 해 폐의 근원을 滋養한다. 안으로 津海를 擁護하여 그 氣를 鼓動시키고 진액을 凝聚시킨다.

비는 연달한 교우交遇의 성낸 힘으로 膜海의 淸汁을 빨아들여 비에 들어가게 해 비의 근원을 자양한다. 안으로 膏海를 옹호하여 그 기를 고동시키고 기 膏를 凝聚시킨다.

간은 연달한 黨與의 기쁜 힘으로 혈해의 청즙을 빨아들여 간으로 들어가게 해 간의 근원을 자양한다. 안으로 油海를 옹호하여 그 기를 고동시키고, 그 油를 응취시킨다.

신은 연달한 居處의 즐거운 힘으로 精海의 청즙을 빨아들여 신으로 들어가게 해 신의 근원을 자양한다. 안으로 液海를 옹호하여 그 기를 고동시키고 液을 응취시킨다.

- 연달(鍊達) : 단련하고 통달한다는 의미. '폐의 연달한 사무의 슬픈 힘'이란 폐의 능숙한 사무(事務) 능력. 이하 같다.

4-10

津海之濁滓則
胃脘 以上升之力
取其濁滓而 以補益胃脘.

膏海之濁滓則
胃 以停畜之力
取其濁滓而 以補益胃.

油海之濁滓則
小腸 以消導之力
取其濁滓而 以補益小腸.

液海之濁滓則
大腸 以下降之力
取其濁滓而 以補益大腸.

胃脘의 상승하는 힘이 津海의 탁한 찌끼를 취해 胃脘을 보익한다.

胃의 停畜하는 힘이 膏海의 탁한 찌끼를 취해 위를 보익한다.

小腸의 消導하는 힘이 油海의 탁한 찌끼를 취해 소장을 보익한다.

대장의 下降하는 힘이 液海의 탁한 찌끼를 취해 대장을 보익한다.

● 停畜(정축) : 머무르고 쌓아두는 일

解 釋

4-4에서 4-7은 津海, 膏海, 油海, 液海의 淸氣가 흐르는 길만 설명하였다. 이 前 四海의 濁滓는 각기 위완, 위, 소장, 대장으로 돌아가 그를 보익한다.

4-11

膩海之濁滓則 頭
以直伸之力 鍛鍊之而 成皮毛.

膜海之濁滓則 手

頭는 곧게 뻗는 힘으로 膩海의 탁한 찌끼를 단련하여 皮毛를 이룬다.

手는 거둘 수 있는 힘으로 膜海의 탁한 찌끼

以能收之力 鍛鍊之而 成筋.
血海之濁滓則 腰
以寬放之力 鍛鍊之而 成肉.
精海之濁滓則 足
以屈强之力 鍛鍊之而 成骨.

를 단련하여 筋을 만든다.
腰는 느긋이 놓아두는 힘으로 血海의 탁한 찌꺼기를 단련하여 肉을 이룬다.
足는 구부려 강한 힘으로 精海의 탁한 찌꺼기를 단련하여 骨을 만든다.

4-12

是故 耳必遠聽, 目必大視,
鼻必廣嗅, 口必深味.
耳目鼻口之用 深遠廣大則
精神氣血 生也.
淺近狹小則 精神氣血 耗也.

이런 까닭에 귀는 반드시 널리 듣고, 눈은 반드시 크게 보고, 비는 반드시 널리 냄새 맡으며, 입은 반드시 깊이 맛보는 것이다.
이목구비의 쓰임이 深遠 廣大한 즉 精神氣血이 생겨난다. (이목구비의 쓰임이) 淺近 狹小하면 정신기혈이 소모된다.

肺必善學, 脾必善問,
肝必善思, 腎必善辨.
肺脾肝腎之用 正直中和則
津液膏油 充也.
偏倚過不及則 津液膏油 爍也.

폐는 반드시 잘 배워야(學)하고, 비는 반드시 잘 물어야(問) 하며, 간은 반드시 잘 생각해야(思) 하고, 신은 반드시 잘 가려야(辨) 한다.
폐비간신의 쓰임이 正直하고 中和한 즉 津液과 膏油가 충만하다. (폐비간신의 쓰임이) 치우치고 의지하고 지나치거나 모자라면 진액고유가 없어지게 된다.

解 釋

이목구비로 환경을 두루 살피고, 폐비간신으로 人事를 잘 행하면 건강해 진다. 그 이유는 이러한 장부기관의 활동이 기의 흐름을 원활하게 만들어 津液膏油를 충만하게 하기 때문이다.

4-13

腻海藏神, 膜海藏靈,
血海藏魂, 精海藏魄.

腻海는 神을 저장하고, 膜海는 靈을 저장하고,
血海는 魂을 저장하고, 精海는 魄을 저장한다.

- 神 : 精神
- 魂 : 육체의 陽氣, 생명력
- 靈 : 영혼
- 魄 : 육체의 陰神

討 論

神靈魂魄은 모두 精神기능을 이르는 말이지만, 《내경》에서 "肝藏血 血舍魂, 心藏脈 脈舍神, 肺藏氣 氣舍魄."(《靈樞·本神》)이라 하여 따로 구분하고 있으니 각기 의미가 다른 점이 있다.

神은 크게 두 가지 의미로 쓰인다. 첫째, 인체의 모든 생명활동이 밖으로 드러나는 것, 즉 신체형상, 얼굴색, 눈 빛, 말, 대답, 활동과 자태 등에서 드러나는 생명력의 충실함이 神의 광의적 의미다. "得神者昌 失神者亡."이 이런 의미다. 둘째, 心이 주관한다는 神志, 즉 사람의 정신, 의식, 사유활동을 의미한다("心者 神明出焉").

魂魄은 《靈樞·本神》에 "隨神往來者謂之魂 並精而出入者謂之魄."가 있는데, 이를 두고 장개빈이 "魂은 陽, 魄은 陰"이라 하고, 汪昻이 "知覺은 魂이고, 運動은 魄이다."고 말하였다. 그러므로 '魂魄'이 떠났다는 말은 지각하지도 반응하지도 못하게 된 것을 말한다. 이상을 고려하면 대뇌피질의 사유와 의식기능이 神, 감각과 인지능력을 魂, 운동신경과 효능이 魄의 의미라고 할 수 있다.

靈은 보통 영특하거나 영험한 것, 뛰어난 능력, 신비로운 기능을 의미하는 말로 쓰였고, 인체기능이나 기관을 지칭하진 않았다. 예를 들어 《소문·천원기대론》 "布氣眞靈 揔統坤元.", 《소문·상고천진론》의 "昔在黃帝 生而神靈" 등이다. 神靈의 靈은 정신이 영특하다고 표현하는 형용사에 해당한다. 이에 비해 이제마는 神靈魂魄을 대등하게 취급하였으니 胃脘이나 亡陽처럼 《내경》과 다른 뜻으로 사용한 것이나 정확하게 어떤 기능을 말하는 지 알 수 없다.

　《內經》의 "心藏神", "肝藏魂", "肺藏魄"(《소문·선명오기편》)이 각기 사유와 의식이 심장의 움직임에 예민하게 반응되며, 肝氣가 자율신경계를 뜻하고, 호흡이 그치면 운동과 반응이 그치는 것을 의미한다고 해석이 가능한데 비해, 척추 부근에 魂이 있고 고환이나 정낭에 魄이 있다는 말은 전혀 해석이 불가능하다.

4-14

津海藏意, 膏海藏慮,
油海藏操, 液海藏志.

津海는 意를 저장하고, 膏海는 慮를 저장하고, 油海는 操를 저장하고, 液海는 志를 저장한다.

討 論

　《영추·본신》 "所以任物者謂之心 心有所憶謂之意 意之所存謂之志 因志而存變謂之思 因思而遠慕謂之慮."에 대한 장경악의 주석을 참고하면, 意는 한 생각이 일어나되 결정되지 않은 것, 志는 그 생각에 대한 태도를 결정한 것, 思는 결정한 일을 해결할 방법을 모색하는 것, 慮는 해결방법을 모색하는 과정 중에 당연히 생겨나는 걱정스러운 마음을 말한다.

　思대신 사용된 操는 조종, 조작 등 무엇을 부리거나 움직인다는 뜻인데, 이 또한 여기서 어떤 의미인지 모호하다. 그리고 침샘이나 乳腺, 복부지방이나 방광이 어떻게 정신기능을 발휘하는지 설명하기도 곤란하다.

4-15

頭腦之膩海 肺之根本也.
背脊之膜海 脾之根本也.
腰脊之血海 肝之根本也.
膀胱之精海 腎之根本也.

두뇌의 膩海는 폐의 근본이다.
등과 등골뼈의 膜海는 脾의 근본이다.
요척의 血海는 肝의 근본이다.
방광의 精海는 腎의 근본이다.

解 釋

膩解 등에서 肺 등으로 淸氣가 흘러들어가므로 근본이라 하였다.

討 論

뇌, 등, 허리 精囊이 각기 肺脾肝腎의 근본이 된다는 것도 설명하기 어렵다.

4-16

舌之津海 耳之根本也.
乳之膏海 目之根本也.
臍之油海 鼻之根本也.
前陰之液海 口之根本也.

혀 아래의 津海는 귀의 근본이다.
젖가슴의 膏海는 눈의 근본이다.
배꼽의 油海는 코의 근본이다.
前陰의 液海는 입의 근본이다.

解 釋

津海 등에서 귀 등으로 청기가 흘러들어가므로 근본이라 하였다.

討 論

침샘 乳腺 복부지방 방광이 귀 눈 코 입과 어떤 관계가 있는지 설명할 수 없다.

4-17

心 爲一身之主宰,
負隅背心 正向膻中
光明瑩澈,
耳目鼻口 無所不察,
肺脾肝腎 無所不忖,

心은 일신의 주재자가 되는데, 등 중심을 뒤로 하고 가슴 중앙을 앞에 둔 곳에 자리 잡고 있으면서 밝고 맑게 사방의 귀퉁이를 환하게 비추니, 이목구비로 살피지 못하는 바가 없고, 폐비간신으로 헤아리지 못하는 바가 없고, 頷

頷臆臍腹　無所不誠,
頭手腰足　無所不敬.

臆臍腹으로 정성을 다하지 못하는 바가 없고,
頭手腰足으로 공경하지 않는 바가 없게 한다.

討 論

이제마에 의하면 心은 가슴의 중앙에 있다. 心을 마음으로 본다면 머리(뇌)가 아니고, 臟器로 본다면 가슴 왼편이 아니니 모두 사실과는 다르다. 心이 일신의 주재자이기 때문에 중앙에 있다고 생각한다면, 지구가 우주의 중심이어야 한다고 생각했던 옛날 사람들과 다를 바 없다. 사실이 아닌 것이다.

2. 장부론 요지

인체는 다음과 같이 사초(四焦)로 구분할 수 있다.

四 焦	上 焦	中上焦	中下焦	下 焦
신체전면	胃脘(頷下胸上)	胃(膈)	小腸(臍)	大腸(臍腹下)
신체후면	肺(頷下背上)	脾(膂)	肝(腰)	腎(腰下)

즉 신체 상부로부터 밑으로 전면에는 胃脘(식도), 위, 소장, 대장 四腑가 있고, 후면으로 폐, 비, 간, 신 四臟이 있다. 음식이 입에 들어오면 전면에 있는 위완 - 위 - 소장 - 대장을 거쳐 항문으로 나간다. 이때 음식에서 생기는 영양물질이 胃脘에서 溫氣로, 위에서 熱氣로, 소장에서 涼氣로, 대장에서 寒氣로 구분되어 나온다.

이렇게 나온 四氣는 각기 다시 다음과 같은 과정을 거쳐 인체 각 부분에 공급되고 저장된다. 四氣가 흐르는 과정에서 연관된 조직과 기관을 四黨이라 부른다.

水穀四氣	四腑氣化	前四海		四竅氣化	後四海	清濁氣歸於臟體	四黨
水穀溫氣	胃脘 (上焦) 化津	舌下 津海 (藏意)	清氣	耳 爲神	頭腦 膩海 (藏神)	清者 – 肺	肺黨
						濁者 – 皮毛	
			濁滓	胃脘으로 돌아감			
水穀熱氣	胃 (中上焦) 化膏	膻間兩乳 膏海 (藏慮)	清氣	目 爲氣	背膂 膜海 (藏靈)	清者 – 脾	脾黨
						濁者 – 筋	
			濁滓	胃로 돌아감			
水穀凉氣	小腸 (中下焦) 化油	臍 油海 (藏操)	清氣	鼻 爲血	腰脊 血海 (藏魂)	清者 – 肝	肝黨
						濁者 – 肉	
			濁滓	소장으로 돌아감			
水穀寒氣	大腸 (下焦) 化液	前陰毛際 液海 (藏志)	清氣	口 爲精	膀胱 精海 (藏魄)	清者 – 腎	腎黨
						濁者 – 骨	
			濁滓	대장으로 돌아감			

이때 수곡사기의 변화와 이동, 저장을 이끄는 힘은 다음과 같다. 첫째, 이목비구가 듣고 보는 힘으로 전사해의 맑은 기운을 끌어당긴다. 둘째, 폐비간신이 사무, 교우, 당여, 거처의 鍊達한 힘으로 후사해의 膩膜血精 중의 맑은 기운을 끌어다 쓴다. 셋째, 頭 手 腰 足의 뻗고 펼치는 힘은 膩膜血精의 濁滓를 피모, 근, 육, 골에 보내 이들을 단련시킨다. 넷째, 위완과 위, 소장, 대장이 상승, 하강, 淳滀, 消導하는 힘으로 전사해의 탁한 기운을 끌어다 쓴다.

전후사해는 각기 意 慮 操 志와 神 靈 魂 魄을 저장하고 있어 정신기능을 담당한다(표 참조).

3. 장부론 討論

《동의수세보원·장부론》은 사상의학의 생리이론에 해당하는데, 문제는 이 《장부론》이 사실과 일치하는 부분이 별로 없다는 점이다. 사실이 아니라면 의학이라고 부를 수 없다.

胃脘을 식도나 그 부근으로 해석해 보면(4-2) 水穀이 胃脘에서 胃, 小腸, 大腸을 거쳐 배출된다는 말은 현대의학과 부합하지만, 이하 熱溫涼寒 四氣의 형성이나 四 黨에서 일어나는 氣의 흐름은 사실이라고 볼 수 없다.

반면에 《내경》은 인체의 氣가 다음과 같은 과정을 거쳐 생성되고 분포된다고 한다. 인체의 기는 ① 부모로부터 받고 태어나는 元氣, ② 음식물에서 섭취하는 水 穀之氣, ③ 자연계 공기 중에서 얻는 淸氣라는 세 가지 유래가 있다. 水穀이 입을 거쳐 위로 들어오면 脾胃의 運化기능에 의해 영양물질이 섭취되고, 糟粕은 대장을 거쳐 배출된다. 섭취된 영양물질 중에서 운동성이 강한 부분은 脈外에서 운행하여 衛氣가 되고, 풍부한 영양을 가진 精華부분은 脈內에 분포하여 營氣가 된다. 衛氣는 病邪의 침입을 막고 땀을 조절하며 신체를 따뜻하게 유지하며, 營氣는 장부경락을 營養하고 血을 생성시킨다.

수곡지기 중 일부는 폐에서 흡입한 자연계 淸氣와 흉중에서 결합하여 宗氣가 되고, 宗氣는 폐와 심장에 공급되어 호흡과 순환작용을 가능하게 한다. 또 일부의 수곡지기는 腎에 공급되어 元氣를 보충한다.

《내경》을 현대의학과 비교하여 보면, 수곡지기는 음식물에서 섭취하는 영양물질, 淸氣는 공기 중의 산소를 의미한다고 해석할 수 있고, 衛氣는 영양분이 에너지 대사과정을 거쳐 생성되는 ATP와 관련 물질을, 營氣는 혈액 속에 당과 아미노산, 지방산의 형태로 존재하는 영양분에 해당한다. 따라서 《내경》 이론은 현대의학과 크게 다르지 않은 과학성이 있다 하겠다.

반면에 이제마의 주장은 사실과 일치되지 않아서 설명할 수 없으므로 《장부론》 은 현대의학과 상이하지 않도록 전면적으로 개편되어야 한다.

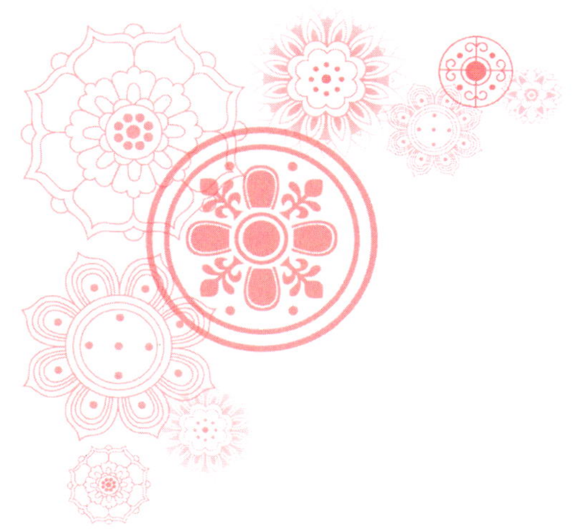

5장.
醫源論

歷代醫家와 醫書를 논하고 사상의학의 淵源을 소개하였
으므로 醫源論이라 하였다.

1. 해석

5-1

書曰 若藥不暝眩 厥疾不瘳
商高宗時 已有暝眩藥驗而.
高宗 至於稱歎則 醫藥經驗
其來已久於神農黃帝之時
其說 可信於眞也而.

本草 素問 出於神農黃帝之時
其說 不可信於眞也.
何以言之 神農黃帝時
文字應無, 後世文字
澆漓例法故也.
衰周秦漢以來 扁鵲有名而,
張仲景 具備得之

書經에 "만약 약이 暝眩하지 않으면 그 병이
낫지 않는다."고 한 말이 있다. 商 高宗 때
이미 暝眩藥에 대한 경험이 있어 고종이 이를
두고 감탄하였으니 의약경험에 대한 유래가 神
農 黃帝때부터 오래 되었다는 이야기가 진실이
라고 믿을 수 있다.

하지만 《本草》와 《素問》이 神農과 皇帝의
손에서 나왔다는 설은 진짜라고 믿을 수 없다.
왜 이렇게 말할 수 있는가 하면 神農 皇帝의
시대에는 문자가 없었고, 후세에 문자의 용례
가 많아졌기 때문이다.

周가 쇠약한 후 秦漢 때 편작이 유명했고, 장
중경이 그의 의술을 얻어 비로소 일가를 이루

始爲成家著書 醫道始興.
張仲景以後
南北朝隋唐醫繼之而.
至于宋朱肱 具備得之
著活人書 醫道中興.
朱肱以後 元醫李杲 王好古
朱震亨 危亦林 繼之而.
至于明李梴 龔信 具備得之,
許浚 具備傳之 著東醫寶鑑
醫道復興.
蓋 自神農黃帝以後
秦漢以前 病證藥理
張仲景傳之, 魏晋以後
隋唐以前 病證藥理
朱肱傳之.
宋元以後 明以前 病證藥理
李梴 龔信 許浚傳之.
若 以醫家勤勞功業論之則
當以張仲景 朱肱
許浚爲首而 李梴 龔信次之.

고 책을 지었으므로 醫道가 흥하였다.

장중경 이후에는 남북조와 수당 때 여러 명의가 그를 이었다. 송나라 때에는 朱肱이 그 의술을 얻어 《活人書》를 지어 醫道가 증흥하였다.

주굉 이후에는 원나라 때 名醫 李杲, 王好古, 朱震亨 危亦林이 그를 이었다. 명나라에서는 李梴 龔信이 그 의술을 얻었고, 許浚이 그 의술을 갖추어 《東醫寶鑑》을 지으니 의도가 다시 흥하였다.

대체로 신농 황제 이후로부터 秦漢 이전까지의 病證藥理를 장중경이 전하였고, 魏晋 이후 隋唐 이전까지의 병증약리를 朱肱이 전하였다.

宋元이후 明이전까지의 병증약리를 李梴, 龔信 許浚이 전하였다. 만일 醫家로서 功業을 논한다면 마땅히 장중경 주굉 허준을 으뜸으로 하고 이천 공신을 다음으로 칠 것이다.

- "若藥弗瞑眩 厥疾弗瘳." 《書經大全·卷五·說命上》
- 神農과 黃帝는 실존이 의심스러운 전설상의 인물
- 《神農本草經》과 《素門》은 전한 말기 여러 사람의 손을 거쳐 지어진 책으로 추정한다.

討 論

이제마가 주굉 이천 공신을 높이 평가한 것은 "의학이론보다 실제 경험과 사실적 병증의 기술과 분류를 중시"한 때문이라고 한다.(《四象醫學》 제1편 3장 2절) 하지만 실제경험과 병증의 기술과 분류를 중시한 사람이 동양의학사에 어찌 주굉 이천 공신뿐이겠는가. 이는 이제마가 다만 《東醫寶鑑》 한 권 밖에 보지 않는 탓에 다른 의학가들을 몰랐기 때문이다. 또 이제마가 "사실적"이란 말을 쓰는 것이 어울리지 않게 보인다. 《東醫壽世保元》은 주관적 내용이 아주 많기 때문이다.

5-2

本草 自神農黃帝以來
數千年 世間流來經驗而.
神農時 有本草,
殷時 有湯液本草
唐時 有孟詵 食療本草
陳藏器 本草拾遺.
宋時 有龐安常 本草補遺
日華子本草 元時 有王好古
湯液本草.

《本草》는 신농 황제 이후로 수천 년 세간에 전해져 온 경험이다. 신농 때부터 《本草》는 있었고, 殷代에는 《湯液本草》, 唐代에는 孟詵의 《食療本草》와 진장기의 《本草拾遺》가 있었다. 宋代에는 방안상의 《本草補遺》와 《日華子本草》가 있었고, 元代에는 왕호고의 《湯液本草》가 있었다.

討 論

이외에도 의학사상 이름난 본초서로서 唐 蘇敬 《新修本草》, 劉翰 《開寶重定本草》, 唐愼微 《經史證類備急本草》, 宋 寇宗奭 《本草衍義》, 明 徐彦純 《本草發揮》, 朱橚 《救荒本草》, 王綸 《本草集要》, 李時珍 《本草綱目》, 淸 汪昂 《本草備要》, 趙學敏 《本草綱目拾遺》, 臺灣 陳存仁 《中國藥學大辭典》, 中國 南京中醫學院 《中藥大辭典》 등이 있다.

5-3

少陰人 病證藥理
張仲景 庶幾乎昭詳發明而,
宋元明諸醫 盡乎昭詳發明.

少陽人 病證藥理
張仲景 半乎昭詳發明而,
宋元明諸醫 庶幾乎昭詳發明.

太陰人 病證藥理
張仲景 略得影子而,
宋元明諸醫 太半乎昭詳發明.

太陽人 病證藥理
朱震亨 略得影子而,
本草 略有藥理.

소음인 병증약리는 장중경이 거의 소상히 밝히었고, 宋元明 제 명의들이 다 밝혔다.

소양인 병증약리는 장중경이 반쯤 밝히었고, 송원명 제 명의들이 거의 소상히 밝히었다.

태음인 병증약리는 장중경이 그림자를 얻었고, 송원명 제 명의들이 반쯤 밝히었다.

태양인 병증약리는 주진형이 대략 그림자를 얻었고, 《본초》도 대략 藥理를 싣고 있다.

- 발명(發明)이란, 사상체질에 관한 병증과 약리를 해당 명의가 기록하고 있다는 뜻

解釋

"소음인 병증약리를 장중경이 소상히 밝히었다."는 말은 소음인에게서 나타나는 병증에 대해 장중경이 거의 다 이법방약을 마련하였다는 뜻. 중국 의학자들이 그림자만 얻었다 하는 태양인병증은 이법방약의 기술이 거의 존재하지 않는다는 뜻이다.

討論

《사상의학》은 이 조문과 관련하여 "우주자연의 운행규율에 인간도 공통적으로 적용된다는 점을 중시하여 개체의 특성, 나아가서는 체질적 특성을 별로 중요시하지

않게 되어 질병의 인식과 치료에 어느 정도 한계가 있을 수밖에 없다."라고 말하고 있지만 일찍이 《靈樞·壽夭剛柔》에 "人之生也 有剛有柔 有弱有强."이라 해서 先天禀賦의 차이를 논한바 있고, 《靈樞·通天》에서 "人有陰陽… 太陰之人… 少陰之人…."이라 해서 체질적 특성에 관한 관심이 일찍부터 있었음을 알 수 있다. 《傷寒論》의 "羸人", "盛人", "素盛今瘦" 등도 체질을 이르는 말인데, 이런 전통은 현재까지 계속 《中醫體質學》 등으로 이어지고 있으니 체질특성을 등한히 하여 치료에 한계가 있다고 하는 말은 지나친 것이다.

5-4

余 生於醫藥經驗五千載後
因前人之述
偶得四象人臟腑性理
著得一書 名曰 壽世保元.

原書中 張仲景所論 太陽病
少陽病 陽明病 太陰病
少陰病 厥陰病
以病證名目而論之,
余所論 太陽人 少陽人
太陰人 少陰人
以人物名目而論之也
二者 不可混看
又不可厭煩然後.
可以探其根株而 採其枝葉也.

夫脈法者 執證之一端也.
其理 在於浮沈遲數而
不必究其奇妙之致也.
三陰三陽者 辨證之同異也

나는 의약경험이 있은 지 오천년 후에 태어나 先人들의 저술로 해서 우연히 사상인의 장부생리를 깨닫고 책을 지으니 이름이 《壽世保元》이다.

책 중에 장중경이 말한 太陽病 少陽病 陽明病 厥陰病 太陰病 少陰病이란 病證의 이름이고, 내가 말한 太陽人 少陽人 太陰人 少陰人은 사람(체질)의 이름이니 이 둘을 혼동하지 말고, 또 싫증내고 번거롭게 생각해서는 안 된다.
그런 연후 뿌리와 줄기를 찾아내고 가지와 잎을 딸 수 있을 것이다.

대체로 脈法이란 진단의 한 방법이다. 그 이치는 浮沈遲數한데 있으나 반드시 맥법의 기묘한 이치를 다 연구할 필요는 없다. 三陰三陽이란 같고 다른 것을 변증한 것인데 그 이치가

其理 在於腹背表裏而
不必究其經絡之變也.

배와 등, 表와 裏에 있으나 반드시 그 경락의
변화를 다 구해야 하는 것은 아니다.

> ● 《壽世保元》 明代 龔廷賢이 지은 동명의 의서가 있어서, 이제마의 저술은 《東醫壽世保元》이라 한다.

解釋

이제마의 四象人 명칭은 《주역》에서 온 것으로 볼 수 있다. 《伏羲八卦次序》에 陰陽 兩義는 다시 陽中陽의 태양, 陽中陰의 소음, 陰中陽의 소양, 陰中陰의 太陰으로 分化한다. 四象人에 대한 이제마의 기술을 검토해보면, 소양인이 양중양, 소음인이 음중음, 태음인이 음중양이라는 느낌이 들지만(태양인은 애매), 아무튼 《주역》과 理氣論의 영향을 받아 이런 용어를 썼을 것으로 본다(2-8 참조). 四象은 만물이 변화 발전해 가는 일정 단계를 표현한 말로서, 만물을 귀납 분류할 수 있는 명칭이기도 하다.

장중경의 六經명칭은 《내경》에 있다. 《내경》은 手足十二經絡을 三陰三陽으로 나누어 부르는데, 太陽經은 小腸經과 膀胱經, 少陽經은 三焦經과 膽經, 陽明經은 大腸經과 胃經, 太陰經은 肺經과 脾經, 少陰經은 心經과 腎經, 厥陰經은 心包經과 肝經이다. 《상한론》은 《內經》을 이어받았기 때문에 태양병은 방광경의 병, 소양병은 膽經의병, 양명병은 위경의 병, 태음병은 脾經의 병, 소음병은 심경과 신경의 병, 궐음병은 간경의 병이라는 의미가 있다.

맥법과 경락에 대해 거론한 것은 맥과 경락을 몰라도 체질을 알면 진단하고 치료할 수 있다는 말이다.

討論

우리가 질병을 잘 치료하기 위해서는 체질과 맥박, 경락을 비롯한 신체적 특징과 심리상태, 생활환경, 음식 및 생활 습관, 질병의 원인, 병리적 특성, 약물의 작용과 부작용 등 전반에 관한 지식을 두루 갖추어야 할 것이다.

5-5

古人 以六經陰陽 論病故
張仲景 著傷寒論
亦以六經陰陽 該病證而.
以頭痛 身疼 發熱惡寒
脈浮者 謂之太陽病證.

옛사람이 六經과 陰陽으로 병을 논했으므로 장중경이 상한론을 지을 때 또한 六經과 陰陽으로 병증을 구별했다.

머리와 몸이 아프고 열이 나며 춥고 脈浮하면 太陽病이라 한다.

- 《상한론강의》는 宋本 《상한론》을 明代 趙開美가 복간한 것을 중의학원에서 주해를 붙여 교재로 사용하는 책이다. 조문번호는 이 책에 의한 것이다. 이하 《상한론》이라 간칭함.

討論

　이 부분은 《상한론》의 "太陽之爲病 脈浮 頭項强痛而惡寒."(1), "太陽病 發熱 汗出 惡風 脈緩者 名爲中風."(2), "太陽病 或已發熱 或未發熱 必惡寒 體痛 嘔逆 脈陰陽具緊者 名爲傷寒."(3)(《傷寒論講義・辨太陽病脈證幷治》)에 해당하며, 이 세 조문의 내용을 대략 간추리면 두통, 身疼, 발열오한, 맥부가 태양병증이라 할 수 있다.

　태양병은 머리와 목덜미가 뻣뻣하게 아프고 춥고 脈浮한 병을 말한다.(1) 태양경은 몸의 표면을 덮고 보호하는데, 風寒의 邪氣가 침입하면 먼저 체표로 침입하므로 태양경에 병이 생긴다. 따라서 태양경이 순환하는 목덜미가 强痛하고, 태양경맥이 風寒사기로 잘 순환되지 않으므로 惡寒이 생긴다.(2) 태양병 초기 正氣가 外邪에 항거하므로 脈浮가 나타난다. 이 조문에서 發熱이 빠진 것은 흔히 발열이 같이 나타나기는 하지만, 태양병 早期에 혹 발열하지 않는 경우가 있기 때문이다.(3)

　두항강통 맥부 오한이 있는 태양병으로서 열과 땀이 나며 바람을 싫어하고 脈緩하면 中風이라 부른다. 풍한사가 모두 태양병을 일으키지만, 풍사와 한사는 각기 다른 성질이 있어서 병리도 다르게 나타난다. 풍사는 開泄하는 성질이 있어서 衛氣를 손상시키고 땀이 나게 한다. 풍사와 정기가 表位에서 相爭하므로 발열하고 惡風한다.(2)

만일 태양병으로서 발열이 있거나 혹은 아직 없어도 오한하고 몸이 아프며 구역질이 나고 음양맥이 다 緊脈이면 傷寒이라 한다. 이는 寒邪가 태양병을 일으킨 경우인데, 한사는 凝滯한 성질이 있어 太陽經氣를 더욱 不通시키고 이로 인해 오한체통하고, 음양맥이 다 緊하게 된다. 한사의 침입은 胃氣의 하강도 阻滯시키므로 嘔逆한다. 상한 태양병의 초기에는 발열하지 않기도 하다.(3)

중경은 태양병 提綱(1)을 말하면서 발열을 언급하지 않았는데, 그 이유가 (3)에 있다. 그리고 태양병을 中風(2)과 傷寒(3)으로 나누어 中風일 경우 發熱 汗出 惡風 脈浮緩하고, 傷寒일 경우 惡寒無汗 體痛 脈浮緊하다고 하여, 惡寒과 惡風도 명확하게 구분하고 있다.

중경이 태양병을 中風과 傷寒으로 구분하여 각기 다른 처방(계지탕과 마황탕)을 제시한 것은 이 둘의 병인병리가 상이하고 치법이 다르기 때문이다. 이제마는 이점을 등한히 하고 있는데, 이는 《상한론》 원서를 직접 보지 않고 《동의보감》에만 의존했기 때문이다. 계지는 소음인 요약이고, 마황은 태음인 요약이라서 태양중풍증이냐 태양상한증이냐의 구분은 사상의학에서도 중요하다 할 수 있다. 따라서 이 부분을 명확하게 밝히는 것도 사상의학 발전을 위해서 중요한 일이라 본다. 이 조문을 《상한론》의 "太陽之爲病 脈浮 頭項强痛而惡寒."(1)으로 바꾸고, 태양병 經證의 中風 傷寒 瘟病을 구분하여 각기 소음인병증, 태음인병증, 소양인병증으로 구분하면 좋을 것이다.

修 訂

《상한론》 "太陽之爲病 脈浮 頭項强痛而惡寒."(1)

以口苦 咽乾 目眩 耳聾 胸脇滿 寒熱往來 頭痛 發熱 脈弦細者 謂之少陽病證	입이 쓰고, 목이 마르며, 눈이 어지럽고, 귀가 먹먹하고, 가슴과 옆구리가 거북하고, 열이 났다 추웠다하며, 머리가 아프고, 열이 나고, 脈弦細하면 少陽病이라 한다.

討論

이는 《상한론》 "少陽之爲病 口苦 咽乾 目眩也."(263), "少陽中風 兩耳無所聞 目赤 胸中滿而煩者….."(264), "傷寒 脈弦細 頭痛發熱者 屬少陽….."(265), "傷寒 5, 6日 中風 往來寒熱 胸脇苦滿….."(96)의 네 조문에 있는 말이다.

(263)은 소양병의 提綱에 해당하는 문구로서, 병사가 소양경에 침입하여 膽火가 발생하고 이것이 上炎하여 津液을 손상시키므로 입이 마르고 쓰며, 눈이 어지럽게 된다. 口苦 咽乾 目眩 외에 보통 往來寒熱 胸脇苦滿 默默不欲飮食 心煩喜嘔 등이 함께 나타난다. 往來寒熱은 病邪가 半表半裏에서 정기와 相爭하기 때문이고, 少陽膽經이 흉협을 순환하기 때문에 胸脇苦滿 혹은 胸脇痛이 발생하고, 膽火가 脾胃에 영향을 주므로 음식을 먹고 싶지 않고, 胃氣가 下降하지 못하므로 煩熱하면서 喜嘔한다.(96)

소양병도 風寒의 病邪에 따라 증상이 달라진다. 風邪는 陽邪로서 주로 인체의 上部에 침입하므로, 風火가 머리의 소양경으로 들어가 耳聾과 目赤을 일으키니, (264)는 少陽中風證 혹은 오치후의 變症을 설명하는 문구다. 寒邪가 소양경으로 들어가면 少陽脈이 阻滯되어 脈弦細하니(265)는 少陽傷寒證 혹은 誤汗 후의 變症을 설명한다. 두통발열은 正邪相爭으로 생기니 三陽病에 다 있는 증상이다.

修 訂

《상한론》 "少陽之爲病 口苦 咽乾 目眩也."(263)

以不惡寒 反惡熱, 汗自出 大便秘者 謂之陽明病證.	추워하지 않고 도리어 열을 싫어하며, 땀이 절로 나고 대변이 잘 나오지 않으면 陽明病이라 한다.

討 論

《傷寒論·辨陽明病脈證幷治》 "陽明之爲病 胃家實是也."(180), "身熱 汗自出 不惡寒 反惡熱."(182), "不更衣 內實 大便難者 此名陽明也."(181)에 해당. 胃家實은 양

명병의 주요 병리로서, 병사가 陽明으로 들어가 裏熱實證이 됨으로써 腸胃기능이 실조된 걸 뜻한다. 이렇게 되면 外證으로 身熱 汗自出 不惡寒 反惡熱이 나타나고, 진액이 손상되기 쉽다. 여기에 만일 誤汗하기라도 하면 大便秘가 잘 생긴다.

《傷寒論》 "胃家實"은 양명병의 주요특징이므로, 반드시 이를 명시하면 좋다. 예를 들어 내상잡병으로 脾胃陰津이 損傷되어 不惡寒 反惡熱 汗自出 大便秘할 수 있는데, 이때도 양명병으로 보고 치료할 것인가? 따라서 이 부분도 《傷寒論》의 원래 조문으로 바꿔놓는 게 옳다.

修 訂

《傷寒論》 "陽明之爲病 胃家實是也."(180)

以腹滿時痛 口不燥
心不煩而自利者
謂之太陰病證.

배가 부르고 때로 아프며, 입이 마르지 않고, 가슴이 번잡하지 않고, 설사가 절로 나면 太陰病이라 한다.

討 論

《傷寒論·辨太陰病脈證幷治》 아래 원문에 해당. 寒邪의 침입 등으로 太陰脾土의 陽氣가 손상되면(277), 脾의 運化기능이 실조되어 寒濕이 정체되고, 胃腸의 氣機가 不暢하여 腹滿時痛한다. 한습이 비위에 있으면 비위의 升降실조로 음식이 잘 내려가지 않고, 헛배가 부르며, 때로 배가 아프고, 설사가 날 수 있다.(273)

口不燥 心不煩은 《傷寒論》에 없는 말로 이제마가 임의로 집어넣은 말이다. 口不燥는 "自利不渴"(277)의 不渴과 비슷한 의미로 보아 틀린 것은 아니지만, 心不煩은 "… 至 7, 8日 雖暴煩下利 日十餘行 必自止…."(278)에서 태음병이라도 正氣가 쇠약하지 않은 사람은 正邪相爭하여 心煩이 나타날 수 있다고 하였기 때문에 맞는 말이 아니다.

修 訂

《傷寒論》 "太陰之爲病 腹滿而吐 食不下 自利益甚 時腹自痛."(273), "自利不渴者 屬太陰 以其藏有寒故也."(277)

以脈微細 但欲寐 口燥
心煩而自利者 謂之少陰病證.

脈微細하고 다만 잠자려 하며 입이 마르고 가슴이 번거롭고 설사가 절로나면 少陰病이라 한다.

討 論

《傷寒論·辨少陰病脈證幷治》 아래 두 조문에 해당. 소음은 心腎兩臟을 가르키므로 소음병은 心腎이 兩虛해진병이고, 이 때문에 血行이 저하되어 맥이 微細하고, 陽氣가 衰微해져 但欲寐 하게 된다. 양기가 쇠미해지면 虛陽이 상승하여 心煩하고, 津液이 上承하지 못하여 口渴하며, 脾胃의 升降실조로 구토와 自利가 생긴다. 위에 음식이 없을 때는 구역이 있으나 토하지 않는다.

修 訂

《傷寒論·辨少陰病脈證幷治》 "少陰之爲病 脈微細 但欲寐也."(281), "少陰病 欲吐不吐 心煩 但欲寐 五六日自利而渴者 屬少陰也…."(282)

以初無腹痛自利等證而
傷寒六七日 脈微緩
手足厥冷 舌卷囊縮者
謂之厥陰病證.

처음엔 배가 아프지 않은 설사 등이 있고 傷寒 육칠일에 脈微緩 손발이 厥冷, 혀가 말리고, 음낭이 위축되면 厥陰病이라 한다.

討 論

《상한론》에 이와 유사한 문구가 없고, 다만 《동의보감·잡병·寒·六經標本· 厥陰形證用藥》에 있는 "若六七日傳厥陰 脈得微緩 微浮 爲脾胃脈也."(活人) "厥陰心 包絡爲標 故 舌卷厥逆… 肝爲本 故男則囊縮."(入門) 등을 이제마가 적당히 발췌한 걸로 보인다.

《傷寒論·辨厥陰病脈證并治》의 원문은 아래와 같다. 궐음병은 病이 厥陰으로 들어가서 木火가 上炎하고, 疏泄이 失常하여 上熱下寒한 병이다. 하지만 본문의 "以 初無腹痛… 舌卷囊縮"은 下寒한 증상만을 언급하고 있어서 消渴 등 上熱을 함께 말 한 중경의 궐음병과 다르다.

修 訂

《傷寒論》 "厥陰之爲病 消渴 氣上撞心 心中疼熱 飢而不欲食 食則吐蚘 下之利不 止."(326)

六條病證中　三陰病證
皆少陰人病證也.
少陽病證　卽　少陽人病證也.
太陽病證　陽明病證則
少陽人　少陰人　太陰人病證
均有之而少陰人病證　居多也.

六條의 병증 중에서 삼음병증은 다 소음인 병증이다. 소양병증은 소양인 병증이다. 태양병 양명병은 소양인 소음인 태음인 병증에 모두 있으나 소음인 병증에 가장 많다.

- 앞이 《東醫壽世保元》 분류, 뒤가 수정한 것. 오령산(소양인→소음인), 대청룡탕 (소양인→태음인), 대승기탕(소음인→소양인), 인진호탕(소음인→소양인), 소시호탕 (소양인→소음인), 대시호탕(태음인→소양인)

修訂

　육경병의 병증을 세분하고 사상인병증으로 분류하면 다음과 같다.

　아래 표에서 **가 있는 병증은 《東醫壽世保元》과 달리 분류한 것이다. 이러한 수정은 본문의 분석과 《사상진료의전·사상약리학》을 근거로 한 것이다.

六經病	分類	證名	病機	共通/相兼	症狀	方藥
太陽病	經證	中風증	表虛	惡寒, 發熱, 頭項强痛, 舌苔薄白, 脈浮	發熱, 有汗, 惡風, 脈浮緩	계지탕(소음인)
		傷寒증	表實		發熱輕或無, 無汗, 惡寒, 脈浮緊	마황탕(태음인)
		瘟病증	表熱		發熱, 不惡寒, 口渴, 咳嗽, 脈浮數	은교산(소양인)
	腑證	蓄水증	太陽經邪及腑, 傷於氣分		渴欲飲水, 水入卽吐, 小腹脹滿, 小便不利, 脈浮	오령산(소음인)**
		蓄血증	太陽經邪及腑, 傷於血分		小腹急結或硬滿, 情神如狂, 甚則發狂, 小便自利, 舌紫, 脈澁	도인승기탕 저당탕(소음인)
	兼證	중풍겸증	兼經輸不利	太陽中風證	兼項背强几几	계지가갈근탕(소음인)
			兼脈氣上衝		兼胸滿氣喘	계지가후박행인탕(소음인)
		상한겸증	兼經輸不利	太陽傷寒證	兼項背强几几	갈근탕(태음인)
			外寒內飲		兼咳喘, 咯清稀白痰	소청룡탕(소음인)
			外寒內熱		兼煩躁, 情神不安	대청룡탕(태음인)**
陽明病	經證		裏熱熾盛	身熱汗出, 不惡寒, 反惡熱	大熱, 大汗, 大渴, 脈洪大	백호탕(소양인)
	腑證		燥屎內結, 腑氣不通		日晡潮熱, 煩躁譫語, 腹滿疼痛, 拒按, 便秘不通, 脈沈實有力	대승기탕(소양인)**
	變證	溫熱發黃證	濕熱上蒸 膽汁外溢		一身面目皆黃, 色鮮明, 心煩口渴, 腹滿, 大便不爽, 小便短赤, 苔黃泥, 脈滑數	인진호탕(소양인)**
		蓄血證	胃腸久有瘀血, 又與邪熱相合		陽明病患者, 大便雖硬却反易下, 色黑而亮, 其人善忘, 口燥欲飲而不能咽者	저당탕(소음인)
少陽病		主證	在半表半裏 肝膽氣鬱		口苦咽乾, 目眩, 往來寒熱, 胸脇苦滿, 默默不欲飲食, 心煩喜嘔, 苔薄白, 脈弦	소시호탕(소음인)**
	兼證	兼太陽經證	太陽少陽幷病		發熱微惡寒, 肢節煩疼, 微嘔, 胃脘支結, 鬱悶不舒	시호계지탕(소음인)
		兼陽明經證	少陽陽明結熱		嘔不止, 心下急, 鬱鬱微煩	대시호탕(소양인)**
		兼脾寒證	少陽太陽幷病		胸脇滿或痛, 或痛繞肩背, 口苦心煩, 不欲食, 大便溏薄, 日二三行, 或見腹脹, 脈弦遲無力	시호계지건강탕(소음인)
太陰病		脾胃虛寒			腹滿嘔吐, 食慾不振, 腹瀉時痛, 喜溫, 喜按, 口不渴, 舌談苔白, 脈遲或緩	이중탕(소음인)
少陰病	少陰寒化證	陽虛寒證	心腎陽虛	陰寒內盛	無熱惡寒, 手足逆冷, 但欲寐, 或自利不渴, 舌談苔白, 脈微	사역탕(소음인)
		陰盛格陽		拒陽於外	手足逆冷, 下利清穀, 不惡寒, 面赤, 脈微欲絕	통맥사역탕(소음인)
		陽虛水泛		水邪泛濫	眩暈, 心下悸, 站立不穩, 小便不利, 或腹痛下利, 面色黎黑, 苔水滑, 脈沈弦	진무탕(소음인)
	少陰熱化	陰虛熱證	心腎不交		口燥咽乾, 心煩不得眠, 小便黃, 舌紅絳, 脈細數	황련아교탕(소양인)
		陰虛水停	水與熱結		咳而口渴, 心煩不得眠, 小便不利, 舌紅苔白, 脈弦細數	저령탕(소양인)

궐음병				
	血虛寒證	陽虛陰盛, 不相順接	手足厥冷	無熱惡寒,舌淡,脈微細欲絶	사역탕,당귀사역탕 (소음인)
	熱厥	熱蘊於內, 阻陽於外		煩熱口渴,小便黃赤,苔黃,脈滑	백호탕,사역산(소양인)
	陽鬱發厥	氣虛不能溫通, 淸陽不展		手足厥逆,或咳,或悸,或小便不利, 或腹中痛,或裏急後重	육군자탕가미(소음인)
	蛔厥	寒熱錯雜, 蛔蟲因病上搖		消渴,氣上撞心,心中疼熱, 飢而不欲食,食則吐蛔,下利不止	오매환(소음인)

　예를 들어 오령산은 계지 백출 복령의 소음인약과 저령 택사의 소양인약으로 구성되어 있고, 태양경의 風寒邪氣가 膀胱腑에 들어가 氣機를 阻滯시켰다는 병리를 참조하여 소음인 병증으로 분류한 것이다. 자세한 것은 사상인 병증론에서 다시 상론하였다.

　이 같이 분류하면 태양병은 소양인 소음인 태음인 병증이 모두 있고, 양명병은 주로 소양인 병증에 소음인 병증이 같이 있고, 소양병은 주로 소음인 병증에 소양인 병증이 같이 있고, 삼음병은 소음인 병증과 소양인 병증이 함께 있다고 해야 한다. 원래 《東醫壽世保元·사상인 병증론》대로 분류해도 본문과 맞지 않는다.

古昔以來 醫藥法方
流行世間, 經歷累驗者
仲景採摭而 著述之.

蓋 古之醫師
不知心之愛惡所欲,
喜怒哀樂 偏着者 爲病而,
但知 脾胃水穀 風寒暑濕
觸犯者 爲病故.

其論病論藥全局 都少陰人
脾胃水穀中出來而.
少陽人 胃熱證藥 間成有焉
至於太陰人病證則 全昧也.

예로부터 의약법방이 세간에 유행되고, 많이 경험이 축적된 것을 장중경이 수집하여 책을 저술하였다.

대개 옛 의사들은 마음의 사랑과 미움, 욕심과 희로애락이 병이 되는 것을 모르고, 다만 脾胃의 음식소화장애와 풍한서습이 병을 일으킨 것만 알았다.

그러므로 병과 약을 모두 소음인 비위의 소화장애 증상에서만 논하였다. 소양인 위열증약은 간혹 있었고, 태음인 병증은 전혀 어두웠다.

- 摭 : 주울 척

討論

이 부분은 일러두기에서 말한 바 있다.

5-6

岐伯曰　傷寒一日　巨陽受之 故　頭項痛　腰脊强.	기백이 말하길 "寒에 상하면 하루 만에 巨陽이 邪氣를 받아 頭項痛 腰脊强한다.
二日　陽明受之. 陽明主肉　其脈挾鼻 絡於目故　身熱　目疼而 鼻乾　不得臥也.	二日에는 양명이 사기를 받는다. 陽明은 肉을 주관하며, 그 맥이 코를 끼고 올라가 눈에 연결된 고로 身熱 目疼하고 鼻乾 不得臥한다.
三日　少陽受之. 少陽主膽　其脈循脇 絡於耳故　胸脇痛而　耳聾. 三陽經絡　皆受病而 未入於臟故　可汗而已.	三日에는 少陽이 사기를 받는다. 소양은 膽을 주관하고 그 맥이 脇을 순환하고 귀에 연결된 고로 소양병은 胸脇痛하고 耳聾한다. 삼양경락이 다 병을 받았더라도 臟에 들어가지 않았으면 發汗할 수 있다.
四日　太陰受之. 太陰脈　布胃中　絡於嗌故 腹滿而　嗌乾.	四日에는 太陰이 사기를 받는다. 태음맥은 胃中에 퍼지고 목구멍에 연결되므로 腹滿하고 嗌乾한다.
五日　少陰受之. 少陰脈　貫腎　絡於繫舌本故 口燥　舌乾而渴.	五日에는 少陰이 邪氣를 받는다. 소음맥은 腎을 뚫고 혀의 뿌리에 연결되므로 口燥 舌乾하고 渴한다.
六日　厥陰受之. 厥陰脈　循陰器而　絡於肝故	六日에는 厥陰이 사기를 받는다. 厥陰脈은 陰器를 순환하고 간에 연결된 고로 煩滿하고 囊

煩滿而 囊縮.
三陰三陽 五臟六腑 皆受病
榮衛不行 五臟不通則 死矣.

縮한다. 三陰三陽과 오장육부가 다 병을 받으
면 榮衛가 不行하고 五臟이 不通하여 죽는
다."

解 釋

이 조문과 다음의 조문은 《素問·熱論》의 내용이며, 《동의보감·寒上》에 있
다. 거양(巨陽)은 곧 태양인데, 《상한론》 육경병명이 여기서 연유한다.

5-7

兩感於寒者 必不免於死.
兩感寒者
一日 巨陽少陽俱病則
頭痛 口乾而 煩滿,
二日 陽明太陰俱病則
腹滿 身熱 不飲食 譫語.

三日 少陽厥陰俱病
耳聾 囊縮而厥
水漿不入口 不知人.
六日 死.
其死 皆以六七日之間
其愈 皆以十日已上.

寒에 兩感이 되면 반드시 죽음을 면치 못한
다. 한에 兩感된 자는 一日에 巨陽과 少陰이
다 병이 들어 頭痛 口乾 煩滿하고, 二日에는
양명과 태음에 다 병이 들어 腹滿 身熱 不飲
食 譫語한다.

三日에는 소양과 궐음이 다 병이들어 耳聾 囊
縮 厥 水醬不入口 不知人한다. 六日이 되면 죽
는다. 그 죽는 것이 대개 六七日之間이며 낳는
것은 十日以上 지나서다.

• 兩感(양감) : 음경과 양경에 동시에 사기가 感受되었다는 뜻

解 釋

여기서 《素問》을 인용한 이유는 5-9에 밝혀져 있다.

5-8

論曰 靈樞素問 假托黃帝
異怪幻惑 無足稱道.
方術好事者之言容 或如是
不必深責也.

然 此書 亦是古人之經驗而
五臟六腑 經絡鍼法
病證修養之辨 多有所啓發則
實是醫家 格致之宗主而
苗脈之所自出也.

不可全數其虛誕之罪而
廢其啓發之功也.
蓋此書 亦古之聰慧博物之言
方士淵源修養之述也.
其理 有可考而
其說 不可盡信.

(나는) 말하길 영추 소문이 황제를 假託한 것은 괴이하고 현혹하는 것이니 말할 가치가 없다. 도술 방술하는 사람, 혹은 호사가들의 말이 본래 이 같으니 깊이 책망할 것이 없다.

하지만 이 책에 있는 옛사람들의 (치료) 경험과 오장육부 경락 침법 병증 수양 등에 관한 이야기는 깨우쳐 주는 바가 있어, 실로 의사들이 공부하는 중심이고, (의학의) 싹이 여기서 나오는 것이다.

그러므로 허황된 점이 있다고 해서 깨우쳐 주는 공로도 버려서는 안 된다. 대개 이 책은 옛사람들의 총명과 지혜, 博識과 方士의 연원, 修養을 기록한 것이다. 그 이치는 고찰해 봄직하지만, 그 학설을 그대로 다 믿을 바 못 된다.

參 考

宋 사마광 《傳家集·書屋》 "素問이 황제가 쓴 것이라 하나 그렇지 않을 것이다. 황제가 천하를 다스렸는데 종일 明堂에 앉아 岐伯과 醫藥鍼灸를 논했겠는가? 이는 周, 漢시대에 의학자들이 이름을 의탁했을 뿐이다."

《내경강의·서론》 "《황제내경》은 현존하는 의학문헌 중 가장 오래된 典籍으로서 중의이론체계를 망라하여 闡述함으로써 중의학의 이론원칙과 학술사상의 기초를 奠定하고 있다."

5-9

岐伯所論 巨陽少陽少陰經病
皆少陽人病也.
陽明太陰經病 皆太陰人病也.
厥陰經病 少陰人病也.

기백(岐伯)이 논한 거양 소양 소음경병은 다 소양인 병증이다. 양명 태음경병은 다 태음인 병이다. 궐음경병은 소음인 병이다.

解 釋

이제마는 5-5와 5-9에서 《상한론》과 《내경》의 六經病을 다음과 같이 구분하였다. 修訂은 다시 분류한 것이다.

	상한론(이제마 所論)	5-5	修訂	내경	5-9	修訂
태양	脈浮 頭項强痛 惡寒(身疼 發熱)	소양인 태음인 소음인병증 均有	소양소음 태음인勻有	頭項痛 腰脊强 (膀胱經病)	소양인병증	소양소음 태음인균유
양명	胃家實 (不惡寒 反惡熱 汗自出 大便秘)		소양인 소음인병증	身熱目疼 鼻乾 不得臥 (胃經病)	태음인병증	태음인 소음인병증
소양	口苦 咽乾 目眩 (耳聾 胸脇痛 寒熱往來 頭痛 發熱 脈弦細)	소양인병증	소음인 소양인병증	胸脇痛 耳聾 (膽經病)	소양인병증	소양소음 태음인균유
태음	服滿而吐 食不下 自利 腹痛 (口不燥 心不煩)	소음인병증	소음인병증	服滿 嗌乾 (脾經病)	태음인병증	태음인 소음인병증
소음	脈微細 但欲寐 (口燥 心煩而自利)		소음인 소양인병증	口燥舌乾 渴 (腎經病)	소양인병증	소음인 소양인병증
궐음	消渴 氣上撞心 心中疼熱 飢而不欲食 下之利不止 (初無腹痛 自利 脈微緩 手足厥冷 舌卷囊縮)		소음인 소양인병증	煩滿 囊縮 (肝經病)	소음인병증	소음인 소양인병증

討 論

이제마가 《內經》의 육경병을 사상인병증으로 분류할 때 근거를 명확히 밝혀 놓지 않아서 그 이유는 알 수 없지만, 《東醫壽世保元》의 사상인 병증론을 참조하여 보면 위 표 修訂란 처럼 분류하는 것이 타당하지 않은가 한다. 그 이유는 다음과 같다.

거양병 頭項痛 腰脊强은 寒邪가 거양부위(膀胱經이 분포한 부위)를 침입한 때문이다. 이러한 현상은 태음인(갈근탕) 소양인(형방패독산) 소음인(계지가갈근탕)에게서 모두 생길 수 있다. 양명병 身熱目疼 鼻乾 不得臥는 한사가 多氣多血한 胃經에 침입하여 化熱하였기 때문인데, 寒化熱 현상은 태음인(갈근해기탕)과 소양인(양격산)에게서 나타날 수 있다.

소양병 胸脇痛 耳聾은 소음인(시호계지건강탕), 소양인(대시호탕), 태음인(가미일관전 ; 이 처방은 태음인의 담경병에 쓸 수 있다.)에 해당. 태음병 腹滿 嗌乾은 소음인(소시호탕), 태음인(태음조위탕)에 해당. 소음병 口燥舌乾 渴은 소음인(오매환) 소양인(백호탕)에 해당. 궐음병 煩滿 囊縮은 소양인(대승기탕)에 해당하기 때문이다.

이렇게 이제마와 다르게 분류한 것은 소음인 주요병리를 脾腎陽虛로, 소양인 주요병리를 陰虛熱盛으로, 태음인 주요병리를 脾肺虛寒 겸 胃熱로 보기 때문이다. 이에 관한 상세한 내용은 각 병증론에 있다.

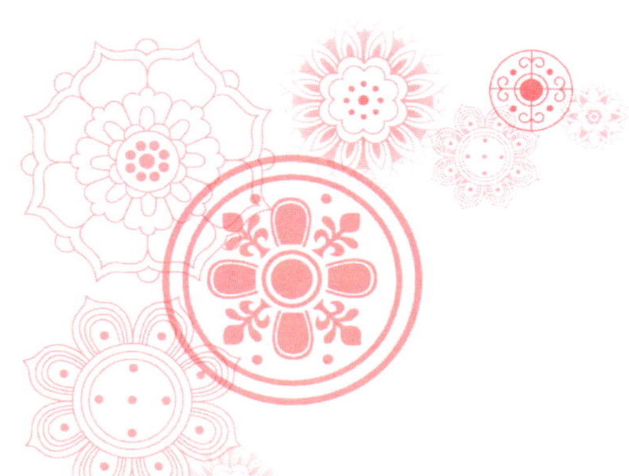

1. 少陰人腎受熱表熱病論

《東醫壽世保元》에서 이제마는 각 사상인의 병증을 表病과 裏病, 雜病으로 나누어 세 부분으로 서술하였다. 表病 裏病을 명명할 때는 체질적 생리특징과 결부시켜서 腎受熱表熱病 혹은 胃受寒裏寒病 등으로 명명하였는데, 이것은 동의 전통적인 臟象論 및 陰陽論과 부합되지 않는다.

腎受熱表熱病은 이제마가 소음인 表熱의 원인이 腎이 熱을 받아 생기고, 胃受寒裏寒病은 胃가 寒을 받아 생긴 것이라고 생각하여 명명한 듯 보이지만, 실은 소음인의 表病은 表를 담당하는 太陽經이 寒邪를 받아 생기고, 裏寒은 元陽이 부족하여 생기기 때문에 이 이름은 적당하지 않다.

본문을 읽어보면 表病이라고 분류한 병증에 表病이 아닌 것(胃家實 脾約 등)도 상당 수 있지만, 아무튼 이제마의 의도를 존중하여 이 章의 이름은 少陰人 表病論 정도가 적당하다고 생각한다.

6-1

張仲景 傷寒論曰,
發熱 惡寒 脈浮者
屬表 卽 太陽證也.

장중경 상한론에서 말하길, 발열 惡寒 脈浮한 증은 표에 속하니 태양증이라 하였다.

解 釋

이제마가 이를 인용한 것은 6-5에서 소음인 신수열표열병을 설명하기 위해서다.

《상한론》에서 이는 風寒이 表位에서 正氣와 상쟁하므로 發熱脈浮하고, 衛陽이 조체되어 惡寒한다는 태양병의 병리를 설명하는 말이지만, 이제마에게 있어서 이 조문은 "발열 오한 脈浮하는 症狀을 태양병이라 한다."는 정도의 의미다. 病理는 상관하지 않기 때문에 6-32에서처럼 傷寒病이 아닌 內傷에서도 발열 오한 맥부하면 태양병으로 간주한다.

討 論

《상한론》에는 "太陽之爲病 脈浮 頭項强痛而惡寒."(1), "太陽病 發熱 汗出 惡風 脈緩者 名爲中風."(2), "太陽病 或已發熱 或未發熱 必惡寒 體痛 嘔逆 脈陰陽其緊者 名爲傷寒."(3)으로 되어 있어 본문과 동일한 문구가 없다. 다만, 《동의보감·잡병·寒》에 "發熱 惡寒 脈浮者 屬表 卽 太陽證也(仲景)."이란 문구가 있을 뿐이다. 이는 이제마가 《동의보감》에 인용된 《상한론》을 주로 읽었다는 증거이고, 그 때문에 《상한론》의 원래의미를 잘 이해하지 못하게 된 원인이라 생각한다. 중경은 (1)의 太陽病提綱에서 發熱을 거론하지 않고, (3)에서 或未發熱이라 하여 태양병이 반드시 발열하는 게 아니라는 점을 확실히 밝혀 놓고 있다.

修 訂

6-1 《傷寒論》 "太陽之爲病 脈浮 頭項强痛而惡寒."(1)

6-2

太陽傷風 脈陽浮而陰弱.
陽浮者 熱自發
陰弱者 汗自出.
嗇嗇惡寒 淅淅惡風
翕翕發熱 鼻鳴乾嘔者
桂枝湯主之.

태양병 傷風에서 맥의 陽은 浮하고, 陰은 弱하다. 陽浮하면 熱이 절로 나고, 陰弱하면 汗이 절로 난다. 몹시 추워하고, 찬물을 끼얹는 듯 바람을 싫어하며, 오리털을 덮은 듯 열이 나고, 콧물 때문에 찍찍 소리가 나고, 구역질하면 계지탕으로 치료한다.

解 釋

　　본문이 소음인병에서 참고가 되는 것은 계지탕이 보통 비위기능이 약한 虛證체질에서 잘 발생하고, 이러한 신체적 특징은 소음인에게 있다는 점에서 계지탕을 소음인 방증으로 분류한 것은 맞다. 이런 사람은 傷寒證보다 "太陽傷風"증이 잘 발생하고, 陰弱하여 자한이 잘 생긴다. 색색오한 석석오풍… 등은 소음인이 발열 한출 오풍할 때 잘 발생하는 증상들이다.

討 論

　　본문 역시 《동의보감》과 일치하지만, 宋本 《상한론》(《상한론강의》) (12)는 "太陽中風 陽浮而陰弱…."으로 되어 있어 傷風이 中風으로 되어 있고, 脈이란 말이 없다. "陽浮而陰弱"은 보통 맥의 深部가 弱하고 淺部는 浮하다는 뜻을 해석하므로 脈자를 넣어도 의미는 동일하다. 따라서 陽浮而陰弱은 맥을 가볍게 누를 때 浮脈이 느껴지고 힘주어 눌러 보면 약해진다는 의미로서 곧 浮緩脈에 해당한다. 浮緩脈은 계지탕의 主證이다.

　　陽浮와 翕翕發熱은 外邪가 表를 범하고, 衛陽이 이에 항거하므로 생기며, 陰弱과 汗自出은 浮盛해져 있는 衛陽에 비해 영혈이 상대적으로 부족해져 있기 때문이다. 惡風寒은 風寒이 肌表를 外束하고 있기 때문, 풍한에 의해 肺氣가 불리해지기 때문에 코가 막힌다. 外邪가 胃氣를 간섭하면 嘔逆하게 된다.

　　따라서 계지탕증은 營衛不調 衛强營弱 肺氣不利 外邪干胃의 병리를 가진 증상이다.

修 訂

　　《傷寒論》 (12) "太陽中風陽浮而陰弱 陽浮者熱自發 陰弱者汗自出 嗇嗇惡寒 淅淅惡風 翕翕發熱 鼻鳴乾嘔者 桂枝湯主之."

6-3

危亦林 得效方曰
四時瘟疫 當用 香蘇散.

解 釋

《태평혜민화제국방》에는 "어떤 백발노인이 성중의 한 부자에게 향소산 처방을 주어 성안의 대역병자를 모두 치료하게 했다."는 注釋이 붙어 있으며, 《동의보감》도 이를 인용하고 있다. 향소산은 비위기능이 약하고 氣機가 울체되기 쉬운 사람에게 알맞은 처방이라서 소음인의 발열 자한 오풍 등에 응용하기 쉽다.

討 論

위역림의 《세의득효방》에 향소산이 11번 나오지만 어디에도 "四時瘟疫 當用"이란 말이 없다(神尤散 조문에 '治四時瘟疫'이란 말이 보임). 《화제국방》, 《보제방》 등에 "治四時瘟疫傷寒"이란 말이 있다. 《동의보감·잡병편》 향소산 조에 "治四時瘟疫"이란 말이 있지만 여기에도 '當用'은 없다.

瘟疫은 발병이 신속하고, 病情이 重하며, 증상이 유사하고, 전염성이 강해 사람을 가리지 않고 쉽게 유행하는 질병이라서 실상 체질과 관련이 적고 따라서 체질론에서 다루기 곤란한 병증이다. 《소문·遺篇·刺法論》의 "五疫之至 皆相染易 無問大小 病狀相似.", 《제병원후론》의 "人感乖戾之氣而生病 則病氣轉相染易 乃至滅門."이다. 현대의학적으로 페스트 콜레라 장티푸스 등 법정전염병이 여기 해당한다. 이들 질병은 모두 고열이 나는 열성질환이 대부분이어서, 소음인이라도 급성기에는 銀翹散 등으로 淸熱解毒해야 할 경우가 많다. 그러므로 '當用香蘇散'은 지나친 표현이다.

修 訂

《화제국방》 曰 "香蘇散治四時瘟疫傷寒."

6-4

龔信　醫鑑曰
傷寒　頭痛　身疼　不分表裏證
當用　藿香正氣散.

공신이 《의감》에서 말하길 "상한으로 머리와 몸이 아프고 표리가 분명하지 않으면 마땅히 곽향정기산을 쓴다."

討論

　공신의 《古今醫鑑》에는 본문과 같은 말이 없고 《東醫寶鑑·雜病·寒·傷寒陰證》의 곽향정기산 조문에 "治傷寒陰證 頭痛身疼 如不分表裏證 以此導引經絡不致變動. 藿香一錢半… 甘草炙五分. 上銼作一貼 入姜三片 棗二枚 水煎服 得效." 문구가 있다. 이는 곽향정기산으로 경락을 도인하여 變動을 막는다고 한 것이지 '當用'한다는 말이 아니다.

　《세의득효방》에도 "… 불분표리증…."을 포함한 말이 없는 것으로 보아, "治傷寒… 變動." 문구는 허준이 적어 넣은 것이고, 처방 말미에 있는 "득효"는 곽향정기산 출전을 뜻하는 것으로 보인다. 그렇다면 "공신의감왈"은 마땅히 "허준동의보감왈"로 바뀌어야 한다.

修訂

　《東醫寶鑑》 曰 "藿香正氣散 治傷寒陰證 頭痛身疼 如不分表裏證 以此導引經絡不致變動."

6-5

論曰　張仲景所論
太陽傷風　發熱惡寒者
卽少陰人　腎受熱表熱病也
此證　發熱惡寒而無汗者
當用桂枝湯　川芎桂枝湯

(나는) 논하길 장중경이 말한 태양상풍으로 열이 나고 오한이 나는 것은 곧 소음인이 腎에 열을 받아 表에도 열이 나는 병이니 이 증에 발열오한하며 땀이 없으면 마땅히 계지탕 천궁계지탕 향소산 궁귀향소산 곽향정기산을 쓰고

香蘇散 芎歸香蘇散
藿香正氣散
發熱惡寒而 有汗者
此亡陽初證也
必不可輕易視之.
先用 黃芪桂枝湯
補中益氣湯 升陽益氣湯
三日連服而 汗不止
病不愈則
當用 黃芪桂枝附子湯
人蔘桂枝附子湯
升陽益氣附子湯.

오한 발열이 있으면서 땀이 나면 망양초증이니 가볍게 보아 넘기면 절대 안 된다.

먼저 황기계지탕 보중익기탕 승양익기탕을 쓰되, 3일간 계속 먹어도 땀이 그치지 않고 병이 낳지 않으면 마땅히 황기계지부자탕 인삼계지부자탕 승양익기부자탕을 써야 한다.

- 계지체질 : "피부색이 희거나 紅光이 부족. 피부가 부드럽고 습윤하며 건조하지 않다. 체형은 마른 편이 많다. 살은 비교적 단단한 편, 부종이 없다. 복근이 단단하고 저력은 없다. 맥은 보통 부맥이나 빠르지 않다. 설질은 담홍 혹은 暗淡, 설체는 유연하고 설면이 습윤하고 설태는 薄白, 이를 계지설이라 한다."(《張仲景50味藥證》 黃煌)

解 釋

《傷寒論》과 《득효방》, 《의감》을 인용하여 계지탕 향소산 곽향정기산이 소음인 병증에 쓰는 방약임을 주장하였다. 중경의 태양중풍증(《동의보감》은 뇌혈관질환의 中風과 구분하기 위해 傷風이란 말을 썼다.)이 소음인 신수열표열병이라는 것이다.

태양중풍증은 表虛한 사람의 태양부위에 風邪가 침입하여 발열 오풍 자한 맥부완하는 병증이다. 이제마에 의하면 표허한 체질(계지탕체질 혹은 계지체질)이 곧 소음인이고, 풍사가 침입하여 표위에서 발열하는 것이 곧 腎이 열을 받아 表에 열이 난다는 의미다.

이 계지체질이 中風으로 발열 오한 무한하면 계지탕 등을 쓰고, 발열 오한 有汗하면 황기계지탕 등을 쓴다. 계지체질이 발열 오한 有汗한 경우 망양증이 되기 쉬우므로 병이 오래되면 부자를 가해 쓴다.

처방	적응증	소음인신수열표열병 병증	
계지탕	발열오한맥부 陽浮而陰弱	오한발열이 공통되는 이들은 모두 → 소음인 신수열표열병	無汗즉 계지탕 천궁계지탕 향소산 궁귀향소산 곽향정기산
향소산	四時瘟疫		
곽향정기산	상한 두통 身疼 不分表裏證		有汗즉 亡陽초증 황기계지탕 보중익기탕 승양익기탕 등

討 論

이 조문에서 우리는 몇 가지 의문을 해소해야 한다고 본다. 첫째, 이 조문의 태양병 發熱 惡寒 無汗은 마황탕증과 어떻게 다른가? 둘째, 계지탕증(태양중풍증)이 잘 생기는 체질이 있는가? 있다면 그것을 소음인이라고 할 수 있는가? 셋째, 發熱 惡寒 無汗(혹은 발열 오한 有汗)이라는 병증이 있으면, 계지탕 천궁계지탕 향소산 궁귀향소산 곽향정기산과 같은 상이한 방약들을 차별 없이 써도 좋은가? 혹은 다시 세분하여 증을 나누어야 하는가? 넷째, 태양중풍증의 발열 오한 有汗을 망양병 초증이라고 보는 것이 가능한가? 이 두 증 사이에 분명한 병리적 연관성이 있는가?

1) 태양병 發熱 惡寒 無汗과 마황탕

《傷寒論》에서 "太陽病 頭痛 發熱 身疼 腰痛 骨節疼痛 惡風 無汗而喘者 麻黃湯主之."(35)라고 하여 無汗과 有汗은 脈浮緩과 脈浮緊과 함께 表實과 表虛를 구분하는 주요 증상이다. 惡風과 惡寒도 혹은 中風과 傷寒을 구분하는 용어라고 하나, (35) 마황탕 조문에서 惡風이, (12) 계지탕 조문에서 惡寒이 나오므로, 오풍과 오한은 바꿔 쓸 수 있는 용어로 본다. 본문 6-5는 태양병 두통 발열 오한이 계지탕의 적응증이라고 말하고 있는데 이것과 《傷寒論》 (35)를 어떻게 해석해야 할까.

이것은 "腎受熱表熱病也 此證 發熱惡寒而無汗者"라고 하였으므로, 태양상풍증(곧 신수열표열병)에서의 無汗이란 뜻으로 보아야 할 것 같다. 즉 마황탕의 無汗과 같이 피부가 뽀송뽀송하면서 열이 나고 오한이 드는 상태가 아니라, 약간 땀이 나지만 흐르지 않는 사람의 발열 오한, 즉 피부가 눅눅한 사람의 발열오한인 것이다. 《傷寒論》의 無汗과 다른 의미로 해석해야 한다.

2) 계지체질과 소음인

계지탕증이 잘 생기는 체질이 있다는 데 대해선 많은 학자들이 동의하고 있다. 이제마가 계지탕을 소음인 방약으로 분류하였으므로, 소음인은 계지체질과 많은 유사성이 있거나, 혹은 동일한 체질로 볼 수 있다. 다만 이제마는 소음인의 병증으로서 태양중풍증보다 亡陽과 같은 陽虛證에 치중하였으므로 소음인의 체질적 특징이 陽虛에 중점이 있다는 걸 고려해야 한다.

3) 발열 오한 無汗에 계지탕 천궁계지탕 향소산 궁귀향소산 곽향정기산

《傷寒論》의 변증사상에 의하면 藥味와 藥量의 선택은 지극히 객관적이고 논리적인 辨證을 통해 결정되어야 하는 일이다. 즉 어떤 증을 보고 계지탕이 맞고 마황탕은 안 되며, 혹은 계지가작약탕을 쓰고, 계지가계탕은 안 쓴다던지 결정할 때 그 이유를 명확하게 설명할 수 있어야 한다.

계지탕과 계지가계탕은 동일한 藥味에 계지 量만이 다르지만, 이 방을 선택하는 근거가 계지탕과 다르기 때문에 증이 다른 것으로 간주된다(계지가계탕증 혹은 心陽虛奔豚證). 계지탕과 천궁계지탕 향소산 궁귀향소산은 약미와 약량이 크게 달라서 서로 다른 기준에 의해 선택되어야 한다. 본문에서 이제마가 각 방약의 구체적인 차이를 밝히지 않았다 하더라도, 우리는 마땅히 서로 구분해서 사용해야 할 것이다. 다음이 각 방약의 차이점이다.

계지탕	계지 3전, 백작약 2전, 감초 1전, 생강 3편, 대추 2매	解肌發表 調和營衛	태양중풍증	비위기능이 약한 사람의 외감풍한증에 쓴다는 점이 공통점	脾胃증상이 없음

천궁계지탕	계지탕에 천궁, 창출, 진피 각 1전씩 加	계지탕에 理氣行血化濕 작용 增强	계지탕증 겸 氣滯		발열오한에 약간의 소화기증상
향소산	향부자 3전, 자소엽 2전반, 진피 1전반, 창출, 감초 각 1전, 생강 3편, 총백 2경	理氣解表	外感風寒, 內有氣滯	비위기능이 약한 사람의 외감풍한증에 쓴다는 점이 공통점	소화기증상 위주
궁귀향소산	향부자 2전, 자소엽, 천궁, 당귀, 창출, 진피, 감초 각 1전, 총백 5경, 생강 3편, 대추 2매	향소산에 養血行血 작용 增强	향소산증 겸 血虛		소화기증상에 겸 혈허증
곽향정기산	곽향 1전반, 자소엽 1전, 후박, 대복피, 백출, 진피, 반하, 감초, 길경, 백지, 백복령 각 5푼, 생강 3편, 대추 2매	解表化濕 理氣和中	外感風寒, 內傷濕滯		구토설사복명 등 겸 습증

이 표를 통해서 우리는 이제마가 말하는 소음인을 향해 다시 한 발자국 더 접근할 수 있다. 소음인이란 곧 비위기능이 약하여 기허와 혈허가 생기기 쉬운 사람이며, 소음인신수열표열병이란 이런 사람의 발열을 말한다. 즉 비위기능이 약하고 氣血이 부족한 사람이 풍한에 感受되면 계지탕 향소산 등을 쓴다. 다만 비위 쪽에 별다른 이상이 나타나지 않으면 계지탕, 약간의 이상이 있으면 계지탕에 천궁 등을 가해 쓰고, 풍한보다는 비위기능 이상 위주면 향소산 여기에 습체가 겸해 있으면 곽향정기산을 쓴다.

마찬가지로 발열 오한 有汗에 대해서도 구분해서 쓴다. 이때의 有汗은 계지탕을 쓸 경우에 비해 땀이 더 많이 나는 것을 의미한다. 즉 기혈이 부족한 사람으로서 풍한에 감수되어 땀을 많이 흘리며 발열 오한하는 경우이다.

	황기계지탕	계지탕 가 황기 2전, 백하수오, 당귀 각 1전	계지탕에 補氣養血劑 보강	氣血兩虛 겸 太陽中風證		기혈양허한 사람의 풍한감모
초기	보중익기탕	인삼, 황기 각 3전, 감초, 백출, 당귀, 진피 각 1전, 생강 3편, 대추 2매	補益脾肺	中氣不足 혹은 中氣下陷	脾肺氣虛 氣血兩虛	비위기허
	승양익기탕	인삼, 계지, 백작약, 황기 각 2전, 백하수오, 관계, 당귀, 감초 각 1전, 생강 3편, 대추 2매	補氣養血 겸 升陽	血虛 겸 中氣不足證		氣血兩虛
3일후	계지부자탕	계지탕 가 부자 3전	계지탕에 助陽劑 보강	陽虛인의 表證不解	脾腎陽虛 氣血兩虛	陽虛
	인삼계지부자탕	계지탕 가 부자 1-2전, 인삼 4전, 황기 2전, 당귀 1전	계지탕에 補氣溫陽劑 보강	氣虛陽虛 표증불해		脾氣虛 겸 陽虛

3일 후	승양익기 부자탕	인삼, 계지, 백작약, 황기 각 2전, 백하수오, 관계, 당귀, 감초 각 1전, 부자포 1-2전, 생강 3편, 대추 2매	승양익기탕의 補陽劑 증강	氣血兩虛, 陽虛	脾腎陽虛 氣血兩虛	氣血兩虛와 陽虛證

이 표에서 소음인은 비위기허 기혈양허한 사람 혹은 이 중에 다시 陽虛한 사람도 포함됨을 알 수 있다(즉 소음인은 비위기허, 기혈양허 겸 陽虛가 잘 나타나는 체질). 본문에서 태양중풍증 혹은 망양초증에 계지탕 향소산 곽향정기산 황기계지탕 보중익기탕 계지부자탕 승양익기탕 등을 쓴다면 같은 소음인이라 하더라도, 단순 外感證(계지탕) 外感內濕證(곽향정기산) 脾胃氣虛證(보중익기탕), 氣血兩虛證(승양익기탕), 陽虛證(계지부자탕) 등이 각기 나타날 수 있고 이 차이에 따라 처방을 선택해야 한다고 해석할 수 있다.

그렇다면 소음인 발열 惡寒 有汗에 먼저 황기계지탕 등을 쓰고 삼일을 기다려 계지부자탕 등을 쓸 것이 아니라 처음부터 氣虛 血虛 陽虛 등을 변증해서 처방을 선택할 수 있을 것이다.

4) 發熱 惡寒 有汗과 亡陽

태양중풍증의 발열 오한 有汗(즉 계지탕증)을 亡陽의 초증으로 보는 것은 타당한가? 여기에 대해서 마침 《상한론》 (70) "發汗後 惡寒者 虛故也."와 成無己 "發汗則表虛而亡陽.", 張璐 "誤汗亡陽." 등의 논술이 있으니 그럴 가능성은 있지만, 여기서 發汗은 치료방법으로 땀을 내게 만드는 경우이고, 계지탕의 有汗은 自汗 즉 절로 나는 땀이란 걸 구별해야 한다.

태양중풍증의 有汗이 있을 경우 우리는 계지탕으로 解肌祛風 調和營衛함으로써 汗出을 막을 수 있기 때문에 망양을 걱정하지 않아도 된다. 다만 약물을 사용하여 과도하게 發汗하는 등의 誤治, 혹은 汗出을 조장하는 다른 요인이 있을 경우 망양이 되므로 이것은 분명 태양중풍증(소음인신수열표열병)과 분명히 다른 것이다. 즉 계지탕증을 잘못 치료했을 때만 망양이 되는 것인데, 계지탕증을 亡陽초증이라 부르면 잘못이다.

아래 본문에서 이제마는 여러 번 汗多亡陽을 논하였는데, 이 한다망양이 의미도 지나치게 발한 시켰을 경우 망양이 된다는 의미이지, "땀이 많이 나면 망양이 된

다.”는 의미가 아니다. 이런 오해는 이제마가 《傷寒論》 원문에 대한 충분한 이해
가 없었기 때문이며, 이것은 마땅히 바로잡아야 한다.

5) 症, 證, 病에 대한 이제마의 혼동

이 조문과 여타 《東醫壽世保元》 조문을 통해서 우리는 이제마가 證과 症 그리
고 病에 대한 개념이 분명하지 않다는 것을 알 수 있다. 본래 동의에서는 발열 오
한 등 개개의 증상을 症이라고 부르며, 병리적 연관성을 가진 일련의 症들을 합쳐
서 證이라고 부른다. 만일 證과 症이 변하더라도 일정한 과정을 거쳐 발생하고 종
료된다면 그 질병 전체를 病이라고 한다. 예를 들어 처음에 發熱 惡寒 全身疼痛 無
汗하다가, 口苦 咽乾 目眩 往來寒熱 胸脇苦滿하고, 다시 또 腹滿嘔吐 下利 食慾不振
하다면, 발열 오한 등을 症이라 하고, 발열 오한 身痛 無汗 등 일련의 症의 조합을
證(表證→半表半裏症→裏證)이라 하고, 이 전체 과정을 傷寒病이라고 부른다.

그러므로 태양중풍증이 誤治 등으로 망양이 되었다고 해서, 태양중풍증을 망양초
증이라고 부르지 않는다. 만일 망양초증이라 부를 수 있으면 망양은 더 이상 證이
아니고 病의 개념이다. 하지만 설사 망양병이라고 부른다하더라도 태양중풍증이 망
양으로 진행되는 것도 아니니 이것도 불가능하다.

이제마는 6-32 등에 망양병이란 말과 망양증이란 말을 번갈아 쓰고 있고, 6-37에
서 “亡陽病證”을 危證과 險證으로 나누고 있어서 證과 病의 개념을 혼동하고 있다.
이것도 분명하게 바로잡아야할 것 중의 하나다.

6) 內傷과 外感의 무분별

태양중풍증의 發熱 惡寒 有汗은 風寒이 表位에 침입하여 발생하는 外感病이다.
중경이 6-9(106) 등에서 여러 번 “外不解者… 當先解其外”라고 한 것처럼, 외감병으
로 표증이 있으면 먼저 발표하여 邪氣를 제거하는 것이 치료의 순서다.

반면에 이제마는 이에 대해 명확히 설명하지 않고 다만 황기계지탕과 더불어 보
중익기탕과 승양익기탕으로 모두 이를 치료한다고 하여서, 외감표증에 대한 인식이
분명하지 않다는 의심을 갖게 한다. 이러한 의심은 內傷으로 생각되는 發熱에 계지
탕으로 발표하였다는 6-32의 의안에서 더욱 굳어진다.

이제마가 몰랐거나 혹은 알고서도 설명하지 않았다 하더라도 우리는 外感과 내상

을 구분하여야 하므로, 황기계지탕 등을 각기 적절히 가감하여 사용하여야 할 것이다. 發熱 惡寒 有汗 등 外感이 분명하다면 보중익기탕이나 황기계지탕은 發表散寒이 미약하므로, 증에 따라 소엽이나 총백 등을 가하여 발산력을 증강하면 좋을 것이다.

修訂

따라서 6-5는 다음과 같이 수정되어야 한다. "《傷寒論》의 태양중풍증은 소음인이 풍한에 감수된 경우에 나타난다. 소음인이 外感風寒으로 發熱 惡寒하고 땀이 약간 나면 氣血의 상태와 비위기능을 보아서 계지탕, 천궁계지탕, 향소산, 궁귀향소산, 곽향정기산에서 골라 쓰고, 誤治나 다른 원인으로 땀을 많이 흘리게 되면 망양이 될 수도 있으므로 이를 조심하며, 만일 亡陽의 기미가 보이면 氣血의 상태와 脾胃機能 그리고 風寒邪氣와 陽虛한 정도를 따져 황기계지탕, 보중익기탕, 승양익기탕, 계지부자탕, 인삼계지부자탕, 승양익기부자탕에서 골라 쓴다." 각 처방의 구별은 표 참조.

6-6

張仲景曰 太陽病 脈浮緊
發熱 無汗而 衄者 自愈也.

장중경이 말하길 태양병으로 맥부긴 발열 無汗하면서 衄하면 절로 낳는다.

解釋

《상한론》 (47) "太陽病 脈浮緊 發熱 身無汗 自衄者愈."에 해당. 《동의보감》에서 인용했기 때문에 몇 군데 글자가 다르다. "태양병으로 발열 무한 맥부긴하면 태양상한증이라서 마황탕으로 發汗해야 하나, 코피가 나게 되면 절로 낳게 되니 발한할 것 없다는 의미다. 태양상한증에 코피가 나는 것은 邪氣가 울체되어 化熱한 것인데, 코피를 따라서 邪氣가 나오므로 따로 발한법을 쓸 필요가 없다."

討論

본래 이 구절은 《상한론》에서 마황탕증(脈浮緊, 태음인병증)을 설명하는 말이고 이하 瘀熱證과도 관련이 없어서 소음인 병증론에 이를 인용하는 것은 옳지 않다. 6-11과 6-12에서도 이 6-6과 관련된 내용은 보이지 않는다. 다만 衂이라는 출혈증이 "下血"(6-7), "血證"(6-8), "血自下"(6-9) 등과 함께 이제마의 주의를 끌었던 게 아닌가 생각된다.

修 訂

삭제 혹은 태음인 병증론으로 이동.

6-7

太陽病 六七日 表證因在,
脈微而沈 反不結胸,
其人如狂者 以熱在下焦
小腹當滿.
小便自利者 下血乃愈.
抵當湯主之.

태양병이 6, 7일이 되었는데 표증이 남아있고, 맥이 微沈한데 도리어 結胸은 없고, 그 사람이 미친 것 같아지면 열이 하초에 있어 小腹이 불러지게 된다. 소변이 잘 나오는 사람은 하혈법을 쓰면 곧 낳는다. 저당탕을 쓴다.

- 如狂 : 如狂은 神志異常의 뜻이지만, 發狂보다는 경미하다는 의미다. '발광과 비슷한 불안상태' 등으로 해석할 수 있다. 성무기 "其人如狂者 爲未至於狂 但不寧耳."

解 釋

6-11, 6-12에서 腎陽困熱과 大腸怕寒을 설명하기 위해 인용하였다. 본문은 表邪가 化熱하여 瘀血과 결합한 瘀熱이 되고 이 때문에 少腹當滿한다는 말인데, 이제마는 이런 과정이 소음인의 腎臟陽氣가 寒氣에 쫓겨 곤란하게 된 때문이라고 본다.

討　論

　본문은 《상한론》 (124) 아래 원문에 해당. 태양병이 6, 7일이 되도록 表邪가 해소되지 않으면 열로 변해 경락을 따라 안으로 들어가고, 瘀血과 결합하여 瘀熱이 된다. 이때 소복이 鞕滿하면서 發狂하면 邪熱과 瘀血이 하초에 뭉쳐 있으면서 心神을 上搖하는 것이다. 맥상이 沈微한 것은 어혈로 해서 기혈이 脈道에 沈滯되기 때문이며, 이것은 虛證의 微弱한 맥상과 다르다. 표증이 있는데도 맥상이 沈한 것은 外邪內陷이 위주라는 것이고, 結胸이 없다는 것은 상초에 實邪가 없다는 뜻이며, 小便自利한 것은 蓄水의 증이 없다는 뜻이다. 표증이 있으면 표를 먼저 치료하는 것이 순서지만 裏證이 급박하고 重하므로 저당탕으로 어혈을 攻下하여 치료한다.

　소음인의 생리특징을 앞에서 살펴본 대로 비위기허 기혈양허 신양허한 사람으로 볼 때, 문제는 먼저 저당탕증이 소음인에게서 잘 나타나는 證인가 하는 점이다. 이것은 桃仁이 形體羸瘦, 肌膚甲錯, 目眶發黑 혹 靑, 口屑暗紫, 小腹疼痛 등에, 蝱蟲이 小腹滿痛, 經水不利에, 水蛭이 小腹硬滿, 發狂善忘 등이고 이들 증상이 陰證에 속한다는 점을 고려하면 소음인에게서 나타날 수 있는 병증이라고 볼 수 있다.

　기허 혹은 양허한 경우 推動과 溫照, 固攝작용이 不利하여 어혈이 잘 생길 수 있다. 실지로 경험해 보면 소음인의 생리적 특성 중의 하나가 어혈증임을 알 수 있다. 따라서 저당탕증을 소음인병증으로 분류해도 타당할 것이다.

修　訂

　《傷寒論》 “太陽病　六七日表證仍在　脈微而沈　反不結胸　其人發狂者　以熱在下焦　少腹當鞕滿　小便自利者　下血乃愈　所以然者　以太陽隨經　瘀熱在裏故也　抵當湯主之.”(124)

6-8

太陽證　身黃　發狂
小腹硬滿　小便自利者
血證　宜抵當湯.

태양증으로 몸이 누렇게 되고 발광하며, 아랫배가 딴딴하게 붓지만 소변이 잘 나오는 것은 血證이니 저당탕을 쓴다. 傷寒으로 아랫배가

傷寒 小腹滿 應小便不利
今反小便自利者 以有血也.

解 釋

6-11, 6-12를 설명하기 위한 인용. 瘀熱로 少腹鞭滿하고, 혈열이 心神을 上搖하여
발광하는 과정도 소음인의 비신양기가 한사에 의해 방광에 鬱蓄되어 온다는 뜻.

討 論

《상한론》 (125)와 (126)에 해당. 본문이 《동의보감·잡병·상한혈증》을 인용
했기 때문에 부분적으로 《상한론》과 다르지만, 대체적인 의미는 동일하다. (125)
는 "태양병으로 아랫배가 단단하게 뭉치고 정신이 오락가락하며 소변이 잘 나오고
脈象이 沈結한 것은 血과 熱이 서로 뭉쳐서 下焦에 쌓인 것이다. 어혈이 있으면 간
이 영향을 받고, 膽汁이 다른 길로 흘러 황달이 나타난다. 하지만 이 황달은 습열로
생긴 것이 아니기 때문에 소변이 잘 나온다. 따라서 황달이 있되 소변이 잘 나오고
정신이 온전치 않은 것은 혈증이 틀림없다. 저당탕으로 치료한다." (126)은 "상한으
로 열이 나고 아랫배가 부르면 응당 소변이 잘 나오지 않지만, 지금 잘 나오는 것
은 어혈이 원인이기 때문이다. 다른 약은 안 되고 저당환을 써야 한다."는 의미다.
6-7과 같은 이유로 이 조문도 소음인에게서 나타날 수 있는 병증으로 분류할 수
있다.

修 訂

《傷寒論》 (125) "太陽病身黃 脈沈結 小腹鞭 小便不利者 爲無血也. 小便自利 其
人如狂者 血證諦也. 抵當湯主之." (126) "傷寒有熱 小腹滿 應小便不利 今反利者 爲
有血也 當下之 不可餘藥 宜抵當丸."

6-9

太陽病 不解 熱結膀胱
其人如狂 血自下者 自愈.
但 小腹急結者 宜攻之
宜桃仁承氣湯.

태양병이 풀리지 않고 열이 방광에 맺혀있어
미친 사람 같으면서 스스로 하혈하면 절로 낳
는다. 단 아랫배에 단단한 게 있으면서 당기고
아픈 것은 공격해야 하니 도인승기탕을 쓴다.

- 도인승기탕 : 국내에선 도인승기탕, 도핵승기탕을 같은 의미로 쓰지만, 중국에선 보통 도인승기탕은 《온역론》 처방(대황 망초 도인 당귀 작약 단피)을, 도핵승기탕은 《상한론》 처방(도핵 계지 대황 감초 망초)을 가르킨다. 도인승기탕은 《온역론》 외에도 《통속상한론》, 《성혜방》, 《부인양방》 등에 서로 다른 처방이 있다. 본문의 도인승기탕은 물론 상한론의 도핵승기탕이다.

解釋

이 구절도 6-7, 6-8과 같다. 이제마의 관심은 "熱結膀胱 其人如狂 血自下."에 있다.

討論

《상한론》 (106) "太陽病不解 熱結膀胱 其人如狂 血自下 下者愈. 其外不解者 尙未可攻 當先解其外. 外解已 但少腹急結者 乃可攻之 宜桃核承氣湯." 즉 "태양병의 表邪가 풀어지지 않고 열로 변해 裏로 들어간 다음 血과 결합하여 하초에 맺혀지면 아랫배가 당기고 아프게 된다. 또 瘀熱이 생기면 心의 神志기능을 저해하여 미친 것처럼 된다. 이 증을 치료할 때 만약 外邪가 아직 풀어지지 않고 있다면 먼저 解表해야지 어혈을 먼저 치료하면 안 된다. 외사가 없어진 후 도핵승기탕으로 瘀熱을 攻下해도 된다. '미친 것 같다.'는 미친 것처럼 증상이 심하지는 않다는 뜻이다. 만약 어혈이 절로 내리면 邪熱도 어혈을 따라 제거되니 병증이 낳게 된다."는 뜻이다.

《상한론》과 비교하면 본문에 "其外不解者 尙未可攻 當先解其外."가 없는데, 이는 《동의보감》을 인용한 탓이다. "表邪가 있으면 마땅히 먼저 表證을 치료해야 한다."는 이 부분이 삭제된 것은 6-32 등에서 이제마가 표리를 구분하지 않게 된 원인의 하나라고 본다.

　도인승기탕도 저당탕과 마찬가지로 소음인 병증으로 분류할 수 있다.

修　訂

　《傷寒論》 "太陽病不解　熱結膀胱　其人如狂　血自下　下者愈. 其外不解者　尙未可攻 當先解其外. 外解已　但少腹急結者　乃可攻之　宜桃核承氣湯."(106)

6-10

太陽病　外證未除而　數下之
遂下利不止　心下痞硬.
表裏不解　人蔘桂枝湯主之.

태양병 외증이 아직 다 풀리지 않았는데 자주 설사를 시키면 마침내 설사가 그치지 않게 되고 명치끝이 단단해지면서 막힌 듯한 느낌이 생긴다. 이는 表裏가 다 풀어지지 않은 것이니 인삼계지탕으로 치료한다.

• 계지인삼탕 : 계지 감초 각 4량, 백출 인삼 건강 각 3량(《상한론》)

解　釋

　6-11 '外熱包裏冷' 6-12 '太陽病外證　未除' 이하와 관련된 인용문이다. 태양병 외증이 다 풀어지지 않은데 승기탕 등으로 잘못 下하는 바람에 설사가 그치지 않고 양기가 곤궁하게 되었다는 것. 이제마가 이를 인용한 것은 "數下하여 설사가 그치지 않는 것은 허약한 체질적 소인을 가진 소음인이기 때문이다."(윤길영) 즉 소음인은 攻下하면 설사가 그치지 않는 경우가 많으니 위장 내 實邪가 있더라도 함부로 寒性下劑를 쓰면 안 된다.

討 論

　《상한론》 (163) 곧 "태양병으로 表邪가 풀어지지 않고 있으면 당연히 汗法으로
解表해야 한다. 하지만 汗解하지 않고 여러 번 下法을 쓰게 되면 表邪가 없어지지
않고 오히려 脾陽을 손상하여 心下가 痞鞕하고, 下利가 지속됨과 동시에 表邪로 인
해 발열이 계속된다. 表證이 함께 있는 下利를 協熱利라 부르니 의당 인삼계지탕
(《傷寒論》 계지인삼탕)으로 치료해야 한다."는 게 본래의 뜻이다.

修 訂

　《傷寒論》 "太陽病 外證未除 而數下之 遂協熱而利 利下不止 心下痞鞕 表裏不解
者 桂枝人蔘湯主之."(163)

6-11

論曰 此證 其人如狂者
腎陽困熱也.
小腹硬滿者 大腸怕寒也.
二證俱見 當先其急.

腎陽困熱則 當用
川芎桂枝湯 黃芪桂枝湯
八物君子湯 升補之
大腸怕寒則 當用
藿香正氣散 香砂養胃湯
和解之.

若 外熱包裡冷而
毒氣重結於內 或
將有養虎遺患之弊則 當用

나는 논하길 이 證에 환자가 미친 것 같이 되
는 것은 腎陽이 곤궁한 열로 된(腎陽困熱) 때
문이다. 아랫배가 단단하고 부른 것은 대장이
찬 기운을 두려워하는 것(大腸怕寒)이다. 두 가
지 증이 함께 나타나면 급한 것부터 치료한다.

신양곤열에는 천궁계지탕 황기계지탕 팔물군
자탕으로 升補하고, 대장파한에는 곽향정기산
향사양위탕으로 和解한다.

만약 바깥에 열이 안의 冷을 감싸고 있으며 거
기에 毒氣가 안에 맺혀 있으면 호랑이를 길러
환난을 당하는 폐단과 같으니 파두단으로 한

巴豆丹 下利一二度
因以藿香正氣散 八物君子湯
和解而 峻補之.

두 번 설사를 시키고 이어서 곽향정기산으로
화해하고 팔물군자탕으로 크게 보해야 한다.

解 釋

　이제마는 6-7부터 6-10까지 蓄血證과 계지인삼탕증을 소개한 뒤, 이것을 신양곤열과 대장파한 外冷包裏熱의 세 가지 증으로 분류한 뒤 치료법을 제시하고 있다.

　본문의 "此證 其人如狂."은 6-7과 6-9의 "其人如狂" 그리고 6-8의 "發狂"을 말한다. 이들은 소음인의 腎陽이 열을 받아 생기므로 신양곤열이라 한다. 신양곤열은 解肌發表 調和營衛하는 계지탕에 理氣를 겸한 천궁계지탕이나, 補氣養血을 겸한 황기계지탕, 혹은 더욱 補氣養血작용을 강화한 팔물군자탕으로 치료한다.

　"小腹硬滿"은 6-7의 "小腹當滿", 6-8의 "小腹硬滿", 6-9의 "小腹急結"을 말한다. 이들은 모두 대장이 찬 기운을 싫어하여 생기므로 대장파한이라 한다. 대장파한은 海表化濕 理氣和中하는 곽향정기산 혹은 健脾消食 溫中補脾하는 향사양위탕으로 치료한다.

　"外熱包裏冷"은 6-10 태양병외증이 있으면서 心下痞硬한 表裏不解證을 말한다. 이때는 안에 뭉쳐있는 冷毒을 파두단으로 설사시킨 후 곽향정기산으로 和解하고, 팔물군자탕으로 크게 보해야 한다.

討 論

1) 신양곤열의 의미

　腎陽困熱에 대해선 이제마가 6-12에서 "장중경이 말한 하초혈증이란 소음인의 脾局 陽氣가 寒邪에 억눌리고, 腎局 陽氣가 邪氣에 가로막혀서 올라갈 수 없으므로 脾局과 연접하지 못하고 방광에 鬱蓄되는 증세이다."라고 말한 것에서 그 의미를 추측할 수 있다. 소음인의 축혈증이 생기는 이유가 찬 기운에 의해 腎陽이 가로막혀 脾局으로 올라가지 못하고, 방광에 鬱蓄하여 곤궁에 빠진 열처럼 되었다는 것이다.

하지만 이렇게 곤궁에 빠진 신양이 왜 광증을 유발하는지에 대해선 별다른 설명
이 없다. 다만 "이런 증후에 기운을 돋우며 양기를 끌어올리면 상책"이라고 한 것
을 보아 陽氣가 상승하지 못하면 心陽不振이 오고 이어서 水飮痰邪 등이 乘機搖心
해서 狂氣가 나타나는 것으로 본 게 아닌 가 추측된다.

《소문·氣厥論》 "肝移寒於心狂隔中." 寒이 心에 들어가면 神志를 어지럽힌다.
陽氣와 寒이 서로 싸우면 隔塞하고 中不通한다. 《소문·刺腰痛篇》 "陽氣虛 虛
則狂" 藥石으로 陽氣를 손상하면 狂이 생긴다. 라는 기술이 있어 《內經》도 寒
에 의해 광증이 생긴다고 본다. 또 《상한론》 (112) "傷寒脉浮 醫以火迫劫之 亡
陽 必驚狂."도 陽虛로 인한 광증의 발생을 말하고 있다.

나머지 문제는 천궁계지탕 등으로 蓄血이 제거되는가이다. 천궁에 비록 行血祛瘀
하는 작용이 있다 하나, 桃仁이나 水蛭 蟗蟲에 비하면 극히 약하다. 아무리 생각해
도 논리적으론 《傷寒論》 저당탕환이나 도핵승기탕증의 蓄血이 천궁계지탕으로 해
소된다고 보기 곤란하다. 따라서 이 문제의 완전한 해결은 소음인으로서 저당탕환
증과 도행승기탕증을 가진 사람에게 천궁계지탕, 황기계지탕을 써보는 수밖에 없을
것이다.

하지만 《東醫壽世保元》 전반에 나타나는 《傷寒論》에 대한 이제마의 誤解를
참고하면 다음과 같이 생각해 볼 수 있다. 즉 《傷寒論》에서 말하는 下焦血證으로
인한 狂證을, 이제마가 완전히 오해하여 천궁계지탕이나 팔물군자탕을 쓴다고 한
게 아닌가 의심하는 것이다.

《傷寒論》 저당탕환증과 도핵승기탕증의 如狂 혹은 發狂은 瘀熱이 心神을 上搖
한 것이지만, 신양곤열에 대해 앞에서 생각해 보았듯이 이 증의 如狂은 腎陽이 寒
邪에 가로막혀 상승하지 못함으로써 생기는 神志異常이니, 완전히 다른 병증이다.

따라서 본문은 6-7부터 6-10에 대한 소음인 축혈증을 연결해서 서술할 것이 아
니라, 心陽不振으로 인한 如狂증만 서술해야 한다.

2) 대장파한의 의미

본문에서 대장파한은 6-7부터 6-9에 있는 축혈증의 小腹硬滿을 말한다고 하고,

6-12에서 축혈증은 腎陽이 寒氣에 억눌려 상승하지 못한 때문이라고 하였다. 이것은 동일한 병리로 나타나는 蓄血證에서 如狂하면 신양곤열이고, 小腹硬滿하면 대장파한이라는 것인데, 따라서 신양곤열과 대장파한은 이제마가 如狂症과 小腹硬滿症이 생기는 이유를 설명한 말이다. 곧 寒氣에 의해 腎陽이 상승하지 못하면 狂症이 나타나고, 방광에 鬱蓄되면 소복경만이 나타난다는 뜻이다.

하지만 신양곤열의 토론에서와 마찬가지 이유로 대장파한은 축혈증과 완전히 다른 병증이다. 축혈증은 어혈이 소복에 맺혀서 생기는 것이고, 대장파한은 腎陽이 방광에 鬱蓄되어 생기는 것이기 때문이다. 신양이 방광에 鬱蓄되었는데 왜 소복경만이란 현상이 나타나는지에 대해선 더 이상 설명이 없어서 알 수 없다. 다만 대장파한에서 소복경만이 나타나는 경우가 있다 하더라도 축혈증의 소복경만과는, 6-5의 無汗이 마황탕의 無汗과 달랐던 것처럼 구체적인 증상에서 많이 다를 것이라는 예상을 한다.

3) 신양곤열과 대장파한의 치료

신양곤열과 대장파한은 기본병리가 동일한 만큼 치료방법도 같아야 할 것이다. 다만 신양곤열은 陽氣不升이, 대장파한은 陽氣鬱蓄이 더 문제라고 보아서 신양곤열은 천궁계지탕 황기계지탕 팔물군자탕으로 升補를 위주로 하고, 대장파한은 곽향정기산 향사양위탕으로 和解를 위주로 한다고 하였다.

이상과 같은 이유로 脾腎陽虛한 소음인의 如狂과 小腹硬滿을 치료할 때, 이제마의 논술에 구애되지 말고 축혈증과 양허를 구분해서 《傷寒論》의 저당탕환과 도핵승기탕 桂枝去芍藥加蜀漆龍骨牡蠣湯, 그리고 《東醫壽世保元》의 천궁계지탕 등을 선택하면 될 것이다.

다음에 이들 처방의 공통점과 차이점을 약술한다. 먼저 축혈증과 양허증을 구분하고, 축혈증이라면 저당탕 등을, 양허증이라면 계지거작약가촉칠용모탕이나 천궁계지탕 등에서 선택한다.

축혈증	化熱한 外邪가 瘀血과 결합	하초에 맺혀서 小腹硬滿하고, 瘀熱이 上搖心神하여 如狂한다.	瘀血實邪가 존재하는 實證	攻下瘀血	저당탕 저당환 도핵승기탕
신양곤열 대장파한증	寒邪가 腎陽을 鬱蓄시킴	腎陽이 방광에 울축하여소복경만하고, 心陽이 不振하여 如狂	心腎陽虛와 實寒이 존재하는 虛實錯雜證	溫補升陽, 和解	천궁계지탕 황기계지탕 팔물군자탕 곽향정기산 향사양위탕

양허증의 방약은 다음과 같이 구분한다.

기인여광	천궁계지탕	계지탕에 천궁 창출 진피 각 1전씩 加	계지탕에 理氣行血化濕 작용 增强	계지탕증 겸 氣滯		脾胃氣滯, 營衛不和
	황기계지탕	계지탕 가 황기 2전 백하수오 당귀 각 1전	계지탕에 補氣養血劑 보강	氣血兩虛 겸 太陽中風證	氣血兩虛	氣血兩虛 營衛不和
	팔물군자탕	인삼 2전 황기 백출 백작약 당귀 천궁 진피 감초 각 1전 생강 3편 대추 2매	補氣養血 兼 升陽	血虛 겸 中氣不足證		脾胃氣虛
	계지거작약 가촉칠용모탕	계지 3량 감초 2량 생강 3량 대추 12매 모려 5량 촉슬 3량 용골 4량	補益心陽 鎭驚安神	心陽虛衰 驚狂		陽虛尤甚
소복경만	곽향정기산	곽향 1전반 자소엽 1전 후박 대복피 백출 진피 반하 감초 길경 백지 백복령 각 5푼 생강 3편 대추 2매	解表化濕 理氣和中	外感風寒 內傷濕滯	脾胃虛寒	外感風寒 과 濕滯
	향사양위탕	인삼 백출 백작약 감초 반하 향부자 진피 건강 산사육 사인 백두구 각 1전 생강 대추	理氣健脾 溫中消食	脾胃虛寒, 氣滯食滯		食滯

이상과 같은 내용에서 우리는 소음인이 비위가 虛寒하고, 腎陽이 衰弱하며, 瘀血이 잘 발생하는 체질을 말한다고 알 수 있다.

4) 外熱包裏冷證

외열포이냉증이란 6-9의 계지인삼탕증을 말한다. 이것은 表邪로 인한 발열과 동시에 脾陽이 손상되어 裏寒이 있는 증이다. 즉 外熱裏寒이다. 이것을 이제마는 "毒氣中結於內"라고 하였는데, 이 또한 이제마가 오해한 것 중의 하나다. 비양의 손상은 虛證이고, 冷毒이 中結한 것은 實證이라서 여기엔 분명한 虛實의 차이가 있다. 즉 《傷寒論》의 계지인삼탕증과 이제마가 말한 외열포이냉증은 동일한 증이라고 볼 수 없다.

따라서 우리는 소음인의 外熱裏寒한 경우에 계지인삼탕을 쓸 것인지, 파두를 쓸 것인지 판단할 때 먼저 虛實을 분간해야 한다. 또 파두를 쓸 증상이라 해도 이는 극약이라 다루기 어려우므로 《증치준승》 등의 부자탕 진무탕 감초건강탕 사역탕 가총백 등의 처방으로 대체하여 쓰는 것을 고려해야 한다.

계지인삼탕	인삼 3량 건강 3량 백출 3량 감초 4량 계지 4량	誤下後 脾氣虛寒 而表邪不解	溫中解表	外熱裏寒	脾氣虛寒의 虛證 겸 表實證
파두단	파두 1粒	陰毒內結	逐冷		陰毒內結의 陰寒實證

修 訂

《傷寒論》 蓄血證과 계지인삼탕증은 소음인 병증이다. 만일 寒邪로 인해 腎陽이 방광에 鬱蓄되어 小腹硬滿이 생기고, 心陽不振으로 其人如狂하는 등 蓄血證과 비슷한 증상이 생기면 먼저 이를 구분해서, 축혈증은 저당탕환과 도핵승기탕을 쓰고 心腎陽虛證은 溫補升陽하거나 和解한다.

如狂은 心陽不振으로 생기므로 천궁계지탕 황기계지탕 팔물군자탕으로 溫補升陽하고, 小腹硬滿은 곽향정기산 향사양위탕으로 화해하여 풀어준다.

만일 외사로 인해 表熱하고 脾陽이 손상되어 下利하면 계지인삼탕을 쓴다. 이와 비슷하면서 冷毒이 內結한 裏實寒證이라면 우선 파두단으로 逐冷한 뒤 곽향정기산 팔물군자탕으로 화해와 溫補하여 환자를 안정시킨다. 파두단을 쓰기 어려우면 부자탕 등을 사용한다.

6-12

張仲景所論 下焦血證 卽　　　장중경이 말한 하초혈증이란 소음인의 脾局

少陰人 脾局陽氣
爲寒邪所掩抑而,
腎局陽氣 爲邪所拒
不能直升連接於脾局
鬱縮膀胱之證也.

其人如狂者 其人亂言也,
如見鬼狀者 恍惚譫語也.
太陽病 表證因在者
身熱煩腦而 惡寒之證
間有之.

太陽病 外證除者
身熱煩腦而 惡寒之證
都無之也.
此證 益氣而升陽則
得其上策也,
破血而解熱則 出於下計也.

太陽病 外證未除而 數下之
遂下利不止 云云者 亦可見
古人之於此證 用承氣湯則
下利不止故 遂變其方而
用抵當桃仁湯.

太陽病 外證未除則
陽氣其力 雖有鬱抑
猶能振寒而
與寒邪相爭於表也
若 外證盡除則 陽氣其力

陽氣가 寒邪에 억눌린데다, 腎局 陽氣가 邪氣에 가로막혀 올라가지 못해 脾局양기와 연접되지 못하고 방광에 鬱縮되는 증이다.

또 미친 것 같다는 것은 말을 어지럽게 하는 것이요, 귀신을 본 것 같다는 건 몽롱한 중에 헛소리하는 것이다. 태양병 표증이 아직 있다는 것은 신열로 괴로워하며 오한이 간간이 있는 것이다.

그러나 태양병에 외증이 없어지면 신열이나 오한이 모두 없다. 이증에 기운을 돋우며 양기를 끌어올리면 상책을 얻었다 할 것이요, 파혈을 하면서 열을 푸는 것은 졸렬한 계책이다.

태양병 외증이 아직 다 제거되지 않았는데 자주 설사를 시키면 결국 설사가 그치지 않는다고 운운한 것은 역시 옛사람들이 이런 증세에 승기탕을 쓰면 설사가 그치지 않았기 때문에 그 처방을 고쳐서 저당도인탕을 썼을 뿐이었다.

태양병에 외증이 모두 제거되지 않았을 때는 양기의 힘이 비록 울체되어 막히긴 하였으나 여전히 한을 떨치고 겉에서 한사와 서로 싸울 수가 있지만 만일 외증이 다 없어졌다면 양기의 힘이 한을 떨치지 못하고 곤궁에 빠져 위축

不能振寒而

遂爲窮困縮伏之勢也.

攻下之藥　何甚好藥而

必待陽氣窮困縮伏之時而

應用耶?

人蔘桂枝湯　不亦晩乎?

되어 엎드러진 형세이다.

공하하는 약이 얼마나 좋은 약이길래 반드시 양기가 곤궁에 빠져 위축되어 엎드려질 때까지 기다려 약을 써야 하는 것인가? 그렇다면 인삼계지탕이 또한 늦지 않겠는가?

解　釋

❶ 《상한론》에서 말한 下焦血證(6-7, 6-8, 6-9)은 소음인에게서 腎陽이 고립되어 나타난 증상에 해당한다. 소음인은 본래 虛寒하므로 寒邪가 침입하면 脾陽과 腎陽이 연결되지 못하면서 腎陽이 방광에 鬱縮되고, 이 때문에 下焦血證과 그로인한 其人如狂(귀신을 본 것처럼 황홀하여 헛소리를 하는 것)이 생긴다. 이는 혈증이란 결과보다 혈증을 형성하는 체질이 근본 문제이기 때문에 破血하지 말고 益氣升陽해야 한다.

❷ 소음인은 태양병 표증이 있을 때 身熱 煩惱하면서 惡寒이 있고, 더 심해지면 신열 번뇌 오한 등 外證이 모두 사라진다. 태양병 외증이 있을 때는 양기가 寒邪와 表에서 相爭하기 때문이지만, 陽氣가 곤궁해져 엎드려 지게 되면 한사를 막지 못하기 때문이다.

❸ 따라서 외증이 있을 때 益氣升陽하고, 외증이 사라지면 더욱 크게 陽氣를 보해야 하는데, 이것을 下해야 되는 줄 알고 승기탕을 쓰다가 설사가 멈추지 않으니까 저당탕으로 바꿔 쓰지만 이 역시 옳은 치료법이 아니다. 이렇게 양기가 곤궁한 상태가 된 뒤에 인삼계지탕을 쓴다고 해도 늦은 게 아니겠는가.

討　論

❶ 6-11에서 《傷寒論》 下焦血證과 이제마가 말한 腎陽困熱, 大腸怕寒은 서로 다른 증임을 검토하였다. 따라서 升揚이 破血보다 좋다는 주장은 틀린 것으로 본다. 升揚과 破血은 각기 서로 다른 증을 치료하는 방법이다.

❷ 6-10(163)에 대한 이제마의 오해

"太陽病 外證未除 而數下之."(163)은 "태양병 外證이 있을 때 發散해야 할 것을 잘못하여 여러 번 攻下하였다."는 뜻이지, "옛사람들이 이런 증세에 승기탕을 쓰다가 설사가 나자 저당도인탕을 썼다."는 뜻이 아니다. 즉 계지인삼탕은 誤治에 대한 해법이지 양기가 곤궁에 빠질 때까지 기다려 쓰는 약이 아닌 것이다.

修 訂

소음인의 如狂하거나 小腹硬滿하는 증상은 脾腎陽氣가 寒邪에 의해 억눌려서 下焦에 鬱蓄되기 때문에 생기는 것이 있다. 이것은 蓄血證과 유사하니 잘 구분해야 한다.

6-13

婦人傷寒 發熱
經水適來適斷
晝日明了 夜則譫語
如見鬼狀 此爲熱入血室.
無犯胃氣及上二焦 必自愈.

부인의 상한병에 열이 나지만 생리가 정상이고, 낮에는 괜찮았다가 밤이면 헛소리하고 귀신을 본 듯하면 열이 자궁으로 들어간 것이다. (사기가) 胃나 중초 상초를 범하지 않으면 반드시 절로 낳는다.

解 釋

6-16에서 본문의 '熱入血室證'도 곽향정기산 향사양위탕 팔물군자탕으로 치료한다고 하였으니 이 증 또한 소음인의 腎陽이 곤궁해 져서 생긴다고 본 것이다.

討 論

《상한론》 (145) 아래 원문. 부인이 상한으로 열이 나고, 낮에는 멀쩡했다가 밤이 되면 귀신을 본 듯이 헛소리하는 것은 열이 자궁으로 들어간 것이다. 이때 헛소리는 혈열이 心神을 어지럽히는 것이지 양명의 實邪가 아니므로 汗吐下를 妄用해서는 안 된다. 상초 중초에 이상이 없고, 월경이 정상으로 있으면 자궁의 血熱은 經血을 따라 나오므로 절로 낳는다.

본문의 熱入血室證을 소음인병증으로 분류하는 가에 대해 논란이 있을 수 있다. 이제마는 이를 소음인 병증론에서 인용하고도 소시호탕을 소양인방약으로 분류해 놓아서 명확치 않은 태도를 취하였다. 나는 다음과 같은 이유로 熱入血室증과 소시호탕류를 5-5에서와 마찬가지로 소음인병증과 방약으로 분류한다.

대시호탕을 제외한 시호탕류 즉 소시호탕 시호계지탕 시호계지건강탕 시호가용골모려탕은 소음인에게서 잘 나타난다. 이들은 소음인이 煩惱하여 心肝에 鬱火가 생긴 경우에 쓸 기회가 많다. 방의 구성도 생강 대추 인삼 감초 반하 계지 작약 등 대부분 소음인 약으로 구성되어 있다. 시호와 황금 용골 모려 등 소양인 약은 적절히 약량을 감소시킴으로써 부작용을 방지할 수 있다.

熱入血室은 血室이 공허할 때 外邪가 혈실로 진입하여 생기는 것으로, 血虛한 사람에게 잘 생기며 血虛는 소음인의 주요한 생리적 특징이므로, 이를 소음인 병증으로 분류하는 것이 타당하다.

修 訂

《傷寒論》 (145) "婦人傷寒　發熱　經水適來　晝日明了　暮則譫語　如見鬼狀者　此爲熱入血室　無犯胃氣及上二焦　必自愈"

6-14

陽明病　口燥，嗽水　不欲嚥
此必衄. 不可下.

양명병으로 입이 마르는데, 물을 머금고도 넘기려 하지 않으면 반드시 코피가 터진다. 下法을 쓰면 안 된다.

解 釋

口燥 不欲嚥 衄도 소음인의 경우엔 脾腎虛寒 때문에 생긴다. 양명의 열 혹은 血分의 熱이 있다하더라도 본질은 虛寒이기 때문에 熱을 淸下하면 안 된다. 만일 攻

하면 비위가 더욱 허약해지고 胃氣가 더욱 不和해진다.

討 論

《상한론》 (202). 양명병은 渴證이 있으면서 물을 많이 마시는데, 지금 입은 마르지만 물을 마시려하지 않는 것은 熱이 氣分이 아니라 血分에 있는 것이다. 營血이 열에 의해 熏蒸되어 敷布되지 못하는 까닭에 입이 濡潤되지 않으므로 마르는 것이다. 血熱이 있으면 陽絡이 손상되어 출혈이 있게 된다. 鼻衄만이 아니라 吐血 便血 月經妄行 등 도 올 수 있다. 《상한론》 (202) 조문에 없는 말이지만 下法을 쓰지 말라 한 것은 맞다.

앞에서 蓄血證과 熱入血室證이란 두 가지 血熱證을 소음인병증으로 분류한 바 있다. 본문의 血熱出血도 태음인이 주로 氣分熱盛의 체질이어서 喜冷飮 多汗하고, 소양인이 陰虛燥熱하여 喜冷飮하는 것과 다르기 때문에 소음인병증으로 분류하는 것이 타당할 것이다. 하지만 이 證을 치료하는 약들이 목단피 현삼 건지황 등 주로 소양인약이라는 점에서 다른 체질에서도 나타날 수 있는 병증으로 보는 것이 옳다.

修 訂

《상한론》 (202) "陽明病 口燥 但欲漱水 不欲嚥者 此必衄."

6-15

陽明病 不能食 攻其熱 必噦.
傷寒 嘔多 雖有陽明病
不可攻.
胃家實 不大便 若 表未解
及 有半表者
先以桂枝·柴胡和解
乃可下也.

양명병에 음식을 먹지 못하는 데 그 熱을 공격하면 반드시 딸꾹질을 한다. 상한으로 嘔가 많으면 양명병이라도 攻해서 치료하면 안 된다. 胃에 實邪가 있어 대변을 보지 못하는데 만약 表邪가 풀어지지 않고 있거나 반표반리에 사기가 있으면 계지탕으로 발산하거나 시호탕으로 화해한 뒤에 하법을 쓸 수 있다.

解 釋

양명병에 열을 攻하여 噦하는 것은 소음인의 비위가 虛寒하기 때문이다. 嘔多한 것은 위가 不和하기 때문인데, 이를 攻하면 안 된다. 胃에 實邪가 있어 대변을 보지 못하는 데에도 攻하면 안 된다. 표사가 있거나 반표반리에 사기가 있다는 것은 비위가 虛寒하고 不和하다는 뜻이다.

討 論

《상한론》 (194) 아래 원문과 (204) "傷寒嘔多 雖有陽明病 不可攻之."에 해당. 胃家實이하는 《상한론》에서 찾아볼 수 없고, 《證治準繩·券四十二》에 있는 "右胃家實不大便 雖三尺之童亦知可下也 殊不知仲景之法 雖有胃實證若表未解及有半表者亦先用桂枝柴胡以解外然後 視虛實消息之也."와 유사하다. 이는 허준이 《동의보감·양명형증용약》에 "陽明病不能食 攻其熱 必噦 所以然者 胃氣虛冷故也. 傷寒嘔多 雖有陽明病 不可攻. 胃家實 不大便 若表未解 及 有半表者 先以桂枝柴胡和解之 乃可下也."라고 썼기 때문이다. 허준이 위가실 이하를 증치준승에서 인용하고 출전 附記를 빼놓은 것을 이제마가 중경의 말인 줄 알았던 것이다.

《상한론》 (194)의 의미 "양명병으로 식사를 하지 못하는 이유는 腑實燥結 혹은 胃中虛冷 두 가지 구분이 있다. 만약 식사를 못하면서 潮熱譫語 腹滿痛 不大便 脈沈實 苔黃燥가 있다면 腑實이므로 응당 승기탕으로 攻下한다. 하지만 본증의 不能食은 胃中虛冷으로 인한 것이므로 당연히 溫中和胃해야 하는데, 잘못 攻下하였으므로 胃陽이 衰敗해져서 濁陰之氣가 상승하여 噦逆한 것이다."

(204)조 "구토는 여러 원인으로 생긴다. 양명병에 구토가 생긴다면 胸膈의 熱이 胃氣를 上逆시킴으로 생기므로 열이 胸에 있고 복부에 있는 것이 아니라 攻下하면 안 된다. 소양병의 구토는 邪熱이 흉협에 있어 樞機不利로 오므로 이 역시 和解해야지 汗吐下는 모두 안 된다. 따라서 구토가 있는 양명병은 和法과 下法을 병용할 순 있어도 下法만 쓰면 안 된다."

《증치준승》 胃家實 이하 "위와 같은 胃家實 不大便 證은 비록 三尺童子라도 下해야 한다는 걸 다 알고 있다. 하지만 중경의 치법을 아직 모르는 바가 있으니, 비록 胃家實이 있더라도 표증이 있거나 반표반리증이 있으면 계지탕과 시호탕으로 먼저 그 외증을 해소한 뒤에 허실의 소식을 살펴야 할 것이다.”

이 내용은 胃中虛冷을 다루고 있는 앞부분은 소음인 병증에 속하나, 흉협의 熱을 다룬 부분(대시호탕증)과 위가실 이하는 소양인 병증으로 옮기는 것이 좋다. 이유는 다음에 상론.

修 訂

《傷寒論》 (194) “陽明病 不能食 攻其熱必噦 所以然者 胃中虛冷故也. 以其人本虛 攻其熱必噦.”

6-16

論曰 右證 當用 藿香正氣散 香砂養胃湯 八物君子湯.

위와 같은 증에는 마땅히 곽향정기산 향사양위탕 팔물군자탕을 쓴다.

解 釋

소음인이 만약 6-13 熱入血實, 6-14 血熱로 인한 出血證, 6-15 胃中虛冷하면 어느 경우나 益氣升陽 調和脾胃하는 방법으로 치료한다. 소음인은 다양한 병증을 나타내더라도 근본이 脾腎陽虛라는 체질적 원인이 문제이기 때문이다. 다만 脾虛濕盛이 편중되면 곽향정기산을, 脾氣虛寒과 氣滯가 겸하면 향사양위탕을, 혈허를 겸하면 팔물군자탕을 응용한다.

討 論

본문은 6-5 6-11에서와 마찬가지로 서로 다른 병증으로 보아야 한다. 다만 소음인인 점을 감안하여 소시호탕에서 시호와 황금을 줄이고, 凉血止血하는 약을 가하게 되면 溫補脾胃 補氣養血에 주의하고, 攻下 대신 溫中和胃하는 약을 쓰면 될 것이다.

修訂

熱入血室證에는 소시호탕을 쓰고, 胃中虛冷에는 곽향정기산 향사양위탕 팔물군자탕에서 증을 가려 골라 쓴다.

6-17

張仲景曰
陽明之爲病　胃家實也
問曰
緣何得陽明病
答曰
太陽病　發汗　若下
若利小便者　此　亡津液
胃中乾燥　因轉屬陽明.
不更衣　內實　大便難者　此
名陽明病也.

중경이 말하길, "양명병은 胃家實하기 때문에 생긴다." 묻기를 "무엇 때문에 양명병을 얻는가?" 대답하길 "태양병을 만약 발한하거나, 下하거나 利小便하여 진액을 虧損하면, 이로 인해 胃中이 건조하여 양명으로 병이 전속된다. 대변이 잘 나오지 않거나, 아주 못 보거나, 이로 인해 위중 實邪가 존재하면 양명병이라 이름한다."

解釋

6-20 소음인의 태양병이 양명병으로 전속되어 변비가 되었을 때 승기탕이 아니라 파두로 치료하는 법을 설명하기 위해 인용하였다. 소음인은 비위가 허약하기 때문에 대변이 불통하여도 攻하지 않는다. 소음인이 위가실이 되면서 표증이나 반표반리증이 있는 것은 邪가 있기 때문이 아니라 비위가 不和하기 때문이다.

討論

《상한론》 (180) "陽明之爲病　胃家實是也."(181) "問曰 ; 何緣得陽明病? 答曰 ; 太陽病　若發汗　若下　若利小便　此亡津液　胃中乾燥　因轉屬陽明. 不更衣　內實　大便難

者 此名陽明也." 양명병은 胃家實로 생긴다. 胃家는 《영추·본수편》에 "大腸小腸 皆屬於胃"라 했듯 胃와 大腸을 함께 일컫는 말이다. 實이란 병사가 양명으로 들어가 위와 장의 기능이 떨어지면서 燥熱이되어 裏實熱證이 되었다는 말이다. 양명조열은 腸中에 宿食이 있는 경우 이와 결합하여 燥屎를 형성하지만 有形積滯가 없는 경우에는 전신에 열이 彌漫하게 된다. 전자를 陽明實證(腑證), 후자를 陽明熱證(經證)이라 한다.

이러한 양명병이 되는 원인은 여러 가지다. 예를 들어 태양병에 發汗이 적당하지 않았거나 지나친 경우, 下法이나 利小便이 지나친 경우 진액을 亡失하여 胃中이 건조해지고, 이에 外邪가 裏로 들어가 열로 변하면서 실증의 양명병이 된다. 陽明實證의 정도에 따라 대변이 어렵게 나오는 것, 대변을 보지 못하는 것, 위중에 燥屎가 형성되는 것 등이 있다.

소음인이라고 해도 지나치게 발한 혹은 攻下나 利小便하면 위가실이 될 수도 있겠지만, 이 證은 소양인에게서 훨씬 더 잘 나타난다. 소양인은 본래 陰虛燥熱한 체질이라서 약간의 津液만 손상되도 위가실이 될 가능성이 훨씬 큰 것이다.

修訂

본문은 소양인 병증론으로 이동.

6-18

傷寒 轉屬陽明 其人 濈然微汗出也.

상한으로서 양명병에 轉屬되면 땀이 축축하게 난다.

解釋

6-20 소음인이 양명병이 되어 대변이 통하지 않을 때 땀이 나지 않으면 脾胃가 아직 심하게 약한 것이 아니고, 축축하게 땀이 나면 비위가 아주 허약해진 重病이다.

討 論

《상한론》 (188) "傷寒轉繫陽明者 其人濈然微汗出也." 傷寒은 외감병이다. 외감사기가 양명으로 들어가 燥熱이 되면 裏熱이 진액을 逼迫하여 흘러나오게 한다. 微汗이나 그치지 않고 나오는 汗出은 양명병의 주요한 특징이므로, 이러한 땀이 나온다면 양명병으로 轉繫되었다는 표시다.

修 訂

소양인 병증론으로 이동.

6-19

傷寒 若吐 若下後 不解
不大便 五六日至十餘日
日晡所發潮熱 不惡寒
狂言 如見鬼狀.

若劇者 發則 不識人
循衣摸床 惕而不安
微喘直視 脈弦者 生 脈澁者 死.

상한으로 토하고 설사한 후에도 병이 풀리지 않고 대변을 5, 6일에서 십여 일 보지 못하며, 해질 무렵 발열하면서 오한은 없고 귀신을 본 것처럼 헛소리를 한다.

심하면 사람을 알아보지 못하고 침상을 더듬으며 떨고 불안해하고, 약간 숨이 차면서 똑바로 앞만 보는데, 맥이 弦하면 살고 澁하면 죽는다.

解 釋

양명병 重證이 되면 반은 살고 반은 죽는다고 하며, 약 쓸 시기를 따져 증이 맞아야 약을 쓴다고 하지만 소음인이라면 파두단과 승양익기탕 등을 써서 미리 막을 수 있다.

討 論

《상한론》 (212) "傷寒 若吐 若下後 不解 不大便五六日 上至十餘日 日晡所發潮熱 不惡寒 獨語如見鬼狀. 若劇者 發則不識人 循衣摸床 惕而不安 微喘直視 脈弦者生 澀者死. 微者 但發熱譫語者 大承氣湯主之. 若一服利 則止後服." 즉 "상한병으로 催吐하거나 攻下하였지만 병이 풀어지지 않고, 그로인해 진액이 손상되고 邪氣가 燥化하면 양명에 열이 뭉친 실증이 되어 여러 날 대변을 볼 수 없게 된다. 해질 무렵의 발열은 腑에 熱結된 증상으로 陽明腑證의 중요한 증상이다. 발열하면서 오한하지 않는 건 양명의 주요 外證이다. 홀로 중얼거림은 腸中의 燥實結聚로 濁氣가 상승한 소치다. 이때는 표증이 없고 裏熱結實이 심하므로 당연히 대승기탕으로 實熱을 공하해야 할 것이다. 만약 적당한 치료를 못하면 병세가 더 심해져서 정신이 혼미해지고 사람을 알아보지 못하며 침상을 더듬고 놀라며 불안해하고 숨이 차면서 똑 바로 앞만 보게 된다. 이는 熱이 극하여 위중한 증상인데, 脈弦하면 陰液이 아직 전부 고갈된 것이 아니니 급히 攻下하여 회생이 가능하고, 맥삽하면 正虛邪實, 열은 극한데 진액이 고갈된 것이라 예후가 불량하다. 만약 단지 발열섬어 등 증상이 경한 사람은 대승기탕을 써서 실열을 攻下함으로써 치료할 수 있다. 다만 신중하게 사용하여 증상이 사라지면 즉시 멈춰야 한다."

修 訂

소양인 병증론으로 이동.

6-20

論曰 秦漢時 醫方治法
大便秘燥者 有大黃治法
無巴豆治法
故 張仲景 亦用大黃大承氣湯
治少陰人 太陽病轉屬陽明病.

秦漢 시기에 大便秘燥를 치료하는데 대황으로 치료할 줄만 알았지 파두로 치료하는 방법이 없었기 때문에 증경도 대황승기탕을 써서 소음인의 태양병이 양명병으로 전속된 병증을 치료한 것이다.

其人 濈然微汗出
胃中燥煩實
不大便 五六日至十餘日
日晡所發熱 不惡寒
狂言 如見鬼狀之時而
用之則 神效,

若劇者 發則 不識人
循衣摸床 惕而不安
微喘直視 用之於此則
脈弦者 生 脈澁者 死

蓋 此方 治少陰人
太陽病轉屬陽明
不大便五六日 日晡所發熱者
可用而 其他則不可用也.

仲景 知此方 有可用
不可用之時候 故 亦能昭詳
少陰人 太陽陽明病證候也.

蓋 仲景 一心精力
都在於探得
大承氣湯可用時候
故 不可用之時候
亦昭詳知之也.

仲景 太陽陽明病 藥方中
惟桂枝湯·人蔘桂枝湯
得其彷彿而 大承氣湯則
置人死生於茫無津涯之中

이런 사람이 끈끈하게 땀이 나와서 胃中이 燥煩實하여 대변을 5, 6일 내지 10여 일 보지 못하고 매일 해질 무렵이면 潮熱이 나며 오한은 없고 헛소리를 하면서 귀신같은 것이 보인다고 할 때 대승기탕을 쓰면 신효하다 하였고,

병증이 심한 자는 사람을 알아보지 못하고 옷을 어루만지며 침상을 더듬고 불안하여 떨고 숨이 약간 차고 똑바로 앞만 보는데 여기에도 대승기탕을 써서 맥이 현하면 살고 맥이 삽하면 죽는다고 하였으니

이 처방은 소음인의 태양병이 양명병으로 전속하여 대변을 5, 6일 보지 못하고 해질 무렵이면 조열이 나는 경우에 쓸 수 있으나 그 외에는 쓸 수 없는 것이다.

증경은 이 처방에 써도 될 때와 안 될 때가 있음을 알고 있으므로, 소음인의 태양양명증후 또한 소상히 알았던 것이다. 증경의 一心精力은 모두 대승기탕의 써도 될 시기를 깊이 얻은 데 있으므로, 쓰지 말아야할 시기도 소상히 알았던 것이다.

증경의 태양양명병 약방중에서 계지탕 인삼계지탕이 그럴듯한 처방이지만 대승기탕은 사람의 死生을 가없는 망망대해에 방치하고 대승기탕의 써도 될 시기를 구한다고 대변보지 못하

必求大承氣湯可用時候而
待其不大便五六日
日晡發潮熱狂言時 是
豈美法也哉?

蓋 少陰人病候
自汗不出則 脾不弱也,
大便秘燥則 胃實也.
少陰人 太陽陽明病
自汗不出 脾不弱者 輕病也
大便雖硬 用藥易愈也.

故 大黃 枳實 厚朴
芒硝之藥 亦能成功於此時而.
劇者 猶有半生半死
若 用八物君子湯
升陽益氣湯 與巴豆丹則
雖劇者 亦無脈弦者生
脈澁者死之理也.

又 太陽病 表證因在時
何不早用溫補升陽之藥
與巴豆 預圖其病而
必待陽明病 日晡發潮熱
狂言時 用承氣湯
使人 半生半死耶.

고 5, 6일, 해질 무렵의 발열, 헛소리 등이 나타나도록 기다린다면 이게 어찌 좋은 방법인가.

대개 소음인병후는 땀이 나지 않으면 脾가 약하지 않은 것이요, 대변이 秘燥하면 胃實인 것이다. 소음인 태양양명병으로 땀이 나지 않으면 비가 약하지 않은 것이니 경병이고, 대변이 비록 단단해도 약을 쓰면 쉽게 낫는다.

그러므로 대황 지실 후박 망초를 쓸 때 이시기에만 성공할 수 있을 뿐이다. 극히 심한 자는 半生半死한다고 하지만 팔물군자탕 승양익기탕 그리고 파두단을 주면 맥현자라고 살고 맥삽자라고 죽는 이치가 없다.

또 태양병 표증이 그대로 있을 때 어찌하여 일찍부터 溫補升陽하는 약과 파두를 함께 써서 미리 그 병을 다스리지 않고 반드시 양명병이 되어 해질 무렵이 되면 조열이 나고 헛소리할 때를 기다려 대승기탕을 써서 사람으로 하여금 반생반사하게 하는가.

解 釋

❶ 秦漢시기에 治法이 발전하지 않아서 소음인의 변비를 巴豆로 치료할 줄 모르고

대황만을 썼다. 장중경도 대황대승기탕만으로 소음인이 태양병에서 양명병으로 전속된 변비를 치료하였다.

❷ 태양병에서 양명병으로 전속될 때 처음에는 끈끈히 땀이 나면서 대변을 5, 6일 내지 10여 일 보지 못하고 해질 무렵 조열이 나고 오한하지 않으며 귀신을 본 듯 헛소리하다가, 더욱 심해지면 사람을 알아보지 못하고 옷과 침상을 더듬고 두려워하면서 불안해하고 숨이 차고 눈을 똑바로 뜨는 것이다. 처음 증상에는 대승기탕을 쓰면 신효하다 했고, 아주 심해진 증상에는 대승기탕을 써도 맥이 弦한 자는 살고 澁한 자는 죽는다 하였다. 그러니 대승기탕은 소음인의 태양병이 양명병으로 전속하여 대변을 5, 6일 보지 못하고 潮熱이 날 때만 쓸 수 있는 것이다.

❸ 이렇게 대변을 5, 6일 보지 못하고 潮熱이 날 때만 대승기탕을 써서 치료한다는 것은 비록 장중경이 그 치료할 수 있는 시기를 일심정력 연구하였다 해도 그렇게 되기를 기다려 써야만 하니 좋은 치료법이라 할 수 없다.

❹ 하지만 나는 주장하기를, 소음인은 땀이 나지 않으면 脾가 약해 지지 않은 상태라 가벼운 병이니, 땀이 나지 않고 대변이 단단한 증은 대승기탕 등으로 고칠 수 있다. 혹 반생반사하는 극히 심해진 증상이라 해도 파두단과 팔물군자탕, 승양익기탕을 쓰면 고칠 수 있다.

❺ 또 태양병이 양명병으로 전속되어 潮熱과 譫語가 나타날 때 대승기탕을 써서 반생반사하게 하는 것보다, 태양병으로 표증이 있을 때 미리 파두단과 溫補升陽하는 약을 써 치료하면 더욱 좋을 것이다.

討 論

❶ "秦漢 시기에 파두로 치료하는 법이 없었다." 파두는 《황제내경》과 비슷한 시기에 출간된 《신농본초경》에 등재되어 있고, 《금궤요략·雜療》에는 파두가 포함된 三物備急丸이 있다.

❷ 대황 망초는 약성이 苦寒하여 瀉火通腑하기 때문에 胃腑實熱證에 사용하고 虛寒性便秘에는 쓰지 않는다. 양명병은 본래 胃家實 곧 胃腑實熱證이라 승기탕을 제시한 것이지, 파두를 몰라서 대황을 사용한 것이 아니다. 파두는 辛熱하여 寒凝積滯에 쓰므로 파두의 적응증과 대황의 적응증은 완전히 다른 것이다. 중경이

승기탕을 쓴 것은 그것이 實熱證이기 때문이다.

❸ 오늘날 《상한론》을 읽는 사람은 문장에 비록 "맥삽한 자는 죽는다."고 되어 있어도 그것이 꼭 죽게 된다는 뜻이 아니라는 걸 알고 있다. 맥삽한 자는 正氣가 손상되어 예후가 불량하다는 의미일 뿐이다. 맥삽하더라도 정기를 잘 보호하고 邪熱을 제거하면 치료될 수 있다. 후세에 고안된 증액승기탕(《瘟病條辨》)이 그 한 예다.

❹ 나머지 이제마의 주장도 위가실을 소음인병증으로 오해한 말이기는 하나, 소음인이 大便難하고 혹은 헛소리 하는 등 神志異常이 있다면 소양인 약인 대승기탕을 쓰지 말고 팔물군자탕이나 승양익기탕을 써야 한다는 뜻으로 해석할 수 있다. 소음인 변비는 胃家實이 아니라 비위허한으로 인한 傳導失常이 원인인 경우가 많다. 즉 소음인 변비는 애초부터 대승기탕의 적용증이 아니므로 이상 이제마의 논술은 오해에 불과하다.

修訂

소음인 大便難은 소양인의 胃家實과 다른 증이므로 대승기탕을 쓰지 말고 팔물군자탕이나 승양익기탕을 쓴다.

6-21

許叔微 本事方曰,
一人 病傷寒 大便不利
日晡發潮熱 手循衣縫
兩手撮空 直視喘急
諸醫皆走 此誠惡候.

仲景 雖有證而無法
但 脈弦者生 脈澁者死
謾且救之 與小承氣湯

허숙미의 《본사방》에 말하길, "한 사람이 상한병에 걸려 대변이 시원하지 않고 해질 무렵에 潮熱하며 손으로 옷깃을 쓰다듬고 양손을 휘저으며 눈을 똑바로 보며 갑작스레 숨이 차는데 여러 의사가 모두 달아나니 이는 진실로 나쁜 상태다.

중경이 證은 말했으나 치법을 말하지 못하고 단지 脈弦하면 살고 脈澁하면 죽는다 했을 뿐이다. 속는 셈 치고 소승기탕을 주니 한 번 먹고 대변을 보며, 여러 증상이 점차 없어지고

一服而 大便利 諸疾漸退
脈且微弦 半月愈.

맥이 도리어 微弦해지다가 반달이 지나 낳았
다.”

解 釋

6-26에서 "장중경의 이론(6-19)이 믿을 수 없음을 깨달은 것"의 예이다.

討 論

허숙미의 《類證普濟本事方·券九》에 있는 "有人病傷寒 大便不利 日脯發潮熱 手
循衣縫 兩手撮空 直視喘急 更數醫矣見之皆走 予曰此誠惡候 得此者十中九死 仲景雖
有證而無治法 但云脈弦者生澀者死 今已經吐下難於用藥 謾且救之 若大便得通而脈弦
者 庶幾可治也 與小承氣湯 一服而大便利 諸疾漸退 脈且微弦 半月愈 或人問曰 下之
而脈弦者生 此何意也 予曰 金匱玉函云 循衣妄撮 怵惕不安 微喘直視 脈弦者生澀者死
微者但發熱譫語 承氣湯主之 予嘗觀錢仲陽小兒直訣 六手循衣 領及捻物者 肝熱也 此
症在玉函 列於陽明部 蓋陽明胃也 肝有熱 邪淫於胃經 故以承氣瀉之 且得弦脈則肝平
而胃不受剋 此所以有生之理."를 허준이 《동의보감》에 본문과 비슷하게 요약하였
고, 이것을 이제마가 다시 옮겨 적었다.

의미는 본문과 비슷하나, 후반부에서 허숙미는 소승기탕으로 瀉한 후에 맥현하게
된 이유가 '肝熱이 胃經으로 넘쳐있는 것을 승기탕으로 위열을 사하자 간열이 평정
되면서 본맥이 나타난 것'이라 하였다. 본문도 陽明腑實의 소양인병증이다.

修 訂

소양인 병증론으로 이동.

6-22

王好古 海藏書曰
一人 傷寒 發狂欲走 脈虛數

왕호고의 《해장서》에 말하길 "한 사람이
미쳐서 달리려 하는데 맥이 虛數하였다. 시호

用柴胡湯 反劇
以蔘·芪·歸·朮·陳皮·
甘草煎湯 一服 狂定
再服 安睡而愈.

탕을 쓰니 도리어 심해지고, 인삼 황기 당귀 백출 진피 감초를 달여서 한 번 먹이니 미친 것이 가라앉고 두 번 먹이니 편안히 잠이 들고 낳았다."

解釋

왕호고가 發狂欲走하는데 溫補升陽하는 약으로 치료한 것을 예로 들어 6-7 如狂에 저당탕, 6-19 如見鬼狀에 대승기탕을 제시한 중경의 주장이 틀렸음을 밝히려 인용하였다.

討論

《의학강목·卷三十一·狂亂續法》에 있는 아래 문구를 허준이 《동의보감》에 본문과 같이 인용하였다. 본문의 發狂欲走는 心陽虛로 발생한 것이니 소음인병증에 해당하며, 6-21의 陽明腑實熱로 인한 神志異常과는 완전히 다른 병증이다. 이것과 대승기탕의 狂言 見鬼狀(6-19)과는 비교할 수 없다.

修訂

《醫學綱目》 "[海] 黃芪湯 治傷寒或歌或笑或悲哭 譫言妄語. 陳志仁 傷寒狂妄 每欲狂走 四五人 扶捉不定 脈虛數 用柴胡湯反劇 以蔘·芪·歸·朮·甘草·陳皮 煎湯 一服狂定 再服安睡."

6-23

醫學綱目 曰
嘗治循衣摸床者 數人
皆用大補氣血之劑

《의학강목》에 말하길 "옷과 침상을 쓰다듬는 몇 사람을 치료한 적이 있다. 다 기혈을 크게 보하는 약으로 치료하였는데 한 사람이 눈을 깜박거리고 떠는 증상이 겸해 있으며 脈代하길

惟一人　兼瞤振　脈代
遂於補劑中　略加桂
亦振止　脈和而愈.

래 補劑 중에 계지를 약간 가하여 쓰니 떠는
증상이 멎고 맥이 조화되면서 낳았다.”

解釋

循衣摸床에 장중경의 대승기탕이 아니라 溫補劑를 쓴다는 뜻으로 인용하였다.

討論

樓英 《醫學綱目·卷之三十一》 아래 원문은 위문구와 대동소이. 단 略加桂 뒤에
“二分”이 있다. 循衣摸床을 《상한론》과 다르게 치료했다는 예를 들어 중경을 비
판하려는 의도인데, 이는 같은 病이라도 證이 다르면 다른 방약을 써야 하는 것이
《상한론》의 변증논치 정신이라는 걸 오해한 탓이다. 脈代한 循衣摸床과 脈弦 혹
은 澁한 循衣摸床이 같은 증일 리 없다. 본문의 循衣摸床은 소음인병증이다.

修訂

《醫學綱目》 曰 “嘗治循衣摸床者數人　皆用大補氣血之劑　惟一人　兼瞤振脈代　遂於
補劑中略加桂二分　亦振止脈和而愈.”

6-24

成無己　明理論　曰
潮熱屬陽明.
必於日晡時發者　乃爲潮熱也.
陽明之爲病　胃家實也.

胃實則　譫語
手足濈然微汗出者

성무기의　《명리론》에 말하길 “潮熱은 양명
의 증상이다. 해질 무렵에 열이 나는 자는 潮
熱이 된다. 양명병이 생기는 것은 胃家實 때문
이다.

胃實로서 헛소리하고 손발에 땀이 끈끈히 나
는 자는 대변이 이미 굳어서 헛소리하고 潮熱

此 大便已硬也 譫語有潮熱.
承氣湯下之. 熱不潮者 勿服.

이 있는 것이다. 승기탕으로 攻下하여 치료한
다. 潮熱이 아니면 승기탕을 쓰면 안 된다."

解 釋

6-26 "대승기탕을 쓸 수 있는 時候와 쓰지 못하는 時候를 알기 어려워 여러 가지
로 의혹이 분분하였다."는 말을 뒷받침하기 위해 인용.

討 論

성무기 《傷寒明理論·卷一》에 "潮熱屬陽明 必於日晡時發者 乃爲潮熱.", "手足濈
然汗出者 此大便必鞭也 手足漐漐汗出 大便難而譫語者 下之則愈" 본문과 문장은 다
르나 뜻은 대동소이하다. 본문은 《동의보감》과 일치한다. 양명병 위가실에 관한
내용이므로 소양인병증이다.

修 訂

소양인 병증론으로 이동.

6-25

朱震亨 丹溪心法 曰
傷寒壞證 昏沈垂死
一切危急之證 好人蔘一兩
水煎一服而盡
汗自鼻梁上出 涓涓如水.

주진형의 《단계심법》에 말하길 "상한 壞證
으로 昏沈하여 죽을 것 같은 위급 증상에 좋은
인삼 한량을 물로 달여 다 마시면 코끝에 땀이
물 흐르듯 난다."

解 釋

6-26 장중경의 이론이 믿을 수 없음을 주장하기 위해 인용.

討　論

　　《동의보감·잡병》에 아래 원문과 같이 되어 있으나 《丹溪心法》에선 찾을 수 없고 《의학강목·卷之三十二·傷寒部》 등에 "治傷寒壞證 獨蔘湯. 好人蔘一兩." 등의 문구가 있다. "탈명산은 傷寒壞證으로 혼침하여 죽을 것 같거나 음양이 불명확하면서 오래되어도 풀어지지 않는 증, 그리고 약을 잘못 먹어 困重하여 죽을 것 같은 증 등 일체 위급한 증상에 쓴다. 좋은 인삼 한량을 잘게 썰어 한 번 먹을 량으로 하고, 물 두 되와 銀器나 石器에 넣고 한 되가 되도록 달여서 무거리를 버리고 다른 물에 담가서 식힌 뒤 한 번에 마시면 코에 땀이 방울방울 나면서 약효가 난다." 인삼의 적응증은 당연히 소음인병증에 해당한다.

修　訂

　　《동의보감·잡병》 "奪命散 治傷寒壞證 昏沈垂死 或陰陽一證不明 過經不解 及或因誤服藥 困重垂死 一切危急之證. 好人蔘一兩 銼作一服 水二升 于銀石器內煎至一升 去滓以新水沈冷 一服而盡. 汗自鼻梁上出 涓涓如水 是葯之效也. 一名獨蔘湯. 丹心."

6-26

論曰 右論 皆以張仲景
大承氣湯 始作俑而.
可用不可用之候 難知 故
紛紜多惑而 始知
張仲景之不可信也.

張仲景 大承氣湯
元是殺人之藥而
非活人之藥則
大承氣湯 不必擧論.

胃家實病 不更衣 發狂證

위의 논술은 다 장중경 대승기탕을 대상으로 허깨비 짓을 한 것이다. 대승기탕을 쓸 수 있는 시기와 쓸 수 없는 시기를 알기 어려운 고로 논란과 의혹이 많다가 장중경을 믿을 수 없음을 알게 된 것이다.

장중경의 대승기탕은 원래 살인하는 약이고 活人하는 약이 아닌 즉 대승기탕을 거론할 필요가 없다.

胃家實 不更衣 발광하는 증은 당연히 파두를

當用　巴豆全粒
或用獨蔘八物君子湯
或先用巴豆
後用八物君子湯　以壓之.

한 알 쓰거나 혹은 독삼팔물군자탕을 쓸 것이
고 혹은 먼저 파두를 쓰고 후에 팔물군자탕으
로 누를 것이다.

解　釋

위에 인용한 6-21부터 6-25까지 諸家의 논술은 장중경의 논술에 현혹되어 대승
기탕의 적용 시기를 헛되이 탐구한 것이다. 소음인 병증에서 대승기탕은 살인하는
약이니 거론할 필요가 없다. 소음인이 변비가 있고 發狂한다면 파두단과 독삼탕, 팔
물군자탕으로 치료하면 된다.

討　論

본문은 양명병 위가실의 대승기탕증을 소음인병증으로 오해하여 말한 것이니 삭
제하고, 6-22, 6-23, 6-25의 심양허와 心氣虛로 인한 神志異常을 다루어야 한다.

修　訂

소음인이 傷寒으로 發狂欲走하거나, 氣血大虛로 循衣摸床하거나, 傷寒壞證으로 昏
沈垂死할 때는 소양인 대승기탕증의 循衣摸床 不識人과 혼동하지 말고, 인삼 당귀
등 大補氣血하는 약으로 치료한다.

6-27

張仲景　曰　陽明病　外證
身熱　汗自出　不惡寒
反惡熱.

양명병의 外證은 몸에 열이 있고 땀이 절로
나며 오한하지 않고 도리어 열을 싫어하는 것
이다.

解 釋

본문은 6-32 소음인 한다망양병(증이 아니라는 것에 주목)을 설명하기 위해 인용하였다. 소음인이 땀을 흘리면 양기가 쉽게 손상되어 망양증에 빠진다.

討 論

《상한론》(182) "問曰 陽明病外證云何? 答曰 身熱 汗自出 不惡寒 反惡熱也." 《동의보감》은 원문과 같으나 이제마가 이를 본문과 같이 수정하였다. "양명병은 裏實熱증이다. 實熱이 밖으로 반영되어 나타나면 이를 外證이라 한다. 양명의 裏熱이 항성하여 외로 드러나면 身熱이고, 裏熱이 진액을 핍박하여 外泄시키면 이게 汗自出이다. 태양표증이 없으므로 不惡寒하고, 裏熱이 심하므로 惡熱하는 것이다. 태양계지증이 身熱 自汗 惡寒하는데 오히려 오열하므로 '反'이라 하였다." 양명병 불오한 반오열은 裏室熱證이라 이를 소음인병증에 두는 것은 적당하지 않다.

修 訂

소양인 병증론으로 이동.

6-28

傷寒 陽明病 自汗出 小便數則 津液內竭 大便必難. 其脾爲約 麻仁丸主之.	양명병으로 땀이 절로 나면서 소변이 잦으면 진액이 內竭되어 대변이 반드시 어렵게 된다. 이는 비장이 約束된 것이니 마인환으로 치료한다.

• 趺陽脈 : 冲陽穴에 있는 足背의 動脈. 족양명위경에 속한다.

解 釋

본문은 6-32 소음인 한다망양병에서 변비가 나타나는 것을 설명하기 위해 인용하였다.

討 論

《상한론》 (247) "趺陽脈浮而澀 浮則胃氣强 澀則小便數 浮澀相搏 大便則鞭 其脾爲葯 麻子仁丸主之." 《동의보감》도 《상한론》과 같다. "부양맥에서 胃氣의 盛衰를 살필 수 있는데, 그 맥이 浮하다는 건 胃氣强이고 胃中有熱함을 뜻한다. 澀은 脾陰이 부족하여 나타난다. 脾의 傳輸기능이 胃熱에 의해 約束되면 진액이 胃나 腸道로 가지 않고 방광으로 흘러서 소변은 잦고 대변은 딱딱하게 된다. 이를 마자인환으로 치료한다."

이 문구도 胃中有熱證을 설명하고 있어서 虛寒性 便秘가 생기는 소음인 병증에 적합하지 않다.

修 訂

소양인 병증론으로 이동.

6-29

陽明病 自汗出 小便自利者
此 爲津液內竭 大便雖硬
不可攻之. 宜用蜜導法 通之.

양명병으로 땀이 절로 나고 소변이 잘 나와서 진액이 고갈되면 대변이 비록 딱딱해도 攻下하면 안 된다. 밀도법으로 통하게 한다.

解 釋

6-32 소음인 한다망양병 변비를 인삼계지부자탕을 써서 치료한 것을 설명하기 위해 인용하였다.

《상한론》 (233) "陽明病 汗自出 若發汗 小便自利者 此爲津液內竭 雖鞕不可攻之 當須自欲大便 宜蜜煎導而通之 若土瓜根及大猪膽汁 皆可爲導." 이는 "양명병은 본래 汗自出하는데 만약 다시 發汗하면 津液이 손상된다. 거기에 소변자리하면 津液이 內竭되어 대변이 結硬하고 乾澁해 진다. 이는 陽明實熱로 燥結된 증상과 다르니 攻下하면 안 된다. 반드시 환자가 대변을 보고 싶어할 때를 기다려 蜜煎을 좌약으로 만들어 항문에 넣어 통변하게 한다. 토과근이나 저담즙으로 통변해도 된다."라는 뜻이어서 본문과 약간 다르다. 이 또한 소음인 병증론에 적당하지 않다.

소양인 병증론으로 이동.

6-30

陽明病 發熱汗多者
急下之 宜大承氣湯.

양명병으로 발열하면서 땀이 많은 사람은 급히 대승기탕으로 ·下해야 한다.

소음인이 發熱汗多하면 망양병이 될 위급한 상태이기 때문에 급히 하해야 한다. 다만 대승기탕이 아니라 파두단을 써야 한다.

《상한론》 (253)과 동일. 본래 의미는 裏熱이 蒸騰하여 진액을 外泄시키는 것이므로 더 이상 陰液이 손상되기 전에 급히 腑熱을 淸下하여 存陰해야 한다는 뜻이다. 이는 陽氣를 지켜야 하는 소음인병증과는 전혀 다르므로 이 또한 소음인병증에 인용하는 것은 생뚱맞다.

본문의 경우 急下하여 치료하지 못하면 亡陽이 아니라 亡陰이 되기 쉽다. 6-19의
不識人 循衣摸床 微喘直視 脈澁도 亡陰의 증이다. 多汗은 망양의 원인이지만, 망음
의 원인도 된다.

修 訂

소양인 병증론으로 이동.

6-31

李梴 醫學入門 曰
汗多不止 謂之亡陽.
如心痞胸煩 面靑膚瞤者
難治, 色黃手足溫者 可治.

凡 汗漏不止 眞陽脫亡
故 謂之亡陽.
其身必冷 多成痺寒
四肢拘急. 桂枝附子湯主之.

이천 《의학입문》에 말하길, 땀이 많이 나며 그치지 않으면 亡陽이라 한다. 망양으로서 명치가 막힌 듯하고 가슴이 답답하며 얼굴이 푸르고 피부가 떨리는 사람은 난치고, 얼굴이 누르고 손발이 따듯한 사람은 치료할 수 있다.

땀이 흘러 그치지 않으면 眞陽이 脫亡하는 고로 망양이라 한다. 그 몸이 반드시 차서 대개 痺寒이 되고 사지가 당기고 아프다. 계지부자탕으로 치료한다.

討 論

《의학입문·卷三·傷寒雜證》 아래 원문. "(火邪가 있거나 혹은 부당한 汗法을
썼을 때) 몸이 약한 사람은 땀을 많이 흘리게 되어 眞陽이 빠져나간다. 무릇 땀이
나지 않으면 망양이라 하지만 땀이 그치지 않는 것도 망양이라 한다. 만약 명치가
막힌듯하고 가슴이 갑갑하며 얼굴이 푸르고 피부가 떨리는 사람은 난치이고, 피부
색이 누르고 손발이 따뜻한 사람은 (眞陽이 아직 남아 있으므로) 치료할 수 있다.
태양증에서 유래한 망양증은 계지탕에 부자를 가해 쓴다."

亡陽은 위와 같은 證狀 외에도 수족과 피부가 厥冷하고, 冷汗이 흐르며, 口渴이 없고, 뜨거운 것을 좋아하고, 舌白潤하고, 脈浮數而空 혹은 微細欲絶한 증상(《중의진단학》)이 있으니 이를 종합하여 판단해야 한다. 이와 비교하면 6-32의 小兒多汗은 망양이라고 볼 수 없다.

망양은 陽氣虛衰한 사람에게서 잘 생기므로 소음인병증에 속한다.

修訂

《의학입문·卷三·傷寒雜證》 "體虛者 漏汗不止 眞陽脫亡 凡汗不得者 謂之亡陽 汗多不止者 亦謂之亡陽 如心痞胸煩 面靑膚瞤者 難治 色黃手足溫者 可治 因太陽證者 桂枝湯加附子."

6-32

嘗治 少陰人 十一歲兒
汗多亡陽病.
此兒 勞心焦思
素證泄瀉爲憂
而每飯時汗流滿面矣.
忽一日 頭痛 發熱 汗自出
大便秘燥 以此兒.

素證泄瀉爲憂故 頭痛 身熱
便秘 汗出之熱證
以其反於泄瀉寒證而
曾不關心 尋常治之
以黃芪 桂枝 白芍藥等屬
發表矣 至于四五日
頭痛·發熱不愈.

일찍이 소음인 십일세 아이의 한다망양병을 치료한 적이 있다. 이 아이는 노심초사하는 편이며 평소 설사하는 일로 걱정하였으며 매번 밥을 먹을 때 땀이 얼굴에 가득 흘렀다. 갑자기 하루는 두통 발열하며 땀이 절로 나고 대변이 말라서 잘 나오지 않게 되었다.

평소 설사가 걱정이었으므로 두통 신열 변비 한출하는 熱證이 설사증에 반대되므로 관심을 가지지 않고 예사로 치료하여 황기 계지 백작약 등으로 발표하였더니 4, 5일이 되어도 두통 발열이 낫지 않았다.

解 釋

평소 설사를 자주하는 것으로 보아 소음인으로 판단되었다. 그리고 발열 자한
(6-2), 두통신동(6-4)은 소음인 신수열표열병(6-5)에 해당한다. 다만 변비는 寒證과
달랐지만 대수롭지 않게 생각하여 보통의 신수열표열병으로 생각하고 황기 계지 등
으로 치료하였다.

討 論

1) 內外의 混同

11세 소아가 평소 노심초사하고, 설사를 자주했으며, 밥 먹을 때 얼굴에 땀이 가
득하였다면, 氣鬱(노심초사) 脾虛(설사) 胃熱(飲食時汗)이 아닌가 먼저 생각해 볼 수
있다. 그런데도 이제마는 두통 발열 有汗만으로 태양중풍증으로 오인하고 계지탕
가미방으로 發表하였다.(6-5)

태양병은 외감병으로 惡風寒이 주요 특징이다. "脈浮 頭項強痛而惡寒."(1) "發熱
汗出 惡風 脈緩."(2) 등이 惡風寒이 태양병의 主症임을 말한다. 이때의 惡風寒은 이
불이나 불꽃으로 덜해지지 않는다. 《내외상변혹론 · 辨寒熱》 "外傷寒邪 發熱惡寒
寒熱並作…. 其惡寒也 雖重衣下幕 逼近烈火 終不能禦其寒." 반면에 內傷으로 인한
惡風寒은 외감병과 비슷하지만, "옷을 입거나 따뜻한 곳에 있으면 오한을 못 느낀
다."고 하여 따뜻하게 해도 덜해지지 않는 惡風寒이 外感病의 주요 특징이라 하였
다. 하지만 본문에서는 惡風寒이 없는데도 외감병을 치료하는 發表法을 사용하였다.
분명한 誤治다.

東垣이 《내외상변혹론》에서 "槪其外傷風寒 六淫客邪 皆有餘之病 當瀉不當補 飲
食失節 中氣不足之病 當補不當瀉. 擧世醫者 皆以飲食失節 勞役所傷 中氣不足 當補
之證 認作外感風寒 有餘客邪之病 重瀉其表 使營衛之氣外絶 其死只在旬日之間. 所謂
差之毫釐 謬以千里 可不詳辨乎?!"라고 한 말, "世醫가 中氣不足을 外感風寒이라 여
겨서 거듭 瀉法을 써 營衛 기운을 끊어지게 했다." 이제마에게 딱 어울리는 말이다.

오치의 결과로 당연히 두통 발열이 낫지 않았다. 發表로 인해 변비가 더욱 심해
졌을 것이다.

六日平明 察其證候則
大便燥結已四五日,
小便赤澁二三匙而
一晝夜間 小便度數
不過二三次.

不惡寒而發熱 汗出度數則
一晝夜間二三四次不均而.
人中則 或有時有汗
或有時無汗 汗流滿面體
其證可惡,
始覺 汗多亡陽證候.

眞時危證也 急用 巴豆一粒
仍煎黃芪桂枝附子湯
用附子一錢 連服二貼 以壓之.
至于末刻 大便通
小便稍清而稍多.

육일이 되던 날 아침에 그 證을 살펴보니 대변이 燥結된지 이미 4, 5일이 되었고, 소변이 赤澁하여 2, 3 수저분량 밖에 안 되었으며 하루 종일 소변보는 횟수도 두세 번에 불과하였다.

오한하지 않고 발열하며, 땀이 나오는 횟수도 하루에 2, 3, 4번 고르지 않다. 인증에 혹 땀이 있을 때가 있고 없을 대도 있고, 땀이 흐르면 얼굴과 몸에 가득 흐르니 그 증이 과연 나쁜 것이라, 비로소 한다망양증임을 깨닫게 되었다.

정말로 위급한 증이라 굳히 파두 한 알을 쓰고 다시 황기계지부자탕에 부자 한 돈을 넣어 두 첩을 연이어 먹여서 병을 늘렀다. 오후 2시쯤 대변이 통하고 소변도 약간 많아지고 맑아졌다.

解 釋

대변조결, 소변적삽, 불오한반오열, 汗流滿面體가 나타나서 비로소 한다망양병임을 깨닫게 되었다. 소음인이 汗出하면 脾가 약해진 것이고(6-20), 망양병이 쉽게 된다.(6-5) 발열 두통하다가 한출 변비하는 것은 양명병으로 전속되었기 때문이다.(6-18) 身熱 自汗 不惡寒反惡熱은 양명병이니(6-27) 급히 설사를 시켜서(6-30) 燥屎(6-28, 6-29)를 제거해야 한다. 따라서 파두를 급히 써서 설사시키고, 황기계지부자탕으로 망양병을 치료한다.

본문을 보면 이제마는 한출을 망양병으로, 변비를 양명병 燥屎로 보아서, 망양병과 양명병이 합병된 것으로 생각하고 각기 황기계지부자탕과 파두로 치료하고 있다.

討 論

1) 誤治에 誤治를 거듭

이제마의 이 의안을 보면 "선무당이 사람 잡는다."는 말 그대로다. 동의보감 일부만 읽고 병을 치료하겠다고 나서니 이 꼴이 될 수밖에 없다. 애초에 外感이라 볼 수 없는 병을 발표하여 진액을 손상하게 하였으니 변비가 더욱 심해지고, 원래 있던 氣虛가 더 심해지면서 汗出도 많아졌다. 마땅히 益氣養陰하여야 할 일인데, 엉뚱하게 汗多亡陽이라 진단하고 파두를 써서 환자를 더욱 괴롭힌다.

발열 頭痛하다가 한출 변비하면 양명병으로 전속된 것이라고 믿은 것과, 양명병으로 多汗하면 망양이 된다고 생각한 것들이 모두 터무니없다. 이 아이는 원래 氣陰兩虛(혹은 陰陽兩虛)였고, 誤治로 해서 그것이 더욱 심해졌을 뿐이다.

其翌日 卽 得病七日也.
以小兒 附子太過之慮故
以黃芪桂枝附子湯一貼
分兩日服矣.
兩日後 其兒 亡陽證又作
不惡寒 發熱汗多而
小便赤澁 大便秘結如前.
面色帶青 間有 乾咳 病勢
比前太甚 其日.
卽 得病九日也 時則
巳時末刻也 急用 巴豆一粒
仍煎人蔘桂枝附子湯
用人蔘五錢 附子二錢

連二貼 壓之 至于日晡
大便始通 小便稍多而
色赤則 一也.

又用人蔘桂枝附子湯
用人蔘五錢 附子二錢
一貼服矣 至于二更夜
其兒側臥而 頭不能擧
自吐痰一二匙而 乾咳仍止.

其翌日 又用人蔘桂枝附子湯
人蔘五錢 附子二煎 三貼
食粥二三匙 每用藥後則
身淸凉無汗.

小便稍多而 大便必通.

又翌日 用此方二貼
食粥半碗.

又翌日 用此方二貼
食粥半碗有餘 身淸凉
自起坐房室中

此日 卽 得病十二日也
此三日內 身淸凉 無汗
大便通 小便淸而多者
連用附子二錢
日二三貼之故也.

붉었다.

또 인삼계지부자탕을 한 첩 먹였다. 그날 밤 열 시쯤 아이가 머리를 들지 못하고 모로 누워서 담을 한 두 숟갈 토하더니 기침을 멈추었다.

다음날 또 다시 인삼계지부자탕 세 첩을 쓰니 죽을 두세 숟갈 먹고 약을 먹은 후 몸이 식고 땀이 없어졌다. 소변도 점차 많아지고 대변도 잘 통하였다.

또 다음날에도 이 약을 먹이나 죽을 반 그릇이나 먹었다. 또 다음 날 이 처방을 두 첩 쓰니 죽을 반 그릇도 더 먹고 몸이 식으면서 방에 일어나 앉았다.

병이 생긴지 12일이 되는 날이다. 이렇게 열이 내리면서 땀이 그치고 대변이 잘 통하고 소변이 맑으면서 많아진 것은 부자 2돈을 넣고 하루에 2, 3첩씩 연 3일 동안에 계속 썼기 때문이다.

解 釋

❶ 칠 일째, 부자는 독성이 강한 약이라 소아에게 너무 많이 쓴다고 생각되어 황기

계지부자탕 한 첩을 이틀에 나누어 먹도록 하였다. 일반적으로 부자의 상용량은 성인 하루 3-15그램, 즉 한 돈에서 네 돈. 11세 소아면 성인의 반 정도가 용량이니까 반 돈에서 두 돈이다. 황기계지부자탕 한 첩에 부자가 한 돈이니 지나친 양은 아니지만, 소아는 稚陰稚陽하고 易寒易熱한 생리적 특징이 있으므로 하루 반 돈 정도로 조심한다는 뜻이다.

❷ 하지만 부자의 양을 줄인 이틀 후 망양을 누르지 못하여 多汗과 便秘가 다시 전보다 더 심하게 재발하였다. 급히 파두 한 알을 써 燥屎를 제거하고, 인삼계지부자탕에 인삼 닷 돈 부자 두 돈으로 하여 2첩을 연이어 먹이니 대변이 통하고 소변이 맑아진다. 밤에 한 첩을 더 먹이니 하루 부자를 여섯 돈이나 썼다. 이렇게 하자 담을 토하고 기침이 멎었다. 다음 날 다시 세 첩(부자 여섯 돈)을 먹이고, 그 다음날부터는 하루 두 첩씩 먹였다. 이후에 열이 내리고 망양병과 변비가 사라지니 이것은 부자를 하루 네 돈에서 여섯 돈씩 계속 썼기 때문이다.

討 論

이제마는 망양이 재발한 이유가 부자의 양이 적었기 때문이라고 판단하였지만, 이 또한 잘못이다. 임상에서 방약과 증이 일치하면 양이 적어도 효과가 있다는 것을 늘 경험하는 사실이다. 증상의 악화는 오치로 인한 당연한 결과다. 원래 기음양허한데 파두와 계지 등으로 더욱 심하게 만든 결과다.

至于十三日 又起步門庭而
擧頭 不能仰面.
懲前小兒附子太過之慮
用黃芪桂枝附子湯
用附子一錢 每日二貼服.

至于七八日 頭面稍得仰擧而
面部浮腫. 又 每日二貼服
至于七八日 頭面又得仰擧而

13일째에 이르러 일어나 뜰 안을 거닐기도 하였으나 힘이 없어 고개를 쳐들지 못한다. 아이에게 부자를 너무 많이 쓴다는 염려가 들어 황기계지부자탕에서 부자를 한 돈으로 하여 매일 2첩을 먹였다.

7, 8일 되자 얼굴을 들기 시작하였으나 붓기가 있었다. 다시 7, 8일간 매일 두 첩씩 먹이자 얼굴을 더욱 잘 들고 얼굴의 부종도 가라앉았다.

面部浮腫　亦減.

其後　用此方　每日　二貼服

自得病初　至於病解

前後一月餘　用附子

凡八兩矣.

그 후에도 이 처방을 매일 두 첩씩 먹였으니 병이 든 초기부터 풀어지기 까지 한 달간 부자를 여덟 량이나 쓴 것이다.

解 釋

인삼계지부자탕을 쓴 후 사 일째 多汗과 변비는 사라졌으나 힘이 없다. 황기계지부자탕에 부자를 한 돈으로 처방하여 하루 두 첩을 써도 망양이 재발하지 않았다. 이후 황기계지부자탕을 보름간 먹이자 힘도 생기고 붓기도 가라앉았다.

討 論

다행히 아이가 인삼을 얻어 회생의 전기를 맞았다. 아이를 고친 것은 부자가 아니라 인삼이다. 본증은 치료과정이 잘못된 실패한 의안이다.

❶ 전후 과정을 놓고 보면 이 아이는 원래 胃熱(식사 때 頭汗) + 腎陽虛(설사) + 肝鬱氣結(노심초사)의 素證이 있었던 것으로 보인다. 실지로 이런 사람이 적지 않다. 오매환거황백은 이런 사람에게 쓸 수 있는 처방이다.

❷ 갑자기 두통 발열 변비가 생겼다. 素證에 食積이 의심되지만, 이제마는 황기와 계지탕으로 發表하니 두통 발열이 더 심해진다. 大便燥結과 小便赤澁은 誤治로 진액이 손상된 탓이다.

❸ 胃腸의 진액손상은 燥屎를 형성하고, 이것이 더욱 진액을 핍박하여 배출하므로 汗流가 滿面하였다. 파두는 燥屎와 食積을 제거하였지만 결과적으로 진액을 더욱 손상시켰다. 다시 燥屎가 생기면서 증상이 재발한다. 황기계지부자탕은 아무런 도움이 안 된다. 이렇게 氣液이 부족해 졌을 때는 독삼탕이 더 적당할 것이다.

❹ 인삼계지부자탕을 쓴 후 호전되기 시작하였다. 인삼이 益氣生津하고, 桂枝 附子가 腎陽을 돕는다. 황기계지부자탕을 쓴 후 생긴 마른기침이 인삼을 다섯 돈씩

가한 인삼계지부자탕을 세 첩 쓴 후 가래를 토한 후 기침이 멎은 것, 다시 세 첩을 쓴 후 음식을 먹고 열이 내리고 땀이 없어지고 소변도 많아지면서 대변이 통한 것으로 보아서, 인삼이 津液을 소통시킨 걸 알 수 있다.

修 訂

본문은 誤治 醫案으로 참고하게 하거나 삭제해야 한다.

6-33

張仲景曰 陽明病 有三病
太陽陽明者 脾約是也,
正陽陽明者 胃家實是也,
少陽陽明者 發汗利小便,
胃中燥煩實大便難是也.

장중경이 말하길 陽明病에는 세 가지가 있다. 태양양명은 脾約이고, 정양양명은 위가실이고, 소양양명은 發汗과 利少便으로 胃中이 燥煩하여 實邪가 생기고 대변이 어려워진 것이다.

- 脾約은 비가 約束된 것, 約束이란 '묶는다.'는 뜻이니 脾가 胃熱에 의해 轉輸기능이 속박되므로 진액을 위에 전달하지 못한다는 뜻이다. 위에 전달되지 않는 진액은 방광으로 흘러 소변이 자주 나오게 된다. 脾約은 大便結硬과 小便數이 특징이며, 惡熱 潮熱 譫語 煩燥 腹滿硬痛이 없어 陽明腑實증의 승기탕과 구분된다.
- 胃家實의 胃家는 胃와 大腸을 포함하여 이르는 말, 즉 《靈樞·本輸篇》의 "大腸小腸皆屬於胃", 實은 病邪가 양명에 들어가 實熱證을 형성하였기 때문이다. 이 胃家實의 實邪는 燥熱이 腸中宿滯와 결합하여 燥屎를 형성한 경우와 積滯를 형성하지 않고 전신에 彌漫한 두 경우가 있다. 전자를 陽明實證이라 하고, 후자를 陽明熱證이라 한다.

解 釋

6-34 이하에서 脾約과 胃家實을 논하기 위해 인용하였다.

討 論

《상한론》 (179) "問曰 : 病有太陽陽明 有正陽陽明 有少陽陽明 何謂也? 答曰 : 太陽陽明者 脾約是也 正陽陽明者 胃家實是也 少陽陽明者 發汗 利少便已 胃中燥煩實 大便難是也." 이는 양명병이 생기게 되는 세 가지 경로 즉 양명병 형성원인에 세 가지가 있음을 설명한 것이다. 첫째 태양병으로부터 전속되어 양명병이 되면 태양양명이라 한다. 대개 발한해표한 후에 진액을 손상하여 胃熱과 腸燥가 생겨 脾陰의 轉輸기능을 약속하여 大便秘結을 일으키니 이를 脾約이라 한다. 둘째 외사가 직접 양명에 침입하여 양명병이 되는 정양양명이다. 보통 위나 장에 內熱이 있거나 혹은 宿食이 있어 病邪가 쉽게 裏로 들어오고, 化燥成實하여 胃家實이라 한다. 셋째 소양병으로부터 轉變되어 소양양명이라 한다. 대개 發汗吐下 利小便등을 오용하여 진액을 손상하고 이어서 사기가 양명에 침입하여 化燥成實 대변난이 된 것이다. 이 세 가지 양명병은 모두 소양인병증에 속한다.

修 訂

소양인 병증론으로 이동.

6-34

論曰 張仲景所論 陽明三病
一曰 脾約者 自汗出
小便利之證也,
二曰 胃家實者 不更衣
大便難之證也,
三曰 發汗利小便
胃中燥煩實者 此亦胃家實也.
其實非三病也 二病而已.
仲景意脾約云者 津液漸竭

장중경이 말한 양명병 세 가지는 첫째 비약이라 해서 自汗出 小便利의 증이고, 둘째 위가실이라 해서 대변을 보기 힘들어 하는 증이고, 셋째 발한과 利小便으로 胃中이 燥煩實해 진 것이니 이 또한 胃家實이다.

그러니 세 가지 병이 아니라 두 가지 병일뿐이다. 중경이 말한 脾約은 진액이 점차 고갈되

脾之潤氣 漸約之謂也
胃家實云者 津液已竭
胃之全局 燥實之謂也.

中古戰國秦漢之時
醫家單方經驗 其來已久
汗吐下三法 始爲盛行.
太陽病 表證因在者
或以麻黃湯 發汗
或以猪苓湯 利小便
或以承氣湯 下之
承氣湯下之則
下利不止之證作矣.

麻黃湯 猪苓湯 發汗
利小便則 胃中燥煩實
大便難之證 作矣.
仲景 有見於此故
以脾約之自汗出·自利小便
者 脾之潤氣 漸約 亦
將爲胃燥煩實之張本矣 然
脾約 自脾約也
胃家實 自胃家實也.
寧有其病 先自脾約而後
至於胃家實之理耶.

어 비의 潤氣가 점차 約束된 증이고 위가실이라 한 것은 진액이 이미 고갈되어 위장 전체가 燥實한 것을 말한다.

중국의 옛날 전국진한 시기에 이미 醫家들의 單方경험이 오래되었고 汗吐下 三法이 성행하기 시작하였다. 태양병 표증이 있으면 마황탕으로 발한하거나 저령탕으로 利小便하거나 승기탕으로 下하였는데 승기탕으로 下하면 下利가 그치지 않는 증이 일어났다.

마황탕과 저령탕으로 발한하거나 利小便하면 胃中燥煩實하여 大便難한 증이 일어났다. 중경이 이를 보았던 고로 비약의 自汗出 利小便은 脾의 潤氣가 점차 약속된 것이라 하고 또 위가 燥煩實하게 되는 근본이라 하였으나 비약은 본래 비약이고 위가실은 본래 위가실이다. 어찌 그 병에 먼저 비약이 있고 후에 위가실이 되는 이치가 있는가.

解　釋

❶ 중경은 양명병이 脾約, 胃家實, 發汗 利小便으로 胃中이 燥煩實한 大便難 세 가

지라 하였으나, 위중이 燥煩實한 大便難도 胃家實이므로 두 가지 병이라 말할 수 있다.

❷ 脾約은 진액이 '점차' 고갈되어(津液漸竭) 脾의 潤氣가 約束되는 것이고, 胃家實은 진액이 '이미' 고갈되어(津液已竭) 위장 전체가 燥實한 것이다.

❸ 秦漢시기에 汗吐下 三法을 많이 썼다. 태양병 표증 또한 마황탕으로 발한하거나, 저령탕으로 利小便하거나, 승기탕으로 攻下하여 치료하였다. 하지만 마황탕으로 발한하거나 저령탕으로 이소변하면 胃中이 燥煩實하게되어 大便難이 자주 생겼고, 승기탕으로 下하면 大便不止하는 경우가 잘 생겼다.

❹ 중경이 發汗 利小便으로 大便難이 생기는 사실을 보고 이를 脾約이라 하여 胃燥實의 근본이라 하였으나, 脾約과 胃家實은 서로 다른 병이라서 비약이 위가실로 되는 법이 없다.

討 論

6-33은 양명병이 형성되는 '원인을 따라' 세 가지로 구분해 본 것이다. 《상한론강의》는 이 조문의 표면적 字句에 구애받지 말라고 하였는데, 그것은 중경이 (181)에 "問曰 : 何緣得陽明病? 答曰 : 太陽病 若發汗, 若下, 若利小便 此亡津液. 胃中乾燥 因轉屬陽明(6-17). 不更衣 內實 大便難 此名陽明也."라 해서, 胃中乾燥 大便難이 꼭 소양양명이 아니라, 津液손상으로 胃腸이 건조해지고 외사가 裏로 들어가 化熱成實하면 모두 양명병이 되는 것이라고 설명하고 있기 때문이다. 不更衣, 大便難(脾約 포함), 胃家實은 輕重의 차이일 뿐, 모두 胃熱로 化燥成實하는 동일한 병증이다.

그러므로 脾約, 胃家實, 大便難은 각기 전속되어 온 병증에 따라 태양양명, 정양양명, 소양양명으로 나누어 볼 수 있다뿐이지, 모두 동일한 병리를 가진 胃家實(양명병)이라 할 수 있다. 脾約은 위가실이 되는 이유 중의 하나다. 脾가 胃를 위해 진액을 運輸하지 못한다는 의미로서 胃家實과 전혀 다른 병명이 되는 것은 아니다. 본문의 이제마의 오해에 불과하다.

修 訂

본문 삭제

6-35

胃家實 脾約 二病
如陰證之太陰 少陰病
虛實證狀 顯然不同.
自太陽病 表證因在時
已爲兩路分岐 元不相合.

太陽病 表證因在而
其人如狂者 鬱狂之初證也,
陽明病 胃家實 不更衣
鬱狂之中證也
陽明病 潮熱 狂言
微喘直視者 鬱狂之末證也.

太陽病 發熱惡寒 汗自出者
亡陽之初證也,
陽明病 不惡寒 反惡熱
汗自出者 亡陽之中證也,
陽明病 發熱汗多者
亡陽之末證也.
蓋 鬱狂證 都是 身熱
自汗不出也 亡陽證 都是
身熱 自汗出也.

胃家實과 脾約 두 병은 陰證의 太陰病과 少陰病 같아서 허실이 현저히 다르다. 태양병으로부터 표증이 아직 있을 때 이미 두 갈래로 나뉘어 원래 相合할 수 없는 것이다.

태양병 표증이 아직 있을 때 그 사람이 미친 것 같은 건 鬱狂 初證이고, 양명병 胃家實 不更衣는 鬱狂 中證이고 양명병 潮熱 狂言 微喘 直視한 것은 鬱狂 末證이다.

태양병 發熱惡寒 汗自出한 것은 망양의 初證이고, 불오한 반오열 한자출한 것은 망양 中證이며, 양명병 發熱汗多는 망양의 末證이다. 대개 울광증은 모두 身熱하지만 땀이 나오지 않고 망양증은 모두 身熱 自汗出한다.

解釋

❶ 울광증과 망양 또한 태양병 표증이 있을 때부터 두 갈래로 나뉘어 발전하는 다른 병이다. 울광증은 모두 身熱無汗하고, 망양병은 모두 身熱自汗出 한다. 위가

실은 無汗하여 울광증에 해당하고, 自汗出 利小便하는 비약은 망양병에 해당한다.(6-37) 따라서 위가실과 비약은 아주 다른 병이다.

❷ 울광증은 다음과 같이 진행한다. 6-7 "太陽病 表證因在而其人如狂."(신양곤열)은 鬱狂 초증이고, 6-17 "陽明病 胃家實 不更衣."는 中證이고, 6-19 "陽明病 潮熱 狂言 微喘直視."는 末證이다.

❸ 망양은 다음과 같이 진행한다. 6-2 "發熱 惡寒 汗自出."은 망양의 초증, 6-27 "不惡寒 反惡熱 汗自出."(양명병 외증)은 망양의 中證, 6-30 "陽明病 發熱 汗多."는 亡陽의 말증이다.

울광병	초 증	태양병 표증이 있을 때 如狂	身熱不汗	신양곤열
	중 증	양명병 위가실 불갱의		태양병을 오치하여 진액손상
	말 증	양명병 潮熱광언 미천직시		腸中의 燥實結聚가 극심함
망양병	초 증	태양병 발열오한 자한	身熱自汗	태양상풍증
	중 증	양명병 불오한 반오열 한자출		양명병외증
	말 증	양명병 發熱汗多		급히 下해야 함

討 論

❶ 위가실과 비약은 태양병 표증부터 두 갈래로 나뉘어 발전해 가는 것이 아니라, 진액의 손상정도, 邪氣의 종류, 胃熱素質 등에 따라 胃家實이 될 수도 있고, 脾約이 될 수도 있는 것이며(6-17), 반드시 태양병부터 발전하는 것이 아니라 소양병으로부터 생기기도 하고 양명부위에서 바로 생기기도 한다.(6-33) 양명병은 病邪가 入裏化熱하거나 소양병 태양병을 잘못 치료하여 발생한다. 반드시 태양병에서부터 변화 발전해 가는 것이 아니다.

❷ 感氣, 傷寒, 癨亂 혹은 당뇨 고혈압처럼 병이라 被稱되려면 발생 - 변화 - 치유되는 과정에서 여러 證이 밀접한 병리적 연관성을 가지고 진행되어야 한다. 위가실과 비약은 양명병의 병리현상을 표현하는 말이지 병명이 아니다.

❸ 본문에서 이제마는 如狂, 直視 등 神志異常이 있고, 身熱無汗하면 鬱狂이라 부르고, 이것이 "太陽病 表證因在而其人如狂."(저당탕증)에서 "陽明病 胃家實 不更衣."(승기탕증), 그리고 "陽明病 潮熱 狂言 微喘直視."(陽明腑實重證)으로 발전해 나간다고 본 것 같다. 하지만 如狂이 있다는 공통점이 외에, 이들 사이에 다른

병리적 연관성이 없다. 특히 저당탕증이 승기탕증으로 발전한다는 이론은 금시
초문이다. 따라서 이것을 初證 中證 末證같이 일정한 관계가 있는 것처럼 말할
수 없다.

❹ 身熱 自汗하면 亡陽이라 부른 것도 본래 亡陽의 의미를 오해한 것이다. 또 "發
熱 惡寒 汗自出."의 계지탕증이 "不惡寒 反惡熱 汗自出."의 양명병과 병리적 연
관이 있다고 볼 수 없다. 같은 汗出이라도 6-18 "傷寒轉繫陽明者 其人濈然微汗
出也." 양명조열이 진액을 핍박해서 끈끈하게 外泄시키는 땀과 태양상풍증의 營
衛不和 自汗은 병리와 형태가 전혀 다른 것이다.

❺ 陽明腑實證은 소양인병증이고 축혈증과 태양중풍증은 소음인병증이라 이것을 연
관시키는 건 사상인 논술과도 부합하지 않는다. 따라서 본문은 모두 잘못된 주
장이므로 남겨둘 가치가 없다.

修 訂

본문 삭제

6-36

<table>
<tr><td>

陰證 口中和而 腹痛泄瀉者
太陰病也, 口中不和而
腹痛泄瀉者 少陰病也.

陽證 自汗不出而
有頭痛身熱者 太陽陽明病
鬱狂證也, 自汗出而
有頭痛身熱者 太陽陽明病
亡陽證也.

陰證之太陰病 陽證之鬱狂病
有輕證·重證也.

</td><td>

음증으로서 입안이 부드러우며 복통설사하는
것은 태음병이고, 입안이 不和하면서 복통설사
하면 소음병이다.

양증으로서 땀이 나지 않고 두통 신열하는 것
은 태양양명병의 울광증이고, 땀이 나면서 두
통신열하는 것은 태양양명병 망양증이다.

음증의 태음병과 양증의 울광병은 경증 중증
이 있다. 음증의 소음병과 양증의 망양병은 험
증 危證이 있다. 망양증과 소음병은 처음 아플

</td></tr>
</table>

陰證之少陰病 陽證之亡陽病
有險證・危證 亡陽・少陰病
自初痛 已爲險證
繼而危證也.

때부터 험증이 되고 이어서 危證이 된다.

解 釋

❶ 태음병과 소음병도 울광병과 망양병처럼 근원이 다른 병이다.(6-35)

❷ 口中和 腹痛泄瀉하면 태음병이고, 口中不和 복통설사하면 소음병이다.

❸ 태음병과 울광병은 輕重의 변화가 있고, 소음병과 망양병은 危險한 변화가 있다. 망양증과 소음병은 처음부터 重한 險證이어서 조심해야 한다.

討 論

❶ "口中不和而腹痛泄瀉者 少陰病也."의 본문은 7-27에도 있다시피 《상한론》(304) "少陰病 得之一二日 口中和 其背惡寒者 當灸之 附子湯主之."와 《의종금감・권삼십칠》의 "少陰陽明之背惡寒雖同 其口中和口中不和則異也 一則溫之一則淸之."과 상반된다(이외에도 《인재직지》, 《보제방》, 《증치준승》 등 수없이 많은 의서가 少陰病・口中和를 논하고 있다). 이제마가 무엇을 근거로 소음병이 口中不和하다고 말한 것인지 밝히지 못하면 이것을 삭제해야 한다. "口中和而腹痛泄瀉者 太陰病也."도 고증할 수 없다.

❷ 망양병은 陽虛陰盛한 陰證에 속한다. 따라서 "陽證之亡陽病"란 어법은 있을 수 없다.

❸ 태음병은 脾胃虛寒인 병이고, 소음병은 心腎陽虛한 병이라 분명히 구분되지만, 모두 腎陽虛衰가 근본병리다. 따라서 이 둘은 서로 轉變되거나 合病될 수 있어서 근원이 다르다고 볼 수 없다.

❹ 울광과 망양에 대한 논술은 6-35와 같이 이제마의 오해다. 따라서 이 조문도 남겨둘 가치가 없다.

修 訂

본문 삭제

6-37

亡陽病證 非但 觀於汗也
必 觀於小便多少也.
若 小便淸利而 自汗出則
脾約病也. 此險證也.
小便赤澁而 自汗出則
陽明病 發熱汗多也.
此危證也. 然 少陽人
裡熱證 太陰人 表熱證
亦有汗多而 小便赤澁者
宜察之 不可誤藥.

망양병증은 비단 땀만 볼 것이 아니라 반드시 소변의 많고 적음을 보아야 한다. 만약 소변이 맑고 잘 나오며 땀이 절로나면 脾約病이다. 이는 險證이다. 소변이 붉고 깔깔하며 땀이 절로 나면 양명병의 發熱汗多증이다.

이는 危證이다. 그러나 소양인 裏熱證과 태음인 表熱證에 또한 땀이 많이 나고 소변이 赤澁한 즉 그것만 가지고 약을 잘못 쓰면 안 된다.

解 釋

  망양병은 소변의 많고 적음에 따라 위험한 정도를 알 수 있다. 소변이 맑고 잘 나오면 비약에 해당하는 險證(6-34 '脾約者 汗自出 小便利')이고, 소변이 붉고 깔깔하며 땀이 절로 나면 危證(6-35 망양의 末證)이다. 脾約이 망양병의 險證이 되는 까닭은 '汗自出' 때문이다. 소음인의 汗自出은 태양병이든 양명병이든 모두 망양병에 해당한다.

討 論

  脾約과 양명병 發熱汗多는 소양인 병증에 속한다. 소변이 붉고 깔깔해지는 것은 진액이 손상된 熱證인데, 이것을 망양병 과정이라 말할 수 없다.

修 訂

본문 삭제

6-38

胃家實病 其始焉
汗不出不惡寒 但惡熱.
而其病垂危
則濈然微汗出潮熱也.
濈然微汗出潮熱者
表寒振發之力 永竭故也
胃竭之候也.

脾約病 其始焉
汗自出不惡寒而.
其病垂危
則發熱汗多而惡寒也.
發熱汗多而惡寒者
裡熱撑支之勢 已窮故也,
脾絶之候也.

위가실병은 처음 시작할 때 땀이 나지 않으며 惡寒하지도 않고 단지 惡熱한다. 그 병이 아주 심해지면 끈끈히 조금씩 땀이 나면서 潮熱이 생긴다. 이것은 表寒을 떨쳐버릴 수 있는 힘이 완전히 고갈되었기 때문이고, 胃氣가 고갈된 증후다.

비약병은 처음 시작할 때 땀이 절로 나고 오한하지 않는다. 그 병이 아주 심해지면 열이 나면서 땀이 많고 惡寒한다. 이렇게 되는 것은 裏熱을 지탱하는 세력이 아주 다했기 때문이고, 脾氣가 끊어진 증후다.

解 釋

위가실병이 처음 不惡寒反惡熱하다가 심해지면 濈然汗出 潮熱하는 것은 胃氣가 고갈되어 表寒을 떨쳐 버릴 수 없게 되었기 때문이고, 비약병이 처음 自汗 不惡寒하다가 아주 심해지면 發熱汗多惡寒하는 것은 脾氣가 끊어져 裏熱을 유지할 수 없기 때문이다.

討 論

양명병은 본래 表寒이 없는 병이며, 만일 表寒이 있다면 양명병이 아니거나 합병된 것이다. 胃家實과 脾約은 병리(證)를 말하는 것이지 병명이 아니다.

修 訂

본문 삭제

6-39

張仲景曰 厥陰證 手足厥冷
小腹痛 煩滿囊縮 脈微欲絶
宜當歸四逆湯.

장중경이 말하길 궐음증으로 손발이 厥冷하고 아랫배가 아프면서 번거롭고 음낭이 수축하며 맥이 미약하여 곧 끊어질듯 하면 당귀사역탕으로 치료한다고 하였다.

解 釋

6-47에서 소음인의 수족역냉에 당귀사역탕 보다 삼유탕 등이 낫다고 주장하기 위해 인용하였다.

討 論

《동의보감》에 본문과 같은 말이 있으나 《상한론》은 (351) 단지 "手足厥寒 脈細欲絶者 當歸四逆湯主之."로 되어 있어 본문을 중경의 말이라고 할 수 없다. 《傷寒論》 당귀사역탕증은 소음인병증에 속한다. 煩滿囊縮은 《내경》 "六日厥陰受之 厥陰脉循陰器而絡於肝 故煩滿而囊縮."에 있다. "상한병이 생기고 6일쯤 되면 궐음이 사기를 받는데, 궐음맥이 陰器를 순환하고 간에 연락되므로 (소복이) 번만하고 음낭이 오그라들게 된다."는 뜻.

6-41 이하에서 煩滿囊縮에 승기탕이 제시되고 있다. (소복의) 煩滿은 熱氣가 聚

結해 생긴 궐음병 熱證으로 보기 때문이다. 반면에 번만낭축을 당귀사역탕으로 치료한다는 논술은 《동의보감》 외에 좀처럼 찾기 힘들다. 본문은 허준의 錯誤다.

修訂

《상한론》 (351) "手足厥寒 脈細欲絶者 當歸四逆湯主之."

6-40

凡厥者　陰陽氣　不相順接
便爲厥.
厥者　手足逆冷是也.

무릇 厥이란 증상은 음기와 양기가 서로 順接하지 못하여 궐이 되는 것이다. 궐이란 손발이 말단부터 차갑게 되는 증상이다.

討論

《상한론》 (337)에는 手足逆冷뒤에 者가 있다. "手足逆冷의 원인은 여러 가지이나 결국은 陰陽氣가 상대적인 평형을 상실함으로써 서로 관통하지 못하게 되어 생긴다. 궐음은 본래 陰盡陽生의 장기로서 一身의 陰陽이 交接되는 걸 주관하는데, 여러 원인으로 음양이 순접하지 못하면 수족궐냉한 증상이 생긴다."는 의미. 陰陽氣란 表裏之氣 즉 表陽裏陰을 뜻한다. 수족역냉의 寒證은 소음인 병증이고, 熱證은 소양인 병증이다.

修訂

《傷寒論》 (337) "凡厥者　陰陽氣　不相順接　便爲厥　厥者　手足逆冷者是也."

6-41

傷寒　六七日　尺寸脈微緩者
厥陰受病也.

상한 6, 7일에 척촌맥이 微緩해 지는 것은 궐음이 병을 받았기 때문이다. 소복이 煩滿하면

其證 小腹煩滿而囊縮
宜用承氣湯 下之.

解 釋

본문은 소음인 궐음병에 승기탕이 아닌 파두의 치법을 제시하기 위해 인용하였다.

討 論

본문은 《상한론》에서 찾을 수 없으나 《동의보감》에 仲景의 말로 표시되어 있
다. 본문과 유사한 의미로 《내경》에 "六日 厥陰受之 厥陰脉 循陰器而絡於肝 故煩
滿而囊縮 三陰三陽 五藏六府 皆受病 榮衛不行 五藏不通 則死矣."가 있다. 이 말은
《상한론주석》에서 "尺寸俱微緩者 厥陰受病也 當六七日發 以其脉循陰器絡於肝 故
煩滿而囊縮 此三經皆受病 已入於腑 可下而已."로 발전하고, 《상한총병론》 주석에
서 "尺寸俱微者 厥陰受病也 六七日發 以其脈循陰而絡于肝 故煩滿而囊縮 脈緩者 囊
必不縮 若外證發熱惡寒似瘧 爲欲愈 宜桂枝麻黃各半湯也 若尺寸俱沉短者 囊必縮 宜
承氣湯下之."로 된다. 이 뒤로 많은 책이 궐음병 煩滿囊縮에 承氣湯下之의 논법을
따르고 있는데, 《동의보감》은 그 중 어느 한 책을 인용하였을 것이다.

《상한론주석》의 해당부분을 보면 "緩은 風이 있을 때 나타나는 맥인데, 궐음병
에서 맥완한 것은 邪가 궐음에 전해지고 열기가 극해져 풍에 가깝게 되었기 때문이
다(즉 熱極生風). 당연히 6, 7일은 지나야 이렇게 된다. 소음사기가 궐음에 전해짐으
로써 번만하고 낭축한다는 건 熱氣가 內에 聚結했기 때문이다. 三陰이 사기를 받아
병이 된 경우 下法으로만 치료하는 건 아니지만 '이미 腑에 들어갔다.' 하므로 下할
수 있는 것이다." 하였다.

다만 흥미로운 것은 《동의보감》과 비슷한 시기에 나온 《증치준승》 (1608)의
"尺寸俱微緩者 厥陰受病也 當六七日發 以其脈循陰器絡於肝 故煩滿而囊縮 '此三經皆
受病 已入於府可下而已.'"이란 후반부분 주석에 "三陰受邪 爲病在裏於法當下 然三陰
亦有在經者 在經則宜汗 故云已入於府者 可下而已 經曰臨病之工 宜須兩審按 已入於

府 二句 恐是陽明經條下之錯簡 蓋素問不如此說 但曰三陰三陽五藏六府皆受病 榮衛不
行 五藏不通則死矣 蓋三陰經汗下溫三法俱有 不特可下而已也."(《증치준승・권39・
상한》)이라 하여 궐음병 煩滿囊縮 宜下法 주장이 錯簡이 아닌지 의문을 표시하였
다는 것이다.

> • 錯簡(착간) : 대나무를 엮어 만든 冊이 오래되면 끈이 떨어져 竹簡이 섞이는 일이
> 　　　　　　생긴다. 이때 제자리가 아닌 다른 곳에 끼워 넣은 것을 착간이라
> 　　　　　　한다.

번만낭축을 熱氣內結로 생긴다고 보면 이는 소양인 병증이다. 蓄血證 熱入血室證
의 血虛血熱(이 熱은 邪熱임)은 소음인 병증으로 볼 수 있지만, 腑實熱證은 소양인
병증으로 보는 게 타당하다.

修 訂

소양인 병증론으로 이동.

6-42

六七日 脈至皆大 煩而口噤
不能言 躁擾者 必欲解也.

상한으로 6, 7일이 되어 맥이 아주 大하면서
번거롭고 입이 잘 놀려지지 않아 말할 수 없
다가 시끄럽게 요동치면 필경 병이 풀어질 것
이다.

解 釋

본문에 대한 이제마의 언급이 없어서 왜 여기 인용하였는지 확실치 않다. 다만
6-47에서 正邪相爭에 대한 말이 있는데, 정기가 勝하면 6, 7일에 궐음병이 되지 않
고 낳게 된다는 의미를 강조하기 위한 게 아닐까 추측한다.

討 論

원문의 의미는 "병이 6, 7일쯤 되어 손발 三部脈이 모두 있고, 돌연히 心中이 크게 번거로우며 입이 놀려지지 않아 말을 못하면서 환자가 시끄럽게 나대는 것은 正氣가 邪氣를 구축하는 현상이므로 병이 반드시 풀어질 것이다."이다.

修 訂

《상한론·변맥법》 "病六七日 手足三部脈皆至 大煩而口噤不能言 其人躁擾者 必欲解也."

6-43

朱肱 活人書 曰
厥者 手足逆冷 是也.
手足指頭微寒者 謂之淸
此疾 爲輕.
陰厥者 初得病 便四肢厥冷
脈沈微而不數 足多攣.

주굉이 활인서에서 말하길, 厥이란 손발이 말단부터 거꾸로 차갑게 되는 것이다. 손발가락 끝이 약간 차가운 것은 淸이라 부르는데 이는 (厥보다) 가벼운 것이다. 陰厥은 처음 병이 생기면서 곧 四肢가 厥冷하며 맥이 沈微하고 빠르지 않다. 다리가 대개 拘攣한다.

解 釋

陰厥은 《활인서》에 원래 冷厥을 일컫는 말로서, 본문은 厥證과 궐의 일종인 냉궐을 설명하기 위한 것.

討 論

《동의보감·상한음궐》에 있는 말. 주굉의 《유증활인서·二十八》 "冷厥者 初得病日 便四肢逆冷 脈沈微而不數 足多攣." 즉 "냉궐은 (열궐에 비해서) 처음 병을 얻자 곧 사지역냉하며, 맥이 沈微하고 빠르지 않다. 다리가 많이 拘攣한다." 《보제

방·상한문》에서 "手足指頭微寒者 爲之淸."이란 말을 볼 수 있다. 따라서 본문은
《동의보감》을 출전으로 해야 한다. 冷厥은 소음인 병증이다.

修 訂

《동의보감》 "厥者 手足逆冷 是也 手足指頭微寒者 謂之淸 此疾 爲輕 陰厥者 初
得病 便四肢厥冷 脈沈微而不數 足多攣."

6-44

朱肱 活人書 曰
傷寒六七日 煩滿囊縮
尺寸俱微緩者 足厥陰經
受病也.
其脈微浮 爲欲愈
不浮 爲難愈.
脈浮緩者 必囊不縮 外證
必發熱惡寒 爲欲愈
宜桂麻各半湯.
若 尺寸俱沈短者 必囊縮
毒氣入腹 宜承氣湯 下之.
速用承氣湯 可保五生一死.
六七日 脈微浮者 否極泰來
水升火降 寒熱作而
大汗解矣.

주굉의 활인서에 말하길, "상한으로 6, 7일
되어 煩滿囊縮하고 척촌맥이 다 微緩한 것은
족궐음이 병을 받은 것이다. 맥이 微浮하면 낳
으려 하는 것이고 浮하지 않으면 낳기 어렵다.

脈浮緩한 사람은 반드시 囊縮하지 않고, 발열
오한의 외증이 있는데, 낳으려 하는 것이고,
계마각반탕을 쓸 수 있다. 만약 척촌맥이 다
沈短한 사람은 반드시 囊縮하니 毒氣가 배로
들어간 것이라 승기탕으로 下해야 한다."

속히 승기탕을 쓰면 가히 五生一死하게 할 것
이다. 6, 7일이 되어 脈이 微浮한 사람은 '나
쁜 일이 극히 심해지면 평안이 다시 오는 것'
처럼, 水升火降이 되어 寒熱이 일어나면 땀을
크게 흘리고 풀어진다.

解 釋

❶ 상한병으로 6, 7일이 되어 번만낭축하고 脈微緩한 것은 족궐음 간에 병이 든 것이다.

❷ 6, 7일이 되어도 맥부하면 正氣가 아직 남아있어 땀을 내어 풀어질 수 있다. 또는 발열오한의 外證이 있으면서 囊縮이 없으면 정기의 항거로 邪氣가 아직 표에 있는 것이다. 계마각반탕으로 發表하면 낫는다.

❸ 脈沈短하면 사기가 깊이 들어온 것이니 반드시 囊縮한다. 깊이 들어온 사기는 승기탕으로 제거할 수 있지만 정기가 미약하므로 五生一死(원문은 五死一生) 정도일 것이다.

❹ 본문은 6-47에서 소음인 궐음병의 삼유탕 등 치법을 제시하기 위해 인용.

討 論

《동의보감·궐음형증용약》에 인용된 《활인》을 이제마가 다시 요약하였다. 《유증활인서·六》 해당부분은 "六. 問傷寒六七日 煩滿囊縮 其脈尺寸俱微緩. 此足厥陰肝經受病也 厥陰病其脈微浮爲欲愈 不浮爲未愈 宜小健中湯. 脈浮緩者必囊不縮 外證必發熱惡寒似虐 爲欲愈 宜桂枝麻黃各半湯. 若尺寸脈俱沈短者 必是囊縮毒氣入臟 宜承氣湯下之… 중략 … 營衛不通 耳聾囊縮 不知人而死矣 速用承氣湯下之. 可保五死一生… 중략 … 傳厥陰 得微緩微浮… 중략 … 否極泰來 營衛將復 水升火降 則寒熱作而大汗解矣."

《활인》의 五死一生은 《동의보감》에 이미 五生一死로 바뀌어 있다. 내용은 위에 인용한 《상한총병론》과 비슷한 의미로서, "6. 傷寒 6, 7일에 煩滿囊縮하며 촌구맥이 다 微緩한 증상을 질문함. 이는 족궐음 간경이 병을 받은 것이다. 궐음병으로 맥이 微浮하면 낳으려 하는 것이고, 浮하지 않으면 낳지 않은 것이니 소건중탕을 쓴다. 脈浮緩한 사람은 반드시 음낭이 不縮하고, 외증에 필경 발열오한하여 虐같을 것인데 이는 낳으려 하는 것이다. 계지마황각반탕을 쓴다. 만약 척촌맥이 다 沈短한 사람은 필경 囊縮하고 毒氣가 臟에 들은 것인 즉 승기탕으로 下한다. 營衛가 불통하고 耳聾囊縮하며 사람을 몰라보면 죽는다. 급히 승기탕으로 下하면 다섯이 죽는 중에 하나 정도 살릴 것이다. 궐음에 병이 전해졌어도 맥이 緩浮하면… 나쁜 일 끝에 평안함이 오는 것 같이 영위가 장차 회복되어 水升火降하고 寒熱하여 크게 땀을 내고 병이 날 것이다.”라는 의미.

修 訂

본문은 囊縮을 설명하기 위해 인용한 것이므로 소양인 병증론으로 이동하는 것이 옳다.

6-45

諸手足逆冷 皆屬厥陰
不可汗下.
然 有須汗須下者
謂手足雖逆冷 時有溫時
手足掌心 必煖.
非正厥逆 當消息之.

여러 수족역냉증은 다 궐음에 속하므로 汗下할 수 없다. 그러나 汗下가 필요한 사람도 있으니, 그런 사람은 수족이 비록 逆冷하나 때로 따뜻해지며 掌心이 반드시 따뜻할 것이다. 이는 궐역 正證이 아니니 마땅히 살펴봐야 한다.

解 釋

궐음병에 下法도 가하다는 점을 들어 파두 용법을 제시하기 위해 인용.

討 論

본문은 《동의보감·궐음형증용약》에 ‘活人’이 출전으로 되어 있다. 하지만 《유증활인서》에서는 찾을 수 없고, 《증치준승·卷四十五》에서 동일한 문구를 찾아볼 수 있다. 앞뒤 문구를 살펴보면 본문의 의미는 “궐음병은 보통 上熱下寒이거나, 寒厥이므로 이는 汗下할 수 없지만, 수족역냉한 중에 때로 따뜻해지거나 掌心이 따뜻하면 熱厥이므로 승기탕으로 下해야 하는 경우도 있다. 열궐은 脈沈伏하지만 동시에 滑하고 頭上 汗出이 있는 반면 한궐은 脈沈微無力하므로 구분할 수 있다. 만일 熱厥에 熱藥을 주면 禍가 클 것이다."이다. 이제마는 이 문구를 인용하여 파두단 下法을 주장하려 했지만, 본문의 의미는 분명 '열궐에는 열약(파두 포함)을 쓸 수 없다.'는 뜻이다. 寒厥은 소음인병증이지만 熱厥은 소양인병증이다.

修 訂

소양인 병증론으로 이동.

6-46

李梴曰 舌卷厥逆 冷過肘膝
小腹絞痛 三味蔘萸湯
四順湯主之.
囊縮 手足乍冷乍溫 煩滿者
大承氣湯主之.

이천이 말하길 혀가 말리고 厥逆하여 찬 기운이 팔굽과 무릎을 지나 올라오며, 아랫배가 쥐어짜는 듯이 아프면 삼미삼유탕과 사순탕으로 치료한다. 陰囊이 오그라들고 손발이 찼다 더웠다 하며 번거롭고 가득 찬 느낌이 들면 대승기탕을 쓴다.

解 釋

囊縮이 있지만 때로 수족이 더워지며 煩滿한 것은 6-46 下法이 필요한 "時有溫時"에 해당하는 증이다.

討 論

본문은 《동의보감·궐음형증용약》과 유사하다. 《의학입문·六經正病》은 "厥陰心包絡之標 故舌卷厥逆 冷過肘膝 吐沫嘔逆 不渴 小腹絞痛者 爲寒 三味蔘萸湯 四順湯. 肝爲本 主男子囊縮 女子陰挺乳縮 或手足乍冷乍溫 大便實 消渴煩滿者 屬熱 大承氣湯主之."로 되어 있다. "궐음병에서 심포락의 이상은 標다. 舌卷하고 厥逆하며 팔굽과 무릎 위까지 차고, 涎沫을 토하며 嘔逆不渴, 소복이 쥐어짜듯 아픈 것은 한증이니 三味參萸湯이나 四順湯을 쓴다. 간의 이상은 本病이다. 남자의 囊縮과 여자의 陰挺乳縮, 혹은 수족이 찼다 더웠다 하는 것, 大便實, 消渴煩滿을 主한다. 이는 열중에 속하니 대승기탕으로 치료한다."는 의미. 소양인 병증론에서 대승기탕, 열궐 증과 함께 논하는 것이 좋을 것이다.

修 訂

소양인 병증론으로 이동.

6-47

論曰 張仲景所論
厥陰病 初無腹痛下利等證而
六七日 猝然而厥
手足逆冷則 此非陰證之類也
乃少陰人 太陽傷風
惡寒發熱 汗自出之證.

正邪相持日久
當解不解而變爲此證也
此證 當謂之 太陽病厥陰證也.

此證 不必用 當歸四逆湯
桂麻各半湯而當用蔘萸湯
人蔘吳茱萸湯 獨蔘八物湯
不當用大承氣湯而當用巴豆.

장중경이 말한 궐음병이 처음에 복통 하리 등 증상이 없다가 6, 7일이 되어 갑자기 궐이 되어 손발이 역냉한다면 이는 음증에 속하는 것이 아니고 소음인이 태양상풍으로 오한발열하며 한자출하는 증이다.

정기와 사기가 대치한지 오래되어 마땅히 풀릴 것이 풀리지 않고 변하여 이증이 된 것이다. 이는 태양병의 궐음증이라 해야 마땅한 것이다.

이증에 당귀사역탕 계마각반탕을 반드시 써야 되는 건 아니고 삼유탕 인삼오수유탕 독삼팔물탕이 좋다. 대승기탕은 쓰면 안 되고 파두를 쓴다.

解 釋

❶ 장중경이 궐음병이라 말한 것을 살펴보면 처음에 복통 하리 등 증상이 없다가 6, 7일이 되어 갑자기 손발이 역냉한 궐증이 된다고 하였는데, 이는 厥陰證이 아

니라 소음인이 태양상풍증에 오한발열하며 自汗出하다가 오랫동안 낳지 않는 바람에 생겨난 증상이다. 마땅히 태양병에 속하는 것인데, 厥이 있으니 굳이 말하면 태양병의 궐음증이라고 할 수 있을 것이다.

❷ 소음인의 脾腎虛寒한 체질특성을 생각하면 당귀사역탕이나 계마각반탕 보다 삼유탕, 인삼오수유탕, 독삼팔물탕이 마땅하다. 소음인은 속이 차므로 下해야 할 경우 대승기탕은 쓰면 안 되고 파두로서 下하는 것이 좋다.

❸ 삼유탕 인삼오수유탕 독삼팔물탕은 다음과 같이 구분하여 쓴다.

삼유탕		溫中補虛 降逆止嘔	胃中虛寒, 濁飮으로 인한 구역등
인삼오수유탕	소음인의 손발이 역냉한 궐증	溫中降逆 補氣養血	삼유탕에 血虛가 겸함
독삼팔물탕		溫陽胃氣 大補氣血	寒證이 심하지 않고 기혈이 허약

討 論

❶ 장중경은 궐음병이 처음에 복통 하리가 없다가 6, 7일이 되어 갑자기 수족역냉한 병이라고 말하지 않았다. (궐음병 상열하한증(338))에서 久利를, 厥熱勝復證(331), (334)에서 下利 後 自止를, 寒厥證(353)에서 下利厥逆을 언급) 6, 7일이란 병이 생긴 후 일정기간 진행하면서 오치 등으로 사기가 더욱 왕성해졌다는 의미이므로 이를 '갑자기'라 말할 수 없다.

❷ 태양상풍증이 있다가 수족역냉한 증상이 발생했다면 이를 궐음병으로 전속한 것으로 보아야지 태양병 궐음증이란 해괴한 이름을 붙일 수 없다.

❸ 계마각반탕은 脈浮하고 발열오한등 외증이 있는 경우에 쓰고, 당귀사역탕의 血寒과 삼유탕의 胃中虛寒 濁飮不降은 분명히 구분되는 것이지, 계마각반탕이나 당귀사역탕 대신 삼유탕 등을 쓸 수 있는 것이 아니다.

❹ 같은 手足逆冷이라도 冷厥과 熱厥의 구분이 있어서 냉궐은 回陽求逆하고, 열궐은 淸下하는데, 열궐은 熱證이므로 비록 下劑라도 열약을 쓰면 안 된다. 승기탕은 가하지만 파두단은 안 된다는 말이다. 여기 대해 《유문사친·권십》에 분명히 지적한 말이 있다. "厥陰者 腹滿囊縮 喘熱悶亂 四肢厥冷 爪甲靑色 三之氣病 宜以淸凉上溫下養 不宜用芭荳丸下."

❺ 이제마는 6-39부터 6-46까지 熱厥에 대한 논술을 인용하고 있으면서도 煩滿囊縮 手足時溫이 熱厥의 증상인줄 모르고 있는 게 분명하다. 소음인이 궐증이 되면 체질적으로 한궐이 되지 열궐이 나타날 가능성이 거의 없다. 승기탕은 열증이기 때문에 소음인신수열표열론 전체를 통틀어 승기탕과 관련된 조항은 잘못 인용되었다.

修 訂

본문 삭제

6-48

凡 少陰人 外感病六七日
不得汗解而死者
皆死於厥陰也,
四五日 觀其病勢
用黃芪桂枝湯 八物君子湯
三四五貼 豫防可也.

무릇 소음인 외감병으로 6, 7일 되어 땀을 내지 못하고 죽는 것은 다 궐음병이 되어 죽는 것이나, 4, 5일에 그 병세를 관찰하여 황기계지탕 팔물군자탕을 3, 4, 5첩 쓰면 예방할 수 있다.

解 釋

소음인으로 병을 고치지 못하여 궐음병이 되고 결국 죽게 되는 일이 많지만, 미리 황기계지탕이나 팔물군자탕으로 溫補脾胃 調養氣血하면 궐음병이 되는 걸 예방할 수 있다. 체질적 약점을 파악하여 미리 대비할 수 있다는 것, 이것이 체질론의 장점이다.

討 論

이상 이제마의 논술을 보면 소음인은 풍한사기가 쉽게 양명이나 궐음으로 침입하는 체질, 즉 正氣가 몹시 허약한 체질로 본 것 같다. 그러나 아무리 정기가 허약한 체질이라도 궐음 등으로 병이 轉變하는 것은 치료를 못하고 방치하였거나, 잘못 치료한 경우이다. 辨證에 의해 증만 정확하게 판단한다면, 굳이 황기계지탕이 아니더라도 얼마든지 조기에 완치할 수 있는 법이다. 실상 변증이 올바르면 體質論이 필요하지 않다.

6-49

朱肱 曰
厥陰病 消渴 氣上衝心
心中疼熱 飢不欲食.
食則吐蚘.

解釋

회충은 배가 냉하면 이를 피해 올라와 있다가 음식을 먹으면 더욱 위로 올라온다. 회충이 식도를 자극하면 토하게 되는데, 이러한 吐蚘는 脾胃虛寒 때문에 생긴다. 6-51 吐蚘證을 논하기 위해 인용.

討論

《동의보감》에 '活人'이 출전으로 되어 있지만 이는 《상한론》 (326) 궐음병 上熱下寒의 提綱에 해당하는 조문이다. 《유증활인서·十八》의 해당문구는 《상한론》에서 인용한 것이다. 이 문구의 本義는 다음과 같다. "궐음간경은 風木之臟이라서 相火가 안으로 붙어있고(寄), 疏泄작용이 있어 소화를 돕는다. 만일 병이 궐음으로 들어가면 木火上炎하여 疏泄이 失常하므로 상열하한증이 생긴다. 이렇게 되면 한 방면으로 木火가 肝胃陰分을 손상시켜 消渴증을 일으키고, 한 방면으로 脾運을 失常시켜 식욕이 없게 한다. 만일 腸中에 회충이 있으면 脾胃虛寒을 피해 위에 와 있다가 음식냄새를 맞고 吐出된다." 궐음병 상열하한증은 소음인병증에 속한다.

修 訂

《傷寒論》 (326) "厥陰之爲病　消渴　氣上撞心　心中疼熱　飢而不欲食　食則吐蚘　下之利不止."

6-50

龔信 曰
傷寒 有吐蚘者 雖有大熱
忌下凉藥 犯之必死.
皆胃中有寒
則蚘不安所而上膈.
大凶之兆也. 急用理中湯.

공신이 말하길 "상한병으로 회충을 토하는 사람은 大熱이 있어도 下하면 안 된다. 凉藥(의 下劑)로 범하면 필경 죽을 것이다. 대개 胃中有寒하면 회충이 불안하여 흉격으로 올라간다. 대단히 흉한 조짐이다. 급히 이중탕을 쓴다."

解 釋

吐蚘는 脾胃虛寒으로 생기므로 이에 凉藥下劑를 사용하면 환자를 죽일 수 있다. 이중탕과 같은 溫中劑를 쓴다.

討 論

회충을 토하는 것은 胃中有寒이 본질이기 때문에 겉으로 열이 있어도 凉藥을 쓰면 안 되고 이중탕 등의 溫熱藥을 쓴다. 이중탕에 구충효과가 있는 천초와 오매를 가해 쓴다.

修 訂

《고금의감 · 육경증》 "傷寒 若有吐蚘者 雖有大熱 忌下凉藥 犯之必死. 蓋胃中有寒 則蚘上膈 大凶之兆 急用炮乾姜理中湯一服 加烏梅二個 川椒十粒."

6-51

論曰 此證 當用 理中湯
日三四服 又連日服.
或理中湯 加陳皮 官桂
白何首烏.

나는 말하길 이러한 吐蛔證에는 당연히 이중탕을 하루에 3, 4번씩 매일 연달아 먹어야 한다. 혹은 이중탕에 진피 관계 백하수오를 가해 쓴다.

討 論

모처럼 6-49, 6-50과 내용상 무리 없이 연결되는 주장이다. 다만 當用이라고 말하기보다, 이중탕이나 오매환 가감방을 쓴다고 하면 좋을 것이다.

修 訂

論曰 此證用理中湯 或理中湯 加烏梅 川椒.

6-52

重病危證 藥不三四服
則藥力不壯也.
又不連日服 則病加於少愈也
或病愈而不快也.

連日服者 或日再服
或日一服 或日三服
或二三日連日服
或五六日連日服
或數十日連日服
觀其病勢 圖之.

증병의 위급한 證에는 약을 하루에 3, 4번 쓰지 않으면 藥力이 충분하지 못하다. 또 연달아 매일 복용하지 않으면 병이 조금 나았다가 다시 더해지거나, 좀 낫는다 해도 완쾌하지 못한다.

연일 먹는다 함은 하루에 1, 2, 3번씩 2일에서 수 십일을 계속 먹는 것이다. 병세를 잘 살펴서 도모한다.

討 論

약을 써서 낫는듯하다가 더해지면 치료기간이 충분하지 않은 것이므로 충분한 기간 연달아 매일 약을 복용할 필요가 있다. 다만 병의 표본을 살펴서 본질은 놓치고 標治에만 매달리지 않았나 검토해야 한다.

2. 少陰人胃受寒裡寒病論

修 訂

少陰人裏病論

7-1

張仲景曰
太陰之證　腹滿而吐,
食不下　自利益甚　時腹自痛.

장중경이 말하길 태음증은 배가 더부룩하면서 토하고, 음식이 내려가지 않고 설사가 날로 심해지면서 때로 배가 아프다.

討 論

원문의 의미는 다음과 같다. "寒邪에 외감되거나 生冷한 음식으로 內傷이 되면 脾陽이 손상되어 運化기능이 失職되고 한습이 정체하며 胃腸氣機가 不暢하여 腹滿時痛이 온다. 비기가 손상되면 升降機能도 失常되는데, 탁음상역이 있으면 구토가 생기고 淸陽不升하면 하리가 생긴다. 음식이 運化되지 못하면 腹滿이 날로 심해지며 이를 食不下라 한다. 본래 허한증인데 下法을 오용하면 비위양기가 더욱 손상되어 胸下가 結硬하게 된다."

修 訂

《상한론》 (273) "太陰之爲病 腹滿而吐 食不下 自利益甚 時腹自痛 若下之 必胸下結鞕."

7-2

腹滿時痛 吐利不渴者 爲太陰. 宜四逆湯 理中湯 腹滿不減 減不足言 宜大承氣湯.

배가 더부룩하며 때로 아프고, 토하고 설사하며 갈증이 없는 것은 태음병이 된 것이다. 사역탕이나 이중탕으로 치료한다. 배가 더부룩한 것이 가라앉지 않고, 가라앉긴 해도 약간만 가라앉으면 대승기탕을 쓴다.

討 論

본문은 《동의보감·태음형증용약》과 동일하다. 《상한론》에서는 7-1에 있는 (273)과, (279)의 "本太陽病 醫反下之 因爾腹滿時痛者 屬太陰也 桂枝加芍藥湯主之.", (277)의 "自利不渴者 屬太陰 以其臟有寒故也. 當溫之 宜服四逆輩.", 그리고 (255)의 "腹滿不減 減不足言 當下之 宜大承氣湯."로 구분되어 기술되어 있다. 허준은 (273) 등을 본문과 같이 바꿔도 된다고 보았지만, 계지가작약탕의 "腹滿時痛"(279)과 이중탕의 "時腹自痛"(273)이 구분되는 만큼 아무래도 원문 그대로 인용하는 것이 옳다고 보겠다. 계지가작약탕의 복만시통은 自利 등의 虛寒證이 없는(오히려 변비 경향), 氣滯絡瘀의 복통이다.

(255)의 大承氣湯條는 소양인병증이다. (273)은 7-1에, (277)은 7-3에 인용되어 있어서 이 조항은 불필요하다.

修 訂

삭제

7-3

傷寒 自利不渴者 屬太陰.
以其臟有寒故也 當溫之.
宜用四逆湯.

상한병에 설사를 하면서 갈증이 없는 것은 태음에 속한다. 이것은 내장에 寒氣가 있기 때문이라 마땅히 따뜻하게 해야 한다. 사역탕을 쓴다.

討 論

본문 역시 《동의보감》과 동일. 《상한론》은 (277) 아래 원문처럼 되어 있어, "四逆湯"과 "四逆輩"의 차이가 있다. 四逆輩란 사역탕류의 방제들, 사역탕 통맥사역탕 통맥사역가저담즙탕 사역가인삼탕 등이며, 넓게 보면 이중탕도 여기에 포함된다 하겠다. "宜服四逆輩"는 이들 중에 적당한 것을 골라 쓰라는 의미다.

修 訂

《상한론》 (277) "自利不渴者 屬太陰 以其臟有寒故也. 當溫之 宜服四逆輩."

7-4

太陰證 腹痛自利不渴
宜理中湯 理中丸
四順理中湯丸 亦主之.

태음증에 복통, 설사하며 갈증이 없으면 이중탕 이중환, 사순이중탕이나 사순이중환을 쓴다.

討 論

《동의보감》에 본문이 중경의 말로 되어 있으나, 중경은 四順理中湯을 말한 적이 없다. 또 중경이 처방을 제시할 때는 辨證論治의 정신에 의해 각각 명확한 근거를 밝히고 있어서 이처럼 여러 처방을 열거하는 것은 중경의 화법이 아니다.

修 訂

《동의보감》 "太陰證 腹痛自利不渴 宜理中湯 理中丸 四順理中湯丸 亦主之."

7-5

論曰
右證 當用 理中湯
四順理中湯 四逆湯而,
古方草㓣 藥力不具備.
此證 當用 白何烏理中湯
白何烏附子理中湯.
腹滿不減, 減不足言者
有痼冷積滯也.
當用 巴豆而 不當用
大承氣湯.

나는 말한다. 이상과 같은 증에 마땅히 이중탕 사순이중탕 사역탕을 써야 한다고 했지만, 古方이 초창기의 처방이라 藥力이 갖추어지지 못할 때의 이야기다. 이증에는 당연히 백하오이중탕, 백하오부자이중탕을 써야 한다.

배가 더부룩하여 덜해지지 않고, 혹은 덜해지더라도 조금만 덜해지는 경우는 痼冷이 적체된 것이다. 마땅히 파두를 쓰고 대승기탕을 쓰지 말아야 할 것이다.

解 釋

❶ 이상과 같은 증이란, 태음병 腹滿時痛 吐利不渴 食不下를 말한다. 소음인이 이러한 태음병이 되면 이중탕 사역탕보다 백하오이중탕 혹은 백하오부자이중탕이 더 좋다.

❷ 배가 더부룩한 복만증으로 사역탕 등을 써도 덜해지지 않는 경우는 완고한 冷寒이 적체를 형성한 것이다. 소음인은 대승기탕이 아니라 파두를 써서 通下시켜야 한다.

討 論

❶ 이중탕과 백하오이중탕, 백하오부자이중탕은 각기 적응증이 달라서 구분하지 않

고 쓰면 안 된다. 인삼은 인삼적응증(인삼약증)을 가진 사람에게, 백하수오는 백하수오 약증을 가진 사람에게 쓰는 것이지, 인삼 대신 백하수오가 더 낫다고 말할 수 없다.

이중탕	인삼 건강 백출 감초 각 3량	溫中散寒 益氣健脾	비위허한증		
사순이중탕	인삼 건강 백출 각 3량 감초 6량	감초의 緩急止痛효과를 강화	神産後 血氣俱傷 脾胃不調		脾胃不調 와 통증
사역탕	부자 1매 건강 1량반 감초 2량	回陽救逆	陽氣虛衰증		陽虛가 甚
백하오이중탕	백하수오 백출 백작약 계지 건강포 각 2전 진피 감초 각 1전	溫中健脾 養血	비위허한 겸 혈허	비위허한	겸 血虛
백하오부자이중탕	백하수오 백출초 백작약미초 계지 건강포 각 2전 진피 감초구 부자포 각 1전	溫中健脾 養血	백하오이중탕보다 陽虛가 심		겸 血虛, 陽虛

❷ 마찬가지로 대승기탕은 대승기탕의 적응증에 쓰고, 파두는 파두의 적응증에 쓰면 그만이다. 소음인의 脾胃虛寒한 체질 때문에 冷積이 생기기 쉽고 이로해서 腹滿不減하다면 마땅히 파두를 써야 하는 것이지 여기에 實熱을 攻下하는 대승기탕은 논할 필요가 없다. 《상한론》 (255) 조문은 대승기탕 적응증이라 파두와는 상관없는 증이다.

대승기탕	대황 4전 망초 5전 지실 3전	峻瀉熱結	胃腸熱結증	변 비	熱證
파두환	파두 1매	瀉下冷積	寒滯 혹은 腹水		寒證

修 訂

태음병으로 腹滿時痛, 自利不渴, 食不下한 것은 脾氣虛寒한 소음인의 병증이다. 이중탕환 사순이중탕환 백하오이중탕 백하오부자이중탕 중에서 골라서 쓴다. 冷積

이 적체되어 배가 더부룩하면 파두환을 쓴다.

7-6

張仲景 曰

病發於陰而反下之 因作痞

傷寒 嘔而發熱者 若心下滿
不痛 此爲痞

半夏瀉心湯主之.

胃虛氣逆者 亦主之.

장중경이 말하길 "병이 陰에서 발생하였는데 도리어 攻下하면 痞證이 생긴다." 하였고, "상한병으로 嘔逆發熱하는 사람이 만약 心下가 가득 찬 것 같으면서 아프지 않으면 이는 痞證이 된 것이다. 반하사심탕으로 치료한다."고 하였다. 胃虛氣逆한 사람도 반하사심탕을 쓴다.

討 論

허준이 《동의보감·傷寒痞氣》에서 《상한론》 아래 수정 문을 본문처럼 요약한 것이다. 상한론의 본래의미는 다음과 같다. (131)에서 음양은 裏와 表를 뜻한다. 따라서 病發於陽이면 發汗解表해서 치료해야 하는데 下法으로 오치하면 邪熱이 內陷하여 결흉이 된다. 病發於陰은 裏證을 말하는데, 裏虛證의 경우 하법을 쓰면 안 된다. 잘못해서 下하게 되면 비위를 손상하고 升降失調가 일어나 心下痞가 온다.

상한병으로 5, 6일 되어 嘔而發熱하면 소양으로 內傳된 것이라 소시호탕을 써야 한다. 이를 和解하지 않고 誤下한 뒤에 여전히 시호증이 있으면 이때 시호탕을 주어도 된다. 이는 正氣가 충실한 사람이라 역증이 되지 않았으니 시호탕을 주면 正氣가 약의 힘을 얻어 蒸蒸而振 발열한출하는 戰汗을 통해 풀어질 것이다. 만약 誤下後에 心下가 滿痛하고 단단하면 소양의 邪熱이 內陷되어 결흉이 된 것이다. 만약 誤下로 비위승강지기가 손상되어 滿而不痛하는 심하비가 되면 소양병이 아니니 반하사심탕으로 和中降逆해야 한다.

"病發於陽"과 熱實結胸은 소양인병증이지만, "病發於陰"과 소시호탕, 반하사심탕 증은 소음인 병증이다.

修 訂

《상한론》 "病發於陽　而反下之　熱入因作結胸　;　病發於陰　而反下之　因作痞也."(131), "傷寒五六日　嘔而發熱者　柴胡湯證具　而以他藥下之　柴胡證仍在者　復與柴胡湯. 此雖已下之　不爲逆　必蒸蒸而振　却發熱汗出而解. 若心下滿而鞕痛者　此爲結胸也. 大陷胸湯主之. 但滿而不痛者　此爲痞　柴胡不中與之　宜半夏瀉心湯."(149)

7-7

下後下利　日數十行　穀不化
腹雷鳴　心下痞硬　乾嘔心煩
此　乃結熱.
乃胃中虛　客氣上逆故也.
甘草瀉心湯主之.

설사를 시킨 후 하루 수십 번 설사하고 곡물이 소화되지 않은 채로 나오며, 배에서 천둥소리가 나고 명치 밑이 막힌 듯 갑갑하고 단단하며 구역질이 나고 가슴이 번거로운 것은 열이 맺힌 것이다. 이는 胃中이 허하여 客氣가 상역하기 때문이다. 감초사심탕으로 치료한다.

討 論

《상한론》 (158)을 허준이 《동의보감·傷寒痞氣》에서 본문처럼 요약하였다. 《상한론》의 의미는 "상한 혹은 중풍은 병이 表에서 시작하나 의사가 잘못 하법을 써서 비위를 손상시키고 表邪가 內陷하게 하면, 하루 수십 번 설사를 하고 음식이 소화되지 않은 변을 보며 배에 소리가 나는 비위허약 증이 온다. 脾胃不和로 升降失常하고 이 때문에 氣機가 痞塞하면 寒熱錯雜으로 心下痞硬과 滿, 乾嘔, 心煩不得安이 생긴다. 의사가 心下痞를 보고 이를 胃中實邪가 다 없어지지 않은 것이라 하여 다시 下하면 비위가 더욱 손상되어 痞가 더욱 심해진다. 즉 이것은 熱結이 아니라 단지 胃中虛氣가 上逆하는 소치다. 감초사심탕으로 치료한다."는 의미다. 본문의 "乃結熱"은 《상한론》 "此非結熱"을 허준이 잘못 옮긴 것이다.

修 訂

《상한론》 "傷寒中風 醫反下之 其人下利日數十行 穀不化 腹中雷鳴 心下痞鞭而滿
乾嘔 心煩不得安. 醫見心下痞 謂病不盡 復下之 其痞益甚 此非結熱 但以胃中虛 客氣
上逆 故使鞭也 甘草瀉心湯主之."(158)

7-8

太陰證 下利淸穀 若發汗則　　│　태음증으로 삭지 않은 음식물을 설사하는 데
必脹滿 發汗後脹滿　　　　　　│　발한시키면 반드시 배가 脹滿하게 된다. 반하
宜用厚朴半夏湯　　　　　　　　│　후박탕으로 치료한다.

討 論

《동의보감·태음형증용약》에 본문과 같은 내용이 있으나, 《상한론》에는 "下
利淸穀 不可攻表 汗出必脹滿."(364) "發汗後 腹脹滿者 厚朴生薑半夏甘草人蔘湯主
之."(66)로 되어 있다. (364)는 《辨厥陰病脈證幷治》에 속해 있어서 궐음병과 관련
있는 조문이다.

《상한론》의 의미는 "淸穀을 下利할 때 표증이 같이 있더라도 發汗하면 안 된
다. 下利淸穀은 裏陽이 이미 虛한 것인데, 發汗하면 더욱 양기가 손상되어 腹部脹滿
이 생긴다." "發汗하여 脾氣를 손상하고 이 때문에 腹脹滿이 되었다면 健脾溫運 寬
中除滿해야 한다. 후박생강반하감초인삼탕을 쓴다."

修 訂

《傷寒論》 "發汗後 腹脹滿者 厚朴生薑半夏甘草人蔘湯主之."(66)

7-9

汗解後 胃不和 心下痞硬　　　│　땀이 나고 풀어진 후 胃가 편안하지 않고, 명

脇下有水氣 腹中雷鳴
下利者 生薑瀉心湯主之.

치 밑이 막힌 듯 단단하며, 옆구리에 水氣가 있고, 배에서 우레 소리가 나며 下利하는 자는 생강사심탕으로 치료한다.

討 論

《상한론》은 아래 원문과 같이 되어 있고, 본문은 《동의보감·傷寒痞氣》와 동일하다. 《상한론》의 의미는 "상한병 표증이 있어서 발한하여 표증을 해소했으나 脾胃之氣를 손상하거나 비위가 원래 약한 사람이어서 邪氣가 內陷하고 이 때문에 中焦에 寒熱錯雜이 생겨 氣機痞塞하면 胃中不和와 心下痞硬이 생긴다. 心下痞硬은 心下痞의 증상이 있으면서 명치가단단한 것이니 심하비보다 더 重證에 속한다. 이러한 심하비경에 水氣가 脇下와 腸間에 있어서 腹中雷鳴이 일어나고, 脾虛不能消로 인해 트림할 때 음식 냄새가 나는 증상이 있으면 생강사심탕으로 和胃降逆 散布水氣之結한다."의 의미이다.

修 訂

《상한론》 "傷寒汗出 解之後 胃中不和 心下痞鞭 乾噫食臭 脅下有水氣 腹中雷鳴 下利者 生薑瀉心湯主之."(157)

7-10

傷寒 下利 心下痞硬
服瀉心湯後 以他藥下之
利不止 與理中湯 利益甚
赤石脂禹餘粮湯主之.

상한에 下利하면서 心下가 막힌 듯 단단한 증상에 사심탕을 쓴 뒤에 다시 다른 약으로 설사시키니 설사가 그치지 않았다. 여기 이중탕을 써도 설사가 더욱 심하면 적석지우여량탕을 쓴다.

討 論

　본문 역시 허준이 《동의보감·소음형증용약》에 《상한론》 다음 문구를 수정하여 기록한 말. 원문은 아래와 같으며 의미는 "상한병으로 병이 表에 있는데 잘못 치료하여 下利가 그치지 않고 心下가 痞硬하면 사심탕을 쓰는 것이 맞다. 하지만 얼른 낫지 않는 것을 보고 의사가 혹 實邪때문인가 하여 다른 약으로 攻下하면 裏氣가 더욱 손상되어 설사가 더 심해진다. 이에 의사가 이를 中焦虛寒이라 보고 이중탕을 쓰나 하리가 그치지 않고 더 심해지는 것은 설사의 원인이 中焦가 아니라 下焦에 있기 때문이다. 적석지우여량탕을 쓴다. 만일 적석지우여량탕을 써도 하리가 멎지 않고 소변이 不利하면 水濕邪氣가 대장으로 삼출되기 때문이니 利小便而實大便법을 쓴다."이다. 《동의보감》과 의미상 차이가 있으니 주의해야 한다.

修 訂

　《傷寒論》 "傷寒服湯藥 下利不止 心下痞鞕 服瀉心湯已 復以他藥下之 利不止 醫以理中與之 利益甚 理中者 理中焦 此利在下焦 赤石脂禹餘糧湯主之 復利不止者 當利其小便."(159)

7-11

論曰 病發於陰而反下之云者
病發於胃弱
當用 藿香正氣散而
反用 大黃下之謂也.
麻黃 大黃 自是太陰人藥
非少陰人藥則.

少陰人病 無論表裏
麻黃大黃汗下 元非可論.
少陰人病 下利淸穀者

나는 말하길 병이 陰에 발생한 것을 攻下했다는 말은 병이 위가 약해 발생한 것이라는 뜻이니 당연히 곽향정기산을 써야 하는데, 도리어 대황으로 下했다는 말이다. 마황과 대황은 본시 태음인의 약이고 소음인의 약이 아니다.

소음인의 병에는 表裏를 막론하고 마황대황으로 汗下한다는 건 원래 말이 안 된다. 소음인이 淸穀을 下利하는 건 적체가 절로 풀리는 것

積滯自解也.

太陰證　下利淸穀者

當用　藿香正氣散

香砂養胃湯　薑朮寬中湯

溫胃而降陰,

少陰證　下利淸穀者

當用　官桂附子理中湯

健脾而降陰.

이다.

태음증의 下利淸穀은 당연히 곽향정기산 향사양위탕 강출관중탕으로 溫胃降陰하고, 소음증으로 하리청곡하면 당연히 관계부자이중탕으로 健脾降陰한다.

解釋

❶ 병이 '陰(裏)에서 발생한 것을 下해서 痞증이 생겼다.'(7-6)고 한 것은 胃가 약한 사람을 下해서 더욱 약하게 했기 때문이다. 대황으로 下하지 말고 곽향정기산을 썼어야 한다. 위가 약한 것은 소음인의 특징인데, 소음인에게 대황이나 마황은 언제나 쓰지 말아야 하는 약들이다.

❷ 소음인 태음증의 淸穀下利는 곽향정기산 향사양위탕 강출관중탕을 쓰고, 소음인 소음증의 하리청곡은 관계부자이중탕으로 건비강음한다. 소음인태음증은 7-1에서 7-4에 말한 "腹滿時痛 吐利不渴."한 증을 말하고, 소음증은 7-23, 7-26 등의 "手足寒冷 腹脹下利." 등의 증상을 말한다. 소음증은 태음증에 비해 냉기가 강하고 온기가 약한 증이다. 태음설사는 온기가 냉기를 쫓아내는 설사이지만, 소음설사는 냉기가 온기를 핍박하는 설사이다.(7-31) 따라서 태음설사는 절로 풀어질 수 있다.

討論

❶ 《상한론》에서 "病發於陰而反下之 因作痞也."(131)은 裏虛證의 誤治로 발생한 變證을 말하므로, 대황으로 下하면 안 된다는 말은 맞다. 하지만 裏虛의 상황, 기허 양허 혹은 脾虛 腎虛의 양상에 따라 처방을 적절하게 골라 쓸 것이지 곽향정기산만 써야하는 건 아니다. 사심탕류는 한열착잡증이라는 데서 곽향정기산

등과 뚜렷하게 구분된다.

반하사심탕 등은 寒熱互結로 心下痞가 되었기 때문에 곽향정기산 보다 훨씬 痞證이 심하고, 동시에 口苦 口乾 등 熱證이 함께 있어서 구분하기 쉽다. 소음인이라도 煩惱가 많으면 肝鬱化火하여 열증이 나타날 수 있다. 사심탕류와 시호탕류는 소음인 火병에 사용할 수 있는 요긴한 처방 중의 하나다. 물론 脾腎陽虛한 소음인 특성을 고려하여 황금과 황련의 약량은 조심해서 결정할 필요가 있다.

적석지우여량탕은 腎의 封藏기능이 약화된 관계로 下利滑脫하는 경우에 쓴다. 신양허한 사람에게서 잘 발생하니 이것도 소음인 방약이다. 病位가 소음인가 태음인가 가려서 곽향정기산, 사심탕 등과 분별하여 쓴다.

후박생강반하감초인삼탕은 氣滯腹脹 위주의 증상에 쓴다. 이 증상은 물론 사심탕류의 心下痞 腹鳴下利가 심하지 않다.

곽향정기산	곽향 1전반 자소엽 1전 백지 대복피 백복령 후박 백출 진피 반하 길경 감초 각 5푼 생강 3편 대추 2매	解表化濕 理氣和中	內傷濕滯 겸 外感風寒		발열 오한 신통
향사양위탕	인삼 백출 백작약 감초구 반하 향부자 진피 건강 산사육 사인 백두구 각 1전 생강 2편 대추 2매	溫中健脾 理氣化痰	脾氣虛寒 겸 食滯		위통 식체
강출관중탕	백하수오 적하수오 양강 건강 진피 청피 향부자 익지인 각 4전 대추 2매 백출 8-20전	健脾養血 理氣化濕	脾胃虛寒 겸 氣血兩虛		氣虛血虛 氣滯
관계부자이중탕	인삼 백출 건강포 관계 각 2전 백작약 진피 감초구 각 1전 부자포 1-2전.	腱脾助運 回陽祛寒	脾胃虛寒		虛寒證이 甚
반하사심탕	법반하 황금 인삼 각 3전 건강 2전 황련 구감초 각 1전 대추 3매	和胃降逆 消痞開結	寒熱互結 胃氣不和 心下痞硬	心下痞下利腹痛	心下痞硬, 腹鳴嘔吐
감초사심탕	반하사심탕 가 감초1전	和胃降逆 開結除痞	胃氣虛弱 水穀不和		心下痞鞕乾噫食 臭腹中雷鳴
생강사심탕	반하사심탕에서 건강을 減하고 생강을 증량	散水氣 開痞結	水熱互結 胃中不和 心下痞硬		胃氣虛水穀不化 心下痞鞕滿
적석지우여량탕	적석지 우여량 각 1근	澁腸止瀉	瀉利日久 滑泄不禁		腎泄
후박생강반하 감초인삼탕	후박 생강 반하 각반근 감초 2량 인삼 1량	健脾溫運 寬中除滿	脾虛氣滯腹脹		氣滯腹脹

❷ 소음인이라고 마황, 대황을 무조건 금할 필요는 없다. 마황 대황이 태음인 약이라고 해서 소음인에게 쓰지 않는 것은 스스로 두 손을 묶어 두는 것과 같다. 파

두를 쓰기 힘든 현실에서 소음인의 冷積 大便不通에 대황부자탕이나 온비탕을 적극 활용하는 것도 고려해야 한다.

❸ 소음증과 태음증은 病變이 발생한 장부로 구분한 것이지 冷氣의 강약으로 구분한 것이 아니다. 태음증이라 하더라도 부자 건강(관계부자이중탕)을 쓰기에 망설이지 말아야 한다.

❹ 소음인 淸穀下利는 少陰火衰로 脾氣不運하여 오는 것이지 적체가 풀려서 오는 것이 아니다.

修 訂

소음인은 脾氣虛寒 腎陽火衰가 체질적 특징이라서 소음인이 心下痞하면 이는 陰寒한 병이라 절대로 攻下해선 안 된다. 소음인 心下痞 腹鳴 淸穀下利 등은 사심탕류와 곽향정기산, 향사양위탕, 강출관중탕, 관계부자이중탕 중에서 골라 쓴다.

7-12

藿香正氣散 香砂六君子湯
寬中湯 蘇合元 皆
張仲景瀉心湯之變劑也.
此 所謂 靑於藍者 出於藍
噫 靑雖自靑 若非其藍
靑何得靑?

곽향정기산 향사육군자탕 관중탕 소합원은 다 장중경의 사심탕을 변화시킨 方劑이니 이것이 소위 청출어람이다. 청이 비록 푸르다하나 쪽풀이 아니라면 푸름이 어디서 나오겠는가?

討 論

굳이 논하자면 곽향정기산은 평위산(《화제국방》), 향사육군자탕은 사군자탕(《소아위생방》), 관중탕은 二薑散(건강 양강 《蘇沈良方》), 소합원은 六味薰衣香方(沈香 麝香 蘇合香 白膠香 丁香 蜜 藿香 《肘後備急方》)으로부터 衍變되어 나온 방제로 볼 수 있다. 이들과 사심탕은 設方目的과 配藥, 功效에 커다란 차이가 있어서 본문은 타당치 않다.

修 訂

본문 삭제

7-13

張仲景曰 傷寒陰毒之病
面靑 身痛如被杖.
五日可治 七日不治.

장중경이 말하길 상한 陰毒病은 얼굴이 푸르고 온몸이 몽둥이로 맞은 것 같이 아프다. 5일된 것은 치료할 수 있지만 7일된 것은 치료할 수 없다.

討 論

《동의보감·傷寒陰毒》은 "傷寒陰毒之病 面靑 身痛如被杖 咽喉痛 五日可治 七日不可治 甘草湯主之."로 되어 있으나 《금궤요략·百合狐惑陰陽毒病脈證治》 원문은 아래와 같다.

《금궤요략》에 의하면 陽毒은 '疫毒에 의해 血分熱盛이 일어나 面赤斑斑, 咽喉痛, 唾膿血'하는 병, 陰毒은 '病毒이 혈맥에 침입하여 瘀滯됨으로써 身痛如被杖 面靑 咽喉痛'이 생기는 병을 말한다. "五日可治 七日不可治."는 병이 깊어지기 전에 속히 치료해야 함을 강조하는 말이다. 양독은 승마별갑탕(승마 당귀 촉초 감초 웅황 별갑)으로 치료하고, 음독은 승마별갑탕에서 陰氣의 손상을 방지하기 위해 웅황과 촉초를 去하고 쓴다.

修 訂

《금궤요략》 "陰毒之爲病 面目靑 身痛如被杖 咽喉痛 五日可治 七日不可治 升麻鱉甲湯去雄黃蜀椒主之."(15)

7-14

李梴曰　三陰病深　必變爲陰毒.
其證　四肢厥冷　吐利不渴
靜踡而臥　甚則　咽痛鄭聲
加以頭痛　頭汗　眼睛內痛
不欲見光　面脣指甲靑黑
身如被杖.
又　此證　面靑　四肢厥冷　多睡.

이천이 말하길 三陰病이 심해지면 반드시 변하여 陰毒이 된다. 그 증은 사지가 궐냉하고, 토하고 설사를 하여도 갈증이 나지 않고 몸을 구부려 움직이지 않고 눕기를 좋아하고 심하면 咽痛이 있으며 헛소리를 하고 더하여 두통과 頭汗이 생기며 눈알이 아파서 빛을 싫어하며 얼굴 입술 손톱이 푸르고 검으며 몽둥이로 맞은 것처럼 몸이 아프게 된다. 또 이증은 얼굴이 푸르고 사지가 궐냉하며 잠을 많이 잔다.

討 論

《동의보감·상한음독》 "傷寒三陰病深… 본문과 동일 … 面脣指甲靑黑　手背冷汗　心下結硬　臍腹筑痛　身如被杖　外腎氷冷　其脈附骨取之則有　按之則無　宜甘草湯　正陽散. 陽氣乍復　或生煩燥者　還陰丹　復陽丹用之　不可凉藥. 又　此證　面靑舌黑　四肢厥冷　多睡." 《의학입문》의 아래 원문은 본문의 뜻을 더 상세히 논하고 있다. 의미는 대동소이하다.

修 訂

《의학입문·傳陽變陰》 "三陰病深　必變爲陰毒　有初證遽然而成者　有誤服寒藥　或吐下後變而成者　盖以房勞損腎　生冷傷脾　內已伏陰　外又感寒致之　內外皆陰　陽氣暴絶故耳　外證比傷陰證　厥冷吐利　不渴靜踡　甚則咽痛鄭聲　加以頭痛　頭汗　眼睛內痛　不欲見光　面脣指甲靑黑　手背冷汗　心下結硬　臍腹筑痛　身如鞭扑　外腎氷冷. 或便膿血　診其脈　附骨取之則有　按之則無　宜甘草湯　正陽散　或玄武湯加人蔘選用. 陽氣復而大汗解矣. 陽氣乍復　或生煩燥者　返陰丹　復陽丹　金液丹. 不可凉藥　幷加生薑良薑要藥也." 《의학입문·傷寒用藥賦·正陽散》 "治陰毒　額汗頭痛　面靑舌黑　口張出氣　煩渴　心下硬滿　肢厥身冷　多睡."

- 陰毒감초탕(이하 《의학입문》) : 감초 승마 당귀 계지 각 1전 웅황 천초 각 1전 반 별갑 3전
- 正陽散 : 부자 1량 양강 감초 5전 皀莢 1挺 사향 2푼
- 返陽丹 : 硫黃 5량 초석 태양현정석 2량 건강 부자 계심 5전
- 復陽丹 : 필등가 목향 乾蝎 부자 유황 오수유 5전 건강 1전 생강
- 金液丹 : 산화유황
- 玄武湯 : 백출 1전 백복령 백작약 부자 3전 생강 5편

7-15

論曰 右證 當用
人蔘桂枝湯 人蔘附子理中湯.

이와 같은 증에는 마땅히 인삼계지탕 인삼부자이중탕을 쓴다.

解釋

7-13 傷寒陰毒으로 面靑 身痛如被杖한 증, 그리고 7-14의 三陰病 變成陰毒으로 사지궐냉 토리불갈… 한 증에 인삼계지탕 인삼부자이중탕으로 回陽驅陰한다.

討論

상한음독은 正陽虛衰한 사람에게서 발생하니 소음인 병증이 맞다. 다만 우리는 음독감초탕 등 《의학입문》의 여러 처방도 버리지 말고 辨證에 의해 융통성있게 활용하면 될 것이다. 본문을 음독감초탕 등이 소용없다는 뜻으로 해석되면 안 된다. 인삼부자이중탕은 어떤 처방인지 확실치 않으나 부자이중탕류의 하나로 생각된다.

修訂

소음인의 이와 같은 증에는 계지인삼탕 부자이중탕을 쓸 수 있다.

7-16

張仲景曰　傷寒直中陰經
初來　無頭痛　無身熱　無渴
怕寒踡臥　沈重欲眠
脣青厥冷　脈微而欲絶
或脈伏　宜四逆湯.
四逆者　四肢逆冷也.

장중경이 말하길 상한병에서 (寒邪가) 陰經으로 곧바로 들어간 경우 처음엔 두통과 身熱 渴症이 없으며 추위를 두려워하고 쪼그리고 누우며 몸이 무겁고 잠만 자려하고 입술이 푸르고 손발이 차며 맥이 약하여 끊어질 듯하고 혹은 쉽게 잡히지 않으면 사역탕을 쓴다. 사역이란 사지가 역냉한 것이다.

討 論

　본문은 《동의보감·소음형증용약》에 있으나 《상한론》에서는 찾을 수 없다. 비슷한 말로 《赤水元珠》 "傷寒直中陰經 眞寒證 或陰毒證 身如被杖 腹中絞痛 嘔逆 沉重 不知人事 四體堅冷如石水 指甲脣靑 藥不得入口 六脈沉細 或無脈欲絶者 將葱縛 一握 切去根葉 取白三寸許 如餅 先用麝香半分 塡於臍中 後放葱餅於臍上 以火熨之."
　寒邪가 陰經으로 곧장 들어가는 것은 脾腎虛冷하기 때문이다. 正邪가 항쟁하지 못하는 것이니 열이 없고 두통이 없으며, 脾臟有寒하니 渴症이 없다. 腎陽不振하므로 추위를 두려워하고 꼬부려 눕고 싶으며, 기혈이 瘀滯되어 입술이 푸르고 손발이 찬 것이다.

修 訂

　《동의보감》 "傷寒直中陰經 初來 無頭痛 無身熱 無渴 怕寒踡臥 沈重欲眠 脣靑厥冷 脈微而欲絶 或脈伏 宜四逆湯 四逆者 四肢逆冷也."

7-17

論曰　嘗治　少陰人　直中陰經
乾霍亂關格之病.

일찍이 소음인 直中陰經으로 乾癨亂과 關格이 된 병을 치료한 적 있다. 때는 중복쯤이었는

時屬中伏節候 少陰人 一人
面部氣色 或青或白
如彈丸圈 四五點成團
起居如常而 坐於房室中
倚壁 一身委靡無力而
但欲寐.

問其這間原委則 曰, 數日前
下利清水一二行 仍爲便閉
至今爲兩夜 別無他故云
問所飮食則 曰 食麥飯云.
急用 巴豆如意丹 一半時刻
其汗 自人中出而 達于面上
下利一二度 時當日暮.

觀其下利則 清水中
雜穢物而出 終夜 下利十餘行,
翌日 平明至日暮
又十餘行下利而 清穀麥粒
皆如黃豆大.

其病 爲食滯故 連三日
絶不穀食 日所食
但進好熟冷日二碗
至第三日平明 病人面色則
無不顯明而 一身皆冷
頭頸墜下 去地二三寸
不能仰擧.

病證更重 計出無耶

데, 한 소음인이 얼굴에 혹은 푸르고 혹은 흰 탄환크기 점 너 댓개가 무리를 지어 생겨 있고, 寄居는 평상시와 같으나 방 벽에 기대고 앉아 전신에 힘이 없는 모양이며, 잠만 자고 싶어 한다.

그간의 원인을 물어본 즉 대답하길, 수 일전 下利清水를 한두 번하고 나서 대변이 안 나온 지 이틀이 되었으며 다른 증상은 없다고 한다. 음식을 물어본즉 보리밥을 먹었다고 한다. 급히 파두여의단을 쓰니 한 시간쯤 지나서 땀이 인중에서 나와 얼굴로 퍼지고 설사를 한 두 번 하였다. 이때가 해가 저물 때였다.

설사한 것을 살펴보니 맑은 물에 찌꺼기가 섞여있다. 밤이 새도록 설사를 십여 번 하고, 다음날 낮에 다시 설사를 십여 번 하였는데, 보리알이 마치 콩알만 하게 불어 있었다.

이 병이 食滯로부터 된 것이기에 계속해서 3일간 음식을 먹지 못하게 하고 매일 숭늉만 한 두 사발 먹게 하였더니 3일째 되던 날 새벽에는 환자의 얼굴빛이 밝게 되었으나 몸 전체가 얼음같이 차고 머리와 목을 땅에서 두세 치 밖에 못 들었다.

병증이 더욱 위중하게 되어 어찌할 줄 모르다

仔細點檢病人一身則

手足膀胱腰腹 皆如氷冷

臍下全腹 硬堅如石而

胸腹上中脘 熱氣熏騰

灸手可熱 最爲可觀.

至第五日平朝 一發吐淸沫而.

淸沫中 雜米穀一朶而出

自此 病勢大減 因進米飮

聯服數碗 其翌日 因爲粥食.

此病 在窮村故

未假溫胃和解之藥.

가 병자의 온몸을 자세히 점검해 보니 수족과 방광부위와 腰腹이 모두 얼음같이 차고 배꼽 아래가 모두 돌같이 딴딴한데 흉부와 복부 상중완에는 열기가 찌는 듯하여 손이 구워질 정도로 뜨거우니 아주 가관이다.

5일째 새벽에 이르러 맑은 거품을 한 번 토하였는데, 그 거품 속에 잡미곡 한 줌이 섞여 나왔다. 이때부터 병세가 大減하여 미음을 몇 사발 연이어 먹고 그 다음 날에는 죽을 먹었다. 이 병자는 빈궁한 촌에 살고 있었기 때문에 溫胃나 和解하는 약을 쓸 사이가 없었던 것이다.

건곽란

갑자기 구토 설사하면 곽란 혹은 濕霍亂이라 하고, 습곽란과 같이 生冷한 음식물에 비위가 손상되었으면서도 구토 설사가 없으면 乾霍亂이라 한다. 습곽란은 구토 설사를 통해 胃中 水穀을 제거할 수 있어 병이 낫기 쉽지만, 건곽란은 病因이 잘 제거되지 않아 더 危險하다.(《동의보감·霍亂有乾有濕》)

관격

- 병명
  1. 小便不通과 嘔吐不止가 같이 나타나는 癃閉의 一種(《수세보원》)
  2. 구토가 심해지면서 대소변불통이 같이 나타나는 噎膈의 일종(《醫醇賸義》)
  3. 대소변이 함께 나오지 않는 병증(《제병원후론》)
- 脈象 – 人迎과 寸口맥이 모두 極盛해지는 陰陽決離의 위험한 증상(《靈樞》)
- 病理 – 陰陽이 모두 極盛해져서 相榮할 수 없는 상태(《靈樞》)

解 釋

❶ 소음인이 얼굴에 청백 반점이 생기고 힘이 없어 자려고만 한다. 이틀 전 맑은

설사를 두 번하고 지금까지 대변을 보지 못하였다. 보리밥을 먹었다고 한다. 이제마는 이를 소음인 直中陰經 乾癨亂 關格이라 하였다. 이는 평소 脾腎陽虛한 사람에게 寒邪가 침입하여 직접 陰經으로 들어갔기 때문에, 脾胃가 손상되어 음식이 소화되지 못하면서 소변과 대변이 통하지 못한다는 뜻이다.

❷ 寒邪와 食積을 제거하는 파두여의단을 쓰니 인중혈에서부터 땀이 흐르고 설사를 하였다. 그 뒤 20여 회 설사를 하였는데, 묽은 물에 소화되지 않은 보리알이 섞인 대변을 보았다.

❸ 食滯이기 때문에 밥을 먹지 못하게 하고 숭늉만 먹게 하였다. 3일째 얼굴빛이 좋아졌으나 四肢와 腰腹 이하는 얼음같이 차고 胸脘部는 손이 델 정도로 뜨거웠다. 이는 아직 食積이 제거되지 않은 탓이다.

❹ 5일째 새벽에 이르러 맑은 거품과 소화되지 않은 잡미곡 한 움큼을 토하더니 병세가 크게 좋아졌다.

討 論

대체로 합당한 치료였지만 保和丸 등 消食導滯약을 겸하였으면 더 일찍 환자를 낫게 했을 것이다.

7-18

其後 又有少陰人一人
日下利數次,
而仍下清水 全腹浮腫
初用桂附藿陳理中湯
倍加人蔘 官桂 各二錢
附子二錢 或一錢 日四服.

數日後則 日三服.
至十餘日 遂下利清穀
連三日 三四十行

그 후 또 소음인 하나가 하루에 몇 번씩 설사를 하였다. 거듭 맑은 물을 설사하고 온 배가 부어올랐다. 초기에 계부곽진이중탕에 인삼을 배로 넣고 관계 2전 부자 2전에서 1전을 넣어 하루 네 번 먹게 하였다.

수일 후에는 하루 세 번 먹게 하였다. 십 여 일 지나면서 下利清穀을 삼 일간 연달아 하루 삼사십 번 하더니 부종이 크게 줄어들었다.

而浮腫大減.

討 論

❶ 《난경·五十一難》의 "脾泄"로 보인다. 脾泄은 脾陽虛로 不能運化하여, 음식이 내려가지 않고, 설사가 자주 나며, 복부가 脹滿하는 증상이다. 肢體困重 脘腹不適 面色虛黃한 증상이 함께 생긴다. 健中湯이나 理中湯을 가감하여 치료한다.

❷ 《상한론》 "少陰病 下利清水 色純清 心下必痛 口乾躁者 大承氣湯下之."(321)의 下利清水와 구별할 것. 이것을 구별하지 못하면 "대승기탕은 소음인에게 살인하는 약이다."라는 말을 하게 된다.

7-19

又 少陰人 小兒 一人
下利清水 面色青 氣陷如睡
用 獨蔘湯 加生薑二錢 陳皮
砂仁 各一錢 日三四服
數日後 下利十餘行 大汗解.

또 다른 소음인 소아 하나가 맑은 물 설사를 하고, 얼굴이 푸르며, 기운이 빠져 조는 듯하였다. 독삼탕에 생강 2전 진피 사인 각 1전을 가해 하루 서너 번 복용시키니 수일 후 설사를 십여 번 하고 크게 땀을 흘리며 낳았다.

討 論

青色은 主寒證, 風證, 痛證, 瘀血과 驚風證이다. 본래 脾泄은 면색 委黃이지만 청색이 나타난다면 寒證이나 痛證의 겸해 있음을 확인해야 할 것이다. 본문의 소아는 脾腎陽虛의 虛寒下利였을 것이다.

7-20

蓋 少陰人 霍亂關格病
得人中汗者 始免危也.

대개 소음인 곽란관격병에 인중에 땀이 나는 사람은 위기를 넘긴 것이다. 식체한 사람으로서 크게 설사하면 두 번째로 위기를 면한 것이

食滯大下者　次免危也.
自然能吐者　快免危也.
禁進粥食　但進好熟冷
或米飮者　扶正抑邪之.
良方也　宿滯之彌留者
得好熟冷乘熱溫進則　消化.
無異於飮食,
雖絶食二三四日　不必爲慮.

● 熟冷 : 숭늉

解 釋

霍亂關格병이란 脾氣運化기능이 손상되어 二便불통하고 혹 嘔吐하는 증이다. 소
음인은 脾腎陽虛 때문에 이런 증상이 온다. 인중에 땀이 나는 것은 陽氣가 아직 남
아 있는 것이니 위기를 넘겼다고 할 수 있다.

식체한 사람이 크게 설사하거나 토하면 宿食이 대변을 따라 나갈 수 있으므로 위
기를 면한다. 하지만 설사나 구토를 많이 해도 숙식이 제거되지 않으면 병이 낫지
않는다.

7-21

張仲景　曰
少陰病　脈微細　但欲寐

장중경이 말하길 소음병은 맥이 미약하고 가
늘며 자꾸 자려고 한다.

討 論

《傷寒論》 원문은 아래와 같다. 少陰은 心腎으로서 소음에 병이 들면 心腎兩虛

陽氣衰微하여 血行이 무력해지므로 脈微하고, 陰血부족으로 脈細해진다. 心腎陽虛로
陰寒이 內盛하면 神이 양분을 얻지 못하므로 자꾸 자려고 한다.

修 訂

《傷寒論》 "少陰之爲病 脈微細 但欲寐也."(281)

7-22

傷寒 欲吐不吐 心煩
但欲寐 五六日
自利而渴者 屬少陰.
小便色白 宜四逆湯.

상한으로 토하려하나 토하지 못하고 가슴이
번거로우며, 단지 잠만 자려 하다가 5, 6일 되
어 설사하고 갈증이 있으면 소음에 속한다. 소
변색이 맑으면 사역탕을 쓴다.

討 論

　《傷寒論》 (282) 아래 원문. 소음병으로 욕토불토한 것은 下焦陽氣가 쇠약해져
寒邪가 上逆하기 때문에 胃氣도 따라서 상역하기 때문이다. 위기상역으로 토하고
싶어지나 胃中에 음식이 없어서 토하지 않는다. 心煩은 허약해진 양기가 邪氣와 相
爭하여 생기고, 陽虛가 심한 까닭에 但欲寐하게 된다. 5, 6일에 이르러 腎陽이 더욱
쇠약해지면 自利가 발생하고, 진액이 上乘하지 못하므로 口渴이 온다. 口渴은 熱盛
傷津으로도 오는데, 소변이 흰 것은 下焦虛寒한 소음병이다. 본문의 "宜四逆湯"은
허준이 첨가한 것을 이제마가 그대로 인용한 것이다.

修 訂

　《傷寒論》 "少陰病 欲吐不吐 心煩 但欲寐 五六日自利而渴者 屬少陰也. 虛故引水
自救. 若小便色白者 少陰病形悉具. 小便白者 以下焦虛有寒 不能制水 故令色白
也."(282)

7-23

少陰病　身體痛　手足寒
骨節痛　脈沈者　附子湯主之

소음병으로 몸이 아프고 손발이 차고, 뼈마디가 아프며 脈沈하면 부자탕으로 치료한다.

討 論

《傷寒論》 (305)와 동일. 양기가 虛衰하면 사지를 충분히 溫照하지 못하므로 손발이 차게 된다. 陽氣가 허하면 寒濕이 留着하기 쉬우며 이 때문에 신체통과 골절통이 생긴다. 生陽의 기운이 뜨지 못하면 脈沈하게 된다. 이때는 부자탕으로 溫經驅寒除濕하여 치료한다.

7-24

下利　腹脹滿　身體疼痛
先溫其裏　乃攻其表　溫裏
宜四逆湯　攻表　宜桂枝湯

설사하면서 배가 脹滿하고, 신체가 아프다고 하면 먼저 속을 따뜻하게 하고, 후에 겉을 치료한다. 속을 따뜻하게 하는 데 사역탕을 쓰고 표를 치료하는 데 계지탕을 쓴다.

討 論

《傷寒論》 (372)와 동일. 虛寒성 下利와 表證이 겸했을 때 치료법이다. 裏實과 表證이 있을 땐 먼저 表를 치료하지만 裏虛하면 裏를 溫補하고 후에 表를 攻한다.

7-25

論曰　右證　當用
官桂附子理中湯.

나는 말하길 이와 같은 證에는 마땅히 관계부자이중탕을 쓴다.

解 釋

裏虛寒의 사역탕증(7-21, 7-22), 裏虛寒하고 寒濕이 경락에 침입한 부자탕증 (7-23), 그리고 裏虛寒과 表寒이라는 내외겸병(7-24)에 모두 관계부자이중탕을 쓸 수 있다.

討 論

이 문구도 當用이라는 말을 빼고, 裏虛寒한 소음인의 소음병, 寒濕痺證, 表寒證에 각기 사역탕, 부자탕, 계지탕과 함께 관계부자이중탕을 쓸 수도 있다는 의미로 바꾸는 것이 좋다. 관계부자이중탕은 사역탕에 인삼 관계 백출을 가한 것과 같아서 補氣를 겸할 수 있다.

修 訂

나는 이와 같은 증에 관계부자이중탕을 써서 치료한다.

7-26

張仲景 曰
少陰病 始得之 反發熱
脈沈者 麻黃附子細辛湯主之.

장중경이 말하길 소음병이 처음 시작할 때 열이 나면서 도리어 脈沈하면 마황부자세신탕으로 치료한다.

討 論

《傷寒論》 (301)과 동일. 소음병은 본래 裏虛寒證이라 열이 나지 않지만, 처음부터 열이 나는 것은 表證이 겸해있기 때문이다. 단순한 태양표증은 脈浮하지만 지금 脈沈한 것은 少陰裏虛寒의 증거다. 이때는 溫少陰하면서 兼發汗解表해야 하므로 마황세신부자탕을 쓴다.

7-27

少陰病一二日　口中和
背惡寒　宜附子湯.

소음병을 얻은 지 1, 2일 되어 입이 부드럽고
등에 오한이 들면 부자탕이 적당하다.

討 論

　　《傷寒論》 (304)와 대동소이. 口中和란 입 안이 쓰거나, 마르거나, 갈증이 들지
않는 것을 말한다. 이는 곧 裏에 邪熱이 없다는 뜻이다. 陽虛로 寒濕이 들면 먼저
督脈이 영향을 받아 등에 오한이 든다. 본문은 (305) "身體痛 手足汗 骨節疼 脈沈."
의 보충이라고도 볼 수 있다. 부자탕과 함께 大椎 關元 氣海 등에 뜸을 겸용할 수
있다.

修 訂

　　《傷寒論》 "少陰病 得之一二日 口中和 背惡寒者 當灸之 附子湯主之."(304)

7-28

少陰病二三日
用麻黃附子甘草湯　微發之.
以二三日　無證　故微發汗也.
無證　無吐利厥證也.

소음병으로 2, 3일 되었을 때 마황부자감초탕
으로 약하게 땀을 내게 한다. 2, 3일이 되어도
證이 없는 고로 약간 발한시키는 것이다. 증이
없다는 말은 吐利나 厥證이 없다는 말이다.

討 論

　　《傷寒論》 (302)와 대동소이. "無證 無吐利厥證也."는 허준이 보충한 말(《동의보
감·소음형증용약》). 본문은 (301)의 "反發熱 脈沈."을 마황부자세신탕으로 발한시
킨 경우를 말한다. 2, 3일은 병세가 완만한 것을 말하고, 無證이란 無裏證, 즉 下利
淸穀과 吐利 등 裏虛寒證이 없는 걸 말한다. 裏證이 없다는 게 마황부자세신탕의

주요 특징이다. 만일 裏虛寒證이 있으면 사역탕으로 먼저 溫裏하고 나중에 發表해야 한다.

修 訂

《傷寒論》 "少陰病　得之二三日　用麻黃附子甘草湯微發汗　以二三日無證　故微發汗也."

7-29

下利　脈沈而遲　其人面小赤
身有微汗　下利淸穀
必鬱冒汗出而解.
病人　必微厥　所以然者
其面戴陽　下虛故也.

설사를 하고 맥이 가라앉고 느리면서 그 얼굴이 약간 붉고 몸에 땀도 약간 나며 소화 안 된 변을 보는 사람은 어지럽고 昏迷하다가 땀이 나면서 풀어진다. 병인은 손발이 약간 찰 것이다. 이는 虛陽이 얼굴로 떠오르며, 下焦가 虛하기 때문이다.

討 論

《傷寒論》 (366)과 동일. 下利淸穀과 脈沈遲는 陽虛陰盛의 증상이지만, 맥이 沈微하지 않다는 건 陽氣虛損이 극심하지는 않다는 뜻이며 따라서 수족이 약간 厥한 것이다. 寒邪가 虛陽을 울체시키므로 얼굴이 약간 붉고 미열이 약간 있게 된다. 이는 양기가 허하기는 하지만 그래도 寒邪와 相爭하고 있는 형편이다. 正邪相爭하면 鬱冒가 생긴다. 정기가 사기를 누를 때면 땀이 나면서 풀어진다. "其面戴陽"이란 얼굴이 약간 붉은 것을 의미하는데, 이는 소음병의 虛陽上越과 약간 다르다. 소음병 戴陽은 양허극심하여 땀을 내면서 풀어질 가능성이 없다.

7-30

少陰病　脈細沈數

소음병으로 脈細沈數하면 병이 속에 있는 것

病爲在裏 不可發汗.
少陰病 但厥 無汗而
強發之 必動其血
或從口鼻 或從目出.
是爲下厥上渴 難治.

이니 발한하면 안 된다. 소음병에 다만 손발이 차고 땀이 없는데 발한을 하면 반드시 피를 움직여 입, 코, 눈 등에서 출혈을 일으키게 된다. 이는 하초가 陽厥하고 상초가 陰渴해지는 증상이라 고치기 어렵다.

討 論

《傷寒論》 (285), (294)와 대동소이. 소음병은 裏證이니 표증을 치료하는 발한법은 당연히 不可하다. 다만 맥세침삭은 陰虛裏熱로 혹은 陽虛寒證으로도 해석할 수 있는데, 어느 경우든 발한치료는 불가하다.(285) 소음병으로 但厥 無汗하면 腎陽虛衰라 溫腎回陽으로 치료함이 적당하다. 만약 표증이 겸하더라도 마황세신부자탕으로 溫經解表하는 정도여야 하는데, 강력하게 발한하면 營血을 격동시켜 어느 곳에서 출혈이 생길지 모르게 된다. 이렇게 하여 하초에서 양기가 날로 쇠약해지고 상초에서 음혈이 더욱 고갈되는 下厥上渴이 되면, 陰竭때문에 溫藥을 쓰기도 어렵고, 양허 때문에 養血藥도 쓰기 어려운 난치병이 된다.(294)

修 訂

《傷寒論》 "少陰病 脈細沈數 病爲在裏 不可發汗."(285) "少陰病 但厥 無汗 而強發之 必動其血. 未知從何道出 或從口鼻 或從目出者 是名下厥上渴 爲難治."(294)

7-31

論曰 張仲景所論 太陰病
少陰病 俱是 少陰人
胃氣虛弱 泄瀉之證而.
太陰病泄瀉 重證中 平證也,
少陰病泄瀉 危證中 險證也.

나는 말하길 장중경이 논한 태음병과 소음병은 모두 소음인의 胃氣가 허약하여 설사하는 證이다. 태음병 설사는 重證 중에서 平證이지만, 소음병 설사는 危證 중에서도 險證이다.

人 但見泄瀉 同是一證而
易於尋常做圖 少陰病泄瀉
尋常做圖則 不免死.
皆 太陰病泄瀉
大腸之泄瀉也 太陰病泄瀉
溫氣逐冷氣之泄瀉也,
少陰病泄瀉
胃中之泄瀉也 少陰病泄瀉
冷氣逼溫氣之泄瀉也.

사람들이 다만 설사만 보고 같은 걸로 여겨 소음병 설사를 대수롭지 않게 취급한다면 죽음을 면치 못할 것이다.

대개 태음병 설사는 大腸의 설사로서 溫氣가 冷氣를 驅逐하는 설사지만, 소음병 설사는 胃中의 설사로서 냉기가 온기를 핍박하는 설사다.

討 論

❶ 태음은 脾肺 소음은 心腎을 의미하므로, 태음병과 소음병 설사는 각기 脾氣虛寒과 腎陽虛衰가 주요병리인 설사다. 소음인은 脾腎陽虛한 체질이므로, 태음병과 소음병 설사는 소음인 병증에 속한다.

❷ 태음병과 소음병 설사는 病位의 차이지 輕重危險으로 구분되는 것이 아니다. 소음병 설사라고 하더라도 죽음에 이르는 경우는 거의 없다. 다만 腎陽은 전신 陽氣의 근본이므로, 신양이 虛衰한 소음병이 태음병보다 더 重하다고 할 수는 있다.

修 訂

태음병 설사는 脾氣虛寒으로 생기고 소음병 설사는 腎陽虛衰로 생기며 모두 소음인의 병증이다. 따라서 태음병 설사는 溫補脾胃하고, 소음병 설사는 溫腎止瀉한다.

7-32

少陰病 欲自愈則 面小赤
身有微汗 必鬱冒汗出而解故.

소음병이 절로 나려고 하면 얼굴이 약간 붉어지고 몸에 약간 땀이 나며 반드시 어지럽고 혼

古人 有見於此 少陰病
但厥無汗者 亦以麻黃
强發汗 欲其自愈而
反動其血 從口鼻出故
於是乎 始爲戒懼.

凡 少陰病 不敢輕用麻黃而.
少陰病
始得之一二日二三日初證
以麻黃附子甘草湯 微發之也
然 麻黃 爲少陰病害藥則
雖二三日初證
必不可用麻黃發之也.
此證 當用官桂附子理中湯.
或以桂枝 易官桂.

미하다가 땀이 나면서 풀어진다. 그러므로 옛 사람들이 이를 보고 소음병으로 厥만 있고 땀이 나지 않는 경우에도 마황을 써서 억지로 발한을 시켜 병을 낫게 하려다 도리어 動血시켜 입과 코로 피가 나오는 고로 비로소 삼가고 두려워한 것이다.

무릇 소음병에 마황을 감히 가벼이 써서는 안 된다. 소음병이 시작된 뒤 1, 2일 혹은 2, 3일 된 초증에 마황부자감초탕으로 약간 땀을 내게 한다고는 하나 마황은 본래 소음병에 해로운 약인즉 비록 2, 3일 되는 초증이라도 마황을 써서 발한시키면 안 되는 것이다. 마땅히 관계부자이중탕을 써야 한다. 혹 관계를 계지로 바꾸어 쓰기도 한다.

討 論

❶ 소음병 下利가 있다하더라도 얼굴이 약간 붉어지고 땀이 약간 나며 어지럽고 혼미한 것은 陽氣가 아직 남아있어 병사와 相爭하기 때문이다.(7-29)

❷ 裏虛寒에 表寒이 겸한 경우 마황부자세신탕으로 發汗하며(7-26), 7-28은 이런 裏虛寒 兼 表寒의 경우 發汗한다는 뜻이다. 즉 7-26에 이어서 7-28을 해석해야 한다. 이제마가 "厥證만 있고 땀이 나지 않는 경우에도 마황을 써서 억지로 발한시켰다." 한 것은 誤解다. 마황부자세신탕은 표증을 겸했기 때문이고, "표증이 아니면 發汗할 수 없다."가 중경의 확실한 變證論治 정신이다.

❸ 소음인이라 하더라도 裏虛寒과 表寒을 겸한 마황부자세신탕증이 있으면 당연히 이를 써야 하는 건 두말할 나위가 없다. 다만 중국의 《傷寒論》 연구가들도 "紋理較細 體刑偏瘦 肌肉堅緊 腹肌硬而缺乏底力."한 계지체질이라면 계지부자세신탕을 응용하는 것이 좋지 않겠냐는 의견이 있다.(黃煌, 1995)

修 訂

　소음인이 열이 나면서 도리어 脈沈한 마황부자세신탕증이 있다면 계지부자이중탕을 고려해 본다.

7-33

少陰病　初證　因爲險證
繼而危證　此病　初證
早不辨證而　措置則　危境也.
凡　腹痛自利　無口渴
口中和者　爲太陰病,
腹痛自利而　有口渴
口中不和者　爲少陰病.

소음병 초증이 곧 險證이 되고 이어서 危證이 되는 것이니 이 병은 初證에 일찍이 증을 가려 조치하지 않으면 위험한 지경에 빠지게 된다. 무릇 腹痛, 自利, 無口渴 口中和는 태음병이고, 口渴 口中不和하면 소음병이다.

少陰病　有身體痛　骨節痛
表證　此則　表裏俱病而
大腸寒氣　必勝胃中溫氣而
上升也.

소음병에 신체통 골절통의 표증이 있는 것은 표리가 다 병이 된 것으로 대장한기가 胃中의 온기를 이기고 상승했기 때문이다.

太陰病　無身體痛　骨節痛
表證　此則　裡病　表不病而.
胃中溫氣　猶勝大腸寒氣而
下降也.

태음병에 신체통 골절통의 표증이 없는 것은 裏의 병이고 표는 병이 없기 때문이다. 위중온기가 대장한기를 이겨서 내려가는 것이다.

討 論

❶ 口中和 태음병 口中不和 소음병에 관해선 6-36, 7-27 참조
❷ 소음병으로 신체통 골절통의 표증이 있을 때 이는 外感寒邪가 겸한 것이지 大腸寒氣의 상승이 아니다.

修 訂

본문 삭제

7-34

張仲景 曰
少陰病 自利純靑水 心下痛
口燥乾者 宜大承氣湯.

장중경이 말하길 소음병에 순전히 맑은 물 설사를 하고 명치 밑이 아프며 입이 건조한 사람은 대승기탕으로 치료한다.

討 論

《傷寒論》 (321) 아래 원문. 본문의 소음병은 裏虛寒證이 아니라 少陰의 眞陰耗傷을 의미한다.(《상한론강의》 320, 321조 釋義) 腸腑燥實이 內結하면 水液이 옆으로 흘러나가게 되는데, 이 때문에 덩어리가 없는 맑은 물의 설사가 난다. 燥實이 뭉쳐서 胃氣를 壅滯不通시키므로 心下가 반드시 아프고, 燥熱이 眞陰을 灼傷하므로 입이 마른다. 이때는 급히 陽明의 實邪를 攻下하여 眞陰을 보존해야 한다.

이때의 하리청수는 脾氣虛寒으로 생기는 하리청수와 음양허실한열의 차이가 있으므로 분명하게 구분해야 한다.

修 訂

《傷寒論》 "少陰病 下利淸水 色純淸 心下必痛 口乾躁者 大承氣湯下之."(321)

7-35

朱肱 曰, 少陰病
口燥咽乾而渴 宜急下之.
非若陽明 宜下而可緩也.

주굉이 말하길, 소음병으로 입과 목이 건조하고 갈증이 나면 급히 下해야 한다. 양명병이 아니면 緩下함이 可하다.

討 論

　《유증활인서·(五)》, 《東醫寶鑑·可下不可下證》과 동일. 이는 《傷寒論》 "少陰病 得之二三日 口燥咽乾者 急下之 宜大承氣湯."(320)의 衍變이다. 소음병은 본래 口燥咽乾이 없는데 2, 3일 되어 口燥咽乾이 오는 것은 陽明腑에 燥實이 內結되어 津液을 蒸灼하고 있다는 뜻이다. 급히 陽明之實邪를 제거하여 眞陰을 보존해야 한다. 본문의 뒷부분은 양명병에 비해서 소음병은 正氣가 虛하므로 緩下하는 게 좋다는 朱肱의 견해다.

　이것은 양명부 燥實熱證이므로 소양인의 병증이다.

修 訂

　소양인병증으로 이동.

7-36

李杲 東垣書 曰 少陰證 口中辨 口中和者 當溫, 口中乾燥者 當下. 少陰證 下利辨 色不靑者 當溫, 色靑者 當下.

이고의 동원서에 말하길, 소음증에 口中을 보고 판단하는 방법으로서 구중이 和하면 溫法을 쓰고, 口中이 건조하면 下法을 쓴다. 소음증에 下利를 보고 판단하는 방법으로서 설사의 色이 푸르지 않으면 溫法을 쓰고, 푸른색이면 下法을 쓴다.

討 論

　본문과 동일한 문구는 왕호고의 《此事難知·卷一》에서 찾아볼 수 있다. 이는 《傷寒論》 "少陰病… 口中和… 當灸之."(304) "少陰病… 口燥咽乾者 急下之."(320), "少陰病 下利淸穀… 通脈四逆湯."(317) "少陰病… 色純靑… 宜大承氣湯."(321)을 말한다. 소음 寒證과 소음 熱證을 구분하는 방법이다. 소음 寒證은 소음인 병증이지만, 소음 熱證은 소양인 병증이다.

7-37

李梴 曰 舌乾口燥
或下利青水 譫語便閉
宜小承氣湯.
脣青 四肢厥冷 指甲青黑
宜薑附湯.

이천이 말하길, 혀와 입안이 건조하며 혹은 맑은 물 설사를 하고 혹은 헛소리하며 대변이 막힌 자는 소승기탕으로 치료한다. 입술이 푸르고 사지가 궐냉하며 손톱이 검푸르면 강부탕으로 치료한다.

討 論

《의학입문·六經正病》에 아래 원문을 허준이 《동의보감·소음형증용약》에 본문과 비슷하게 요약하고, 이것을 이제마가 다시 줄여서 인용한 것. 舌乾口燥… 등은 少陰心病(本)으로 熱證이므로 소승기탕으로 攻下하고, 面寒… 등은 少陰腎病(標)으로 寒證이므로 溫陽해야 한다.

修 訂

《의학입문·六經正病》 "少陰心爲本 故舌乾口燥 或腰臍硬痛 或心下硬痛 或下利純淸水 或譫語便閉 小承氣湯. 腎爲標 面寒如刀刮 脣靑不渴 吐利 胸腹絞痛 四肢厥逆 指甲黑 蜷臥 身如被杖 古薑附湯."

7-38

論曰 下利青水者 欲下之則
當用 巴豆, 欲溫之則 當用
官桂附子理中湯.
下利青水 仍爲便閉者 先用
巴豆 後用 薑朮寬中湯.

내가 말하길 맑은 물을 설사하는 것을 下하고자 하면 당연히 파두를 써야하고, 따뜻하게 하고자하면 당연히 관계부자이중탕을 써야 한다. 또 맑은 물 설사를 하고 이어서 便閉가 되는 사람은 먼저 파두를 쓰고 나중에 강출관중탕을 쓴다.

討 論

❶ 이제마가 熱結旁流의 소양인 병증을 소음인 병증으로 오해하여 이런 말을 하였다. 만일 소음병 寒證으로 맑은 물을 설사한다면 溫腎하면서 五味子 肉荳蔲 등으로 收澁해야지 下해선 안 된다. 파두의 적응증이 아니다.

❷ 설사를 한 뒤에 便閉가 되었다면 寒實停滯인가 따져서 파두를 쓸 수 있다.

修 訂

소음인이 설사를 하고 便閉가 오면 寒實積滯인가 가려서 파두를 쓰고 강출관중탕으로 調理한다.

7-39

當見 少陰人 十歲兒
思慮耗氣 每有憂愁
一二日則 必腹痛泄瀉
一二日 用白何烏理中湯
二三四貼 或 甚則
附子理中湯 一二貼則
泄瀉必愈矣.

忽一日 此兒 心有憂愁
氣度不平 數日故 預治次
用白何烏理中湯 二貼則
泄瀉因作 下利青水.

連用六貼 青水不止
急用 附子理中湯 六貼
青水變爲黃水

일찍이 소음인 십 세 소아가 생각이 많아 기운이 소모되어 매번 1, 2일 걱정하고 나면 반드시 복통 설사하는데 백하오이중탕을 1, 2일 동안 2, 3, 4첩 쓰던가 심할 때 부자이중탕을 1, 2첩 쓰고 나면 설사가 반드시 치료되었다.

이 아이가 하루는 근심걱정으로 氣度가 고르지 않은지 수일이 되었기에 예방하는 차원에서 백하오이중탕을 이첩 쓰니 설사가 생겨 淸水를 下하였다.

계속해서 6첩을 써도 청수가 멎지 않는다. 급히 부자이중탕 6첩을 쓰니 청수가 변하여 황수가 되고 다시 2첩을 쓰니 黑水가 되었다가 나았다. 2, 3첩을 더 주어 조리시켰다.

又二貼　黑水泄瀉　亦愈
又二三貼　調理.
以此觀之則　下利靑水者
病人　有霍亂關格而後
成此病也.
此證　當用　巴豆　破積滯痼冷
自是無疑.
此兒　十歲冬十二月
有下利靑水病　十一歲春二月
又得亡陽病.

이를 볼 때에 淸水를 설사하는 건 병인이 곽란관격이 된 후에 이병이 된다. 이증은 마땅히 파두로 積滯固冷을 깨뜨려야 함에 의심할 여지가 없다.

이 아이는 십 세 겨울 12월에 下利淸水하는 병이 생기고, 십일세 봄 2월에 망양병을 얻었다.

討 論

❶ 평소 생각이 많고, 기운이 소모되면 복통설사 하였다는 건 肝氣乘脾가 병리일 수 있다. 肝鬱氣結 橫逆脾胃. 소음인이라면 脾氣虛寒하므로 溫中健脾와 함께 抑肝해야 할 것이다. 즉 통사요방과 이중탕을 고려한다.

❷ 하수오는 본래 潤腸通便하는 성질이 있어서 脾氣가 약한 사람에게 쓰면 설사할 수 있다. 따라서 설사한다면 가급적 하수오가 들어가지 않은 약으로 쓰면 좋다. 설사가 나는데도 계속해서 6첩이나 썼다는 건 癨亂關格이 아니라 誤治 때문이다.

❸ 脾氣虛와 肝氣乘脾라면 溫中健脾 겸 抑肝하면 되지 파두를 쓸 필요가 없다.

修 訂

誤治 예로 보존하거나 삭제

7-40

朱肱 曰

주굉이 말하길 조급하여 잠시도 안정하지 못

躁無暫定而厥者　爲藏厥.

하고 厥하는 건 臟厥이 된 것이다.

討 論

　《유증활인서·二十八》 아래 원문을 허준이 《동의보감·傷寒陽厥》에 본문과 같이 요약하였다. 이는 《傷寒論》 "傷寒脉微而厥　至七八日　膚冷　其人躁無暫安時者　此爲藏厥　非爲蚘厥也　蚘厥者　其人當吐蚘.　今病者靜　而復時煩　此爲藏寒　蚘上入膈　故煩　須臾復止　得食而嘔　又煩者　蚘聞食臭出　其人當自吐蚘.　蚘厥者　烏梅圓主之　又主久利."(338)에서 온 말이다. 臟厥은 내장의 양기가 衰微하여 手足厥冷하다는 뜻으로 寒厥이 아주 심해진 것이다. 장궐에서 躁無暫安時한 것은 眞陽大虛하여 臟氣가 끊어지려하는 매우 위험한 증상이다.

修 訂

　《유증활인서》 "若傷寒發厥　至七八日　膚冷而躁無時暫安者　爲臟厥　此爲難治."

7-41

李梴 曰
藏厥者　發躁無休息時.
發熱七八日　脈微　膚冷而躁
或吐　或瀉　無時暫安者
乃厥陰眞藏氣絶.

故曰　藏厥.　仲景　無治法而
四逆湯　冷飮救之.
又　少陰病　厥而吐利發躁者
亦不治而　三味蔘萸湯救之.

이천이 말하길 장궐은 쉼 없이 躁證이 일어나는 것이다. 열이 난지 7, 8일 맥이 미약하고 피부가 차며 躁證이 있고 혹은 토하고 혹은 설사하며 잠시도 안정되지 않는 것은 곧 궐음의 眞臟氣가 끊어지는 것이다.

그러므로 臟厥이라 한다. 중경은 치법을 제시하지 않았으나 사역탕을 차게 하여 마시면 구할 수 있다. 또 소음병 厥證에 토하고 설사하며 躁證이 생기는 것도 (중경에게) 치법이 없으나 삼미삼유탕으로 구할 수 있다.

討 論

《동의보감·傷寒陽厥》과 《의학입문·傳陽變陰》의 기록이 본문과 대동소이하다. 7-40과 함께 《傷寒論》 (338)을 究明한 것이다.

修 訂

《의학입문》 "藏厥 發躁無休息 發熱七八日 脈微 膚冷而躁 或吐 或瀉 無時暫安者 此乃厥陰眞藏氣盡 故曰藏厥 仲景無治法 四逆湯 冷飮救之 又少陰厥而吐利發躁者 亦 不治 三味蔘萸湯救之."

7-42

論曰, 少陰人 喜好不定而 計窮力屈則 心煩躁也. 少陰病 傷寒 欲吐不吐 心煩 但欲寐者 此 非計窮力屈者之病乎?

蓋 喜好者 所慾也 何故 至於計窮力屈而 得此少陰病乎? 何不早用君子寬平心乎?

然 初證傷寒 欲吐不吐 心煩 但欲寐者 早用藥則 猶可免死也 其病 至於躁無暫定而厥則 勢在極危也 其不可憐乎?

此證 當用 蔘萸湯 四逆湯

소음인이 기뻐하고 좋아하는 게 일정치 않아 계교와 힘이 다하게 되면 마음이 번조하게 된다. 소음병 상한에 토하려 해도 토하지 못하고, 마음이 번조하고 단지 자려하는 것은 계교가 궁하고 힘이 부쳐 생긴 병이 아니겠는가?

대개 기뻐하고 좋아하는 것은 욕심 때문이니 어찌하여 계교와 힘이 다한 후에 이런 소음병을 얻게 되는가? 어찌 미리 군자의 넓고 평온한 마음을 쓰지 못하였는가?

그러나 初證 상한에 토하려하나 토하지 않고 마음이 번조하며 단지 자려고 하는 사람에게 일찍 약을 쓰면 죽음을 면하게 할 수 있지만 그 병이 조증이 생겨 잠시도 안정할 수 없고 궐증이 된 것은 병세가 극히 위험하게 된 것이라 가련하지 않은가?

이런 증에는 마땅히 삼유탕, 사역탕, 관계부자

官桂附子理中湯
吳茱萸附子理中湯.

討 論

❶ 臟厥은 腎陽이 극히 虛하여 사지가 厥冷한 증이다. 臟厥에서 躁한 것은 虛陽이 浮越한 위급한 증상으로서, 이를 情志가 鬱結되어 발생하는 躁와 비교할 수 없다.

❷ 초증 상한에 토하려하나 토하지 않고… 는 7-22의 少陰裏虛寒證. 이증에 대해선 허준이 사역탕을 제시한 바 있다. 躁證이 생겨 잠시도 안정할 수 없고… 는 7-40의 장궐증, 裏虛寒의 口渴 心煩보다 더 심한 증상이다. 이러한 증상 역시 단순히 情志이상으로 생기는 증상이 아니다.

❸ 삼유탕 사역탕 관계부자이중탕 오수유부자이중탕은 다음과 같이 구분하여 쓴다.

삼유탕	오수유 3전 인삼 2전 생강 4전 대추 2매	溫中補虛 降逆止嘔	胃中虛寒 陰寒內盛		濁氣上逆
사역탕	부자 1매 건강 5전 감초 6전	回陽救逆	陽氣虛寒	脾腎陽虛	四肢厥冷
관계부자이중탕	인삼 백출 건강포 관계 각 2전 백작약 진피 감초 각 1전 부자포 1-2전	溫中助陽 緩急止痛	脾胃虛寒 腹痛		腹痛
오수유부자이중탕	인삼 건강 백출 관계 각 2전 백작약 진피 감초 오수유 소회향 파고지 각 1전 부자포 1-2전	溫中助陽 溫經散寒	脾胃虛寒 冷痛		腹痛嘔吐

修 訂

소음인은 소음병이 되기 쉬운데 寒邪로 인해 심번이 생길 수 있다. 만일 잠시도 가만히 있지 못하는 臟厥의 躁證이 되면 위험하므로 미리 약을 써서 방지해야 한다.

7-43

朱肱 曰
病人 身冷 脈沈細而疾
煩躁而 不飮水者
陰盛隔陽也.

若 飮水者 非此證也.
厥陰病 渴欲飮水者
小小與之 愈.

사람은 조금씩 물을 주면 낮는다.

討 論

　身冷… 부터 … 非此證也는 《유증활인서·二十七》, 《동의보감·陰盛格陽》과 대동소이. 厥陰病 渴欲飮水者 이하는 《傷寒論》 (329) 조문인데, 《동의보감·傷寒煩渴》 등에 인용된 것. 陰盛格陽에서 맥이 빠르고 번조함은 陽證이지만, 본질은 陰寒이기 때문에 물을 마시지 않는다. 궐음병이라도 물을 마시려 하면 음한사기가 물러가고 양기가 회복되려는 증상이기 때문에 물을 마시게 하여 胃中 진액이 회복되도록 도우면 치료될 수 있다.

修 訂

　《유증활인서》 "傷寒陰盛格陽者 病人身冷 脈細沈疾 煩躁而不飮水者 是也 若欲引飮水者非也 不欲飮水者 宜服霹靂散." 《傷寒論》 "厥陰病 渴欲飮水者 小小與之 愈."(329)

7-44

成無己 曰
煩 謂心中鬱煩也,
躁 謂氣[3] 外熱躁也.
但煩不躁 及
先煩後躁者 皆可治
但躁不煩 及
先躁後煩者 皆不可治.

성무기가 말하길 煩은 마음속이 막힌 듯 답답한 것을 말하고, 躁는 몸 밖으로 열이 많아 손발을 가만두지 못하는 걸 말한다. 煩만 있고 躁가 없거나, 먼저 煩하고 후에 躁하는 건 다 치료할 수 있지만 躁만 있고 煩이 없던 가 먼저 躁한 후에 煩이 있는 사람은 치료할 수 없다.

---

3) 身의 錯字

先躁後煩　謂怫怫然
更作躁悶　此　陰盛隔陽也.
雖大躁　欲於泥水中臥
但水不得入口　是也.
此　氣欲絶而爭
譬如燈將滅而暴明.

先躁後煩은 화를 낼수록 더욱 급해지고 번민이 생기는 것이니 이는 陰盛格陽이다. 크게 躁가 되어 진흙탕 물에 누워서라도 (번열을 식히려 하지만) 물은 입으로 넘기지 못하는 게 이것이다. 이는 氣가 막 끊어지려 (위태한 중에 邪氣와) 싸우는 것으로 비유하면 등잔불이 꺼지기 전에 갑자기 밝아지는 것과 같다.

討 論

　본문과 가장 유사한 말로써 이제마가 인용한 《東醫寶鑑·傷寒煩躁》 외에 《증치준승·卷四十七》에 있는 아래 원문이다. 이 문구는 원래 《의종금감·卷五》 “成無己曰　內熱爲煩　謂心中鬱煩也　外熱爲躁　謂身外熱躁也.”의 “身外熱”이 “氣外熱”로 誤錯되어 있고, 《동의보감》도 “氣外熱”이라고 한 것을 보아, 허준은 성무기의 《상한명리론》을 직접 인용한 것이 아니라 《증치준승》 등을 재인용하였을 것이다. 이를 이제마가 다시 인용하였다.

　煩만 있고 躁가 없거나 먼저 煩하고 躁한 것은 치료할 수 있다고 한 것은 이제마가 7-42에서 논한 것과 같이 陽氣의 손상이 덜하기 때문이다. 만일 躁만 있고 煩이 없거나 먼저 躁한 후에 煩하는 사람은 陽氣가 막 끊어지려는 回光返照 현상이므로 치료하기 힘들다. 有根 無根의 논법은 腎陽이 남아있으면서 煩하는 것과 腎陽이 사라진 후 外熱만이 남아있는 것을 비유하여 한 말이다.

修 訂

　《증치준승》 “所謂煩躁者　謂先煩漸至躁也　所謂躁煩者　謂先發躁而逡巡復煩者也 從煩至躁爲熱　未有不漸煩而躁者也　先躁後煩　謂怫怫然　更作躁悶　此爲陰盛隔陽也　雖 大躁欲於泥水中臥　但飮水不得入口　是也　此氣欲脫而爭　譬如燈將滅而暴明矣　蓋內熱曰 煩　謂心中鬱煩也　外熱曰躁　謂氣外熱躁也　內熱爲有根之火　故但煩不躁　及先煩後躁者 皆可治　外熱爲無根之火　故但躁不煩　及先躁後煩者　皆不可治也.”

7-45

李梴 曰
傷寒　陰盛隔陽　其證
身冷反躁　欲投井中,
脣靑面黑　渴欲飮水復吐.

大便自利黑水
六脈沈細而疾　或無脈.
陰盛隔陽　大虛證也.
宜霹靂散.
又曰　厥逆煩躁者　不治.

이천이 말하길 傷寒 음성격양은 그 증이 몸이
차면서 오히려 조증이 심해서 우물에라도 뛰어
들려하고, 입술은 푸르고 얼굴은 검으며 입이
말라 물을 마시려 하지만 도로 토한다.

대변은 검은 물을 설사하며 六脈이 沈細하고
빠르며 혹은 맥이 없어지기도 한다. 陰盛格陽
은 大虛證이다. 霹靂散을 쓴다. 또 말하길 厥
逆煩躁한 사람은 치료할 수 없다 하였다.

討 論

"陰盛格陽…"부터 "…或無脈"까지 《동의보감·陰盛格陽》, 《의학입문·傷寒用藥
賦》와 대동소이. 후반 "陰盛格陽… 宜霹靂散"은 《동의보감·음성격양》의 "陰盛
格陽　大虛證也　身熱而脈不鼓擊　或身冷而欲坐井中　欲漱水而不入口　非眞熱也　宜霹靂
散　回陽返本湯　入門."을 이제마가 줄인 것. 이하는 《의학입문·傳陽變陰》에서 찾
아볼 수 있다.

躁證이 있고 우물에 뛰어들려 하고, 입이 마르지만 물을 마시지 못하며 몸이 차
고 검은 설사를 하고 맥이 약한 것은 眞陽이 脫亡되어 오는 陰盛格陽證이다. 厥逆
하면서 煩躁한 것은 陽氣가 극히 허하여 오는 臟厥의 증상이므로 치료가 어렵다.

修 訂

《의학입문》 "霹靂散; 附子 一枚 炮過取出 用冷灰焙半時 切半枚 入眞蠟茶一錢
水一殘 煎六分 去渣入熟蜜半匙 調勻頓冷服之 須臾躁止 得睡汗出乃瘥. 治陰盛隔陽
身冷反躁 欲投井中 脣靑面黑 渴欲飮水復吐 大便自利黑水 六脈沈細而疾 或無脈.",
"厥陰厥 一身盡冷者 當歸四逆湯. 厥逆煩躁者 不治."

7-46

論曰,
此證 當用 官桂附子理中湯
吳茱萸附子理中湯 或用
霹靂散.

나는 논하길, 이상과 같은 증에는 당연히 관계부자이중탕 오수유부자이중탕 혹은 벽력산을 쓴다.

討論

　"此證"은 7-43, 44, 45의 陰盛格陽證을 말하므로, 음성격양증에 당연히 관계부자이중탕 오수유부자이중탕을 쓰며 혹은 벽력산을 쓴다는 주장이다. 음성격양에 관계부자이중탕을 쓸 수 있기는 하나, 이제마는 왜 선배 명의들이 危重한 증상일수록 藥味가 간단한 방제를 사용하였을까 생각한 적이 있는지 의심스럽다. 벽력산은 부자와 꿀 二味로 되어 있고, 사역탕은 부자 건강 감초의 三味이며, 삼유탕은 인삼 오수유 생강 대추의 四味로 된 방제다. 위급할 때 쓰는 대표적인 처방 獨蔘湯은 인삼 一味의 약이 아닌가.

　이것은 처방이 간단할수록 약성이 날카롭고 신속하기 때문이다. 즉 선배들이 관계부자이중탕을 몰라서 안 쓴 것이 아니라 위급한 시기에 신속하게 대응하기 위해서 간단한 약미의 방제를 응용한 것이니, 이를 알았다면 "當用"이란 말을 할 수가 없었을 것이다.

修訂

　음성격양증은 위급한 증이니 벽력산을 쓰고, 病情이 조금 緩慢하고 백출 작약 진피 등의 證이 갖추어져 있으면 관계부자이중탕이나 오수유부자이중탕도 응용할 수 있다.

7-47

藏厥與陰盛隔陽 病情

臟厥과 음성격양의 병정은 대동소이하다. 모두

大同小異. 俱在極危
如存一髮　措手難及.
若論此病之可治　上策
莫如此證未成之前　早用
官桂附子理中湯
吳茱萸附子理中湯.

극히 위험하여 (진기가) 머리카락 한 올만큼 남아있는 것과 같아 손을 대기가 어렵다. 만일 이병의 치료법을 논한다면 이증이 생기기 전에 미리 관계부자이중탕 오수유부자이중탕을 쓰는 것이 상책일 것이다.

討 論

臟厥과 陰盛格陽은 모두 眞陽이 극히 虛衰한 점이 대동소이하지만, 장궐은 四肢厥冷한 것이고, 음성격양은 身外發熱하는 것이 큰 차이가 있다. 하나는 寒證이고 하나는 熱證이지만, 둘 다 본질은 虛寒이기 때문에 모두 回陽救逆하는 방법을 쓴다. 관계부자이중탕 오수유부자이중탕이 그 중의 한 방법이다.

修 訂

소음인은 본래 양허한 체질이므로 한사가 침입하는 등 여러 원인으로 臟厥이나 음성격양이 생기기 쉽다. 이럴 때는 관계부자이중탕과 오수유부자이중탕을 써서 陽氣脫亡을 방지한다.

7-48

凡　少陰人病　泄瀉初證者
當觀於心煩與不煩也.
心煩則　口渴而　口中不和也,
心不煩則　口不渴而　口中和也.

觀少陰人病　危證者
當觀於躁之有定無定也.
欲觀　躁之有定無定則　必占

무릇 소음인 병으로 설사하는 초기에 마땅히 心煩이 있나 없나 보아야 한다. 심번하면 口渴과 口中不和가 있을 것이요, 심번이 없으면 口不渴하고 口中和일 것이다.

소음인병의 危證에서는 躁證이 안정되어 있나 살펴보아야 한다.
조증이 안정되어 있나 살펴보려면 반드시 마음

心之範圍　有定無定也.

心之範圍　綽綽者

心之有定而　躁之有定也.

心之範圍　耿耿者

心之無定而　躁之無定也.

心　雖耿耿忽忽

猶有一半時刻　綽綽卓卓則

其病　可治.

可治者　用薑附而　可效也.

이 안정되어 있나 살펴본다.

마음의 범위가 침착하고 여유가 있는 사람은 마음이 안정되어 있는 것이요, 조증도 안정되어 있는 것이다. 마음의 범위가 날카롭게 경계하고 있는 사람은 마음이 안정된 것이 아니요, 조증도 안정된 것이 아니다.

마음이 긴장하고 깜짝깜짝 놀라더라도 한 시각이나 반 시각 마음을 침착하고 여유롭게 가질 수 있으면 그 병은 치료할 수 있다. 치료할 수 있는 사람은 건강과 부자를 쓰면 효과를 볼 것이다.

解　釋

　소음인은 脾腎陽虛하여 설사를 자주할 수 있다. 이때 心煩하면 陽虛가 극히 심하여 虛陽浮越한 것일 수 있으니 口渴과 口中不和한 증상도 있나 살펴서 신속히 대처하여야 한다. 만일 心煩이 없으면 虛陽浮越도 없어서 口不渴 口中和할 것이다.

　心煩과 함께 躁證도 虛陽浮越의 위급한 증상이다. 躁證이 없이 마음이 여유롭다면 眞陽이 아직 있는 것이니 치료하기 쉽다. 건강과 부자 등으로 치료한다.

7-49

凡　少陰人　泄瀉

日三度　重於一二度也,

四五度　重於二三度也而

日四度泄瀉則　太重也.

泄瀉一日　輕於二日也,

二日　輕於三日也而.

무릇 소음인이 설사를 하루에 세 번한다면 한두 번 설사하는 것보다 중하고, 네댓 번 설사하는 것은 두세 번 설사하는 것보다 중하다. 하루에 네 번 설사한다면 아주 중한 것이다.

설사는 하루하는 것은 이틀 하는 것보다 가볍고, 이틀 설사하는 것은 삼일 설사하는 것보다 가볍다. 연달아 삼일 설사하면 아주 중

連三日 泄瀉則 太重也.

少陰人 平人

一月間 或泄瀉二三次則
不可謂輕病人也,
一日間 乾便三四度則
不可謂輕病人也.

下利靑穀者 雖日數十行
口中必不燥乾而 冷氣外解也.
下利靑水者 腹中 必有靑水也.
若 下利黃水則 非靑水而
又必雜穢物也.

한 것이다.

소음인으로 평상시 한 달에 설사를 두세 번하는 것은 가볍다할 수 없고, 설사가 아니라도 하루에 서너 번 대변을 본다면 가벼운 병인이 아니다.

소화 안 된 대변을 하루에 비록 수십 번 보더라도 입안이 건조하지 않으면 냉기가 밖으로 풀어지는 것이다. 맑은 물을 설사하는 것은 배 안에 반드시 맑은 물이 있기 때문이다. 만약 누런 물을 설사한다면 맑은 설사가 아니고 반드시 찌꺼기가 섞여 있을 것이다.

解釋

소음인은 脾腎陽虛 때문에 火不生土 脾不健運하여 泄瀉하기 쉽게 된다. 脾運不健이 심할수록 설사를 많이 하기 때문에 하루에 여러 번 설사할수록 重한 것이다. 다만 하루 이틀 하는 설사 중에는 食滯로 오는 것이 있으니 구분해야 한다.

설사를 많이 하더라도 口不渴하면 陽氣가 쇠약하지 않은 것이다. 淸希하고 소화 되지 않은 음식이 섞인 대변은 眞陽부족으로 음식이 腐熟되지 못한 것으로 寒證의 증상이다. 누런 물대변은 熱證의 대변이므로 찌꺼기가 섞여있다.

7-50

張仲景 曰
傷寒七八日 身黃如梔子色
小便不利 腹微滿 屬太陰.
宜茵蔯蒿湯. 傷寒 但頭汗出

장중경이 말하길 상한병으로 7, 8일 되어 몸이 노래서 치자색과 같으면서 소변이 시원하지 않고 배가 약간 부르면 태음에 속하는 것이다. 인진호탕으로 치료한다. 상한병으로 단지 머리에만 땀이 나고 다른 곳에 땀이 없어 목둘레에

餘無汗　劑頸而還
小便不利　身必發黃.

討 論

　본문은 《동의보감·태음형증용약》과 “身黃如橘子色”만　빼고　동일하다.　《傷寒
論》은 “傷寒七八日　身黃如橘子色　小便不利　腹微滿者　茵蔯蒿湯主之.”(260) “若不結
胸　但頭汗出　餘處無汗　劑頸而還　小便不利　身必發黃也.”(134)로　되어　있어　“屬太陰”
이　없다. 몸이　귤색과　같이　선명한　황색은　陽黃으로서　陽明濕熱發黃이라　태음병이
아니다. 이는　허준의　착오다. “傷寒發汗已　身目爲黃　所以然者　以寒濕在裏不解故也.
以爲不可下也　於寒濕中求之.”(259)의　陰黃이　태음병에　속한다. 陰黃은　소음인병증이
지만, 陽黃은　소양인병증이다.

修 訂

　소양인　병증론으로　이동.

7-51

李梴 曰
天行疫癘　亦必發黃　謂之溫黃.
殺人最急. 宜瘴疸丸.

討 論

　《의학입문·雜病用藥賦》 “瘴疸丸　茵蔯　山梔　大黃　芒硝　各一兩　杏仁　六錢　常山
鱉甲　巴豆　豆豉　二錢　爲末　蒸餠爲丸梧子大　每三丸　米飮下　吐利爲效　未效加一丸　治
時行及瘴瘧疫癘　忽發黃　殺人最急　如覺體氣有異者　急制服之.” 본문은　《동의보감·
疫癘發黃》과　동일.
　유행성　疫癘는　체질과　큰　상관없는　질병이다. 현대의학으로　말하면　유행성　바이

러스성 간염이나 아메바성 간염 등이 여기 해당한다. 소음인 병증이라 할 수 없다.

修 訂

본문 삭제

7-52

論曰 右證 當用 茵蔯橘皮湯
茵蔯附子湯 茵蔯四逆湯
癉疸丸 或用 巴豆丹.

나는 말하길 이와 같은 증에는 당연히 인진귤피탕 인진부자탕 인진사역탕 장달환 혹은 파두단을 쓴다.

討 論

"右證"이 소음인에게 발생하는 陰黃을 말한다면, 왕호고 왈 "小便利者 朮附湯, 小便不利 大便反快者 五苓散." 또는 韓祗和 曰 "인진귤피탕 治陰黃病 喘嘔不渴.", 인진부자탕, 인진사역탕을 활용할 수 있다.

修 訂

소음인 황달(陰黃)은 證을 살펴 인진귤피탕 인진부자탕 인진사역탕 등으로 치료한다.

7-53

醫學綱目 曰 但結胸
無大熱者 此爲水結.
但頭汗出 名曰 水結胸.
小半夏湯主之.

의학강목에 말하길 단지 結胸만 있고 大熱이 없는 것은 水結이다. 단지 머리에서만 땀이 나면 水結胸이라 부른다. 소반하탕으로 치료한다.

討 論

　　《동의보감·傷寒結胸》 “但結胸無大熱者　此爲水結在胸脇　但頭汗出　名曰水結胸 小半夏湯加茯笭主之.　方見入門.” 《의학강목》에서 가장 비슷한 문구로는 《結胸》 편에 있는 다음 문구.

　　結胸은 有形의 邪氣가 흉격에 凝結되어 있어 胸脘部 疼痛을 일으키는 병증을 말 한다. 만일 水飮이 흉협에 응결되어 있어 동통을 일으키면 水結胸이라 한다. 이때 는 소반하가복령탕으로 利水豁痰하여 치료한다. 만일 머리에 한출이 약간 있으면 이는 陽熱과 痰水가 相結된 것이므로 대함흉탕으로 瀉熱逐水破結한다. 본문은 머 리에서 땀이 나는 것이 수결흉처럼 되어 있어 《의학강목》 원문과 의미가 다르게 되어 있다.

修 訂

　　《의학강목》 “但結胸無大熱者　此爲水結在胸脇也　但頭微汗出者　大陷胸湯主之. 活 人云　水結胸　小半夏加茯笭湯, 小柴胡加牡蠣湯亦主之.”

7-54

龔信 曰
寒實結胸 無熱證者
宜三物白散.

討 論

　　《동의보감·傷寒結胸》 “寒實結胸　無熱證者　宜三物白散, 小陷胸湯.　醫鑑.”으로 되어 있다. 하지만 본문의 원래출전은 《傷寒論》 “寒實結胸　無熱證者　與三物小陷 胸湯　白散亦可服.”(141)이다. 白散은 곧 삼물백산이다.

　　《동의보감》은 “삼물소함흉탕 백산”을 삼물백산과 소함흉탕으로 해석했는데, 無 熱證에 소함흉탕을 쓸 수 없기 때문에 잘못된 해석이다. 마침 《의학충중참서록·

태양병소함흉탕증》에서 다음과 같이 말하고 있다. “少結胸之外 又有寒實結胸 與少結胸之因於熱者 迥然各異 其治法自當另商 《傷寒論》 謂 宜治以三物小陷胸湯. 又謂 白散亦可服 三物小陷胸湯 《傷寒論》 中未載. 解釋疏家或疑卽小陷胸湯… 寒實結胸 小陷胸湯斷不可服 而白散可用也.”

또 《金櫃玉函經》과 《千金翼方》은 “陷胸湯”과 “亦可服”의 여섯 자가 없으므로 현재는 다음과 같은 문구를 올바른 것으로 본다.

修 訂

《傷寒論》 “寒實結胸 無熱證者 與三物小白散.”(141)

7-55

論曰 右證 當用
桂枝半夏生薑湯
赤白何烏寬中湯 三物白散
或用 巴豆丹.

나는 말하길 이와 같은 증에는 당연히 계지반하생강탕 적백하오관중탕 삼물백산 혹은 파두단을 쓴다.

討 論

“右證”은 水結胸(7-53)과 寒實結胸(7-54)이다. 한실결흉이란 寒痰冷飮이 흉격에 結聚되어 흉협이나 心下에 동통을 일으키는 병증이다. 이들은 모두 소음인병증에 속한다. 수결흉은 소반하가복령탕으로(7-53), 한실결흉은 삼물백산으로(7-54) 치료한다.

삼물백산은 소반하가복령탕에 비해 溫寒逐水 滌痰破結 작용이 강력하여 말 그대로 寒實證에 사용한다. 이들 외에 하수오 양강 건강 진피 익지 계지 백출 등의 적응증을 살펴서 계지반하생강탕 적백하오관중탕도 사용할 수 있을 것이다. 다음은 이들 처방의 차이점이다.

소반하가복령탕	반하 생강 복령 각 1량	豁痰利水 降逆止嘔	水飮結胸 胃寒嘔吐	寒性結胸	水飮實邪聚結於 胸膈部
계지반하생강탕	생강 3전 계지 반하 각 2전 작약 백출 진피 감초 각 1전	溫中健運化痰	水結胸 虛寒嘔吐		脾虛濕盛
적백하오관중탕	백하수오 적하수오 양강 건강 청피 진피 향부자 익지인 각 1전 대추 2매	溫中理氣 養血塡精	四肢倦怠 小便不快		虛寒과 氣滯
삼물백산	길경 3분 파두 1분 패모 3분	溫寒逐水 滌痰破結	寒實結胸		寒飮水結이 鞏固
파두단	파두 1립	逐水祛痰 散寒破結	寒積便秘 大腹水腫		化痰작용이 弱

修 訂

· 水結胸은 소반하가복령탕을 쓰고, 寒實結胸은 삼물백산이나 파두단을 쓴다. 하수오 백출 진피 등의 적응증을 살펴 계지반하생강탕이나 적백하오관중탕을 쓸 수 있다.

7-56

少陽人病　心下結硬者
名曰　結胸病, 其病　可治也.
少陰人病　心下結硬者
名曰　藏結病 其病　不治也.
醫學綱目　醫鑑所論　水結胸,
寒實結胸證藥　俱是少陰人
太陰病而　與張仲景
茵蔯蒿湯證　相類則
此病　必非眞結硬於心下而
卽　痞滿於心下者也.
張仲景瀉心湯證
傷寒下利　心下痞硬,
汗解後　心下痞硬云者

소양인으로 명치 밑이 단단하게 뭉치는 병은 결흉병이고, 치료할 수 있다. 소음인으로 명치 밑이 단단하게 뭉치는 병은 장결병이고 이 병은 치료할 수 없다.

의학강목과 의감에서 말한 수결흉, 한실결흉 증약은 모두 소음인 태음병에 쓰는 약으로서 장중경의 인진호탕증과 서로 같은 종류에 속하므로 이 병은 명치 밑이 정말로 단단한 것이 아니라 더부룩하면서 가득 찬 듯한 것이다.

장중경 사심탕증에 傷寒下利　心下痞硬, 汗解後 心下痞硬이라 한 것은 다 명치 밑이 더부룩하고 가득 찬 것 같거나 혹은 배꼽 위 근처가

亦　皆痞滿於心下
或　臍上近處結硬也而
非眞結硬於心下者也.
若　少陰人病而　心下右邊
結硬則　不治.

단단하게 뭉친 것이고 진정한 명치 밑의 結硬이 아니다. 만약 소음인으로 명치 밑 우측에 結硬이 생기면 불치다.

討論

❶ 소양인의 결흉병이란 熱實結胸으로 大小함흉탕으로 치료한다. 열실결흉은 병이 표에 생겨 마땅히 發汗解表해야 할 것을 誤用下法하여 邪熱內陷하고 痰水 有形之物과 흉격에서 相結하여 생긴다. 반드시 흉격이나 心下에 硬痛이 있다. 대함흉탕으로 下하여 치료한다.

❷ 痞는 병이 裏에 생겼을 때 妄下함으로써 비위를 손상하고 升降失常하여 心下痞가 된다(이상 《傷寒論》 "病發於陽 而反下之 熱入因作結胸 病發於陰 而反下之 因作痞 所以成結胸者 以下之大早故也 結胸者 項亦强 如柔痙狀 下之則和 宜大陷胸丸方."(131)).

❸ 臟結은 心下硬滿하고 때로 小腹疼痛한 점에서 결흉과 유사하지만, 장결은 臟虛寒凝 氣血瘀滯의 병리로 생기는 것이 결흉과 다르다. 臟結은 臟에 邪結이 있는 것이고 腑에는 이상이 없으므로 음식은 여전하다. 다만 臟에 寒結이 있어 陽虛不運, 收穀不別하므로 時時下利하게 된다. 結胸은 熱實이 흉격에 옹체되어 胃腑까지 영향을 미치므로 腑氣不通 胃氣不降하여 不能食 不大便하게 된다. 寒結은 功해서 치료해야 하지만 臟氣가 쇠약하면 功할 수 없다. 그러므로 난치다(이상 《傷寒論》 "何謂藏結 答曰 如結胸狀 飮食如故 時時下利 寸脉浮 關脉小細沈緊 名曰藏結 舌上白胎滑者 難治."(129)). 즉 결흉은 熱證 實證, 痞는 寒熱虛實錯雜, 臟結은 寒證 虛證.

❹ 水結胸과 寒實結胸은 병위가 흉격이라 태음병으로 분류할 수 없다. 이들과 인진호탕증은 病因(寒飮과 濕熱), 病位(흉격과 膽腑), 病性(한증과 열증)이 완전히 다르다. 痞證은 주로 氣機痞塞으로 생겨서 手按즉 柔軟無物하여, 實邪內結한 흉결증과 완전히 다르다. 만져서 단단한 느낌이 들면 痞證이 아니다.(151)

❺ 소음인 心下右邊의 結硬은 간경변이나 간암을 의미하는 것으로 추측된다.

修 訂

본문 삭제

7-57

張仲景曰 病有結胸 有藏結
其狀如何?
曰 按之痛 寸脈浮 關脈沈
名曰 結胸. 何謂藏結?
曰 如結胸狀 飮食如故
時時下利 寸脈浮
關脈細小沈緊 名曰 藏結.
舌上白胎滑者 難治.
病人胸中 素有痞 連在臍傍
引入小腹 入陰筋者
此名 藏結. 死.

장중경이 말하길 병에 結胸이 있고 臟結이 있는 데 그 증상이 어떠한가? 대답하길 눌러서 아프고 寸脈이 浮하고 關脈이 沈하니 結胸이라 한다. 무엇을 臟結이라 하는가?

대답하길 結胸과 상태가 비슷하나 음식이 여전하고 때로 설사하며 寸脈이 浮하고 關脈이 細小沈緊하니 臟結이라 한다. 舌上 白苔滑하면 난치다.

환자가 평소 가슴 속에 막힌 듯한 느낌이 배꼽 옆까지 이어있고, 계속해서 아랫배로 들어가 陰根까지 이르면 이를 臟結이라 한다. 죽는다.

討 論

　《傷寒論》 (128), (129), (167)과 대동소이. 단 후반부 "病人胸中素有痞"(《동의보감·傷寒臟結》)가 《傷寒論》은 "病脇下素有痞"로 되어 있다. 결흉이 관맥침한데, 장결은 관맥세소침긴한 것은 장결의 臟氣가 虛衰한 것을 의미한다.
　평소 痞가 있었다함은 이것이 오래되어 氣血鬱滯하고 脈絡閉阻되어 有形之結이 되었다는 것이니, 단순한 痞가 아니라 血分까지 병이 들어가 痞塊 혹은 痞積이 되었다는 뜻이다. 배꼽 옆은 脾部요, 아랫배는 肝部며, 陰根은 腎部이니, 이것은 이미 병이 三陰에 다 들어가 陰寒凝結된 것이다.

修 訂

《傷寒論》 "問曰 病有結胸 有藏結 其狀何如 答曰 按之痛 寸脉浮 關脉沈 名曰結胸也."(128), "何謂藏結答曰如結胸狀飮食如故時時下利寸脉浮關脉小細沈緊名曰藏結舌上白胎滑者難治."(129), "病脇下素有痞 連在臍傍 痛引入小腹入陰筋者 此名藏結死."(167)

7-58

朱肱 曰 藏結 狀如結胸
飮食如故 時時下利
舌上白胎.
歌曰 飮食如常 時時下利
更加舌上白胎
時連臍腹痛引陰筋 此疾
元來死 不醫

주굉이 말하길 臟結은 結胸과 비슷하나 음식을 여전히 먹고 때때로 설사하며 舌上 白苔가 있다.
노래하여 말하길 "음식이 여전하고 때로 설사하며 더욱이 혀에 백태가 있고, 때로 臍腹 주위가 아퍼 陰根까지 이르면 이 병은 원래 죽을 수밖에 없다." 하였다.

討 論

앞부분은 《유증활인서·七十五》으로서 주굉이 《傷寒論》 (129)를 인용한 것. 歌曰 이하는 《傷寒論》 (129), (167)의 의미다. 설명은 위에 있다.

7-59

論曰 嘗見少陰人 一人
心下右邊結硬 百藥無效.
與巴豆如意丹 反劇

나는 말한다. 일찍이 소음인 한 사람이 오른쪽 명치 밑에 結硬이 있는데 百藥이 무효였다. 파두여의단을 썼더니 도리어 심해져 머리를 흔들다가 잠시 후 그쳤다. 수개월 후 결국 죽

搖頭動風　有頃而止.

數月後　死.

其後　又有少陰人一人

有此證者　用巴豆丹

面上身上有汗而

獨上脣人中穴左右邊　無汗.

此人　一週年後　亦死.

凡　少陰人　心下結硬

有此證者　目睹四五人

或半年　或一年　針灸醫藥

無不周至而　個個　無回生之望.

此　卽　藏結病而　少陰人病也.

었다.

그 후 또 다른 소음인 한 사람에게 이 證이 있어서 파두단을 썼더니 얼굴과 몸에 땀이 났지만 유독 윗입술 인중혈 좌우에 땀이 없었다. 이 사람은 일 년 후 죽었다.

무릇 소음인 心下結硬하여 이증이 있는 사람을 4, 5인 보았는데 반년이나 혹은 일 년 간 침구와 약을 모두 써보았지만 살아난 사람이 없었다. 이는 곧 장결병이며 소음인 병이다.

討 論

心下右邊硬結은 간경변이나 간암일 것이라고 추측된다. 이 병에 파두단을 쓰면 정기가 손상되어 오히려 악화될 것이다. 臟結이 臟氣가 虛衰하고 寒凝 氣血瘀滯인 점을 고려하면 파두단을 쓸 것이 아니라 補氣養血 溫經活血 健中化痰하는 약을 생각해 볼 수 있다. 실지로 이런 치료를 통해 간암이나 간경변 환자의 고통을 감소시키고 생명을 연장시킨 예가 있다.

7-60

張仲景曰

黃疸之病　當以十八日　爲期.

十日以上　宜差.

反劇　爲難治.

發於陰部　其人　必嘔

장중경이 말하길 황달병은 18일을 期로 삼는다. 10일 이상 (치료하면) 의당 차도가 있어야 한다. 오히려 심해지면 치료가 어렵다. 陰部(즉 裏)에서 발생한 (황달은) 반드시 구역이 있고, 陽部(즉 表)에서 발생한 (황달은) 振寒과

發於陽部　其人　振寒而發熱.　　　발열이 있다.

討 論

　　《동의보감·황달·可治不治證》과 동일. 전반부 《금궤요략·황달병》 (11)과 일치, 후반부 (12)의 일부와 대동소이. "十八日爲期"에 대해선 異說이 있으나 보통 '황달병은 조기에 치료해야 한다.'는 의미로 본다. 10일 정도 치료했을 때 차도가 있으면 사기가 얕고 구축될 수 있다는 의미이므로 쉽게 나을 수 있다는 걸 알 수 있지만, 오히려 심해지면 病이 勝한 것이라 난치다.

修 訂

　　《금궤요략》 "黃疸之病　當以十八日爲期　治之十日以上瘥　反劇爲難治."(11) "發于陰部　其人必嘔　陽部　其人振寒而發熱也."(12)

7-61

諸疸　小便黃赤色者
爲濕熱　當作濕熱治.
小便色白　不可除熱者　無熱也.
若有虛寒證　當作虛勞治.

각종 황달병으로 소변이 黃赤色이면 습열이니 마땅히 습열을 치료한다. 소변색이 희면 열을 제거하면 안 된다. 만약 허한증이 보이면 마땅히 虛勞를 치료한다.

討 論

　　《동의보감·황달치법》에 본문이 중경의 말로 되어 있으나, 이와 가장 유사한 내용은 《증치준승·卷十二》 "諸疸　小便黃赤色者　爲濕熱　可服利小便　淸熱滲濕之藥　若小便色白　是無熱也　不可除熱　若有虛寒證者　當作虛勞治."에서 볼 수 있다. 濕熱과 虛寒은 중경의 어법이 아니다.

修 訂

《증치준승・卷十二》 "諸疸　小便黃赤色者　爲濕熱　可服利小便　淸熱滲濕之藥　若小便色白　是無熱也　不可除熱　若有虛寒證者　當作虛勞治."

7-62

腹脹滿　面萎黃　躁不得睡.

배가 부르고 얼굴이 누렇고 여위며 조급하여 잠을 이루지 못한다.

討 論

《동의보감・黃疸之因》 "腹脹滿　面萎黃　躁不得睡　屬黃家."를 인용한 것. 《금궤요략・黃疸病》은 "腹滿　舌痿黃　燥不得睡　屬黃家."(10)인데, 燥는 躁로, 舌은 身으로 해석한다. 본문은 "脈沈　渴欲飮水　小便不利者　皆發黃."(9)와 대비되며, (9)는 熱鬱로 인한 濕熱發黃을, (10)은 脾虛不運의 寒濕發黃을 설명하는 말이다. 躁不得睡는 寒濕이 中焦에 울체하여 胃不和하고 臥不安하는 것, 委黃晦暗한 신체는 陰黃의 특징이다.

修 訂

《동의보감・黃疸之因》 "腹脹滿　面萎黃　躁不得睡　屬黃家."

7-63

黃家　日晡時　當發熱
反惡寒　此爲女勞得之.
膀胱急　小腹滿　一身盡黃
額上黑　足下熱　因作黑疸.
腹脹如水狀　大便黑　或時溏
此　女勞之病　非水也.

황달병은 오후 4시쯤에 보통 발열하는데 도리어 惡寒한 것은 女勞疸이다. 소변이 급하고 아랫배가 부르며 전신이 다 누르면서 이마가 검고 발밑이 열이 나는 건 (여로달이) 흑달로 된 것이다. 배가 부른 게 부은 것 같고 대변이 검으며 혹 질척한 것은 女勞로 생긴 병이지 수종

腹滿者 難治.

병이 아니다. 배가 불러지면 난치다.

討 論

《동의보감 · 黑疸難治》와 동일. 《금궤요략 · 황달병》 "黃家 日晡所發熱 而反惡寒 此爲女勞得之 膀胱急 少腹滿 身盡黃 額上黑 足下熱 因作黑疸 其腹脹如水狀 大便必黑 時溏 此女勞之病 非水也 腹滿者 難治 硝石礬石散主之."(14) 습열이 양명부위에 있으면 보통 日晡所에 발열하는데 오히려 오한이 있다는 것은 양명증이 아니라 여로달로 腎虛內熱證이 있기 때문이다. 膀胱急 小腹滿 大便必黑 時溏은 瘀熱때문, 身盡黃 足下熱은 虛熱熏蒸 때문에 생긴다. 여로달이 오래 되면 흑달이 되며, 배가 불러져 수종같이 보이지만, 수종과 무관하다. 이는 脾腎兩敗한 증상으로 예후가 좋지 않다.

7-64

朱肱曰
陰黃 煩躁 喘嘔不渴
宜用 茵蔯橘皮湯.
一人 傷寒發黃 脈微弱 身冷.
次第用藥 至茵蔯四逆湯 大效.
一人 傷寒發黃 脈沈細遲無力
次第用藥 至茵蔯附子湯 大效.

주굉이 말하길 陰黃으로서 煩躁하고 습차고 갈증이 없으면 인진귤피탕을 쓴다. 한 사람이 상한병으로 황달이 생겼는데 맥이 미약하고 몸이 찼다.

차례로 약을 쓰다가 인진사역탕에 이르러 크게 효과를 보았다. 또 한 사람은 脈沈細遲無力한데 차례로 약을 쓰다가 인진부자탕에 이르러 크게 효과를 보았다.

討 論

《동의보감 · 음황》에 본문과 비슷한 말이 있지만, 《유증활인서》에서 찾을 수 없고 《명의류안 · 상한》에 다음과 같은 문구가 있다. "王海藏 治趙宗顔 因下之太過生黃 脈沈細遲無力 次第用藥 至茵陳附子湯大效 按海藏 次第用藥者 謂先投韓氏茵

陳茯苓湯 次投茵陳橘皮湯 次投茵陳附子湯也 趙秀才 因下之早黃病 脈寸微尺弱身冷
次第用藥 用茵陳四逆湯大效." 그리고 왕호고는 韓祗和 《傷寒微旨論·음황증》의
다음 문구를 참조했음이 틀림없다.

修 訂

《傷寒微旨論》 "茵陳橘皮湯 治病人脈沈細數 身熱 手足寒 喘嘔煩躁 不渴者.", "陰
黃也 先投茵陳橘皮湯 不及劑喘嘔止 次日投小茵陳湯半劑 脈微出 不欲於泥水中臥 次
日又投茵陳附子湯半劑 四肢發熱小便二三升 當日中大汗."

7-65

醫學綱目曰 濕家之黃
色暗不明 一身不痛.
熱家之黃 如橘子 一身盡痛.

의학강목에 말하길 濕이 많은 사람의 황달은 피부색이 어둡고 밝지 않으며 몸이 아프지 않다. 열이 많은 사람의 황달은 귤색과 같이 밝고 전신이 아프다.

討 論

《동의보감·황달치법》 "色如烟熏黃 乃濕病也. 一身盡痛 色如橘子黃 乃黃病也.
一身不痛 濕家之黃 色暗不明. 熱家之黃如橘子色 甚者勃勃出 染着衣如黃栢汁. 綱目."
하지만 《의학강목·太陰病黃》은 다음과 같이 되어 있어 《동의보감》과 분명한
차이가 있다. 成은 成無己를 뜻한다.

《의학강목》에서 "一身盡痛… 濕痺."라 한 것은 身痛이 痺證의 표현이라는 것
(《금궤요략》 "濕家之爲病 一身盡疼 發熱 身色如薰黃也.")이지, 濕家之黃과 熱家之
黃을 구분하는 증상이 아닌 것이다. 다만 《인재직지·五疸》에 "此事難知云 色如
重火黃 乃濕病也 一身盡痛 色如橘子黃 乃黃病也 一身不痛 乾黃燥也."라는 말이 있
어 허준이 이 말과 절충한 것이 아닌가 생각된다.

修 訂

《醫學綱目》 "(成) 濕家之黃也 身黃似熏黃 雖黃而色暗不明也. 熱家之黃也 身黃似橘子色 甚者勃勃出 染着衣. 正黃如黃柏 是其正黃色也. 色如熏黃 一身盡痛 發熱者爲濕痺."

7-66

王好古曰
凡病 當汗而不汗,
當利小便而不利 亦生黃.

討 論

《동의보감·황달지인》 "凡病 當汗而不汗則生黃 當利小便而不利亦生黃 盖脾主肌肉四肢 寒濕與內熱相合故也. 海藏."으로 되어 있고, 《의학강목·用藥宜禁》은 다음과 같이 되어 있어 상호 대동소이하다.

《傷寒論》 "陽明病 無汗 小便不利 心中懊憹者 身必發黃."(199)을 왕호고가 바꾸어 말한 것이다. 水濕이 땀이나 소변으로 배출되지 못하고 열과 결합하여 濕熱이 되면 肝膽疏泄기능이 영향을 받아 황달이 된다.

修 訂

《의학강목》 "(海) 當汗而不汗則生黃 當利小便而不利亦然 脾主肌肉四肢 寒濕與內熱相合故也."

7-67

朱震亨曰
黃疸 因食積者 下其食積,

其餘　但利小便.
小便利白　其黃自退.

된다. 소변이 잘 나오고 색이 맑으면 황달이
절로 물러간다.

討論

《동의보감·황달치법》 본문과 동일. 《단계심법·疸三十七》은 아래와 같이 되
어 있다. 소변이 잘 나오고 색이 맑으면 濕熱이 없는 것이다.

修訂

《단계심법》 "戴云 : 五疸者　周身皮膚幷眼　如梔子水染　因食積黃者　量其虛實　下
其食積. 其餘但利小便爲先　小便利白　其黃則自退矣."

7-68

李梴曰　黃疸十日以上　入腹
喘滿煩渴　面黑者　死.

이천이 말하길 황달병으로 십일 이상 되어
(邪氣가) 배로 들어가 숨이 차며 갑갑하고, 煩
渴이 나고 얼굴이 검어지는 자는 죽는다.

討論

《동의보감·황달·可治不治證》 "黃疸以十八日爲期　十日以外入腹喘滿　煩渴面黑者
死. 入門"으로 되어 있어 《의학입문·濕類》에 비해 喘과 煩이 첨가되어 있다. 배로
들어가고 얼굴이 검다는 것은 사기가 脾腎을 침범하여 合病이 된 것을 의미한다.

修訂

《의학입문》 "凡疸　以十八日爲期　十日以外　入腹滿渴多　面黑者死."

7-69

王叔和 脈經曰
黃家 寸口脈 近掌無脈,
口鼻冷黑色 竝不可治.

왕숙화 맥경에서 말하길 황달병을 앓는 사람의 촌구맥에서 손바닥 가까운 곳의 맥이 없고, 입과 코가 차며, 검어지면 모두 치료할 수 없다.

討 論

《맥경·平黃疸寒熱瘧脈證第九》은 다음과 같이 되어 있다. 《동의보감》에 비해 "口鼻冷" 다음에 "黑色"이 없는데, 이 부분은 《맥경》이나 다른 책에 보이지 않지만, 《望診遵經·黑色主病條目》에 나타난다.

촌구맥에서 近掌脈은 寸脈이니 心肺上焦이고, 이 맥이 없다는 것은 心肺氣絶의 의미다. 입은 脾가 開窺한 곳이고, 코는 폐가 開窺한 곳이니 차고 검어지는 건 腎의 陰寒邪氣가 脾肺를 범한 위중한 증상이다.

修 訂

《맥경·平黃疸寒熱瘧脈證第九》 "凡黃候 其寸口脈 近掌無脈 口鼻冷 幷不可治."

7-70

論曰 陰黃 卽 少陰人病也.
當用 朱氏茵蔯橘皮湯
茵蔯四逆湯.
女勞之黃 熱家之黃
利小便之黃 或非少陰人病而.

余所經驗
未嘗一遇黃疸而治之故

나는 말하길 陰黃은 곧 소음인병이다. 당연히 주씨인진귤피탕 인진사역탕을 써야 한다. 女勞의 황달과 熱家의 황달, 利小便해야 할 황달은 소음인병이 아닌 것으로 생각한다.

내가 황달병을 치료한 경험이 하나도 없어 그 내막을 자세히 모르지만 痞滿 黃疸 부종은 같은 證에서 생겨나와 輕重의 차이가 있을 뿐이

未得仔細裏許 然

痞滿·黃疸·浮腫

同出一證而 有輕重

若 欲利小便則

乾薑·良薑·陳皮·青皮·

香附子·益智仁

能利少陰人小便

荊芥·防風·羌活·獨活·

茯苓·澤瀉

能利少陽人小便.

다. 만약 利小便하고자 하면 소음인은 건강 양강 진피 청피 향부자 익지인을 쓰고 소양인은 형개 방풍 강활 독활 복령 택사를 쓴다.

討 論

❶ 寒濕이 원인이 되는 陰黃은 脾胃中氣가 본래 虛하여 寒濕內盛하기 쉬운 소음인에게 잘 생긴다. 陰黃治法에 대해 중경은 말한 게 없으나 한기화가 《상한미지》에서 인진귤피탕 인진부자탕 인진사역탕 등을 제안하였고, 주굉이 이를 인용하였다.

❷ 女勞疸은 房勞過多하여 傷腎한 소치이니 체질과 관련이 적은 병증이다. 다만 腎虛生熱하는 병리과정은 소양인의 체질적 특징과 합치한다.

❸ 熱家는 소양인의 특징이므로, 陽黃은 소양인병증이다. 利小便은 濕熱을 치료하는 방법이라서 소양인병증에 해당한다.

❹ 황달만 해도 陰黃 陽黃 女勞疸 등의 구분이 있고, 이들은 증이 다 다르다. 경중의 차이가 아니다.

修 訂

陰黃은 소음인병증이고 熱家의 황달, 利小便해야 낫는 황달, 女勞疸은 소양인의 병증이다.

3. 少陰人 泛論

　　이 章에서는 소음인의 雜病과 이제마의 임상경험, 그리고 기타 소음인 병중에 관한 주장이 실려 있다. 즉 소음인 잡병론.

8-1

論曰 發熱惡寒者 爲太陽病
發熱不惡寒者 爲陽明病.
太陽陽明之發熱形證一也而
惡寒不惡寒之間相去遠甚而
陽氣之進退強弱泰山之比丘
陵也.

自利而不渴者 爲太陰病
自利而渴者 爲少陰病.
太陰少陰之自利形證一也而
渴不渴之間 相去遠甚而
冷氣之聚散輕重
雲夢之比瀦澤也.

是故
藿香正氣散·香砂養胃湯之
證勢 平地駿馬之病勢也
獨蔘八物湯·桂附理中湯之
證勢 太行短筇之病勢也.

若使一天下少陰人稟賦者
自知其病之陽明少陰證

나는 말하기를 발열오한하면 태양병이고 발열하며 오한이 없으면 양명병이다. 태양과 양명은 발열이 같지만 오한과 불오한에서 거리가 멀다. 양기의 진퇴와 강약이 태산과 작은 언덕처럼 차이나는 것이다.

설사하면서 구갈이 없으면 태음병이고, 설사하면서 구갈이 있으면 소음병이다. 태음과 소음의 설사는 같지만 渴하고 아니고는 서로 아주 다르니 冷氣의 聚散과 輕重이 큰 구름과 작은 웅덩이처럼 차이나는 것이다.

이런 때문에 곽향정기산 향사양위탕의 증세는 준마가 평지를 달리는 것과 같고, 독삼팔물탕 계부이중탕의 증세는 짧은 대나무 가지에 의지해 큰 길을 가는 것과 같다.

만약 세상에 소음인으로 태어난 사람들에게 양명이나 소음병이 생김은 태산의 험로를 가는 것과 같이 두려운 일이고, 치료하기 쉽지 않은

如太行之險路 得之可畏
救之不易 身療病
戒懼謹愼之道
有若大路然而不迷則
其庶幾乎.

일이라 알게 한다면, 병을 치료하는 일에 삼가
고 두려워하며 근면함이 마치 큰 길을 가는 것
처럼 미혹되지 않게 해야 하지 않겠는가.

討 論

태양병과 양명병, 소음병과 태음병의 주요 脈證 차이를 정리하면 다음과 같다.

태양병	表寒	發熱 惡寒 頭項强痛 舌苔薄白 脈浮	發散解表
양명병	裏熱	身熱 汗出 不惡寒 反惡熱	淸熱生津 蕩滌燥結
태음병	脾胃虛寒	腹滿嘔吐 食慾不振 腹瀉時痛 喜溫喜按 口不渴 舌淡苔白 脈遲或緩	溫中散寒
소음병	1. 心腎陽虛 2. 陰虛熱證	無熱畏寒 手足冷 但欲寐 或自利不渴 舌淡苔白 脈微 口燥咽乾 心煩不得眠 小便黃 舌紅脈細數	回陽救逆 滋水瀉火

이 표와 같이 태양병과 양명병의 주요 脈證 차이는 惡寒과 不惡寒이라해도 가능
하나, 태음병과 소음병의 차이를 口渴과 口不渴이라 말할 수 없다.

修 訂

본문 삭제

8-2

太陽病汗出
熱氣卻寒氣之汗出也,
陽明病汗出
寒氣犯熱氣之汗出也.
太陰病下利

태양병에서 땀이 나는 것은 熱氣가 寒氣를 물
리치는 땀이고, 양명병에서 땀이 나는 것은 寒
邪가 熱氣를 해치는 땀이다.

태음병 설사는 온기가 냉기를 쫓아내는 땀이

溫氣逐冷氣之泄瀉也,
少陰病下利
冷氣逼溫氣之泄瀉也.

고, 소음병 하리는 냉기가 온기를 핍박하는 설사다.

討 論

❶ 태양병 계지탕증에서 自汗은 衛氣不固한 탓이라 溫通陽氣하지 않으면 땀을 흘려도 惡風惡寒이 사라지지 않는다. 양명병 汗出은 熱邪가 진액을 逼迫하여 밀어내는 것이지, 寒邪 때문이 아니다.

❷ 태음병 설사는 脾胃虛寒하여 運輸不健하기 때문이고, 소음병 설사는 腎陽虛衰하여 脾土를 溫養하지 못하므로 생긴다.

修 訂

본문 삭제

8-3

少陰人病 有二吉證 人中汗
一吉證也 能飲水 一吉證也.

소음인병에 두 가지 吉證이 있으니 하나는 인중에서 땀이 나는 것이고, 또 하나는 물을 마실 수 있는 것이다.

解 釋

人中汗은 6-32, 7-17, 7-59의 소음인병증에 대한 이제마 자신의 경험, 그리고 6-25 주진형의 傷寒 壞證치료 경험에 의한 것으로 보인다. 소음인 병증이 풀어질 때 인중에 땀이 나는 것을 보았고, 그렇지 않을 때는 땀이 나지 않았던 것이다. 소음인이 脾虛不能運輸하면 水飲이 잘 생기며, 陽虛 때문에 寒痰이 되기도 하는데, 이 때는 물을 잘 마시지 않는다. 물을 마신다는 것은 脾腎機能이 정상이라는 뜻이다.

8-4

少陰人病　有二急證
發熱汗多　一急證也
下利清水　一急證也.

소음인 병에 두 가지 急證이 있으니 하나는 열이 나면서 땀이 많은 것이요, 또 하나는 맑은 물을 설사하는 것이다.

解 釋

　소음인이 땀을 많이 흘리면 양기를 損傷하니 급히 막아야 한다. 맑은 물의 설사는 脾腎陽虛하여 收穀이 腐熟되지 못하는 것이다. 급히 助陽하여 火能培土하도록 해야 한다.

8-5

少陰人病　有六大證.
一曰　少陰病
二曰　陽明病
三曰　太陰病　陰毒證也
四曰　太陽病　厥陰證也
五曰　太陰病　黃疸證也
六曰　太陽病　胃家實證也.

소음인병에 여섯 가지 大證이 있다. 첫째 소음병, 둘째 양명병, 셋째 태음병 음독증, 넷째 태양병 궐음증, 다섯째 태음병 황달증, 여섯째 태양병 위가실증이다.

討 論

　이제마가 소음인 병증에서 논한 병증은 ① 태양중풍증(6-1 외) ② 축혈증(6-7 외) ③ 표열이한증(6-10) ④ 열입혈실증(6-13 외) ⑤ 心陽不振 神志不清(6-22 외) ⑥ 汗多亡陽(6-31 외) ⑦ 陰厥(6-39 외) ⑧ 태음병하리(7-1 외) ⑨ 痞證(7-6 외) ⑩ 傷寒陰毒(7-13 외) ⑪ 상한 直中陰經(7-16 외) ⑫ 少陰寒化證(7-21 외) ⑬ 臟厥(7-40 외) ⑭ 陰盛格陽(7-43 외) ⑮ 陰黃(7-50 외) ⑯ 水結胸 寒實結胸(7-53 외) ⑰

臟結(7-57 외)이다. 이밖에 소양인 병증론에 있는 소양병 半表半裏證(9-3외)과 蓄水證(9-14)이 또한 소음인 병증이고, 반면에 胃家實(6-33)과 脾約(6-33) 熱結旁流(7-34) 등 陽明腑實과 熱厥(6-45) 陽黃(7-50)은 소양인 병증이다.

그러므로 "소음병"이란 少陰寒化證을 말한다. "양명병"은 소음인 병이 아니고, 陰毒은 雜病(《금궤요략》이 출전)에 속하며, 黃疸은 태양병의 變證이고, 위가실은 陽明病이다. 태양병 궐음증은 寒厥이다.

修 訂

위의 소음인 병증에서 흔히 나타나는 것으로 大小를 구분한다면 大證이라 부를 만한 것은 ① 태양중풍증 ② 陰厥 ③ 태음병하리 ④ 痞證 ⑤ 少陰寒化證 ⑥ 熱入血室을 들 수 있을 것이다. 즉 계지탕 사역탕 이중탕 반하사심탕 소시호탕 등이 소음인에게서 頻用되는 처방이다.

8-6

發熱汗出則 病必解也而
發熱汗出而 病益甚者
陽明病也.
通滯下利則 病必解也而
通滯下利而 病益甚者
少陰病也.

발열하고 땀이 나면 병이 반드시 풀려야 하는데 발열하고 땀이 나고서도 병이 더욱 심해지는 것은 양명병이다. 체한 것이 통하면서 설사가 나면 병이 반드시 풀려야 하는데 설사를 했는데도 병이 심해지는 것은 소음병이다.

陽明 少陰 以邪犯正之病
不可不急用藥也.
惡寒汗出則 病必盡解也而
惡寒汗出而 其病半解不解者
厥陰之漸也.

양명병과 소음병은 사기가 정기를 해치는 병이기 때문에 급하게 약을 써야만 한다.
惡寒하다가 땀이 나면 병이 다 풀어져야 하는데, 惡寒하다 땀이 나고도 병이 반쯤 풀어지고 반은 안 풀어지는 건 궐음병으로 변화되어 가는 것이다.

腹痛下利則 病必盡解也而

배가 아프다 설사를 하면 병이 반드시 다 풀

腹痛下利而　其病半解不解者
陰毒之漸也.

厥陰　陰毒　正邪相傾之病
不可不預用藥也.
發熱一汗而　病卽解者
太陽之輕病也
食滯一下而　病卽解者
太陰之輕病也.
太陽　太陰之輕病　不用藥而
亦自愈也.
發熱三日　不得汗解者
太陽之尤病也
食滯三日　不能化下者
太陰之尤病也.
太陽　太陰之尤病
已不可謂輕證而
用藥二三貼　亦自愈也.
發熱六日　不得汗解
食滯六日　不能化下者
太陽　太陰之胃家實　黃疸病也.
太陽　太陰之胃家實　黃疸
正邪壅錮之病
不可不大用藥也.

어져야 하는데 腹痛下利한 후 병이 반을 풀어
지고 반이 안 풀어지는 건 음독병으로 변해 가
는 것이다.

궐음병과 음독병은 정기와 사기의 세력이 기
울어지는 병이니 미리 약을 써야만 한다.
발열하다가 땀이 한 번 나고 풀어지는 건 태양
의 輕病이고, 식체가 있다가 설사를 한 번하고
풀어지는 것은 태음의 輕病이다.

태양과 태음의 경병은 약을 쓸 필요가 없이
절로 낫는다.
발열 3일이 되어도 땀을 내어 병을 풀어내지
못하는 것은 태양의 심한 병이고, 식체한 후 3
일이 되어도 소화하면서 설사하지 못하는 것은
태음의 심한 병이다.

태양과 태음의 심한 병은 이미 경증이라 할
수 없으므로 약을 2-3첩 써서 또한 스스로 낫
게 한다.
열이 나고 6일이 되어서도 땀이 나지 않고 열
이 풀리지 않는 증과 식체 6일에 소화가 안 되
어 내리지 않는 증은 태양병 태음병의 위가실
과 황달병이다. 위가실과 황달병은 정기와 사
기가 꽉 막힌 병이기 때문에 약을 크게 써야만
한다.

討 論

❶ 땀이 나면서 병이 풀리는 것은 태양병 表證, 病邪가 表位에 있어서 땀과 함께 배출되기 때문이다. 양명병이 아니더라도 表邪가 없는데 發汗시키면 병을 악화시킬 수 있다.

❷ 설사가 나고 병이 풀리는 것은 陽明胃腑 實邪를 대변으로 배출시키기 때문이다. 소음병이 아니더라도 陽明腑 實邪가 아니라면 설사시켜선 안 된다.

❸ 傷寒 六經病은 外感病을 분류라서, 食滯를 양명병 혹은 태음병과 같이 논한 것은 外因 內因 不內外因 등 病因에 대한 槪念이 모호한 것이다. 食滯와 《傷寒論》의 위가실 황달병은 같다고 말할 수 없다.

修 訂

본문 삭제

8-7

太陽 太陰之病 六七日
或成危證 或成重證而
十日內 必有險證.

陽明 少陰之病 自始發
已爲重證而 二三日內
亦致險證.

是故 陽明 少陰之病
不可不察於始發也.

太陽 太陰之病
不可不擦於四五日間也.

태양 태음의 병은 6, 7일에 혹은 危證이 되고, 혹은 重證이 되며, 10일 내에 반드시 險證이 된다.

양명과 소음의 병은 병이 시작할 때부터 이미 중증이 되어 2, 3일 내에 또한 험증에 이른다. 이 때문에 양명 소음의 병은 시작할 때부터 잘 살피지 않으면 안 된다. 태양 태음의 병은 4, 5일간을 살펴보지 않으면 안 된다.

討 論

❶ 태양 태음만이 아니라 모든 질병이 正氣가 虧虛하면 危重해질 될 수 있다. 양명
과 소음도 正邪關係에 의해 변화하는 것이지 시작할 때부터 이미 중증이 되는
것은 아니다.

❷ 소음인이 본래 正氣虧虛한 체질이라면, 모든 질병이 쉽게 危重해 질 수 있다. 양
명병은 소음인 병증이 아니다.

修 訂

본문 삭제

8-8

太陽 太陰之病 病勢緩而
能曠日持久故 變證 多也.
陽明 少陰之病 病勢急而
不能曠日持久故 變證 少也.
蓋 陽明 少陰病 過一日而
至二日則 不可不用藥也.
太陽 太陰病 過四日而
至五日則 不可不用藥也.
太陽 太陰之厥陰 陰毒
皆六七日之死境也
尤不可不謹也.

태양 태음의 병은 병세가 완만하여 여러 날이 걸릴 수 있고 변증이 많다. 양명과 소음의 병은 병세가 급하여 여러 날 지속되지 않고 변증이 적다.

대개 양명과 소음병은 1일에서 2일 사이에 약을 써야만 한다. 태양과 태음병은 4, 5일 사이에 약을 써야만 한다. 태양과 태음의 궐음, 음독은 다 6, 7일 사이에 죽음에 이르므로 특히 삼가야만 한다.

討 論

태양 태음 양명 소음 어느 병증이든 正邪鬪爭에 의해 好轉 停滯 惡化가 결정된

다. 어느 경우든 신속하게 증을 가려 알맞은 약을 쓰면 좋을 것이다. 태양과 태음의
厥陰, 陰毒이란 있을 수 없는 語法이다.

修 訂

본문 삭제

8-9

陽明 太陽之危者
獨蔘八物湯 補中益氣湯
可以解之而.
病勢危時 若非日三四服而
又連日服則 難解也.

少陰 太陰之危者
獨蔘附子理中湯
桂附藿陳理中湯 可以解之而
病勢危時 若非日三四服而
又連日服則 難解也.
病勢極危時 日四服
病勢半危時 日三服.
病勢不減則 日二服
病勢少減則 二日三服而
一日則一服 一日則二服
病勢大減則 日一服
病勢又大減則
間二三四五日一服.
蓋 有病者 可以服藥

양명병과 태양병의 危證은 독삼팔물탕과 보중익기탕이 풀어낼 수 있다. 병세가 위급할 때 하루에 3, 4번을 연달아 며칠 먹지 않으면 풀어내기 어렵다.

소음과 태음의 위증은 독삼부자이중탕 계부곽진이중탕이라야 풀어낼 수 있고, 병세가 위중할 때는 하루에 3, 4번씩 연달아 며칠 먹지 않으면 풀어낼 수 없다.

병세가 극히 위험하면 하루 4번을 먹고, 반쯤 위험할 땐 하루에 3번 먹는다. (그리고 다음부터) 병세가 덜해지지 않으면 하루에 두 번 먹고 병세가 약간 덜해지면 2일에 세 번 먹거나 하루 한 번, 혹은 하루에 두 번 먹는다. 병세가 크게 감해지면 하루 한 번 먹고 병세가 또 다시 덜해지면 2, 3, 4, 5일간에 한 번 정도 먹는다.

병이 있으면 약을 먹어도 되지만 병이 없는

無病者 不可以服藥.

重病 可以重藥

輕病 不可以重藥.

若 輕病 好用重藥

無病者 好服藥

臟氣脆弱 益招病矣.

사람은 약을 먹으면 안 된다. 重病에는 약을 중하게 쓰지만, 輕病에는 약을 중하게 쓰면 안 된다. 만약 輕病에 무겁게 약 쓰길 좋아하던가, 병이 없는 사람이 약 먹길 좋아하면 臟氣가 취약해 져서 더욱 병을 불러오게 된다.

討 論

❶ 양명병은 實熱證이라서 危證이라 해도 독삼팔물이나 보중익기를 쓰면 불에다 기름 붓는 것과 같을 것이다. 태양병은 發散解表해야지 溫補氣血은 적당하지 않다.

❷ 病邪의 輕重보다 正氣에 따라 藥量을 결정하는 것이 일반적이다. 正氣가 허한 사람에게 瀉藥이 과중하면 안 되고, 正虛하지 않은 사람에게 補藥이 과중할 필요가 없다.

❸ 병이 없더라도 정기가 虛하면 미리 補할 수 있는 게 동양의학 장점 중의 하나다.

修 訂

본문 삭제

8-10

膏粱 雖則 助味 常食則 損味.

羊裘 雖則 禦寒 常着則 攝寒.

膏粱 羊裘 猶不可以常食常着.

況藥乎. 若論常服藥之有害則

反爲百倍於全不服藥之無利也.

맛있는 음식이 식욕을 돋우기는 하지만 늘 먹게 되면 입맛을 오히려 적게 한다. 가죽 옷이 비록 추위를 막아주긴 하지만 늘 입고 있으면 추위에 약해지게 된다. 맛있는 음식과 가죽 옷을 늘 먹거나 입으면 안 된다. 하물며 약은 어떻겠는가. 만약 늘 약을 먹어서 오는 해를 논하자면 전혀 약을 먹지 않는 것에 비해 백배는 이득이 없는 것이다.

蓋 有病者 明知其證則
必不可不服藥
無病者 雖明知其證
必不可服藥.

歷觀於世之服鴉片煙 水銀
山蔘 鹿茸者 屢服則
無不促壽者 以此占之則
可知矣.

대개 병이 있는 사람은 그 證을 명확히 알아서 약을 먹지 않으면 안 될 것이요, 병이 없는 사람은 그 증을 명확히 알더라도 약을 먹을 필요가 없다.

지난 역사와 현재를 살펴볼 때 아편이나 수은, 산삼 녹용을 자꾸 먹어 목숨을 재촉한 사람들을 볼 수 있으니 이를 통해서도 알 수 있는 것이다.

修訂

　약의 복용은 어디까지나 證의 유무에 있다. 證이 존재한다면 늘 약을 먹어도 좋을 것이요, 證이 없다면 약을 먹을 필요가 없다. 만약 證을 모르고 잘못 약을 쓰면 해가 많을 것이다. 산삼 녹용이 좋은 보약이긴 하지만 산삼이나 녹용의 證이 없는데 자꾸 먹으면 명을 재촉한다.

8-11

少陰人 吐血 當用
獨蔘八物湯.
咽喉痛 當用
獨蔘官桂理中湯.

소음인 吐血에는 독삼팔물탕을 쓴다. 인후통에는 독삼관계이중탕을 쓴다.

修訂

❶ 일반적으로 內傷으로 인한 출혈은 血熱妄行, 氣虛不攝 瘀血阻滯의 세 가지 병리로 발생한다. 소음인에게 血熱이 없는 것은 아니지만 吐血은 일반적으로 기허불섭과 어혈로 인한 경우가 많다. 氣虛가 문제일 때 대표적인 처방은 귀비탕이며,

독삼팔물탕도 응용할 수 있다. 虛寒이 두드러지면 황토탕, 익위승양탕을 고려한다. 瘀血이면 실소산을 가감해 쓴다.

❷ 소음인의 인후통은 外感風熱도 있긴 하지만, 보통 肺氣虛 腎陽虛 痰凝血瘀인 경우가 많다. 폐기허인 경우 사군자탕 가감, 신양허인 경우 독삼관계이중탕을 쓸 수 있다. 담응혈어는 이진탕과 여러 축어탕을 가감하여 쓴다.

8-12

嘗見 少陰人 飮食倍常
口味甚甘 不過一月
其人 浮腫而死.
少陰人 食消 卽
浮腫之屬而 危證也.
不可不急治.
當用 芎歸蔥蘇理中湯.

일찍이 소음인이 입이 달아서 식사를 두 배나 먹더니 불과 한 달이 못되어 부종이 생겨 죽는 것을 보았다. 소음인의 食消는 浮腫에 속하며 危證이다. 급히 치료해야 한다. 궁귀총소이중탕을 쓴다.

討 論

입이 달아서 식사를 많이 하다가 부종이 생겨 죽는 것은 우선 당뇨병의 가능성을 생각할 수 있다. 당뇨병이 오래되면 혈관변성이 생기고 신부전이 된다. 이러한 食消는 당연히 早期에 치료할수록 좋고 신부전이 진행되면 투석 외엔 방법이 없게 된다.

소음인의 당뇨는 氣虛(백출산) 음양양허(팔미지황환) 담습옹체(이진탕 가감방) 기기울체(소요산 가감방)가 많고 간혹 濕熱脾虛(평위산 가감방)도 있다.

8-13

嘗見 少陰人浮腫 獐肝一部
切片作膾 一服盡 連用五部
其病 卽效

일찍이 소음인 浮腫에 노루 간 일부를 썰어서 회로 만들어 한 번에 다 먹고 계속해서 다섯 번을 먹으니 그 병이 곧 나았고, 또 한 소음인

又有 少陰人 服獐肝一部
眼力倍常 眞氣湧出.
少陽人 虛勞病 服獐肝一部
其人 吐血而死.

이 노루 간 일부를 먹고 시력이 배나 좋아지고 힘이 솟아나는 것을 보았다. 그러나 소양인이 허로병에 노루 간 일부를 먹고 피를 토하고 죽는 것을 보았다.

討 論

노루의 肉, 骨, 腦, 髓에 관해 《본초강목》 등에 기록이 있으나, 肝에 대한 기록은 《동의보감》 등에도 없어서 본문을 고증할 수 없다. 다만 肉 骨 등이 性溫하다고 했으니 몸이 찬 소음인에게 적당할 것이다. 獐肉은 五臟을 補益하고 髓는 益氣한다고 했으니 장간을 먹고 힘이 날 수 있겠다.

《본초강목》

- 獐 : 肉 氣味甘溫無毒 主治補益五臟 益氣力悅 澤人面 釀酒有祛風之功
  詵曰八月至十一月 食之勝羊 十二月至七月 食之動氣多食 令人消渴苦
  瘦惡者食之發痼疾 不可合鵠肉 食成癥疾 又不可合梅李蝦 食病人 藏器曰
  人心粗豪者 以其心肝 曝乾爲末 酒服一具 便卽小膽 若怯者 食之則
  轉怯不知所爲.
- 髓腦 : 主治益氣力悅澤人面 治虛風.
- 骨 : 氣味甘微溫無毒 主治虛損 洩精益精髓 悅顏色 時珍曰千金治暗風薯蕷煎
  治虛損 天門冬煎 並用之 頌曰 唐方有獐髓並獐骨酒 並補下

8-14

嘗見 少陰人 浮腫 有醫
敎以服海鹽自然汁 日半匙
四五日服 浮腫大減 一月服
永爲完健 病不再發.

일찍이 소음인의 부종에 어떤 의사가 소금에서 흘러내린 즙을 하루에 반 숟갈씩 먹어보라고 가르쳐 주기에 4, 5일 먹었더니 부종이 크게 감소했고, 한 달을 먹자 완전히 건강해져 다시는 재발하지 않는 것을 보았다.

討 論

　"海鹽自然汁"은 鹽膽水(간수)를 말한다. 간수의 주성분은 염화마그네슘이고 기타 황산나트륨(망초), 탄산마그네슘, 염화칼륨, 수산화마그네슘, 브롬 등도 소량 들어있다. 간수를 먹어서 가라앉았다면 칼륨결핍으로 인한 부종이었다고 볼 수 있다. 이것도 체질과 관련이 적은 병증이다.

《본초강목》

- 鹽膽水　釋名鹵水　氣味鹹苦　有大毒　主治蝕䘌疥癬瘻疾蟲咬　及馬牛抬遺　藏器曰 此乃鹽初熟槽中瀝下黑汁也　時珍曰　鹽下瀝水　則味苦不堪食　今人用此水　收豆腐 獨孤滔云　鹽膽煮四黃銲物　爲蟲蝕毒蟲入肉生子　六畜飲一合　當時死人亦然 凡瘡有血者　不可塗之　痰厥不省灌之取吐良

8-15

嘗見　少陰人　咽喉痛
經年不愈　有醫
教以服金蛇酒　卽效.
金蛇酒　卽
金色黃章蛇釀酒者也.

일찍이 소음인의 인후통이 일 년을 넘어도 낫지 않았는데 어떤 의사가 금사주를 먹어보라고 시켜서 즉시 낫는 것을 보았다. 금사주는 금색의 누런 띠가 있는 뱀으로 술을 빚은 것이다.

討 論

　金色黃章蛇는 정확히 어떤 뱀인지 알 수 없지만 토종 뱀 중에서 누런 띠가 있는 뱀이라면 누룩뱀 즉 金花蛇일 가능성이 크다. 금화사의 藥性은 알려진 바가 없지만 보통 蛇類가 息風通絡 滋養强壯하는 功能이 있는 점을 감안하면, 이 소음인의 인후통이 나은 것은 强壯작용때문인 것으로 생각된다.

8-16

嘗見 少陰人 痢疾 有醫
敎以項赤蛇煎湯 卽效.
項赤蛇 去頭斷尾
納二疊細囊 藥缸內
別設橫木 懸空掛之
用水五碗 煎取一碗服.
二疊細囊 懸空掛煎者
恐犯蛇骨也. 蛇骨有毒.

일찍이 소음인 이질에 어떤 의사가 목이 붉은 뱀을 달여 먹으라 시켜서 효과가 있는 것을 보았다. 항적사의 머리와 꼬리를 잘라내고 두 겹의 가는 베 주머니에 넣어서 약 항아리 안에 나무를 가로 걸쳐놓고 거기에 매달아 놓은 뒤에 물을 다섯 사발 붓고 한 사발이 되도록 달인다. 두겹 가는 베 주머니에 넣고 매달아 달이는 것은 뱀의 뼈가 해칠까 두렵기 때문이다. 뼈에 독이 있다.

討 論

項赤蛇 또한 어떤 뱀인지 정확하지 않다. 토종 뱀 중에서 유혈목이가 아닐까 추측한다.

8-17

嘗見 少陰人 痢疾 有醫
敎以大蒜三顆 淸蜜半匙
同煎 三日服 卽效.

일찍이 소음인 이질에 어떤 의사가 마늘 세 개와 맑은 꿀 반 숟갈을 함께 달여서 3일간 먹게 하니 낳았다.

討 論

❶ 소음인에게 잘 발생하는 寒性痢疾은 寒濕(위령탕), 脾腎陽虛(계부이중탕), 脾虛下陷(보중익기탕), 表寒內濕(곽향정기산) 등으로 나눌 수 있다.

❷ 마늘은 性溫하고 비교적 강한 항균작용을 가지고 있어서 소음인의 이질에 적당하다. 蜂蜜은 補中益氣 和營衛하므로 역시 소음인의 虛損에 적당하다. 현재는 항생제복용이 더 간편하지만 약을 구할 수 없다면 사용해 볼만 하다.

8-18

嘗見 少陰人 乳傍近脇
有漏瘡 歷七八月 瘡口不合
惡汁常流 有醫 敎以山蔘
熊膽末 各一分 傅之 卽效.
又 少陰人一人 滿身有瘡
以人蔘末 塗傅 卽效.

일찍이 소음인이 유방근처 옆구리에 고름이
흐르는 종기가 생겨 7, 8개월이 지나도록 아물
지 않고 계속 惡汁이 흘렀는데 한 의사가 산삼
과 웅담 가루 각 한 푼을 바르라고 하여 즉시
효과를 보게 하였다. 또 한 소음인이 전신에
종기가 생겼는데 인삼가루를 바로고 즉시 효과
를 보았다.

討 論

인삼은 性溫 大補元氣 生津 安神하여, 대표적인 소음인요약이다. 熊膽은 性寒 淸
熱解毒하지만 외용하면 소음인도 문제없을 것이다. 종기가 오랫동안 낫지 않는 것
은 면역력이 약한 것인데, 인삼으로 補氣하면 좋다. 현재는 항생제 연고에 비해 유
용성이 적다.

8-19

嘗見 少陰人 乳傍近脇
發內癰 有醫 敎以火針取膿.
醫曰 內癰 外證 惡寒發熱
似傷寒而 有痛處也.
察其痛處 明知有膿則
不可不用火針.

일찍이 소음인이 유방근처 옆구리에 종기가
생겼는데 어떤 의사가 火針으로 찔러 고름을
빼내도록 시켰다. 의사가 말하길 안에 생긴
종기는 外證이 오한발열하여 상한과 유사하나
아픈 곳이 있다. 그 아픈 곳을 살펴 농이 있
는 걸 확실히 안 뒤에 화침을 쓰지 않으면 안
된다.

討 論

膿瘍을 비롯해서 扁桃炎 肺炎 腎盂腎炎 등 세균성 염증은 발병 초기에 감기와 비

숫하게 惡寒發熱하는데 치료방법이 다르므로 구분해야 한다. 현재는 西醫외과에서 切開한다.

8-20

當見 少陰人 背癰 有醫
教以火刀裂瘡.
醫曰 火刀裂瘡 宜早也.
若 疑訝而緩不及事則
全背堅硬 悔之無及.

일찍이 소음인 등에 난 종기에 어떤 의사가 火刀로서 종기를 째라고 시키는 걸 보았다. 의사가 말하길 화도로 종기를 째는 것은 의당 조기에 해야 한다. 만약 확실히 알지 못하여 때를 놓치면 등 전체가 단단하게 굳어버려서 후회해도 소용이 없어진다.

討 論

종기가 처음 생기면 덩어리가 생기며 피부가 붉어지고 화끈거리면서 아프고 점차 커져서 불룩 솟아오르게 된다. 7일 정도 되면 딱딱한 덩어리가 부드러워지면서 더욱 붓고 아픔이 심해지며 때로 전신에 발열이 계속된다. 만져서 부드러우면 膿이 형성된 것이다. 다시 7일 정도 지나면 피부가 터지면서 膿이 흘러나오고, 농이 배출된 뒤에 서서히 아물게 된다.

초기에 선방활명음 같은 疏風淸熱 行瘀活血하는 약을 쓰고, 농이 형성되면 透膿散으로 농이 나오도록 하고, 농이 배출된 뒤에는 사군자탕 등으로 補益氣血하여 빨리 아물도록 한다. 화농된 후에 피부를 절개해서 농을 배출시키면 치료기간이 단축된다.

8-21

當見 少陰人 半身不遂病
有醫 教以服鐵液水 得效.

일찍이 소음인 반신불수병에 어떤 의사가 鐵液水를 먹으라고 해서 효과 있는 것을 보았다.

討 論

　《본초강목》, 《동의보감》 등에 鐵液水에 관한 기록이 없어서 옛사람들의 경험을 알 수 없지만, 반신불수가 철 화합물 용액으로 생각되는 철액수로 좋아질 것이라고 보기 어렵다. 뇌혈관장애로 인한 반신불수는 별다른 치료가 없어도 발생한 뒤 6개월 정도는 점차 호전되므로 이때 철액수를 먹은 것이 아닌 가 추측된다. 鎭心작용에 의해 心神이 安定되고, 이 때문에 심리적인 효과를 얻었을 가능성도 있다.

- 鐵　漿 : 鐵液水를 鐵漿과 동의어라고 설명한 곳이 있지만 《四象醫學》은 鐵液水를 "담금질한 물"이라고 하여 철장과 다른 것으로 본다. 鐵漿은 生鐵을 장시간 물에 넣고 녹이 나게 하여 만든 일종의 용액이다. 鎭心定癎 解毒斂瘡하여 癲癇狂亂이나 疔瘡腫毒에 쓴다.

8–22

嘗見 少陰人小兒 腹瘧病
有醫 敎以瘧病將發之早期
用火煅金頂砒 極細末六厘
生甘草湯 調下 卽效.

醫曰 砒藥 必金頂砒然後
可用而. 又火煅然後 可用也.
必不可過六厘而
又不可不及六厘也.
過六厘則 藥毒太過也
不及六厘則 瘧不愈也.

此藥 屢試屢驗而
有一服愈後 瘧又再發者
又用之則 其病 益甚而危.

일찍이 소음인 소아가 복학병이 있는데 어떤 의사가 학병이 발작하는 초기에 火煅한 金頂砒를 극히 가늘게 갈아서 6厘를 생감초 달인 물로 마시라 하니 곧 효과 있는 것을 보았다.

의사가 말하길 비상은 약으로 쓸 때 반드시 금정비를 만든 후 쓸 수 있다 하였다. 또 불로 태운 연후에 쓰라 하였다. 반드시 6厘를 넘게 먹어서는 안 되고, 또 6厘가 안 되어서도 안 된다. 6厘를 넘으면 약독이 너무 심하고, 모자라서는 瘧이 낫지 않는다.

이 약을 여러 번 시험해 본 결과 한 번 낳은 후 다시 瘧이 재발한 사람은 다시 써도 그 병이 더 심해지고 위태롭게 된다. 대개 이 약은

蓋 此藥 可以一服
不可再服云.

聽醫言而 究其理則
一服愈而 瘧不再發者
皆少陰人小兒也.
一服愈而 瘧又再發者
皆非少陰人小兒也.

惟 少陰人兒 腹瘧病 難治者
用此藥 尋常瘧 不必用
此不祥之藥.

少陰人 尋常間日瘧 惡寒時
用川芎桂枝湯二三貼則
亦無不愈 又 腹中實滿而
大便硬 瘧發者 亦可用巴豆.

한 번 먹을 수 있으나 두 번은 먹을 수 없다고 하였다.

의사의 말을 듣고 그 이치를 窮究한 즉 한 번 약을 먹고 다시 재발하지 않은 사람은 다 소음인 소아였다. 한 번 먹고 낳았다가 다시 재발한 사람은 다 소음인 소아가 아니었다.

오직 소음인 소아의 腹瘧病 難治者에게만 이 약을 쓸 것이고 보통의 학질은 이런 상서롭지 못한 약을 쓸 필요가 없다.

보통 하루걸러 오한이 나는 소음인 학질에는 천궁계지탕을 쓰면 낳지 않는 것이 없고, 배 속에 가득차서 대변이 단단한 학질에는 마땅히 파두를 써야 한다.

討 論

　금정비에 들어 있는 As_2O_3 는 -SH 基를 가진 효소를 억제함으로써 肝小葉中心細胞를 壞死시키고, 心肝腎의 充血과 상피세포괴사 모세혈관의 확장과 마비를 일으킨다. 이런 성질을 이용하여 外痔核에 삼산화비소가 섞인 가루를 발라 치질을 치료하기도 한다. 혹은 벌레를 죽이기 위한 농약으로도 사용하는데, 과도하게 사용하거나 흡입하면 중독이 된다. 비소중독은 초기에 구토 설사 단백뇨 혈뇨 현운 두통 紫紺 暈厥 昏睡 京闕 痲痺가 나타나고 심하면 죽게 된다.

　삼산화비소가 포함된 原石을 砒石이라고 부르며, 信州 지방의 비석이 유명하여 信石, 혹은 信砒라고도 불린다. 砒石을 밀봉용기에 넣고 승화시켜 순도를 높인 것이 砒霜이다. 砒霜과 砒石은 大熱大毒하며, 말라리아 原蟲 등 殺蟲 작용이 있어서 학질과 寒痰哮喘과 치질, 瘰癧, 疥癬瘡, 走馬牙疳, 休息痢 등을 치료하는 데 쓴다. 독성이 강하므로 극히 소량(1厘는 1兩의 1,000분의 1, 즉 0.03g)을 쓴다.

약성이 大熱하므로 비교적 소음인에게 부작용이 적을 것으로 보인다. 현재는 독성이 적은 항말라리아 약들이 여러 가지가 있으므로 이를 쓸 필요가 없다.

> • 金頂砒 : 중국측 자료에 의하면 금정비는 砒霜과 輕鉛을 용기에 넣고, 뚜껑을 종이와 진흙으로 밀봉한 뒤 가열하여 뚜껑 아래 생긴 결정을 채취한 것이다.

8-23

百藥 莫非善藥而
惟 少陰人 信砒藥
太陰人 瓜蔕藥 最爲惡藥也.
何哉 少陰人 信砒藥
百病用之 皆殆而
祗有治瘧之一能者.
亦有名無實 不無危慮
萬不如 桂枝 人蔘 白芍藥
三四服之 治瘧則.
此 非天下萬害無用之藥乎?

太陰人 瓜蔕藥
百病用之 皆殆而
祗有治痰涎壅塞之一能者.
亦有名無實 不無危慮
萬不如 桔梗 麥門冬 五味子
三四服之 治痰涎壅塞則.
此 非天下萬害無用之藥乎.
此二藥 外治 可用 內服

백 가지 약이 다 좋은 약이긴 하지만 오직 소음인의 信砒藥과 태음인의 瓜蔕藥은 나쁜 약이다. 왜 그런가하면 信砒가 소음인약이지만 백병에 써보면 다 위태롭고 다만 학질을 치료하는 효과만 있는 것이다.

(학질 치료에도) 역시 유명무실하고 위험에 대한 걱정이 있으니 계지 인삼 백작약을 서너 번 먹어 학질을 치료하는 것만 못하다. 그러니 이것이 천하에 해독만 있고 쓸모없는 약이 아니겠는가?

태음인 과체약을 백병에 써보면 다 위태롭고 다만 痰涎이 옹색한 병을 치료하는 효과만 있다. 이것도 또한 유명무실하고 위험에 대한 걱정이 있으니 길경 맥문동 오미자를 서너 번 먹어 담연옹색을 치료하는 것만 못하다.

그러므로 이것도 천하에 해독만 있고 쓸모가 없는 약이라 할 것이다. 이 두 가지 약은 외용

不可用.

할 수 있으나 내복하면 안 된다.

• 信 砒 : 江西, 信州 부근에서 생산되는 砒石. 일명 信石

討 論

《東醫壽世保元》에 소개된 약들 중에서 부작용이 심한 약들은 가능한 다른 약으로 대체하여 쓰는 것이 좋다. 본문에서 이제마도 砒石은 쓰지 않는 것이 좋다고 하였지만, 巴豆도 가능한 쓰지 않는 것이 좋을 것이다.

瓜蔕에 들어있는 Melotoxin은 위신경을 자극하여 구토와 설사를 일으킨다. 동물실험에서 과량투여하면 호흡중추가 마비되어 사망한다. 위장에 정체된 風痰宿食을 吐出시키고, 水濕停飮을 설사시키는 용도로 쓴다. 예전엔 많이 사용했으나 현재는 간혹 민간에서 쓸 뿐 거의 쓰지 않는다. 약성이 苦寒하여 소음인에겐 적당하지 않다.

8-24

嘗見 少陰人 中氣病
舌卷不語 有醫 針合谷穴而
其效如神. 其他諸病之藥
不能速效者 針能速效者
有之 蓋 針穴
亦有太少陰陽四象人
應用之穴而
必有升降緩速之妙.
繫是不可不察 敬俟
後之謹厚而 好活人者.

일찍이 소음인이 中氣病으로 혀가 굳어 말을 못하는데 한 의사가 침을 합곡에 놓아 신기한 효과가 있는 것을 보았다. 또한 여러 약으로 빨리 효과를 보지 못하는데 침을 놓아 신속한 효과를 보는 경우가 있으니 대개 針穴 또한 태소음양 사상인에게 응용할 혈이 있고, 반드시 升降緩速의 묘가 있을 것이다. 그런즉 이를 잘 살피지 않으면 안 될 것이다. 열심히 공부하고 학문이 후덕하여 활인을 잘하는 後人이 나타나길 공경히 기다린다.

討 論

中氣病은 《만병회춘・類中風證》 "中於氣者 由七情過極 氣厥昏冒 或牙關緊急也. 中氣證 因與人相爭 暴怒氣逆 而暈倒者 此名中氣 氣脈多沈 風時多浮 風中身溫有痰涎 氣中身冷無痰涎 先用薑湯灌 求之蘇後 卽用木香順氣散 或藿香正氣散."라 하고, 《잡병심법요결・류중풍총괄》 "中風證 皆名尸厥 謂形厥而氣不厥也 故口鼻無氣 狀類死尸而脈自動也. 中虛 中氣 中食 中寒 中火 中溫 中暑 中惡 等證. 雖忽然昏倒 人事不省 類乎眞中風病. 但不見口眼歪斜 偏閉不仁不用等證 自可辨也."이라 하였다. 즉 中氣證은 입을 악물고 혼절하여 넘어지는 것은 류중풍(뇌혈관의외증)과 같으나 口眼歪斜나 偏閉不仁, 痰涎, 脈浮 등이 없는 七情過極의 스트레스성 증상이다. 스트레스성이라면 침을 놓아서 신속한 효과를 볼 가능성이 대단히 크다.

4. 張仲景 傷寒論中 少陰人病 經驗設方 二十三方

《동의수세보원》의 처방 용량은 《동의보감》을 따르고 있다.

《傷寒論》 원문에서 1兩은 근대의 1錢, 현대의 3g에 해당하는 중량이다. 1升은 6錢에서 1兩, 현대의 18-30g에 해당한다.(《상한론강의》)

桂 枝 湯 계지탕

桂枝 3錢 白芍藥 2錢 甘草 1錢 薑 3片 棗 2枚

《傷寒論》

"桂枝湯方 桂枝 三兩 芍藥 三兩 甘草 二兩炙 生薑 三兩切 大棗 十二枚擘

右五味咬咀 以水七升 微火煮取三升 去滓 適寒溫服一升 服已須臾歠熱稀粥一升餘

以助藥力 溫覆令一時許 遍身㈜㈜ 微似有汗者 益佳 不可令如水流漓 病必不除

若一服汗出病差 停後服 不必盡劑 若不汗 更服依前法 又不汗後服 小促役其間 半日許

令三服盡 若病重者 一日一夜服 周時觀之 服一劑盡 病證猶在者 更作服 若汗不出者
乃服至二三劑 禁生冷粘滑 肉麵五辛 酒酪臭惡 等物."(12)

理 中 湯 이중탕

人蔘 白朮 乾薑 各 2錢 甘草炙 1錢

《傷寒論》

"理中圓方 人參 甘草 白術 乾薑 以上各三兩. 右四味 搗篩爲末 蜜和丸 如雞黃大
以沸湯數合和一丸 硏碎 溫服之 日三四 夜貳服. 腹中未熱 盆至三四丸 然不及湯. 湯法
; 以四物依兩數切 用水八升 煮取三升 去滓 溫服一升 日三服."(386)

修 訂

감초를 인삼 백출 건강과 동량으로 함. 사순이중탕 참조.

薑 附 湯 강부탕

乾薑炮 1兩 附子炮(修訂 : 生用) 1枚 剉取 5錢 水煎服

• 건강부자탕 : 건강 1兩 부자 1枚(生用) 右二味 以水三升 煮取一升 去滓 頓服.

《傷寒論》

"下之後 復發汗 晝日煩躁不得眠 夜而安靜 不嘔不渴 無表證 脉沈微 身無大熱者
乾薑附子湯主之."(61)

白 通 湯 백통탕 : 附子生用 名曰 白通湯

修 訂

건강부자탕에 총백이 가미된 것이 백통탕이다.

- 백통탕 : 총백 4莖 건강 1兩 부자 1枚(生用) 右三味 以水三升 煮取一升 去滓
分溫再服.

《傷寒論》

"少陰病下利 白通湯主之."(314), "少陰病 下利 脉微者 與白通湯 利不止 厥逆無脉
乾嘔煩者 白通加猪膽汁湯主之 服湯脉暴出者死 微續者生."(315)

討 論

"面色赤者加葱九莖."(317)에 비춰보면 백통탕에도 面赤이 반드시 있을 것이다. 面
赤은 陰盛格陽으로 虛陽이 위로 떠올라온 戴陽의 표현이다. 본증은 사역탕에 비해
서 戴陽證(面赤)이 나타나 있고, 통맥사역탕증 보다는 약간 가벼운 경우에 쓴다.

四順理中湯 사순이중탕

人蔘 白朮 乾薑 甘草炙 各 2錢

《비급천금요방》

"四順理中圓 已産訖 可服此方 甘草 人參 白術 乾薑 各一兩 右四味 爲末 蜜和丸
如梧子 服十丸 稍增至二十丸."

《화제국방》

"四順理中丸 治新産 血氣俱傷 五藏暴虛 肢體羸乏 少氣多汗 纔産直至百晬 每日常服
壯氣補虛調養藏氣蠲 除餘疾 消穀嗜食 甘草 炙微赤二兩 人參 去蘆 乾薑 炮 白術
各一兩 右細末 煉蜜丸 如梧桐子大 每三十丸 米飲湯下 空心食前."

討 論

　《傷寒論》은 물론 이후 의서에서도 사순이중탕이란 말을 찾기 힘들고, 四順理中圓 혹은 四順理中丸은 《비급천금요방》과 《화제국방》 등에 많이 보인다. 《동의수세보원》에서는 이중탕과 四順理中圓이 용량의 차이처럼 보이는데, 《천금요방》 등을 살펴보면 이들은 용량보다 理中湯方을 製丸한 製劑의 차이다.

修 訂

　사순이중탕을 사순이중환으로 바꾸고, 宋元明方으로 이동해야 한다.

人蔘桂枝湯 인삼계지탕

甘草炙 桂枝 各 1錢 8分 白朮 人蔘 乾薑 各 1錢 5分

《傷寒論》

"桂枝人參湯方 桂枝 四兩去皮 甘草 四兩炙 白術 叁兩 人參 叁兩 乾薑 叁兩 右伍味 以水玖升 先煮四味 取伍升 內桂 更煮 取叁升 溫服壹升 日再夜壹服."(163)

修 訂

　《傷寒論》 桂枝人蔘湯으로 불러야 한다.

四 逆 湯 사역탕

甘草炙 6錢 乾薑炮 5錢 生附子 1枚 剉分二貼 水煎服

《傷寒論》

“四逆湯方 甘草 二兩灸 乾薑 一兩半 附子 一枚生用去皮破八片 右三味咬咀
以水三升煮取一升二合 去滓 分溫再服 强人可大附子一枚 乾薑三兩.”(323)

厚朴半夏湯 후박반하탕

厚朴 3錢 人蔘 半夏 各 1錢 5分 甘草 7分 5厘 薑 7片

《화제국방》

“四七湯 治喜怒悲思憂恐驚之 氣結成痰涎 狀如破絮 或如梅核 在咽喉之間
咯不出嚥不下 此七氣所爲也 或中脘痞滿 氣不舒快 或痰涎壅盛 上氣喘急
或因痰飮中節 嘔逆惡心 並宜服之出 易簡方 半夏 五兩 茯苓 四兩 紫蘇葉 二兩 厚朴
三兩 右咬咀 每服四錢 水一盞半 生薑七片 大棗一個 煎至六分 去査 熱服
不拘時候… 當婦人惡阻尤宜服之 一名厚朴半夏湯 一名大七氣湯 局方有七氣湯
用半夏 五兩 人參 官桂 甘草 各一兩 生薑 煎服 大治七氣 並心腹絞痛 然藥味太眡
恐未必能止疼順氣.”

討　論

《傷寒論》 반하후박탕은 후박 반하 생강 소엽 복령으로 되어 있어 본문의 후박
반하탕과 이름과 조성이 다르다. 후박반하탕이란 이름은 화제국방에서부터 나타나
지만 조성이 다시 다르게 기재되어 있다. 이후 많은 처방서가 半夏厚朴湯, 四七湯,
厚朴半夏湯, 大七氣湯을 구분하지 않고 있다.

修　訂

宋元明方으로 이동.

半 夏 散 [+及湯] 반하산[+급탕]

半夏製 甘草炙 桂枝 各 2錢

《傷寒論》

"少陰病 咽中痛 半夏散及湯主之 半夏散及湯方 半夏 桂枝 甘草 以上各等分. 已上三味
各別搗篩已 合治之 白飮和 服方寸匕 日三服 若不能散服者 以水一升 煎七沸
內散兩方寸匕 更煎三沸 下火 令小冷 少少嚥之."(313)

赤石脂禹餘粮湯 적석지우여량탕

赤石脂 禹餘粮 各 2錢 5分

《傷寒論》

"傷寒 服湯藥 下利不止 心下痞鞕 服瀉心湯已. 復以他藥下之 利不止. 醫以理中與之
利益甚 理中者 理中焦 此利在下焦 赤石脂禹餘糧湯主之 復利不止者 當利其小便.
赤石脂禹餘糧湯方 赤石脂 壹斤碎 禹餘糧 壹斤碎. 已上貳味 以水陸升 煮取貳升 去滓
叄服."(159)

附 子 湯 부자탕

白朮 4錢 白芍藥 白茯苓 各 3錢 附子炮 人蔘 各 2錢

《傷寒論》

"少陰病 身體痛 手足寒 骨節痛 脉沉者 附子湯主之. 附子湯方 附子 二枚炮破八片去皮
茯苓 三兩 人參 二兩 白術 四兩 芍藥 三兩. 右五味 以水八升 煮取三升 去滓
溫服一升 日三服."(305)

麻黃附子細辛湯 마황부자세신탕

麻黃 細辛 各 2錢 附子炮 1錢

《傷寒論》

"少陰病 始得之 反發熱 脉沉者 麻黃附子細辛湯主之. 麻黃附子細辛湯方 麻黃
二兩去節 細辛 二兩 附子 一枚炮去皮破八片 右三味 以水一斗 先煮麻黃 減二升
去上沫 內諸藥 煮取三升 去滓 溫服一升 日三服."

討 論

소음인은 마황을 계지로 바꾼 계지부자세신탕을 고려한다. 麻黃證은 살집이 많고
평소 땀을 잘 흘리는 태음인에게서 많이 나타난다.

麻黃附子甘草湯 마황부자감초탕

麻黃 甘草 各 3錢 附子炮 1錢

《傷寒論》

"少陰病 得之二三日 麻黃附子甘草湯 微發汗 以二三日 無證 故微發汗也. 麻黃附子甘
草湯方 麻黃 二兩去節 甘草 二兩炙 附子 一枚炮去皮. 右三味 以水七升 先煮麻黃一兩
沸去上沫 內諸藥 煮取三升 去滓 溫服一升 日三服."(302)

討 論

마황부자세신탕에 비해 寒證이 가볍다. 소음인은 마황을 계지로 바꾸어 본다.

當歸四逆湯 당귀사역탕

白芍藥 當歸 各 2錢 桂枝 1錢 5分 細辛 通草 甘草 各 1錢

《傷寒論》

"手足厥寒 脉細欲絶者 當歸四逆湯主之. 當歸四逆湯方 當歸 三兩 桂枝 三兩 芍藥 三兩 細辛 三兩 大棗 二十五箇 甘草 二兩炙 通草 二兩 右七味 以水八升 煮取三升 去滓 溫服一升 日三服 若其人內有久寒者 宜當歸四逆加吳茱萸生薑湯主之."(351)

討 論

血虛寒凝으로 생긴 수족의 厥證. 血虛로 脈細하고, 寒邪凝滯經絡으로 끊어질 것 같게 된다. 이는 陽虛寒盛으로 생기는 四逆湯의 脈微欲絶과 다르고, 熱邪가 鬱遏된 白虎湯, 四逆散과도 다르다.

半夏瀉心湯 반하사심탕

半夏製 2錢 人蔘 甘草 黃芩 各 1錢 5分 乾薑 1錢 黃連 5分 薑 3片 棗 2枚

7-6참조 《傷寒論》

"半夏瀉心湯方 半夏 黃芩 乾薑 人參 甘草 已上各三兩 黃連 一兩 大棗 十二枚擘 右七味 以水壹斗 煮取陸升 去滓 再煮 取叁升 溫服壹升 日叁服."(149)

討 論

소음인은 황금 황련을 주의해서 쓰지 않으면 복통과 설사를 유발할 수 있다. 火의 정도를 잘 살펴서 용량을 세심하게 조정해서 쓴다.

生薑瀉心湯 생강사심탕

生薑 半夏 各 2錢 人蔘 乾薑 各 1錢 5分 黃連 甘草 各 1錢 黃芩 5分 棗 3枚

7-9 참조 《傷寒論》

"生薑瀉心湯方 生薑 四兩切 甘草 三兩炙 人參 三兩 乾薑 一兩 黃芩 三兩 半夏 半升 黃連 洗一兩 大棗 十二枚擘 右八味 以水一斗 煮取六升 去滓 再煎 取三升 溫服一升 日三服."(157)

討 論

소음인은 황련과 황금의 용량을 세밀히 조정한다.

甘草瀉心湯 감초사심탕

甘草 2錢 乾薑 黃芩 各 1錢 5分 半夏製 人蔘 各 1錢 黃連 5分 棗 3枚

7-7 참조 《傷寒論》

"甘草瀉心湯方 甘草 四兩 黃芩 三兩 乾薑 三兩 半夏 半升洗 大棗 十二枚擘 黃連 一兩 右六味 以水一斗 煮取六升 去滓 再煎取三升 溫服一升 日三服."(158)

討 論

소음인은 황련과 황금의 용량을 세밀히 조정한다. 다음은 세 사심탕을 비교한 것이다.

반하사심탕	心下痞 오심구토 腸鳴 下利	반하 황금 건강 인삼 감초 황련 대추	寒熱錯雜之邪 痞塞中焦, 脾胃升降失和
생강사심탕	心下痞硬 噫氣食臭 腸鳴下利 협하진통 하지부종 소변불리	반하 황금 생강 인삼 감초 황련	寒熱錯雜互阻中焦, 脾胃升降失常則 胃氣不和 心下痞硬 挾水氣
감초사심탕	心下痞硬滿 泄瀉 완곡불화 腸鳴 복중뇌명 건구 心煩不得安	반하 황금 건강 감초 황련 대추	脾胃不和 升降失常 寒熱錯雜 上熱下寒

茵蔯蒿湯 인진호탕

茵蔯 1兩 大黃 5錢 梔子 2錢
先煎茵蔯 減半 納二味煎 又減半 服日二 小便當利 色正赤 腹漸減
黃從小便去也

《傷寒論》

"陽明病 發熱汗出者 此爲越熱 不能發黃也 但頭汗出 身無汗 劑頸而還 小便不利
渴引飮漿者 此爲瘀熱在裏 身必發黃 茵蔯蒿湯主之. 茵蔯蒿湯方 六兩 梔子 十四枚擘
大黃 二兩去皮 右三味 以水一斗二升 先煮茵蔯蒿 減六升 內二味 煮取三升 去滓
分三服 小便當利 尿如皀莢汁狀 色正赤 一宿腹減 則黃從小便去也."(236)

修 訂

陽黃은 소양인 병증이다. 소양인방으로 이동.

抵 當 湯 저당탕

水蛭炒 虻蟲炒去足翅 桃仁留尖 各 10枚 大黃蒸 3錢

6-7 참조 《傷寒論》
"抵當湯方 水蛭 三十箇熬 䖟蟲 三十箇熬去翅足 桃仁 二十箇去皮尖 大黃 三兩酒浸

右四味爲末 以水五升 煮取三升 去滓 溫服一升 不下 再服."(124) "太陽病 身黃 脉沈結 少腹鞕 小便不利者 爲無血也 小便自利 其人如狂者 血證諦也 抵當湯主之."(125)

桃仁承氣湯(桃核承氣湯) 도인승기탕(도핵승기탕)

大黃 3錢 桂心 芒硝 各 2錢 甘草 1錢 桃仁留尖 10枚

6-9 참조　《傷寒論》

"桃核承氣湯方 桃仁 五十箇去皮尖 桂枝 二兩去皮 大黃 四兩 芒硝 二兩 甘草 二兩炙 右五味 以水七升 煮取二升半 去滓 內芒硝 更上火微沸 下火. 先食溫服五合 日三服. 當微利."(106)

麻仁丸 마인환

大黃蒸 4兩 枳實 厚朴 赤芍藥 各 2兩 麻子仁 1兩 5錢 杏仁 1兩 2錢 5分 爲末蜜丸 梧子大 空心 溫湯下 50丸

6-28 참조　《傷寒論》

"麻仁丸方 麻子仁 二升 芍藥 半斤 枳實 半斤炙 大黃 一斤去皮 厚朴 一尺炙去皮 杏仁 一升去皮尖熬別作脂 右六味爲末 煉蜜爲丸桐子大 飮服十丸 日三服 漸加 以知爲度."(247)

蜜導法 밀도법

老人虛人 不可用藥者 用蜜熬 入皂角末少許 捻作錠子 納肛門卽通

大承氣湯 대승기탕

大黃 4錢 厚朴 枳實 芒硝 各 2錢
水二大盞 先煎枳朴 至一盞 乃下大黃煎至 7分 去滓入芒硝 再一沸 溫服

修 訂

陽明胃腑實熱을 瀉下하기 위한 처방이므로 소양인약으로 이동해야 한다. 도인승
기탕 마인환 밀도법도 소양인 방약으로 이동하는 게 옳다.

小承氣湯 소승기탕

大黃 4錢 厚朴 枳實 各 1錢 5分 剉作一貼 水煎服

修 訂

승기탕류는 實熱證을 치료하는데, 실열증은 소음인에게 잘 나타나지 않는다. 소양인방으로 옮겨야 한다.

5. 宋元明 三代醫家 著述中 少陰人病 經驗行用要藥 十三方 巴豆藥 六方

十全大補湯 십전대보탕

人蔘 白朮 白芍藥 甘草灸 黃芪 肉桂 當歸 川芎 白茯苓 熟地黃 各 1錢
薑 3片 棗 2枚

○ 此方 出於王好古海藏書中 治虛勞

- 宋 1107년의 《화제국방》에 먼저 보인다. "十全大補湯 治男子婦人諸虛不足 五勞七傷 不進飮食 久病虛損… 一切病後 氣不如舊… 養氣育神 醒脾止渴 順正辟邪 溫暖脾腎 其效不可具述."

▷ 今考更定 此方當去白茯苓 熟地黃 當用砂仁 陳皮

解 釋

백복령 숙지황은 소양인 약. 소음인이 숙지황을 먹으면 자주 胃脘部 積滯感을 느낀다. 숙지황과 백복령 대신 溫裏하는 사인과 진피를 넣는다.

補中益氣湯 보증익기탕

黃芪 1錢 5分 甘草灸 人蔘 白朮 各 1錢 當歸 陳皮 各 7分
升麻 柴胡 各 3分 薑 3 棗 2

○ 此方 出於李杲東垣書中 治勞倦虛弱 身熱而煩 自汗倦怠

- 《內外傷辨惑論》은 《보제방》이 출전이라 하였다. "治脾胃虛弱 飮食勞倦 內傷不足之病."

▷ 今考更定 此方 黃芪 當用3錢而 當去升麻 柴胡 當用 藿香 蘇葉

解 釋

시호는 소양인약, 승마는 태음인약이므로 이를 곽향과 소엽으로 바꾸었다.

香砂六君子湯 향사육군자탕

香附子 白朮 白茯苓 半夏 陳皮 厚朴 白豆蔻 各 1錢
人蔘 甘草 木香 縮砂 益智仁 各 5分 薑 3 棗 2

○ 此方 出於龔信醫鑑書中 治不思飮食 食不下 食後倒飽

- 《동의보감 · 내상비위불사식불기식》에 있다. 《고금의감》에는 보이지 않는다.

▷ 今考更定 此方當去白茯苓 當用白何首烏

解　釋

　백복령은 소양인약이므로 백하수오로 바꿨다. "백하수오는 氣味가 苦甘溫하여 苦로 堅腎하고 甘으로 補脾하면 溫으로 胸腹中의 一切 宿疾冷氣를 治하며 益精髓하고 强筋骨하며 補氣 補血하는 강장제이므로 허약성 체질적 소인이 있는 체질자의 강장제로 可하며 복중의 一切 冷症宿疾에 최적한 약품이다."(윤길영)

木香順氣散　목향순기산

烏藥 香附子 靑皮 陳皮 厚朴 枳殼 半夏 各 1錢 木香 縮砂 各 5分
桂皮 乾薑 甘草灸 各 3分 薑 3 棗 2

○ 此方出於龔信萬病回春書中 治中氣 病中氣者 與人相爭 暴怒氣逆 而暈倒也
　　先以薑湯救之 後用此藥

《만병회춘 · 類中風證》

"中於氣者 由七情過極 氣厥昏冒 或牙關緊急也. 中氣證 因與人相爭 暴怒氣逆
而暈倒者 此名中氣 氣脈多沈 風時多浮 風中身溫有痰涎 氣中身冷無痰涎 先用薑湯灌
求之蘇後 卽用木香順氣散 或藿香正氣散."

蘇合香元　소합향원

白朮 木香 沈香 麝香 丁香 安息香 白檀香 訶子皮 香附子 蓽撥 犀角 朱砂 各 2兩
朱砂半爲衣 蘇合油 入安息香膏內 乳香 龍腦 各 1兩 右細末 用安息香膏竝煉蜜
搜和千搗 每一兩 分作 40丸 每取 2-3丸 井華水 或溫水下

○ 此方 出於局方 治一切氣疾 中氣 上氣 氣逆 氣鬱 氣痛

《화제국방》

"蘇合香丸 療傳屍骨蒸 殗殜肺痿 痓忤鬼氣 平心痛 霍亂吐利 時氣鬼魅 瘴瘧 赤白暴痢
瘀血月閉 痃癖疔腫 驚癇鬼忤中人 小兒吐乳 大人狐狸 等病."

○ 許叔微本事方曰 凡人 暴喜傷陽 暴怒傷陰 憂愁拂意 氣多厥逆 當用 此藥 若
　　概作中風治 多致殺人

《類證普濟本事方·卷一》

"世言 中氣者 雖不見於方書 然暴喜傷陽暴怒傷陰 憂愁不豫氣多厥逆 徃徃多得此疾
便覺涎潮 昏塞牙關緊急 若槪作中風候用藥 非止不相當 多致殺人."

○ 危亦林得效方曰 中風 脈浮身溫 口多痰涎 中氣 脈沈身凉 口無痰涎

《세의득효방·中氣》

"蘇合香圓 治中氣 雖不見方書所載 然暴喜傷陽 暴怒傷陰 憂愁失意 氣多厥逆…
蘇合香油 一兩入安息香膏內 薰陸香 一兩研 靑木香 剉 白術 去蘆 丁香 白檀香 朱砂
研水飛 沉香 香附子 炒去毛 烏犀 蓽撥 鎊屑 安息香 爲末用无灰酒一升熬膏 麝香 研
訶黎勒 煨 龍腦 研 已上 各一兩 右爲末 入研藥 勻用安息香膏 幷煉白蜜和劑
每服旋圓如梧子大 取井花水 溫冷任意下四圓 老人小兒可服一圓 溫酒化服亦得
並空心服之用 蠟紙裹一圓如彈子大 緋絹袋盛當心帶之 一切邪神不敢近."

▷ 今考更定 此方 當去 麝香·犀角·朱砂·龍腦·乳香 當用
　　藿香·茴香·桂皮·五靈脂·玄胡索

藿香正氣散 곽향정기산

藿香 1錢 5分 紫蘇葉 1錢 厚朴 大腹皮 白朮 陳皮 半夏 甘草 桔梗 白芷 白茯苓 各
5分 薑 3片 棗 2枚

○ 此方 出於龔信醫鑑書中 治傷寒

- 《고금의감》에서 곽향정기산은 《상한》이 아니라 《설사》에서 찾아볼 수 있다.
  《고금의감·설사》 "治感濕泄瀉 或兼暑者." 《時病論》, 《醫學正傳》 등에 "治
  四時感冒." 혹은 "治外感風寒 內傷飮食."이 있다(6-4 참조).

▷ 今考更定 此方 當去 桔梗·白芷·白茯苓 當用 桂皮·乾薑·益智仁

香 蘇 散　향소산

香附子 3錢 紫蘇葉 2錢 5分 陳皮 1錢 5分 蒼朮 甘草 各 1錢 薑 3片 蔥白 2莖

○ 此方 出於危亦林得效方書中 治四時瘟疫
○ 局方曰 昔有一老人 授此方 與一人 令其合施 城中大疫 服此皆愈

- 이상 6-3 참조

桂枝附子湯　계지부자탕

附子炮 桂枝 各 3錢 白芍藥 2錢 甘草炙 1錢 薑 3片 棗 2枚

○ 此方 出於李梴醫學入門書中 治汗漏不止 四肢拘急 難以屈伸

《傷寒論》
"太陽病 發汗遂漏不止 其人惡風 小便難 四支微急 難以屈伸者 桂枝加附子湯主之.
桂枝加附子湯方 於桂枝湯方內 加附子一枚 炮去皮破八片 餘依前法."

修 訂

《의학입문·상한용약부》에도 있으나, 원출전은 《상한론》이다. 상한론방으로
이동.

茵蔯四逆湯 인진사역탕

茵蔯 1兩 附子炮 乾薑炮 甘草炙 各 1錢

○ 治陰黃病 冷汗不止

《傷寒微旨·小便大便篇》

“(治陰黃) 茵蔯四逆湯 治病人 脈沈細遲 肢體逆冷 腰以上自汗出. 甘草 茵蔯蒿 各二兩
乾薑 兩半 附子 一箇破八片 右爲末 水四升 煮取二升 去滓放溫 作四服.”

茵蔯附子湯 인진부자탕

茵蔯 1兩 附子炮 甘草炙 各 1錢

○ 治陰黃病 身冷

《상한미지·小便大便篇》

“(治陰黃) 茵蔯附子湯 治病人服茵蔯四逆湯 身冷汗出不止者 附子 二箇破八片 乾薑
茵蔯蒿 各兩半 右爲末 水二升 煮取升半 去滓放溫 分作三服 茵蔯茱萸湯
治病人附子湯證 尙未退 及脈伏者.”

茵蔯橘皮湯　인진귤피탕

茵蔯 1兩 陳皮 白朮 半夏 生薑 各 1錢

○ 治陰黃病 喘嘔不渴
※ 右三方 出於朱肱活人書中

修 訂

韓祇和 《傷寒微旨》 中에 陳皮가 橘皮로 되어 있다.

《상한미지 · 소변대변편》
"(治陰黃) 茵蔯橘皮湯 治病人 脈沈細數 身熱手足寒 喘嘔煩躁不渴者 橘皮 生薑
茵陳蒿 各一兩 白術 一分 半夏 茯苓 各半兩 右爲末 水四升 煮取二升 去滓放溫
分爲四服." 《유증활인서》에는 찾을 수 없다.

三味蔘萸湯　삼미삼유탕

吳茱萸 3錢 人蔘 2錢 薑 4片 棗 2枚

○ 治厥陰證 嘔吐涎沫, 少陰證 厥冷煩躁, 陽明證 食穀欲嘔 皆妙

《의학입문 · 陰證》
"三味蔘萸湯. 治厥陰病乾嘔吐涎 頭痛甚劇 及少陰吐利 手足逆冷 煩躁欲死
陽明食穀欲嘔 得湯反劇 屬上焦寒等證 尤妙. 오수유 3전 인삼 2전 생강 4전 대추 2매
水煎溫服."

修 訂

《傷寒論》 "食穀欲嘔者 屬陽明也 吳茱萸湯主之 得湯反劇者 屬上 吳茱萸湯方 吳

茱萸 人參 生薑 大棗.", "少陰病 吐利 手足厥冷 煩躁欲死者 吳茱萸湯主之.", "乾嘔吐
涎沫 頭痛者 吳茱萸湯主之."

霹 靂 散 벽력산

附子 1箇 炮過 以冷灰 培半時取出 切半枚 細剉 入臘茶 1錢 水一盞 煎至六分 去渣
入熟蜜半匙 放冷服之 須臾躁止 得睡 汗出 差

修 訂

培는 응당 焙라야 옳다. 즉 반쯤 구워졌을 때.

○ 治陰盛隔陽證

※ 右二方 出於李梴醫學入門書中

《의학입문・상한용약부》
"霹靂散：附子 一枚 炮過取出 用冷灰焙半時 切半枚 入眞臘茶一錢 水一盞 煎六分
去渣 入熟蜜半匙 調勻頓冷服之 須臾躁止得睡汗出 乃瘥. 治陰盛格陽 身冷反躁
欲投井中 肢體沈重 脣靑面黑 渴欲水復吐 大便自利黑水 六脈沈細而疾 或無."

溫 白 元 온백원

川烏炮 2兩 5錢 吳茱萸 桔梗 柴胡 石菖蒲 紫菀 黃連 乾薑 肉桂 川椒炒 赤茯苓
皂角炙 厚朴 人蔘 巴豆霜 各 5錢
右爲末 煉蜜和丸 梧子大 薑湯下 3丸 或 5丸 至 7丸

○ 此方出於局方
治積聚・癥癖・黃疸・鼓脹・十種水氣・八種痞塞・五種淋疾・遠年瘧疾

《화제국방・卷三》

"溫白丸 治心腹積聚 久癥癖塊 大如杯梡 黃疸宿食 朝起嘔吐 支滿上氣 時時腹脹
心下堅結 上來搶心傍 攻兩脇 十種水病 八種痞塞 翻胃吐逆 飮食噎塞 五種淋疾
九種心痛 積年食不消化 或瘧疾連年不差 及療一切諸風 身體頑痺 不知痛痒
或半身不遂 或眉髮墮落 及療七十二種風 三十六種氣 遁尸疰忤 及癲癇 或婦人諸疾
斷續不生 帶下淋瀝 五邪失志 心愁憂思慮 意不樂 飮食無味 月水不調 及腹中一切諸疾
有似懷孕 連年累月羸瘦困斃 或歌或哭如鬼 所使但服 此藥無不除愈 川烏
炮去皮二兩半 柴胡 去蘆 吳茱萸 湯洗七次焙乾炒 桔梗 菖蒲 蜀椒 去目及閉口炒出汗
紫苑 去苗葉及土 黃連 去鬚 巴豆 去皮心目膜出油炒研 各半兩 乾薑 炮 肉桂 去粗皮
茯苓 去皮 人參 皂莢 去皮子炙 厚朴 去粗皮薑汁製 各五錢半 右爲細末 入巴豆
勻煉蜜爲丸 如梧桐子大 每服三丸 生薑湯下 食後或臨臥服 漸加至五七丸."

- 積聚 : 배안의 덩어리 혹은 불룩하고 혹은 아프다.(《내경・五變》) 積은 일정한
  곳에 생겨서 잘 움직이지 않고 고정된 부분이 아프다. 상하좌우가 만져
  진다. 聚는 일정한 곳이 없고 상하가 분명하지 않으며 통증도 일정하지
  않다.(《장씨의통》)
- 癥癖 : 癥은 갑자기 배가 불러지며 덩어리가 만져지고 위완부에 통증이 생기는
  병, 癖은 양 脇肋에 덩어리가 만져지며 아프거나 혹은 아플 때만 만져
  지는 병.(《제병원후론》)

○ 龔信醫鑑曰 婦人 腹中積聚 有似懷孕 羸瘦困弊 或歌哭如邪祟 服此藥 自愈
　久病服之則 皆瀉出蟲蛇 惡膿之物

- 이 조문도 상기한 《화제국방》과 유사할 뿐, 《고금의감》에서는 찾을 수 없다.

瘴疸丸 장달환

茵蔯 梔子 大黃 芒硝 各 1兩 杏仁 6錢 常山 鱉甲 巴豆霜 各 4錢 豆豉 2錢
右爲末 蒸餅和丸 梧子大 每 3丸 或 5丸 溫水送下

○ 此方 出於危亦林得效方書中 一名 茵蔯丸 治時行瘟疫 及 癉瘧·黃疸·濕熱病

修 訂

茵蔯丸은 梔子圓으로 고쳐야 한다. 《세의득효방·卷三》 "時行 梔子圓 治時行病 急黃 及癉瘧疫癘 茵陳 梔子 芒硝 縮砂 大黃 蒸. 一兩一分 杏仁 去皮尖炒各三分 甘草 豆豉 二分半湯浸軟別硏 恒山 檳榔 鼈甲 醋炙各半兩 巴豆 去皮壓去油一分 右爲末 餳飴爲圓 如梧子大 每服三圓飮下 吐利爲效 未效加一圓 覺體氣有異 急服之." 인진환이란 처방은 따로 있다.

《의학입문·잡병용약부》

"癉疸丸 茵蔯 山梔 大黃 芒硝 各一兩 杏仁 六錢 常山 鼈甲 巴豆 各四錢 豆豉 二錢 爲末 蒸餅爲梧子大 每三丸 米飮下. 吐利爲效 未效加一丸 治時行及癉瘧 疫癘忽發黃 殺人最急 如覺體氣有異者 急製服之."

修 訂

장달환은 처방구성상 소양인의 온병에 더 적합할 것으로 보인다.

三稜消積丸 삼릉소적환

三稜 蓬朮 神麴 各 7錢 巴豆和皮入米同炒黑去米 靑皮 陳皮 茴香 各 5錢 丁香皮 益智仁 各 3錢
右爲末 醋糊和丸 梧子大 薑湯下 30-40丸

○ 此方 出於李杲東垣書中 治生冷物不消滿悶

《비위론·卷下》

"三稜消積丸：治傷生冷硬物 不能消化 心腹滿悶. 丁皮 益智 已上各三錢 巴豆

炒,和皮,米炒焦黑去米　茴香　炒　陳皮　靑橘皮　已上各五錢　京三稜　炮
廣茂　炮　炒麵　已上各七兩錢. 右爲細末　醋打麵糊爲丸　如梧桐子大
每服十丸至二十丸　溫生薑湯送下　食前　量虛實加減　得更衣　止後服."

秘方化滯丸　비방화체환

三稜・蓬尤立煨　各 4錢 8分　半夏麴　木香　丁香　靑皮・陳皮立去白　黃連　各 2錢 5分
巴豆肉醋浸一宿熬乾 6錢　右爲末　以烏梅末　入麵少許　煮作糊和丸　黍米大　每服
5-7丸　至 10丸　欲通利則　以熱湯下　欲磨積則　陳皮湯下　欲止泄則　飲冷水

○　此方　出於朱震亨丹溪心法書中　理一切氣　化一切積　久堅沈痼　磨之自消　暴積乍留
　　導之立去　奪造化　有通塞之功　調陰陽　有　補瀉之妙

《仁齋直指・卷六》
"秘方化滯圓　理一切氣化　一切積奪造化　有通塞之功　調陰陽　有補瀉之妙　久堅沉痼
磨之自消暴積　留導之立去南　木香　實者不見火　丁香　去苞不見火　靑皮　四花者去白
紅橘皮　水浸去白　黃連　大者　各二錢半　京三稜　慢火煨　莪術　慢火煨各五錢　半夏麴
三錢　前八味　晒乾　共硏爲細末　巴豆　去殼　滾湯泡逐　一硏開去心膜
以瓦器盛用好醋浸過　一指慢火熬至醋　乾秤六錢　重碾細　將前藥末和再碾　令勻入後
烏梅肉膏　巴豆若乾止　用四錢五分　烏梅　用肉厚者　打硏去核　細剉　火焙乾爲細末
秤五錢　重用米醋　調畧淸　慢火熬成膏　和入前藥　右通和勻了　用白麵八錢　重水調
得所慢火調糊爲丸　如粟米大　每服五七丸　人盛者十丸　五更空心　用橘皮湯下."
《단계심법》에는　보이지　않는다.

三物白散　삼물백산

桔梗　貝母　各 3錢　巴豆去皮心熬硏如脂 1錢　右爲末　和勻白湯　和服半錢　弱人減半
或吐或利　不利　進熱粥一碗　或利不止　進冷粥一碗

《傷寒論》

"寒實結胸 無熱證者 與三物白散 三物白散方 桔梗 三分 巴豆 一分去皮心熬黑研如脂 貝母 三分. 上三味 爲散 內巴豆更於臼中杵之 以白飮和服. 强人半錢匕 羸者減之. 病在膈上必吐 在膈下必利. 不利 進熱粥一杯 利過不止 進冷粥一杯."(141)

修 訂

상한론이 원전이므로 중경방으로 이동.

如 意 丹 여의단

川烏炮 8錢,檳榔 人蔘 柴胡 吳茱萸 川椒 白茯苓 白薑 黃連 紫菀 厚朴 肉桂 當歸 桔梗 皂角 石菖蒲 各 5錢 巴豆霜 2錢

右爲末 煉蜜和丸 梧子大 朱砂爲衣 每 5丸 或 7丸 溫水下

○ 專治瘟疫 及 一切鬼祟

• 鬼 祟 : 귀신이 하는 짓, 귀신들림. 즉 精神錯亂, 神志不定.

※ 右二方 出於李梴醫學入門書中

《의학입문·상한용약부》

"如意丹 : 川烏 八錢 檳榔 人蔘 柴胡 吳茱萸 川椒 白姜 白茯苓 黃連 紫菀 厚朴 肉桂 當歸 桔梗 皂角 石菖蒲 角五錢 巴豆 二錢半 擇吉日于不聞鷄犬處 靜實誠心修合 各取淨末 煉蜜爲丸梧子大 硃砂爲衣. 每三丸 或五丸七丸 專治瘟疫及一切鬼祟 伏尸傳瘵 癲狂失心 山嵐瘴氣 棗湯或白湯下."

修 訂

여의단만 《醫學入門》 方

▷ 論曰 右巴豆六方 卽 古人之各自置方 各自經驗而 此六方 同是一巴豆之力則 所用
　亦無異而 同歸於一也 蓋 巴豆 少陰人病之 必不可不用而 又不可輕用
　必不可浪用而 又不可疑用之藥 故 聯錄六方 備述經驗 昭明其理者
　欲其用之必中而 不敢輕忽也

解 釋

　위에 파두가 포함된 여섯 개의 방제는 옛사람들이 각기 경험하여 남긴 방제이다. 이 여섯 方에서 파두의 힘이 같은데, 쓰는 바 또한 다름이 없어 하나로 귀결되는 것이다. 대개 파두는 소음인 병에 반드시 쓰지 않으면 안 되면서 가볍게 써서도 안 되는 것이니 반드시 함부로 쓰지 말고 쓰는 약을 의심해서도 안 된다. 그러므로 여섯 方을 잇달아 기록하면서 경험과 이치를 밝힌 말을 갖추어 쓴 것은 그를 씀에 반드시 적중하고, 감히 경솔하고 소홀하게 하지 않기를 바라기 때문이다.

討 論

　巴豆는 현재 독극약으로 분류되어 있다. 巴豆油는 한 방울만 먹어도 구강점막에 타는 듯한 자극을 주고, 곧 이어 대량의 설사가 나고 동시에 극심한 복통과 裏急後重, 그리고 위장염을 발생시킨다. 巴豆霜을 만들어 파두유를 제거하면 독성이 감소한다.

> ● 파두상 : 파두의 껍질을 벗긴 巴豆仁을 부순 뒤 6, 7번 종이에 싸서 가열하고 기름을 짜낸 뒤 다시 갈아서 체에 고른 것

　하지만 파두의 효과는 설사를 통해 수분을 제거하고, 피부를 자극하거나 조직을 괴사시키는 파두유 때문에 나타난다. 파두유의 이런 효능을 이용하여 간경화 복수나 피부병에 사용한다. 《화제국방》 등에 파두가 포함된 처방이 積聚·癥癖·黃疸·鼓脹·水氣·痞塞·淋疾·遠年瘧疾·時行瘟疫·黃疸·鬼祟을 치료한다고 되어 있지만, 7-59에서처럼 제한적 효과다.

　陽虛寒盛한 체질적 특성 때문에 소음인의 변비가 寒性변비임을 감안하면, 대황부

자탕이나, 온비탕, 제천환 등을 적용해 보는 것도 나쁘지 않을 것이다. 대황이 性寒하지만 修治를 통해 熟軍으로 만든다던지, 부자나 건강을 함께 쓰면 찬 약성으로부터 생기는 해를 막을 수 있다. 파두는 胃腸 점막을 자극하여 분비물을 증가시키고, 이 때문에 조직에서 수분을 탈취하여 설사가 나게 하는데, 이는 허약한 소음인에게 큰 부담을 줄 수 있다. 대황이나 보다 완만한 다른 약을 고려해야 한다.

6. 新定 少陰人病 應用要藥 二十四方

黃芪桂枝附子湯 황기계지부자탕

桂枝 黃芪 各 3錢 白芍藥 2錢 甘草灸 當歸 各 1錢 附子炮 1~2錢 薑 3 棗 2

人蔘桂枝附子湯 인삼계지부자탕

人蔘 4錢 桂枝 3錢 白芍藥 黃芪 各 2錢 當歸 甘草灸 各 1錢 附子炮 1~2錢 薑 3 棗 2

升陽益氣附子湯 승양익기부자탕

人蔘 桂枝 白芍藥 黃芪 各 2錢 白何首烏 官桂 當歸 甘草灸 各 1錢 附子炮 1~2錢 薑 3 棗 2

人蔘官桂附子湯 인삼관계부자탕

人蔘 5錢 或一兩 官桂 黃芪 各 3錢 白芍藥 2錢 當歸 甘草灸 各 1錢 附子炮

2~2.5錢 薑 3 棗 2

▷ 右四方 皆亡陽危病藥也
　亡陽病人 小便白而多 危有餘地則 用附子 1錢 日再服
　小便赤而少 危無餘地則 用附子 2錢 日二三服
　病在將危用 1錢 病在免危用 1錢 病在調理亦 1錢 日再服

升陽益氣湯 승양익기탕

人蔘 桂枝 黃芪 白芍藥 各 2錢 白何首烏 官桂 當歸 甘草炙 各 1錢 薑 3 棗 2

補中益氣湯 보중익기탕

人蔘 黃芪 各 3錢 甘草炙 白朮 當歸 陳皮 各 1錢 藿香 蘇葉 各 3~5分 薑 3 棗 2

黃芪桂枝湯 황기계지탕

桂枝 3錢 白芍藥 黃芪 各 2錢 白何首烏 當歸 甘草炙 各 1錢 薑 3 棗 2

川芎桂枝湯 천궁계지탕

桂枝 3錢 白芍藥 川芎 蒼朮 陳皮 甘草炙 薑 3 棗 2

芎歸香蘇散 궁귀향소산

香附子 各 2錢 蘇葉 川芎 當歸 蒼朮 陳皮 甘草炙 各 1錢 葱白 5莖 薑 3 棗 2

藿香正氣散 곽향정기산

藿香 1.5錢 紫蘇葉 1錢 蒼朮 白朮 半夏 陳皮 靑皮 大腹皮 桂皮 乾薑 益智仁
甘草灸 各 5分 薑 3 棗 2

八物君子湯 팔물군자탕

人蔘 2錢 黃芪 白朮 白芍藥 當歸 川芎 陳皮 甘草灸 各 1錢 薑 3 棗 2

▷ 本方 以白何首烏 易人蔘則 名曰 白何首烏君子湯
　本方 用蔘芪 各 1 錢 加白何首烏 官桂 各 1錢則 名曰 十全大補湯
　本方 用人蔘 1 兩 黃芪 1錢則 名曰 獨蔘八物湯

香附子八物湯 향부자팔물탕

香附子 當歸 白芍藥 白朮 白何首烏 川芎 陳皮 甘草灸 各 1錢 薑 3 棗 2
嘗治 婦人 思慮傷脾 咽乾舌燥 隱隱有頭痛 神效

桂枝半夏生薑湯 계지반하생강탕

生薑 3錢 桂枝 半夏 各 2錢 白芍藥 白朮 陳皮 甘草灸 各 1錢
治虛寒嘔吐 水結胸等證

香砂養胃湯 향사양위탕

人蔘 白朮 白芍藥 甘草灸 半夏 香附子 陳皮 乾薑 山査 砂仁 白豆蔲 各 1錢
薑 3 棗 2

赤白何烏寬中湯　적백하오관중탕

白何首烏 赤何首烏 良薑 乾薑 靑皮 陳皮 香附子 益智仁 各 1錢 棗 2枚

○ 治四肢倦怠 小便不快 陽道不興 將有浮腫之漸者 用之
　　本方 加 厚朴·枳實·木香·大腹皮 各 5分則 又有通氣脈之功力(十二味寬中湯)
　　　　　雖浮腫已成者 安心靜慮一百日而 日再服則 自無不效之理
　　本方 以人蔘 易赤何首烏則 名曰 人蔘白何烏寬中湯
　　　　　以當歸 易赤何首烏則 名曰 當歸白何烏寬中湯

○ 古方 有乾薑 良薑 靑皮 陳皮 等分 作湯丸 名曰 寬中湯
　　嘗治 少陰人 小便不快 陽道不興 四體倦怠 無力者 用之 必效 百發百中
　　又 寬中丸 本方 加 五靈智 益智仁 各 1錢則 治腹痛 神效

蒜 蜜 湯　산밀탕

白何首烏 白朮 白芍藥 桂枝 茵蔯 益母草 赤石脂 罌粟殼 各 1錢 大蒜 5根
淸蜜半匙 薑 3 棗 2

鷄 蔘 膏　계삼고

人蔘 1兩 桂皮 1錢 鷄 1首
濃煎服 或以胡椒 淸蜜 助滋味 無妨

○ 此方 自古有方 治瘧疾·痢疾 神效 嘗治久瘧 先用 巴豆 通利大便 後數三日連用
　　鷄蔘膏 快效
　　桂皮 或以桂心 代用

巴豆丹 파두단

巴豆 1粒
去殼取粒 溫水呑下 全粒 或半粒 仍煎湯藥

○ 以煎藥時刻 巴豆 獨行腸胃間 太半用力 然後 服湯藥則 湯藥 可以與巴豆 同行
通快腸胃 升提其氣也 再煎湯藥 大便通後 又連服之
巴豆 全粒 下利
半粒 化積

人蔘陳皮湯 인삼진피탕

人蔘 1兩 生薑 砂仁 陳皮 各 1錢 棗 2

○ 本方 以炮乾薑 易生薑 又加桂皮 1錢則 尤有溫胃逐冷之力
以本方常治未周年小兒 陰毒慢風 連服數日 病快癒矣 病愈後 更不服 病再發不治

人蔘吳茱萸湯 인삼오수유탕

人蔘 1兩 吳茱萸 生薑 各 3錢 白芍藥 當歸 官桂 各 1錢

官桂附子理中湯 관계부자이중탕

人蔘 3錢 白朮 乾薑炮 官桂 各 2錢 白芍藥 陳皮 甘草灸 各 1錢 附子炮 1~2錢

吳茱萸附子理中湯 오수유부자이중탕

人蔘 白朮 乾薑炮 官桂 各 2錢 白芍藥 陳皮 甘草灸 吳茱萸 小茴香 破故紙 各 1錢
附子炮 1~2錢

白何首烏理中湯 백하수오이중탕

白何首烏 白朮 白芍藥 桂枝 乾薑炮 各 2錢 陳皮 甘草灸 各 1錢

白何烏附子理中湯 백하오부자이중탕

白何首烏 白朮炒 白芍藥微炒 桂枝 乾薑炮 各 2錢 陳皮 甘草灸 附子炮 各 1錢

○ 有人蔘則 用人蔘 無人蔘則 用白何首烏
　白何首烏 與 人蔘 性味相近而 淸越之力 不及 溫補之力 過之 不無異同之處
　險病 危證 人蔘二錢以上 不可全恃白何首烏代用 古方 經驗不多 藥材生疎 故也
　然 此一味 必不可遺棄於補藥中而 古方 何人飮 用白何首烏五錢 治瘧病

▷ 右 少陰人藥 諸種
　附子 炮用　甘草 灸用　乾薑 炮用 或 生用　黃芪 灸用 或 生用
▷ 窮港僻村 病起倉卒 雖單方 猶百勝於束手無策
　陽明病 雖單黃芪·桂皮·人蔘·芍藥 亦可用
　少陰病 雖單附子·芍藥·人蔘·甘草 亦可用
　太陽病 雖單蘇葉·蔥白·黃芪·桂枝 亦可用
　太陰病 雖單白朮·乾薑·陳皮·藿香 亦可用
　爲先用單方而 一邊求得全方則 必無救病失機之理 然 當用 全方中 所有之藥
　不當用 全方中 所無之藥

桂附藿陳理中湯 계부곽진이중탕

> 人蔘 白朮 白芍藥 乾薑 官桂 各 2錢 甘草灸 附子炮 藿香 砂仁 陳皮 各 1錢 棗 2(或倍用 附子)

獨蔘官桂理中湯 독삼관계이중탕

> 人蔘 5錢 白朮 乾薑 白芍藥 官桂 各 2錢 陳皮 甘草灸 各 1錢 棗 2
> 本方 加 附子 2錢 名曰獨蔘附子理中湯

芎歸蔥蘇理中湯 궁귀총소이중탕

> 人蔘 白芍藥 白朮 乾薑 各 2錢 官桂 甘草灸 附子 川芎 當歸 桂枝 紫蘇葉 各 1錢
> 葱白 3 莖 棗 2

少陰人要藥全目(《동의사상진료의 비결》)

가자 건강 건칠 감초 계피 계지 고련근 韭子 굴홍 금불초 곽향 관중 남성 단삼 대추
당귀 두충 양강 울금 유황 목향 반하 백강잠 백단향 백부자 백두구 백작약 별갑
봉밀 봉출 부자 오두 사인 산사자 삼릉 삼칠 석곡 세신 소목 소자 소엽 소합향 水鐵
안식향 앵속 오령지 오수유 오약 우여량 육두구 익모초 익지인 인삼 인진 저실자
적석지 정공등 정향 지실 철분 창백출 천궁 천련자 청피 진피 초과 침향 파극천
파두 하수오 향부자 향유 현호색 회향 후박 황기 : 닭 비둘기 개 노루 꿩 마늘 감자

修 訂

위 목록에서 고련근 관중 단삼 별갑 석곡 천련자은 性寒하여, 비위허한한 사람은
먹지 않는 것이 좋다.(《중약학》) 따라서 소음인에게 맞지 않는 것으로 본다. 생강 총
백 천초 후추 맥아 곡아 유향 몰약 파고지는 소음인약으로 포함시켜도 좋다고 본다.

　　소음인은 陽虛寒盛 소양인은 陰虛熱盛 태음인은 陰陽挾雜이므로, 소음인은 溫性 熱性약을 쓸 기회가 많고, 소양인은 寒性 凉性약을 쓸 기회가 많으면, 태음인은 한 열약을 병용해야 할 것이다. 따라서 소음인 약을 이상 목록에만 국한시키지 말고 모든 溫熱한 약을 다 귀속시키는 것이 옳다. 또한 열증이 생기면 필요한 경우 소양 인 약을 쓰는 것도 고려해야 한다.

補 完 : 소음인 병증론

1) 소음인의 생리

(1) 脾腎陽虛

이제마는 다음 각 조문에서 다음과 같이 소음인에 대해 설명하였다.

> - 6-5 장중경이 말한 태양상풍은 … 소음인 신수열표열병이다… 발열오한하면서 땀이 나면 망양초증이다.
> - 6-12 장경이 말한 하초혈증은 소음인의 脾局陽氣가 寒邪에 가려지고 눌려지며, 腎局陽氣가 똑바로 오르지 못해 脾局에 연결되지 못하므로 방광에 鬱蓄된 증이다.

즉 소음인은 태양병 등으로 땀을 흘리면 亡陽이 되기 쉽고, 寒邪에 의해 脾腎陽氣가 쉽게 억눌려 지는 특징을 가진 사람이다. 이는 평소 腎陽이 虛弱하고, 不振한 때문이다. 腎陽은 全身 陽氣의 근본이기 때문에, 脾陽虛도 腎陽虛로부터 비롯된다. 이를 火不生土라 한다.

(2) 氣血兩虛

이제마는 太陽傷風과 蓄血, 그리고 다른 여러 병증에 당귀천궁계지탕 승양익기탕 팔물군자탕 등 補氣養血하는 방제로서 치료할 것을 주장하였는데 이는 소음인이 氣血兩虛하다고 보았기 때문이다. 脾腎陽虛하면 필연적으로 氣血兩虛하게 된다. 腎은 元精을 보관한 先天之本이 되고, 脾는 水穀을 消化시켜 氣血을 만들어 냄으로써 後天之本이라 한다. 脾腎이 虛하면 先后天의 精과 氣血이 다 부족해지기 쉽다.

2) 소음인 진단

위와 같이 脾腎陽虛와 氣血兩虛가 소음인의 생리적 특징이므로, 소음인의 진단은 이런 특징을 판단하면 된다. 보통 나이가 젊거나 특별한 질환이 없는 사람일수록 특징이 명료하고, 瘀血이나 心火 등 후천적으로 발생하는 다른 證이 있거나 오래 병을 앓은 사람은 일부 증상이 일치하지 않을 수 있다. 하지만 병이 생기기 이전의 특징을 問診하고, 기본 병리를 추적함으로써 소음인의 진단이 확실해 진다.

다음의 증상이 많이 나타날수록 소음인이 확실하다.

❶ 脾陽虛 : 中寒이라고도 불리며, 水穀을 腐熟하지 못해 完穀不化 泄瀉가 잘 나타
　　　　　난다. 腹中이 冷하여서 조금 차게 하면 冷痛이 잘 생기며 따뜻하게 해
　　　　　주면 가라앉는다.

❷ 腎陽虛 : 命門火衰라고도 하며, 아랫배와 손발이 차고 추위를 잘 타고 精神도 不
　　　　　振해 진다. 舌淡苔白 脈遲하다.

❸ 氣虛 : 少氣懶言, 神疲乏力, 頭暈目眩, 自汗, 舌淡苔白, 脈虛無力

❹ 血虛 : 面色無華, 或萎黃, 脣色淡白, 爪甲蒼白, 頭暈眼花, 心悸失眠, 手足易痲하고,
　　　　婦女인 경우 經量이 감소하고 색깔이 엷어진다. 舌淡苔白 脈細無力하다.

　건강한 소음인의 경우에도 신양허의 경향을 찾아내기는 어렵지 않다. 배를 덮고 잠을 자며, 추위를 많이 타고, 찬 것을 싫어하는 반면, 熱證을 찾아볼 수 없다면 소음인으로 결정할 수 있다. 다음 표를 보고 음증으로 분류할 수 있으면 소음인이다.

四診	陰 證	陽 證
望	面色蒼白或暗淡, 身重踡臥, 倦怠無力, 萎靡不振, 舌淡而胖嫩, 舌苔潤滑	面色潮紅或通紅, 身熱喜涼, 狂躁不安, 口脣燥熱, 舌質紅絳, 苔色黃或老黃, 甚則躁裂, 或黑而生芒刺.
聞	語聲低微, 靜而少言, 呼吸怯弱, 氣短	語聲壯麗, 煩而多言, 呼吸氣粗, 喘促痰鳴, 狂言叫罵
問	大便氣腥臭, 飮食減少, 口中無味, 不煩不渴, 或喜熱飮, 小便淸長或短小	大便或硬或秘, 或有奇臭, 惡食, 口乾, 煩渴引飮, 小便短赤
切	腹痛喜按, 身寒足冷, 脈象沈微細澁遲弱無力	腹痛拒按, 身熱足暖, 脈象浮洪數大滑實而有力.

3) 소음인 병리

(1) 瘀血

　이제마는 6-7 등에서 蓄血을 소음인의 병증으로 포함시켰다. 氣虛와 陽虛는 血液을 推動하는 데 不利하게 되므로 瘀血이 발생하기 쉽다. 소음인은 활동을 기피하고 생각을 많이 하는 경향이 있어 氣滯가 오는 사람이 많고, 氣滯 또한 瘀血을 잘 발생시킨다. 실지로 소음인을 보면 어혈증이 자주 나타나는 것을 볼 수 있다.

《東醫壽世保元》은 膀胱蓄血만 다뤘지만, 이외의 다른 어혈증도 소음인의 병증으로 포함시켜야 한다. 어혈의 통증은 찌르는 듯하며 고정된 부위에 생기고 손대는 것을 거부한다. 체표의 덩어리나 복내의 癥積을 일으킨다. 어혈이 많으면 면색이 黎黑하고, 肌膚甲錯하며 멍이 잘 든다. 또 복부나 다리에 검푸른 혈관이 많이 보인다. 여성은 經閉가 생긴다. 舌質紫暗, 脈象細澁하면 어혈증이다.

(2) 心火

열이 없는 소음인이라 하더라도 장기간 스트레스로 勞心焦思하면 心火가 발생한다. 이런 경우 반드시 上熱下寒이 되어 주로 심장과 얼굴 부위에 上熱 口乾 口苦 등 열증이 발생하고 肺, 胃, 脾, 腎 등은 더욱 冷하게 되어, 腹冷 泄瀉 心下痞 足冷 등이 함께 나타난다.

(3) 風寒外感

衛氣不固하면 쉽게 邪氣가 침범하여 傷風證이나 風寒痺證이 잘 발생한다. 婦人産後에 肢節痛(산후바람)을 앓는 사람들은 대개 소음인이다. 傷風이 되면 發熱 惡寒 自汗 身痛 脈浮緩하고, 風寒痺證이 되면 肢節이 아프고 차며, 날씨가 차거나 비가 오면 더욱 아프게 된다.

(4) 寒濕內傷

脾胃虛寒때문에 生冷한 음식을 먹으면 쉽게 비위가 손상된다. 過食이나 불규칙한 식사를 하면 食滯가 잘 발생한다. 비위가 손상되면 寒濕證이 잘 나타난다. 속이 거북하고 더부룩하며, 음식이 내려가지 않고, 구역질이 나며, 腹鳴과 泄瀉, 복통 등이 생긴다. 배를 따뜻하게 하면 증상이 덜해진다.

(5) 痰飮

脾胃가 寒濕에 손상되면 水氣가 운화되지 못하므로 內濕이 심해지며, 이것이 痰飮으로 진행된다. 飮이란 濕이 더욱 많아져서 물처럼 된 것이며, 痰은 飮이 오래되어 끈끈하게 된 것이다. 담음이 있으면 心下가 그득한 느낌이 들어 밥맛이 없고, 때로 구역질이 나며, 痰涎을 토하고, 어지럽다. 그 밖에 담음이 있는 곳에 따라 다양한 병증이 나타난다.

4) 소음인 病證

(1) 脾胃病

❶ 食慾不振 消化不良

소음인이 식사를 많이 하고 소화를 잘 시키면 병이 없다고 할만큼 식욕부진과 소화불량은 소음인의 대표적인 병증이다. 素質이 脾胃氣虛하므로 運化기능이 약해서 생긴다. 소음인 식욕부진은 다음과 같이 나눌 수 있다.

- 脾胃氣虛 : 乏力身倦 氣短懶言 腹脹便溏 舌淡嫩 脈虛弱. 益氣健脾. 四君子湯 異功散
- 겸 痰飮 : 脘痞不舒 納呆惡心 嘔吐痰涎. 健脾化痰. 육군자탕 향사육군자탕
- 陽虛 : 腹冷 腹痛 喜溫 喜按 面色無華 舌淡脈微 ; 溫中健脾. 이중탕 소건중탕
- 食滯 : 心下脹痛 食後加重 噯腐酸臭 惡心嘔吐. 消食導滯. 향사양위탕 강출파적탕 삼출건비탕
- 寒濕困憊 : 惡心嘔吐 腹脹 便溏 苔白膩厚 脈遲緩. 평위산 곽향정기산

❷ 泄瀉

이제마가 여러 번 태음설사와 소음설사에 대해 말했듯이 소음인에게 설사는 자주 생기는 병증이다. 脾臟運化는 升淸을 위주로 하는데, 淸陽이 上升하지 못하면 설사가 난다. 과도하게 먹거나 生冷한 음식, 술 등으로 자주 설사가 생긴다.

- 태음병 설사 : 脾運不健으로 생기는 설사. 밀가루 음식, 우유, 맥주 혹은 과식 등에 의해 설사가 나다가 덜하다 반복한다. 심하면 먹고 나서 바로 대변을 본다. 삼령백출산 계부이중탕
- 소음병 설사 : 命門火1衰가 원인으로 아침에 설사하는 것이 특징. 四神丸 가감

❸ 腹痛

少陰人 素體가 陽氣不足하므로, 脾陽不振하고 寒濕이 停滯되면 복통이 잘 생긴다. 소음인 소아의 식전 복통은 널리 알려진 증상 중의 하나다.

- 虛寒 : 脾腎陽虛로 생기는 복통, 소화불량과 식욕부진 혹은 설사를 겸한다. 소건중탕 이중탕
- 中虛 : 寒證이 뚜렷하지 않은 점이 虛寒과 다르다. 사군자탕 향사육군자탕

❹ 便秘

脾腎陽虛 推動不利가 변비의 원인이다. 이제마가 소음인 병증론에서 대승기탕과 관련해 많은 논술을 한 것은 소음인의 변비가 그만큼 중요한 병증이기 때문이다. 단 대승기탕은 소음인에게 있어서 "살인하는 약"(6-26)이다. 대승기탕은 實熱證에

쓰는데, 소음인의 변비는 虛寒證이기 때문이다.

- ◆ 氣虛 : 대변이 마려운 것 같고, 굳지 않으나 쉽게 나오지 않는다. 황기탕
- ◆ 血虛 : 대변이 건조하여 동글동글하다. 익혈윤장환
- ◆ 陽虛 : 四肢不溫 喜熱怕冷 등 寒證이 뚜렷. 大便難澁. 온비탕 제천환. 양허변비는
  寒秘라고 하며 이제마가 巴豆를 사용한 병증이다.

(2) 腎病

❶ 厥冷

腎陽虛 不能溫照하여 신체가 冷해지고 추위에 약해진다. 소음인의 주요 특징이다.

- ◆ 脾胃虛寒 : 上腹部 및 臍腹部 冷證. 소화불량 식욕부진 嘔逆 下利 혹은 便秘 등
  이 겸한다. 이중탕 소건중탕 대건중탕 부자건리탕 등
- ◆ 腎陽虛 : 아랫배가 차면서 자주 아프다. 변비 생리통 요통 부종 등을 겸한다. 사
  역탕 진무탕 삼유탕 등
- ◆ 血寒 : 혈허증과 寒證이 겸해 있다. 수족궐냉 舌淡脈細. 당귀사역탕

❷ 亡陽

陽氣가 극히 손상되어 사망할 수도 있는 위험한 증후. 이제마는 이를 중요하게 다루고 있으니 실지로 이런 환자를 만날 가능성은 많지 않다.

- ◆ 亡陽 : 冷汗 四肢厥冷 膚冷 氣微 喜熱飮 舌白潤 脈微欲絶 등. 사역탕 통맥사역탕
  삼유탕
- ◆ 陰盛格陽 : 안으로 陰寒이 極盛하지만 밖으로 發熱面赤 등 戴陽현상이 나타난다.
  사역탕
- ◆ 直中陰經 : 陰寒邪氣가 陽虛한 틈을 타 陰經으로 직접 들어오는 현상. 사역탕 벽
  력산 등

❸ 水腫

腎陽虛로 津液의 輸布 排泄기능이 약해져서 온다. 소음인이 수종이 있으면 살집이 많아서 체격이 커보이게 된다.

- ◆ 脾陽虛 : 運化不健이 主證이다. 식후 浮腫이 심해진다. 삼령백출산 실비음
- ◆ 腎陽虛 : 腰痠無力 陽萎不强을 겸한다. 진무탕 제생신기탕

❹ 月經不調

소음인 여성의 宮寒證. 월경주기가 연장되고 經量이 감소하며, 痛經 등 내분비기

능의 약화. 자궁내 筋腫이나 水腫이 생기는 사람도 많다.

- 氣滯血瘀 : 經量少 徑行不暢 설자암어점 맥현활 ; 격하축어탕
- 寒凝胞中 : 경량소 腰腿痠軟 小便淸長 맥침 태백윤 ; 온경탕
- 寒濕凝滯 : 경량소 畏冷身疼 태백니 맥침긴 ; 소복축어탕
- 氣血虛弱 : 經血色淡質薄 或身乏力 面色不華 納少便溏 설담 맥세삭 ; 성유탕
- 肝腎虛損 : 腰部痠脹 耳鳴 脈細數 태백박 ; 조간탕

(3) 虛勞

腎陽虛 不能培土 脾運不健의 결과 氣血이 虛弱해 지기 쉬운데, 질병이나 과로가 겹치면 虛勞가 잘 발생한다. 소음인의 허로는 溫補升陽을 주로 한다.

- 脾胃氣虛 : 식욕부진 소화불량 혹 구역구토 便溏泄瀉 ; 보중익기탕
- 氣血兩虛 : 핍력 허한도한 심계실면 안색무화 ; 팔진탕 십전대보탕
- 腎陽虛 : 腰膝無力 陽萎自汗 小腹四肢厥冷 ; 신기환 합 보중익기탕

(4) 瘀血

氣虛血瘀와 氣滯血瘀가 소음인 어혈증의 주요 병리다.

- 氣虛血瘀 : 乏力自汗 身倦納呆 瘀斑 혹 出血 ; 보양환오탕
- 氣滯血瘀 : 多怒易驚 血行不暢 瘀斑 脈弦澁 ; 축어탕류.

(5) 心火

소음인이 煩惱하면 대개 肝心鬱火와 脾腎陽虛가 함께 나타난다.

- 肝 火 : 口苦咽乾 上熱 胸脇滿 心下痞 乏力納少 四肢冷寒 ; 시호계지건강탕 시호
          가용골모려탕
- 心 火 : 口苦咽乾 心下痞 腹鳴下利 嘔逆嘔吐 ; 반하사심탕

(6) 外感風寒

❶ 感冒

- 營衛不和 : 發熱惡寒 自汗身痛 脈浮 ; 계지탕
- 脾胃氣虛 : 咳嗽咯痰 惡寒身痛 ; 삼소음
- 表熱裏寒 : 發熱惡寒 身痛 겸 心下痞 腹痛下利 ; 계지인삼탕
- 陽虛外感 : 發熱無汗 惡寒甚 神疲欲寐 ; 마황부자세신탕

❷ 痺證

- 風寒痺 : 關節疼痛 寒則痛甚 ; 독활기생탕

- 濕　痺：關節痛 身重着 浮腫 遇濕則加重 ; 의이인탕

(7) 內傷寒濕

　여름철 生冷한 음식을 많이 먹거나 배를 차게 하여 잘 생긴다.

- 內傷濕滯 外感風寒 : 發熱身痛 惡寒 등 外感證과 心下痛 嘔吐下利 등 食滯證 ;
　　　　　　　　　　　　　곽향정기산
- 寒濕困脾 : 不思飮食 口淡不渴 ; 평위산

　이상이 소음인에게서 잘 발생하는 대표적 병증이다.

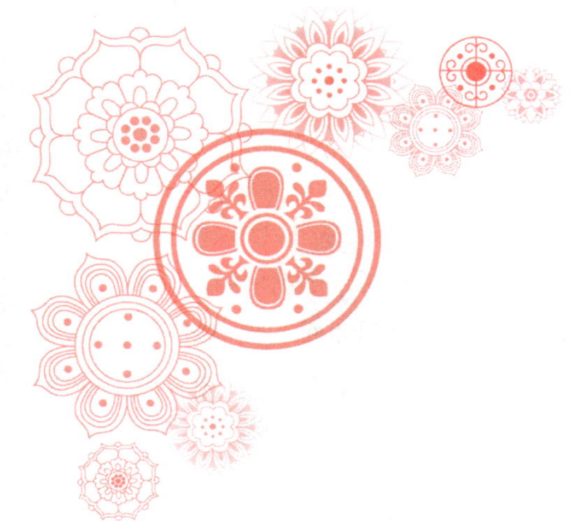

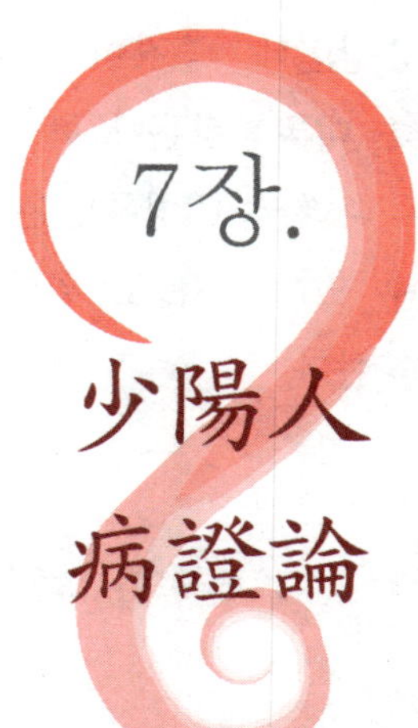

1. 少陽人 脾受寒 表寒病論

修 訂

소양인 表病論

9-1

張仲景曰 太陽病 脈浮緊
發熱 惡寒 身痛 不汗出而
煩躁者 大靑龍湯主之.

장중경이 말하길 태양병에 脈浮緊하며 열이 나고 추위를 싫어하고 땀이 나지 않으며 煩躁하면 대청룡탕을 쓴다.

討 論

《傷寒論》 "太陽中風 脉浮緊 發熱 惡寒 身疼痛 不汗出而煩躁者 大靑龍湯主之 若 脉微弱 汗出惡風者 不可服之 服之則厥逆 筋惕肉瞤 此爲逆也."(38) 풍한 외사를 받아서 병이 발생하면 맥상이 浮緊하고 發熱惡寒하며 身疼痛, 無汗한데 이는 풍한이 외부를 속박하여 表가 울폐된 때문이다. 다만 煩躁한 증상은 태양상한 표증에 없는

증상인데, 중경이 석고를 가하여 치료한 것으로 보아 裏에 邪熱이 있기 때문이다.
즉 대청룡탕은 風寒束表 裏有鬱熱, 즉 表寒裏熱, 表裏俱實을 치료하는 방제이다.

따라서 대청룡탕은 소양인보다 胃熱과 脾肺虛寒이 특징인 태음인에게 잘 나타날
수 있다. 石膏로 위열을 다스리고, 마황 계지 행인으로 太陰經에 침입한 풍한을 發
表한다.

> • 大靑龍湯方 : 麻黃 六兩去節 桂枝 二兩去皮 甘草 二兩炙 杏仁 十四箇去皮尖 生薑
> 三兩切 大棗 十二枚擘 石膏 如雞子大碎. 右七味 以水九升 先煮麻黃
> 減二升 去上沫 內諸藥 煮取三升 去滓 溫服一升 取微似汗 汗出多者
> 溫粉扑之 一服汗者 停後服. 若復服 汗多亡陽 遂虛 惡風 煩躁
> 不得眠也

修 訂

태음병 병증론으로 이동.

9-2

論曰 發熱 惡寒 脈浮緊
身痛 不汗出而 煩躁者 卽
少陽人 脾受寒 表寒病也
此證 不當用 大靑龍湯
當用 荊防敗毒散.

나는 말하길 열이 나고 추위를 싫어하며 맥이 浮緊하고 몸이 아프며 땀이 나지 않고 번조한 것은 곧 소양인의 脾가 찬 것을 받아 겉이 찬 병이니 이증에는 대청룡탕은 쓰지 말고 형방패독산을 써야 한다.

討 論

❶ 소양인 脾受寒表寒病은 寒邪가 表位에 침범하고, 裏에 實熱이 있는 대청룡탕의
方義를 설명하는 말이 아니다.

❷ 대청룡탕과 형방패독산은 設方의미가 전혀 다른 방제로서, 대체하여 쓸 수 없다.

대청룡탕은 대청룡탕증에 쓰고 형방패독산은 형방패독산증에 쓸 수 있을 뿐이다. 다만 본문을 관대하게 해석하면 소양인 외감병은 태음인에게 맞는 대청룡탕이 아니라, 형방패독산을 써야 한다는 의미로 받아들일 수 있다.

대청룡탕	마황 6량 계지 감초 2량 행인 14개 생강 3량 대추 12개 석고 鷄子大(《傷寒論》)	發汗解表 淸熱除煩	外感風寒 裏有鬱熱	風寒外感	表裏俱實 裏有實熱
형방패독산	강활 독활 시호 전호 형개 방풍 적복령 생지황 지골피 차전자 각 1전(《東醫壽世保元》)	發汗解表 滋陰淸熱	外感風寒 陰虛		表實裏虛 裏有虛熱

修 訂

소양인이 풍한에 外感되어 發熱 惡寒 身痛하고 煩躁하면 형방패독산을 쓴다.

9-3

張仲景 曰 少陽之爲病 口苦 咽乾 目眩.

장중경이 말하기를 소양의 병이 되면 입이 쓰고 목안이 마르며 눈이 어릿하다.

解 釋

《傷寒論》(263)과 같다. 병이 소양으로 들어가 邪氣가 반표반리에 있게되면 樞機가 불리해져서 膽火가 상염하므로 津液이 灼傷되어 口苦 咽乾하게 된다. 소양경이 눈꼬리에 닿아있고 간은 담과 相合하므로 邪熱이 머리로 올라가 눈과 머리가 어찔하고 흐릿하게 된다.

討 論

본문은 상한병에서 邪氣가 半表半裏에 들어가서 생긴 소양증을 설명하는 말이지만, 여기에 사용하는 소시호탕은 소양인보다 소음인의 傷寒과 雜病에서 두루 쓰일 수 있는 처방이다. 따라서 본문은 소음인 병증으로 이동하는 게 옳다. 소음인 병리 참조.

　소시호탕은 시호(소양인약) 황금(태음인약)을 제외하면 모두 소음인 약으로 되어 있고, 실지로 소음인의 홧병과 소양병에 쓸 기회가 많다. 소음인이 스트레스를 많이 받고 있을 때 감기에 걸리면 시호증이 된다.

修 訂

　소음인 병증론으로 이동.

9-4

眩而口苦舌乾者 屬少陽

어지럽고 입이 쓰며 혀가 마르는 것은 소양에 속한다.

討 論

　《동의보감·소양형증용약》에 이와 같은 말이 있지만, 《傷寒論》에는 없다. 이는 허준이 소양병 主證을 요약한 것.

修 訂

　소음인 병증론으로 이동.

9-5

口苦 耳聾 胸滿者
少陽傷風證也.

입이 쓰고 귀가 먹먹하며 가슴이 그득한 것은 소양병 상풍증이다.

解 釋

　이 또한 《傷寒論》의 "少陽中風 兩耳無所聞 目赤 胸中滿而煩者 不可吐下 吐下則

悸而驚."(264)를 허준이 요약한 것으로 보인다.

修 訂

소음인 병증론으로 이동.

9-6

口苦 咽乾 目眩 耳聾
胸脇滿 或 往來寒熱而嘔
屬少陽.
忌吐下 宜小柴胡湯和之.

입이 쓰고 목 안이 마르고 눈이 어지럽고 귀가 먹먹하며 가슴과 옆구리가 그득하고 혹은 추웠다 더웠다하고 구역질이 나는 것은 소양에 속한다. 吐下法은 쓰지 말아야 하고 소시호탕으로 화해해야 한다.

討 論

이 문구도 (263), (264), 그리고 "傷寒五六日 中風 往來寒熱 胸脇苦滿 默默不欲飲食 心煩喜嘔 或胸中煩 而不嘔 或渴 或腹中痛 或脇下痞鞕 或心下悸 小便不利 或不渴 身有微熱 或欬者 與小柴胡主之."(96) 등을 허준이 요약한 것. 본문은 《동의보감·可和不可和證》에 있다.

修 訂

소음인 병증론으로 이동.

9-7

論曰 此證 不當用 小柴胡湯
當用 荊防敗毒散
荊防導赤散 荊防瀉白散.

나는 말하길 이와 같은 증에는 소시호탕을 써서는 안 되고 형방패독산이나 형방도적산이나 형방사백산을 써야 한다.

討 論

소시호탕과 형방패독산 형방도적산 형방사백산은 각기 적응증이 다르므로, 그 證을 살펴 골라 쓰면 될 일이지, 소시호탕증에 소시호탕을 버리고 형방패독산 등을 써야 하는 건 아니다. 이 또한 소양인 외감병에 소시호탕이 적당하지 않고(소음인 약이므로), 형방패독산이 맞다는 의미로 본다.

소시호탕	시호 반근 황금 인삼 각 3량 반하 반승 감초 생강 각 3량 대추 12매	소양병 반표반리증	和解少陽		邪在半表半裏
형방패독산	강활 독활 시호 전호 형개 방풍 적복령 생지황 지골피 차전자 각 1전	外感風寒 裏虛熱	解表發散 淸虛熱	頭痛 寒熱往來	表寒裏虛熱
형방도적산	생지황 3전 목통 2전 현삼 과루인 각 1전5푼 전호 강활 독활 형개 방풍 각 1전	外感風寒 陰虛虛熱	發散解表 滋陰淸熱		表寒而陰虛
형방사백산	생지황 3전 복령 택사 각 2전 지모 석고 강활 독활 형개 방풍 각 1전	外感風寒 氣分熱	發散解表 淸氣分熱		表寒而胃熱

소양인의 傷寒에 형방패독산 등을 주장한 것으로 보아, 소양인은 본래 陰虛熱盛한 체질을 말한다고 보여 진다.

修 訂

소양인이 外感病으로 입이 쓰고 목이 마르며 혹은 열이 나고 혹은 추워하는 것은 형방패독산이나 형방도적산 형방사백산을 쓴다.

9-8

張仲景所論 少陽病 口苦
咽乾 目眩 耳聾 胸脇滿 或
往來寒熱之證 卽 少陽人
腎局陰氣 爲熱邪所陷而
脾局陰氣 爲熱邪所壅
不能下降 連接於腎局而

장중경이 말하는 소양병에 입이 쓰고 목안이 마르며 눈이 어지럽고 귀가 먹먹하고 가슴과 옆구리가 그득하고 혹은 열이 올랐다 내렸다 하는 증은 곧 소양인 腎局의 陰氣가 熱邪에 빠지고 또한 脾局의 음기가 열사에 막혀서 하강하지 않으므로 腎局에 연결되지 않아서 등골 사이에 단단히 엉기어 굳어져 생긴 병이다.

凝聚脊間 膠固因滯之病也.

此證 嘔者 外寒 包裡熱而
挾疾上逆也 寒熱往來者
脾局陰氣 欲降未降而
或降故 寒熱 或往或來也
口苦 咽乾 目眩 耳聾者
陰氣因滯脊間 欲降未降故
但寒無熱而 至於耳聾也.

口苦 咽乾 目眩者 例證也
耳聾者 重證也.
胸脇滿者 結胸之漸也
脇滿者 猶輕也
胸滿者 重證也.

古人之於此證 用汗吐下三法則
輒生譫語壞證 病益危險故
仲景變通之而 用小柴胡湯
淸痰燥痰 溫冷相雜 平均和解
欲其病不傳變而 自愈.

此法 汗吐下三法 論之則
可謂近善而巧矣 然
此小柴胡湯
亦非平均和解不傳變之藥則
從古斯今 得此病者
眞是寒心矣.

이증에 구역이 나는 것은 바깥 찬 기운이 속의 열을 싸서 병을 끼고 위로 올라가기 때문이며, 한열이 왕래하는 것은 비국의 음기가 내려가려 하나 내려가지 못하다가 더러 내려가는 까닭에 한열이 왔다 갔다 하는 것이고, 입이 쓰고 목이 마르며 눈이 어지러우며 귀가 먹먹한 것은 음기가 등골 사이에 막혀서 갇히게 되어 내려가지 못하는 까닭에 다만 차기만 하고 열이 없어서 귀가 먹게 되는 것이다.

입이 쓰고 목 안이 마르며 눈이 어지러운 것은 예사로운 증상이나 귀가 먹먹한 것은 중한 증상이다. 가슴과 옆구리가 그득한 것은 결흉으로 진행되는 징조이나 옆구리가 그득한 것은 오히려 가벼운 것이고 가슴이 그득한 것은 중한 증상이다.

옛사람들이 이증에 한토하 삼법을 쓰면 번번이 헛소리하는 壞證이 생겨서 병이 더욱 위험하게 되는 까닭에 중경이 이것을 변통하여 소시호탕을 써서 淸談燥痰하게 하려고 찬 약과 더운약을 섞어서 골고루 화해시킴으로써 그 병의 전변을 막아 절로 낫게 하는 것이다.

이러한 법을 한토하의 삼법으로 논한다면 좋다고 할 만하나 이 소시호탕 역시 골고루 화해시켜 병의 전변을 막는 약은 아니니 옛날부터 지금까지 이러한 병을 얻은 자는 진실로 한심하다. 귀가 먹먹하고 가슴이 그득한 상풍병이 어찌 소시호탕으로 치료할 수 있겠는가?

耳聾 脇滿傷風之病
豈可以小柴胡湯 擬之乎?
噫 後來龔信所製
荊防敗毒散 豈非 表寒病
三神山不死藥乎?
此證 清裡熱而 降表陰則
痰飮自散而 結胸之證
預防不成也. 清痰而燥痰則
無益於陰降 痰散延拖
結胸將成而 或別生奇證也.

아! 후세에 와서 공신이 창제한 형방패독산이 어찌 표한병의 삼신산불사약이 아니겠는가? 이증은 이열을 맑게 하고 표음을 내리게 하면 痰飮이 절로 흩어지며 결흉의 증도 예방하는 것이다. 清談燥痰은 음을 내리고 담을 흩어지게 하는 데 이익이 없고 공연히 병을 끌어오다가 장차 결흉이 생기게 할 것이며, 혹은 다른 기이한 증을 생기게 한다.

討 論

❶ 소양병에 입이 쓰고 목안이 마른 것은 邪氣가 半表半裏로 들어가 膽火가 上炎하고 津液을 손상하기 때문, 눈이 어지럽고 귀가 먹먹한 것은 邪熱이 少陽經을 따라 올라가 귀와 눈에 몰리기 때문이다. 또 胸脇煩滿한 것은 邪氣가 흉협에 들어가 經氣가 不利하기 때문, 寒熱이 왕래함은 正邪分爭 중에 일진일퇴하기 때문이다. 嘔逆하는 것은 膽火가 內鬱하면 橫逆脾胃하여 胃氣不降하기 때문이다.

❷ 結胸은 有形實邪가 胸膈에 凝結된 것을 말하며, 邪熱이 痰水 등 有形之邪와 결합되어 생긴다. 소양병 胸脇苦滿은 膽腑邪熱로 經氣不利하여 생기는 것이니, 이것이 꼭 결흉으로 진행된다고 말할 수 없다.

❸ 소양병은 病邪가 半表半裏에 들어 있기 때문에 和解하여 치료한다. 病邪가 表位에 있으면 發汗解表하고, 胸膈上焦에 있으면 吐出시키고, 陽明腑에 맺혀있으면 攻下하지만, 半表半裏에 들어 있는 邪氣는 화해해야 하는 것이다.

❹ 소시호탕과 형방패독산은 각기 용도가 다른 것이지 이것을 같이 논할 수 없다. 다만 소양인이 외감병으로 耳聾 胸滿할 때 소음인 방약인 소시호탕 보다 형방패독산을 써야할 경우가 많다는 뜻으로 해석할 수 있다.

修 訂

본문 삭제

9-9

朱肱曰
凡發汗 腰以上雖淋漓
而腰以下至足微潤
則病終不解也.

주굉이 말하길 무릇 땀을 내는데 허리 이상에서는 비록 땀이 줄줄 흐르더라도 허리 아래와 발까지가 약간 축축하면 병이 결국 풀리지 않는다 하였다.

討 論

《傷寒論·계지탕방》 "溫覆令一時許 遍身漐漐微似有汗者 益佳 不可令如水流漓 病必不除 若一服汗出病差 停後服不必盡劑."라 하여 태양병 汗解時 땀을 약간만 내라고 하였다. 물 흐르듯이 땀을 내면 병이 없어지지 않는다는 것은, 汗多亡陽이 되기 쉽기 때문이다.

그러므로 본문은 다음과 같이 해석한다. 땀을 낼 때는 허리이상 윗부분은 평상시처럼 약간 덮고, 허리 아래 부분은 더 두껍게 덮어서 전신에 골고루 땀이 약간 나도록 한다. 보통 허리 아래는 땀이 잘 나지 않기 때문이다. 만일 허리 위만 덮거나 똑 같이 덮어서 땀을 내면 허리 아래 병사가 잘 없어지지 않는다. 이렇게 많은 땀을 내면 오히려 망양이 되기 쉽다.

修 訂

《유증활인서·十三》 "發汗 須如常覆腰以上 厚衣覆腰以下 蓋腰以上流漓 而腰以下至足心微潤 病終不解."

9-10

論曰 少陽人病 無論表裏病
手足掌心 有汗則 病解
手足掌心 不汗則
雖全體皆汗而 病不解.

나는 말하길 소양인병의 표병과 이병을 막론하고 손발바닥에 땀이 나면 병이 풀리고 손바닥과 발바닥에 땀이 나지 않으면 비록 전체에 모두 땀이 있다 하여도 병이 풀리지 않는다.

解 釋

손바닥은 厥陰心包絡 발바닥은 少陰腎經이 통하여 있는 곳인, 이곳에 땀이 난다 함은 心腎의 陽氣가 溫通한다는 의미다. 소양인은 본래 陰虛熱盛한 체질이므로 평상시 손발바닥의 땀이 잘 난다. 病邪에 의해 일시 가로막혔던 열이 해소되면 다시 땀이 나게 된다.

9-11

少陽人 傷寒病
有再痛三痛發汗而 愈者
此病 非再三感風寒而再痛發汗
三痛發汗也.
少陽人 頭痛腦强 寒熱往來
耳聾 胸滿 尤甚之證
元來如此 表邪深結
至於三痛然後 方解也.
無論初痛再痛三痛 用
荊防敗毒散 或 荊防瀉白散
或 荊防導赤散 每日二貼式
至病解而用之 病解後

소양인의 상한병이 두 번 세 번 아프다가 땀을 내고 낳는 것이 있는데, 이 병은 두 번 세 번 풍한에 感受되어 두 번 세 번 아프고 땀이 나는 것이 아니다. 소양인이 머리가 아프고 뒷머리가 뻣뻣하며 추웠다 더웠다 하고 귀가 먹고 가슴이 그득한 것이 더욱 심한 증은 원래 이러한 것이니 表邪가 깊이 맺혀서 세 번 아픈 후에야 바야흐로 풀리는 것이다.

한 번, 두 번, 세 번 아픈 것을 막론하고 형방패독산이나 형방도적산이나 형방사백산을 매일 두 첩씩 쓰되 병이 풀릴 때까지 쓰며 병이 풀린 후에도 10여 첩을 더 쓸 것이니 이렇게 하면 저절로 뒤탈이 없고 완전히 건강해질

又用十餘貼 如此則
自無後病而完健.

것이다.

解 釋

한 번 두 번 세 번 아프다 함은 表邪가 甚하다는 뜻. 심한 表邪도 형방패독산 등을 연달아 쓰면 풀어진다. 본래 表病 發汗은 땀을 내고 병이 덜해지면 곧 그치고 더 이상 먹지 말라고 하였는데(《傷寒論·계지탕방》), 본문에서 병이 풀린 뒤에도 10여 첩 더 쓰라고 한 것은 소양인의 경우 汗多亡陽을 걱정할 필요가 없기 때문이다.

9-12

張仲景曰 少陽證 濈濈汗出
心下痞硬滿 引脇下痛 乾嘔
短氣 不惡寒 表解裡未和也
宜十棗湯. 若 合下不下
令人脹滿 遍身浮腫.

장중경이 말하길 소양증에 축축하게 땀이 나고 명치아래가 더부룩하며 단단하게 부르고 옆구리가 당기며 아프고, 헛구역이 나고 숨이 짧은데 오한이 없는 것은 表는 풀렸으되 裏는 풀리지 않은 것이니 십조탕이 마땅하다. 만약 下해야 하는데 下하지 않으면 환자를 脹滿하게 만들고 온 몸에 부종이 생기게 한다.

討 論

《傷寒論》의 다음 조문을 허준이 《동의보감》에서 "少陽證 漐漐汗出頭痛 心下痞硬滿 引脇下痛 乾嘔短氣 不惡寒 此表解裡未和也 宜十棗湯. 若 合下不下 則令人脹滿 遍身浮腫也 仲景."이라 하였다. 태양중풍증이면서 하리 구역이 있는 경우, 밖으로 表邪가 있고 안으로 水飮이 있는 것이다. 이때는 당연히 表邪를 먼저 해결한다. 만약 해표가 되었다면 飮邪를 攻逐할 수 있다. 陰邪가 上功하면 頭痛이 되고, 陰邪가 外滲한 즉 때로 汗出이 생긴다. 心下痞硬滿하고 引脇下痛한 것은 飮邪가 흉격에 停聚된 것이고 이 때문에 乾嘔와 短氣가 생긴다. 흉격에 정취된 水飮은 십조탕으로 逐水한다. 본문에 있는 "少陽證", "若合下不下…" 등은 《동의보감·소양형증용약》

에 있는 말로써 중경의 말이 아니다.

십조탕증은 태양병과 유사한 雜證으로 분류되고 소양증은 아니니 이것은 허준의 착오다. 이 증은 水飮이 주요 병리현상인데, 陰虛熱盛한 소양인에게서 水飮이 잘 나타나는지는 생각해 볼 문제다.

修 訂

《傷寒論》 "太陽中風 下利 嘔逆 表解者 乃可攻之. 其人漐漐汗出 發作有時 頭痛 心下痞鞕滿 引脇下痛 乾嘔 短氣 汗出不惡寒者 此表解裏未和也 十棗湯主之."(152)

9-13

傷寒 表未解 醫反下之
膈內拒痛 手不可近
心下滿而 硬痛者 此爲結胸.
宜大陷胸湯.

상한병에 표가 풀리지 않았는데 의사가 도리어 下하여서 胸膈 안이 아파서 건들지 못하게 하면서 명치 밑이 단단하게 부르고 아프게 된 사람은 結胸이다. 대함흉탕으로 치료한다.

討 論

《傷寒論》 다음 문구를 허준이 《동의보감·상한결흉》에서 "傷寒表未解 醫反下之 膈內拒痛 手不可近. 一云 心下滿而硬痛 此爲結胸 宜大陷胸湯 仲景."이라고 편집한 것. 결흉은 下하지 말아야 할 때 下하여 邪氣가 內陷하고 흉격에 뭉친 것을 말한다. 사기가 내함하여 痰水와 같은 實邪와 결합하면 心下에 硬滿한 증상이 생기고 아파서 건드릴 수 없다.

水結胸과 寒實結胸이 소음인 병증으로 분류한다면, 대함흉탕의 熱實結胸은 소양인병증으로 분류한다. 이를 통해 소양인은 胸膈에 實熱이 잘 생기는 체질로 볼 수 있다.

修 訂

《傷寒論》 "太陽病 脉浮而動數 浮則爲風 數則爲熱 動則爲痛 數則爲虛 頭痛 發熱

微盜汗出　而反惡寒者　表未解也　醫反下之　動數變遲　膈內拒痛　胃中空虛　客氣動膈　短氣躁煩　心中懊憹　陽氣內陷　心下因鞕　則爲結胸　大陷胸湯主之."(134) "太陽病　重發汗而復下之　不大便　五六日　舌上燥而渴　日晡所小有潮熱　從心下至少腹　鞕滿而痛　不可近者　大陷胸湯主之."(137)

9-14

渴欲飮水　水入卽吐
名曰水逆. 五苓散　主之.

구갈이 있어 물을 마시려하나 물을 마시면 곧 토하는 것은 水逆이다. 오령산으로 치료한다.

討 論

《傷寒論》 "渴欲飮水　水入則吐者　名曰水逆　五苓散主之."(74) 水邪가 안에 많으나 진액으로 기화하지 못하여 물을 찾게 되지만, 물을 마시면 안에 있는 水邪에 의해 받아들여지지 않고 다시 토하게 된다. 이를 水逆이라 한다.

오령산증은 蓄水證이라고도 불리는데, 煩渴이 있지만 실은 裏에 停蓄된 水邪가 있어서 물을 먹어도 곧 다시 토한다. 이는 방광경을 따라 들어간 邪氣가 膀胱氣化를 방해하기 때문이다. 이 증은 평소 방광의 기화작용이 약한 사람에게서 잘 발생하는데, 腎陽虛한 소음인이 바로 그런 사람이다. 따라서 본문은 소음인 병증론으로 옮겨야 한다.

修 訂

소음인 병증론으로 이동.

9-15

杜壬曰　裏未和者　蓋
痰與燥氣　壅於中焦故
頭痛　乾嘔　汗出　痰隔也

두임이 말하길 裏가 아직 풀리지 않았다 함은 대개 담과 燥氣가 중초에 옹체된 때문이다. 그러므로 머리가 아프고 헛구역이 나며 땀이 나

非十棗湯 不治.

고 痰이 가로막은 것이니 십조탕이 아니면 치료하지 못한다.

解 釋

본문과 비슷한 내용이 《의학강목·협만통》에 "昔杜壬問孫兆曰；十棗湯 畢竟治甚病? 孫曰；治太陽中風表解裏未和. 杜曰；何以知裏未和? 孫曰；頭痛 心下痞滿 脇下痛 乾嘔汗出 此知裏未和也. 杜曰；公但言病證 而所以裏未和之故 要緊總未言也. 孫曰；某嘗於此未決 原請開諭. 杜曰；裏未和者 盖痰與燥氣壅於中焦 故頭痛乾嘔 短氣汗出 是痰膈也 非十棗不治. 但此湯不得輕用 恐損人於倐忽 用藥者愼之."라 되어 있다. 《의학강목》이 杜壬을 인용하고 있으나 原著가 어떤 건지 알려져 있지 않다. 《의학입문·명의》에 두임이 汝陽 사람이고 幼科에 정통하였다는 정도의 기록이 있다.

《강목》에 의하면 두임이 십조탕 裏未和의 원인을 燥痰때문이라 한다고 전하였으나, 다른 많은 註釋家들은 水飮때문이라고 말한다. 水液이 陽邪를 받으면 痰이 되고, 陰邪를 받으면 飮이 되므로, 痰과 飮은 陰陽의 구분이 있다. 燥痰은 淸熱化痰하는 방법(9-16의 함흉탕 등)을 쓰기 때문에 攻逐水飮하는 십조탕의 적응증이 아니다. 따라서 본문은 삭제하는 것이 좋다고 본다.

修 訂

본문 삭제

9-16

龔信曰 心下硬痛 手不可近
燥渴譫語 大便實
脈沈實有力 爲大結胸.
大陷胸湯下之. 反加煩躁者 死.
小結胸 正在心下 按之則痛

공신이 말하길 명치 아래가 단단하고 아파서 손을 가까이 대지 못하고 조갈이 나며 헛소리를 하며 변비가 있고 맥이 沈實有力한 것은 대결흉이다. 대함흉탕으로 下한다. 이때 도리어 번조가 더해지면 죽는다. 소결흉은 마로 명치

宜小陷胸湯.

아래를 누르면 아픈 것이니 소함흉탕으로 치료한다.

解　釋

《동의보감·상한결흉》에 "若按心下硬痛　手不可近　燥渴譫語　大便實　脈沈實有力 爲大結胸　急以大陷胸湯加枳殼, 桔梗下之　反加煩躁者　死. 醫鑑.", "小結胸者　正在心下 按之則痛　脈浮滑　宜小陷胸湯. 醫鑑."으로 되어 있어 이제마가 이를 인용했음을 알 수 있다. 공신의 다음 말은 《傷寒論》 "太陽病　重發汗　而復下之　不大便　五六日　舌 上燥而渴　日晡所小有潮熱　從心下至少腹鞕滿　而痛不可近者　大陷胸湯主之."(137) "傷 寒六七日　結胸熱實　脉沈而緊　心下痛　按之石鞕者　大陷胸湯主之."(135) "結胸證悉具 煩躁者　亦死."(133) "小結胸病　正在心下　按之則痛　脉浮滑者　小陷胸湯主之."(138)을 요약한 것이다.

태양병을 지나치게 發汗하여 진액을 손상한데다 다시 攻下하여 邪熱이 內陷하면 水飮과 결합하여 결흉이 된다. 진액이 上達하지 못하면 혀가 마르고 갈증이 나며, 實熱이 內結하여 腑氣가 불통하여 대변을 보지 못한다. 燥熱이 陽明에 까지 이르러 日晡潮熱이 되나 이는 水熱互結의 연유이므로 少有潮熱이라 한다. 陽明潮熱처럼 譫 語하지 않는다. 水熱이 腹腔에 彌滿하면 심하부터 소복까지 硬滿하고, 아파서 만지 지 못하게 한다. 이것은 대함흉탕으로 치료한다.

이러한 결흉증을 다 갖춘 위독한 증후에서 煩躁하다면 이는 正氣가 쇠약해 진 것 이니 죽게 되기 쉽다. 소결흉은 대결흉과 마찬가지로 邪熱이 內陷하여 생기나 병변 부위가 心下에만 국한되고 邪熱이 비교적 가벼운 증이다. 소함흉탕으로 치료한다. 이 熱實結胸은 소양인 병증이다.

修　訂

《고금의감·육경증》 "若心下硬痛　手不可近　燥渴譫語　大便實　脈沈實有力　爲結胸 證, 急宜大陷胸湯加枳桔下之. 量元氣虛實　緩而治之. 反加煩躁者死. 若按之心胸　雖滿 悶而不痛　未經下者　非結胸也　乃邪氣塡塞胸中　尙爲在表　只以小柴胡湯加枳桔以治其悶 如未效　本方對小陷胸. 仍加枳桔."

9-17

論曰 右張仲景所論三證
皆結胸病而 膈內拒痛
手不可近 燥渴譫語者
結胸之最尤甚證也.
飮水 水入卽吐 心下硬滿
乾嘔 短氣者 次證也.

凡結胸病 皆 藥湯入口
輒還吐 惟 甘遂末 入口
口涎含下 因以溫水
漱口而下則 藥不還吐.
嘗治結胸 用甘遂散
溫水調下 五次輒還吐
至六次不還吐而 下利一度.
其翌日 又用甘遂
一次通利而 病愈
凡結胸 無非險證 當先用
甘遂 仍煎 荊防導赤散
以壓之.

乾嘔 短氣而 藥不還吐者
不用 甘遂 但用 荊防導赤散
加白茯苓 澤瀉 各一錢
二三服 又 連日服而
亦病愈.

燥渴譫語者 尤極險證也

나는 말하길 위에서 장중경이 말한 세 가지 증은 다 結胸병인데, 胸膈 안이 아파서 건드리는 걸 싫어하고 입이 마르고 갈증이 나며 헛소리를 하는 건 결흉증에서 가장 심한 증이다. 물을 마시고 싶어하나 마시면 곧 토하고 명치 아래가 단단하고 그득하며 헛구역이 나고 숨이 찬 것은 그 다음 가는 증상이다.

대개 결흉병은 약을 먹으면 곧 토하는데 오직 감수가루를 입에 넣어 침으로 삼키고 따뜻한 물을 머금었다 넘기면 약을 도로 토하지 않는다. 일찍이 결흉을 치료하는데 감수산을 따뜻한 물로 먹였더니 다섯 번은 바로 토하고 여섯 번째에 이르러 다시 토하지 않고 설사를 한 차례 했다.

이튿날 또 감수를 사용하니 한 번 설사를 하고 병이 나았다. 무릇 결흉은 險證이 아닌 것이 없으니 마땅히 먼저 감수를 쓰고 이어서 형방도적산을 달여 먹여서 병을 눌러야 한다.

헛구역질하고 숨이 차나 약을 다시 토하지 않는 경우에는 감수를 쓰지 말고 단지 형방도적산에 백복령과 택사 각각 1돈을 더 넣어서 2, 3회 먹되 또 연일 먹으면 역시 병이 낫는다.

입이 마르고 갈증이 나며 헛소리하는 것은 아

急用 甘遂 仍煎 地黃白虎湯
三四貼 以壓之 又 連日服
地黃白虎湯.

張仲景 曰 傷寒 表未解
醫反下之云者
以承氣湯下之謂也
非十棗陷胸之謂也.

然 十棗陷胸 不如 單用甘遂
或用 甘遂天一丸.
結胸 甘遂末 例用三分
大結胸 用五分.

龔信所論 燥渴譫語
煩躁死者 若 十棗湯下後
因以譫語證治之
連用白虎湯則 煩躁者
必無不治之理.

주 심한 험증이니 급히 감수를 쓰고 이어서 지황백호탕 3, 4첩으로 누르고 또 연일 지황백호탕을 쓴다.

장중경이 말하길 상한에 表證이 아직 풀리지 않았는데 의사가 반대로 설사시킨다고 하는 것은 승기탕으로 설사시킨 것을 말하며 십조탕이나 함흉탕을 이르는 것이 아니다.

그러나 십조탕과 함흉탕은 감수 한 가지만 쓰거나 혹은 감수천일환을 쓰는 것만 못하다. 결흉에 감수 가루를 보통 3푼을 쓰고 대결흉에는 5푼을 쓴다.

공신이 말한 바 燥渴하고 헛소리하며 번조하여 죽을 지경인 경우에도 만약 십조탕으로 설사시킨 후 헛소리하는 증을 다스리고 연이어 백호탕을 사용하면 번조한 것도 반드시 치료하지 못할 리 없다.

討 論

❶ 본문의 "右張仲景所論三證"은 結胸(대소함흉탕), 蓄水(오령산), 縣飮(십조탕) 세 가지를 말한다. 결흉은 邪熱과 痰水가 결합하여 흉복강에 있는 것, 蓄水는 膀胱 氣化失調로 水液이 방광에 몰려 있는 것, 縣飮은 水飮이 胸膈에 정체되어 있는 것으로서, 이들은 病因(痰,飮,水), 病機, 病性(陰陽), 病證(燥渴譫語, 心下硬滿脇下痛, 嘔吐泄瀉)의 차이가 있어서 輕重을 함께 비교할 수 없다. 더구나 蓄水와 縣飮은 소음인의 병증으로 분류해야 한다.

❷ 소양인 결흉(熱實結胸)에 甘遂를 써서 邪氣를 제거한 후 형방도적산이나 지황백호탕으로 조리하는 것도 한 가지 방법이다.

修 訂

소양인 결흉은 먼저 甘遂를 써서 實邪를 제거하고, 사기가 없어진 후 형방도적산이나 지황백호탕을 써서 調理한다.

9-18

甘遂 表寒病 破水結之藥也.
表病 可用甘遂而 不用石膏.
石膏 裡熱病 通大便之藥也.
裡病 可用石膏而
不可用甘遂.

然 揚手擲足 引飲泄瀉證
用石膏 痺風膝寒
大便不通證 用甘遂.

감수는 表寒병에 물이 막힌 것을 풀어헤치는 약이다. 表病에 감수를 쓰고 석고는 쓰지 않는다. 석고는 裏熱病에 대변을 통하게 하는 약이다. 이병에는 석고를 쓰고 감수를 쓰지 않는다.

또 손발을 내던지고 물을 마시며 설사를 하는 증에 석고를 쓰고, 팔 다리가 아프고 무릎이 시리고 대변이 불통하는 증에 감수를 쓴다.

討 論

表寒病이라면 辛溫解表하는 약을 써야 하지만, 감수는 苦寒하고 瀉下逐水 逐痰하는 약으로서 表病과는 상관이 없다. 甘遂는 大腹과 흉협의 停飮을 제거하는 약이니 裏病에 쓰는 약이라 할 수 있다. 석고는 淸熱瀉火 除煩止渴하여 감수와 전연 다른 병증에 쓰는 약이다. 表裏는 따질 것이 없이, 복부의 痰飮이냐 胃의 氣分熱이냐를 따져서 구분하면 된다.

| 석고 | 辛甘 大寒 | 淸熱瀉火 除煩止嘔 | 肺胃氣分實熱證 肺熱喘咳 胃熱嘔吐 邪火頭痛 牙齦腫痛 口瘡 | 脾胃虛寒 陰虛發熱者 忌用 |
| 감수 | 苦甘寒 有毒 | 瀉下逐水 逐痰 | 腹水 胸脇停飮 水腫 風痰癲癇 癲狂 | 用法을 지키고 虛證에는 쓰지 말 것. |

泄瀉는 석고의 證이 아니고, 痺風膝寒은 甘遂의 證이 아니다.

修 訂

감수는 흉복강에 停飮을 제거할 때 쓰고, 석고는 陽明經의 氣分熱이 왕성할 때 쓴다.

9-19

少陰人 傷寒病
有小腹硬滿之證
少陽人 傷寒病
有心下結胸之證
此二證 俱是 表氣陰陽虛弱
正邪相爭 累日不決之中
裡氣亦秘澁不和而
變生此證也.

소음인 상한 병에는 아랫배가 단단하고 그득한 증이 있고, 소양인 상한병에는 心下의 결흉증이 있다.
이 두 증은 모두 表氣의 음양이 허약하여 정기 사기가 서로 싸우며 오래 되어 裏氣가 또한 秘澁不和하므로 이증이 생기는 것이다.

解 釋

소음인 상한병 小腹硬滿證은 축혈증(6-7, 6-8)을 말하고, 소양인 상한병 심하결흉은 열실결흉(9-13, 9-16)이다. 이 두 가지 병증은 모두 表位의 邪氣가 誤治 등으로 正氣虛弱하게 되어 內陷하므로 생기는 공통점이 있다.

9-20

李子建 傷寒十勸論曰
傷寒腹痛 亦有熱證
不可輕服溫煖藥.
又曰 傷寒自利 當觀陰陽證
不可例服 溫煖 及 止瀉藥.

이자건 상한십권론에 말하길 傷寒으로 배가 아플 때 열증도 있으니 경솔히 온난한 약을 먹으면 안 된다. 또 말하길 상한으로 설사할 때 마땅히 음양을 살펴야 하니 예사로이 여겨 온난한 약이나 지사약을 먹어선 안 된다.

> • 이자건 : 宋代醫學家. 仲景의 책을 공부하여 行醫하면서 상한을 잘 치료해 많은
> 사람을 고쳤다. 그는 상한병에 惡證은 없는데, 庸醫가 약을 잘못 써 종
> 종 환자를 죽인다고 생각했다. 《상한십권》을 지었으며 《경악전서》
> 에 일부가 전한다.

解 釋

《동의보감·상한십권》에서 인용. 陽明胃腑實熱로 생긴 복통이라면 溫暖한 약으로 더 심해질 것이고, 熱結旁流 같은 自利에 溫暖한 약이나 止瀉약을 쓰면 환자를 더욱 고생시킬 것이다. 證을 가려 약을 써야 한다(辨證論治)는 당연한 말이다.

修 訂

《동의보감·상한십권》 "傷寒腹痛 亦有熱證 不可輕服溫煖藥.", "傷寒自利 當看陰陽證 不可例服溫煖及止瀉藥."

9-21

朱震亨曰 傷寒陽證
身熱 脈數 煩渴引飮
大便自利者 宜柴苓湯.

주진형이 말하길 傷寒 陽證으로 몸에 열이 있고 맥이 빠르고 번갈하여 물을 마시며 절로 설사가 나는 사람은 시령탕으로 치료한다.

討 論

《동의보감·傷寒自利》에 단계의 말로 되어 있으나 《단계심법》 등 단계의 저술에서 시령탕을 찾을 수 없다. 다만 《의학입문·正傷寒》에 "表裏俱熱 大便自利者 柴苓湯加山梔木通." 《의학입문·暑類》에 "目痛鼻燥 鼓頷 屬陽明 熱多寒小 煩渴尿赤者 柴苓湯." 등 시령탕에 관한 문구가 보인다.

시령탕은 소시호탕과 오령산을 합방한 것으로 이런 식의 용약은 후세에 나타난 것이다. 소시호탕증(口苦 咽乾 目眩 胸脇苦滿 往來寒熱 黙黙不欲飮食 心煩喜嘔 苔薄白 脈弦)과 오령산증(惡寒 發熱 渴欲陰水 水入卽吐 小腹脹滿 小便不利 脈浮)이

같이 나타날 때 쓴다. 이것은 소양병과 태양병 蓄水證이므로 陽證이다.

修 訂

《동의보감》 "傷寒陽證 身熱脈數 煩渴引飮 大便自利 宜柴苓湯 丹心."

9-22

盤龍山老人 曰
少陽人 身熱頭痛泄瀉者
當用 猪苓車前子湯
荊防瀉白散.
身寒腹痛泄瀉者 當用
滑石苦參湯 荊防地黃湯.
此病 名謂之 亡陰病.

반룡산 노인이 말하길 소양인으로 몸에 열이 나고 머리가 아프고 설사가 나는 사람은 당연히 저령차전자탕이나 형방사백산을 쓴다.

몸이 차고 배가 아프며 설사가 나는 사람은 당연히 활석고삼탕이나 형방지황탕을 쓴다. 이 병을 이름하여 망음병이라 한다.

討 論

❶ 身熱 頭痛 泄瀉만 가지고 증을 확정할 수 없지만, 이것이 9-20의 傷寒腹痛 熱證과 傷寒自利를 말한다면 소승기탕의 實熱下利나 갈근황금황련탕의 裏熱挾表邪下利가 여기 속한다고 볼 수 있다. 이 경우 역시 저령차전자탕이나 형방사백산과는 적응증이 다른 것이지, 소양인이라고 무조건 이들을 써야 하는 건 아니다.

소승기탕	대황 4량 후박 2량 지실 3매	瀉熱通便 消滯除滿	陽明病 胃燥內實, 下利譫語		熱結旁流, 燥屎
갈근황금황련탕	갈근 반근 감초 2량 황금 3량 황련 3량	表裏兩解 清熱止利	裏熱挾表邪下利	발열 두통 설사	表邪挾熱利
저령차전자탕	복령 택사 각 2전 저령 차전자 각 1전5푼 지모 석고 강활 독활 형개 방풍 각 1전	祛風除濕 清熱利水	風濕在表, 裏有實熱兼水濕		表寒胃熱挾水濕

형방사백산	생지황 3전 복령 택사 각 2전 지모 석고 강활 독활 형개 방풍 각 1전	祛風濕, 滋陰淸熱 利水	風濕在表, 裏有濕熱	발열 두통 설사	胃熱傷津
활석고삼탕	복령 택사 활석 고삼 각 2전 천황련 황백 강활 독활 형개 방풍 각 1전	淸熱利濕 祛風	風濕在表, 裏有濕熱		濕熱
형방지황탕	숙지황 산수유 복령 택사 각 2전 차전자 강활 독활 형개 방풍 각 1전	滋陰除濕 祛風	風濕在表, 陰虛濕熱		腎陰虛

❷ 身寒 腹痛 泄瀉면 곽향정기산 이중탕 등의 陰寒證 泄瀉가 마땅하겠지만, 활석고삼탕과 형방지황탕을 쓴다고 한 것으로 보아 身寒은 表寒, 복통 泄瀉는 熱證이라고 해석할 수 있다. 表邪와 熱利라면 갈근금련탕의 적응증이다. 갈근금련탕과 활석고삼탕 형방지황탕을 증에 따라 구분해 쓴다.

❸ 《此事難知》 등에 "汗多亡陽 下多亡陰."의 說法이 있긴 하지만 그렇다고 설사 하면 곧 亡陰이 되는 것은 아니다. 海藏이 본래 下多亡陰을 논한 것은 지나친 攻下를 통해 陰氣를 손상시키는 誤治의 위험을 말한 것이다. 아무리 소양인이라 고 해도 설사가 나면 곧 亡陰이라고 생각할 필요가 없다. 亡陰은 陰分이 고갈되 어 陽을 相濟하지 못하므로 "熱汗 身熱 煩躁不安 口渴 脈細無力."의 熱證이 나 타나는 것을 말한다.

《此事難知·卷一》

"下多亡陰 : 下者本所以助陰也 若陰受陽邪熱結有形 須當除去 已敗壞者 以致新陰 此 所謂益陰而除火熱邪氣也 陽邪已去而復下之 反亡陰也 經曰重陰必陽 故陰氣自亡 下多 亡陰 此之謂也."

修 訂

소양인의 傷寒熱證에서 身熱 頭痛 泄瀉하면 저령차전자탕이나 형방사백탕을 쓸 경우가 있다. 만일 表寒하고 裏濕熱하면 활석고삼탕이나 형방지황탕증이 있나 살펴 본다.

9-23

少陽人 身熱頭痛泄瀉
一二日 或 三四日而
泄瀉無故自止 身熱頭痛不愈
大便反秘者 此 危證也.
距譫語不遠.

소양인의 몸에 열이 나고 머리가 아프고 설사가 나다가 1, 2일 혹은 3, 4일이 되어 설사가 절로 멈추나 열이 나고 머리가 아픈 것이 안 나으며 대변이 도리어 변비가 되는 것은 위증이다. 머지않아 헛소리를 할 것이다.

解 釋

　소양인은 본래 陰虛熱盛한 체질이므로 쉽게 傷陰한다. 소양인 상한열증 신열두통 설사는 裏에 熱邪가 있기 때문으로 淸熱하거나 攻下하여 陽邪를 제거해서 치료해야 하지만, 이러한 치료가 없이도 설사가 멈추고 변비가 되면서 신열 두통이 여전하면 열사가 제거되지 않고 傷陰한 것이다. 邪熱이 蒸騰하여 譫語가 발생할 수 있다.

9-24

泄瀉後 大便 一晝夜間
艱辛一次滑利 或 三四五次
小小滑利 身熱頭痛因存者
此 便秘之兆也.
譫語前 有此證則
譫語當在數日
譫語後 有此證則
動風必在咫尺.

설사 후 활변을 하루에 한 번 간신히 보거나 3, 4, 5번 조금씩 보며 몸에 열이 있고 머리가 아픈 증이 여전히 있는 사람은 변비가 되려는 조짐이다.
헛소리하기 전에 이런 증상이 있으면 헛소리가 며칠 내에 나타날 것이고, 헛소리를 한 후에 이런 증상이 있으면 곧 풍이 일어날 것이다.

解 釋

　소양인 상한열증 신열두통 설사가 있다가 점차 대변이 어렵게 나오고 여전히 신열 두통이 있으면 열사로 인해 陰液이 손상된 것이다. 장차 便秘가 되고 심하면 譫語가 되며, 더욱 심하면 邪熱動風할 것이다.

9-25

少陽人 忽然有吐者
必生奇證也 當用
荊防敗毒散 以觀動靜而
身熱 頭痛 泄瀉者
用石膏無疑 身寒 腹痛
泄瀉者 用黃連·苦參無疑.

소양인이 갑자기 토하는 것은 필경 기이한 증이 생긴 것이다. 형방패독산을 쓰고 동정을 살핀다. 열이 나고 머리가 아프고 설사하면 틀림없이 석고를 쓸 증상이고, 몸이 차고 배가 아프고 설사를 하면 황련과 고삼을 써야 한다.

討論

  소양인은 胃熱이 왕성하여 평소 소화력이 강하지만 熱邪가 胃氣下降을 막으면 갑자기 토할 수 있다. 이런 증에는 淸熱止嘔하는 죽엽석고탕 등을 쓸 수 있을 것이다. 이때 구토를 가라앉히는 것은 석고보다 죽엽과 죽여, 반하의 효능이다. 단순한 위열인 경우 석고 하나만으로도 효과가 있겠지만, 임상에서 이런 경우가 얼마나 될 것인가. 소양인이 外寒裏熱로 복통 설사할 때 황련 고삼을 쓸 수 없는 것은 아니지만, 갈근처럼 外寒을 치료하는 약제를 병용해야 한다(갈근황련황금탕 등).

죽엽	甘淡寒	淸熱瀉火 淸心除煩 利尿	熱病心煩口渴 口苦生瘡 嘔穢 小便赤澁 熱痛	임신부 勿服
석고	辛甘寒	淸熱瀉火 除煩止渴	肺熱咳喘 壯熱心煩 口渴引飮 譫語狂躁 大汗 發斑 脈洪大 胃火上炎 牙痛 頭痛	胃實熱이 없으면 愼用
황련	苦寒	淸熱燥濕 瀉火解毒	痢疾 嘔吐嗜酸 胸痞脇脹 高熱 煩躁 口渴 神昏譫語 吐血 衄血 口舌生瘡 癰腫瘡瘍 耳目腫痛 目赤	脾胃虛寒者 不宜用
고삼	苦寒	淸熱燥濕 祛風殺蟲 利尿	濕熱黃疸 瀉裏 白帶 皮膚瘙痒 膿疱瘡 小便不利 腎經濕熱致夢遺 尿後餘瀝	脾胃虛寒 老人 愼用

9-26

嘗見　少陽人兒　生未一周年
忽先一吐而後　泄瀉　身熱
頭痛　揚手擲足　轉輾其身
引飮泄瀉　四五六次
無度數者　用　荊防瀉白散
日三貼　兩日六貼　然後
泄瀉方止　身熱頭痛淸淨.
又　五六貼而　安.

돌이 채 안된 소양인 아기가 홀연 먼저 토한 후에 설사하고 열이 나고 머리가 아프며 손을 내 젓고 엎치락뒤치락 하며 물을 찾고 설사를 여러 번 하는 데에 형방사백산을 하루에 세 첩씩 이틀간 쓴 연후에 설사가 곧 그치고 열나고 머리 아픈 증이 맑아졌다. 또 5, 6첩을 써서 안정시켰다.

解 釋

오심구토 설사 발열 口渴多飮은 火熱 혹은 暑邪가 胃腸을 손상하여 위장의 腐熟傳導작용이 失常하여 생긴다. 만일 대변이 稀薄하여 漿汁과 비슷하고 냄새가 지독하며 항문에 灼熱感이 있고, 尿短赤澁痛 舌紅 脈數하다는 점을 확인할 수 있으면 더 확실하다.

형방사백산은 지모 석고 건지황으로 청열생진하고, 복령 택사로 除濕하며, 강활 독활 형개 방풍으로 거풍제습하여 이러한 熱瀉를 치료할 수 있다.

9-27

少陽人　身熱頭痛　揚手擲足
引飮者　此　險證也.
雖泄瀉　必用石膏.
無論泄瀉有無　當用
荊防瀉白散　加　黃連　瓜蔞
各一錢　或　地黃白虎湯.

소양인이 열이 나고 머리 아프고 손발을 내젓고 물을 마시면 이는 險證이다. 설사를 하더라도 석고를 반드시 써야 한다. 설사가 있든 없든 형방사백산에 황련 과루를 각 1전씩 넣어 쓰던가 혹은 지황백호탕을 쓴다.

討 論

본문의 "신열두통…"은 9-26의 소양인 병안을 보충하는 것이라 볼 수 있다. 石膏는 설사를 치료하는 약이 아니지만, 소양인의 병증이 胃熱爲主이기 때문에 석고를 쓴다는 설명이다. 하지만 동일한 병증에 앞에서는 형방사백산을 쓰고, 다시 형백사백산에 황련 과루를 가해 쓰던가 지황백호탕을 쓴다고 한 것은 맞지 않는다. 황련 과루를 가해야 한다면 왜 가해야 하는지, 지황백호탕을 쓸 때는 어떤 증의 변화가 있는지 제시해 주어야 마땅하다.

형방사백산은 表에 風濕이 있고, 胃腸에 實熱과 水濕이 있는 증에 사용하는 처방이다. 석고는 肺胃氣分의 熱을 가라앉힌다면 황련은 心肝肺胃 上焦實熱을 치료하니까, 형방사백산에 비해 實熱이 상초에 蔓延해 있다면 황련을 가하고, 痰證이 겸해있다면 과루를 다시 가한다. 지황백호탕은 형방사백산에 비해 水濕이 없고, 풍습이 약한 증에 쓴다. 따라서 설사가 있다면 형방사백산이 더 적합할 것이다.

修 訂

소양인이 身熱頭痛 口渴引飲하면 설사를 하더라도 형방사백산으로 치료한다. 석고는 淸胃熱하기 위해 필요하다. 만일 상초열증이 더 심하고 痰이 있으면 황련 과루를 가해 쓰고, 설사가 심하지 않으면 지황백호탕을 쓴다.

9-28

凡 少陽人 有身熱頭痛則
已非輕證而.
兼有泄瀉則 危險證也.
必用 荊防瀉白散 日二三服
又連日服 身熱頭痛
淸淨然後 可免危險.

무릇 소양인이 열이 나고 머리가 아프면 경증이 아니다. 겸해서 설사가 나면 위험한 증이다. 반드시 형방사백산을 하루에 두 세 번씩 연달아 먹여서 열과 두통이 사라진 후에 위험을 면한 것이라 하겠다.

解 釋

  소양인 身熱頭痛증의 위험을 강조. 소양인은 평소에도 열이 많은데, 신열두통이 있다는 것은 그 열이 더욱 많아진 것이므로 위험하다. 이때는 형방사백산으로 열을 감소시켜야 한다.

9-29

少陽人 身寒 腹痛 泄瀉
一晝夜間 三四五次者
當用 滑石苦蔘湯.
身寒 腹痛 二三晝夜間
無泄瀉 或艱辛一次泄瀉者
當用 滑石苦參湯
或用 熟地黃苦參湯.

소양인이 몸이 차고 배가 아프며 하루에 3, 4, 5번 설사를 하면 당연히 활석고삼탕을 쓴다. 몸이 차고 배가 아프며 2, 3일간 설사가 없던가 혹은 겨우 한 번 설사하면 마땅히 활석고삼탕이나 숙지황고삼탕을 쓴다.

解 釋

  소양인 身寒이란 앞에서(9-22) 논의 했듯이 表位 혹은 上焦의 寒이지 결단코 裏나 下焦 복부의 寒이 아니다. 만일 복부 脾腎의 寒이라면 황련 황백 고삼이 들어간 약을 먹고 견딜 수가 없을 것이다. 본래 脾腎虛寒은 소음인의 특징이므로, 이제마는 소양인이 身寒하더라도 脾腎은 결코 寒해지지 않는다고 본 것이다.

  소양인 身寒 腹痛 泄瀉를 활석고삼탕으로 치료한 것은 소양인의 身寒이 外寒의 의미이고, 복통 설사는 濕熱性이기 때문이다. 따라서 강활 독활 형개 방풍으로 外寒을 發散하고, 고삼 황련 황백으로 淸熱燥濕하며, 복령 택사로 利水滲濕한다. 숙지황고삼탕은 활석고삼탕에 비해 表寒이 없고, 裏熱도 적은 대신 腎虛가 더 심한 경우에 쓴다.

활석고삼탕	복령 택사 활석 고삼 각 2전 천황련 황백 강활 독활 형개 방풍 각 1전	發散表寒 淸熱燥濕	表寒裏濕熱	裏熱	表寒
숙지황고삼탕	숙지황 4전 산수유 2전 백복령 택사 지모 황백 고삼 각 1전	滋陰降火 利水滲濕	腎陰虛火亢		陰虛

9-30

嘗見　少陽人

恒有腹痛患苦者　用

六味地黃湯　六十貼而　病愈.

又見　少陽人　十餘年　腹痛患

若一次起痛則　五六個月

或三四個月　一二個月　叫苦者.

每起痛臨時　急用

滑石苦參湯　十餘貼　不痛時

平心靜慮　恒戒哀心怒心

如此　延拖一周年而　病愈.

又見　少陽人小兒

恒有滯證痞滿　間有腹痛

腰痛　又有口眼喎斜初證者

用獨活地黃湯　一百日內

二百貼服　使之平心靜慮

恒戒哀心怒心　一百日而

身健病愈.

일찍이 소양인으로서 항상 복통이 있는 사람을 육미지황탕 60여 첩을 쓰고 병이 낫는 것을 보았다. 또 소양인이 십여 년 복통을 앓았는데, 한 번 통증이 일어나면 5, 6개월 혹은 3, 4개월 혹은 1, 2개월 부르짖으며 아팠다.

매번 통증이 일어날 때 급히 활석고삼탕 십여 첩을 쓰고 통증이 없을 때 평정을 유지하게 하며 항상 슬퍼하는 마음과 성내는 마음을 조심하였더니 일 년이 지나자 낳았다.

또 소양인 소아가 항상 滯症이 있고 더부룩하며 그득하고 가끔 복통과 요통이 있으며, 또 구안왜사의 초증이 있는 것을 독활지황탕을 100일 동안 200첩을 쓰고, 평정을 유지하게 하며 슬퍼하는 마음과 성내는 마음을 조심하게 하였더니 100일 만에 몸이 건강해지고 병이 나았다.

解釋

　복통 등 대부분의 병증이 체질과 관련 있다고 보는 것이 사상의학이다. 따라서 소양인의 복통은 陰虛熱盛한 체질특징이 원인이 되고, 이것은 육미지황탕으로 다스려 질 수 있다. 보통 허증의 복통은 완만하고 격심하지 않지만 실증의 복통은 격렬하기 때문에 부르짖으며 아프다. 소양인은 火熱이 특징이므로 즉 實火로 인한 복통이다. 이것은 황련이 들어있는 활석고삼탕으로 치료한다. 實火는 종종 七情이 過激하거과 술, 매운 음식, 기름기 음식 등에 의해 발생하거나 加重되기 때문에 화를 치료할 때 마음을 다스리고 음식을 조심하는 것이 필요하다.

　소양인이 痞滿과 滯症腹痛이 있으면 濕熱이 원인이다. 요통과 구안왜사 初證은 風濕이다. 그러므로 독활 방풍으로 祛風濕하고, 복령 택사로 利水滲濕하며, 숙지황 산수유로 養血塡精하여 正氣를 보한다.

9-31

古醫 有言 頭無冷痛
腹無熱痛 此言 非也.
何謂然也
少陰人 元來 冷勝則 其頭痛
亦自非熱痛而 卽 冷痛也
少陽人 元來 熱勝則 其腹痛
亦自非冷痛而 卽 熱痛也.

古醫 又言 汗多亡陽
下多亡陰 此言是也.
何謂然耶
少陰人 雖則冷勝 然
陰盛格陽 敗陽外遁則
煩熱而 汗多也.
此之謂 亡陽病也.

少陽人 雖則熱勝 然
陽盛格陰 敗陰內遁則
畏寒而 泄下也.

옛 의사들이 말하길, 머리는 차서 아픈 게 없고 배는 열이 나서 아픈 게 없다고 하였지만 아니다. 어째서 그런가 하니 소음인은 원래 찬 기운이 많기 때문에 두통도 또한 열통이 아니라 냉통이고, 소양인은 원래 열이 많기 때문에 복통도 냉통이 아니라 열통인 것이다.

옛 의사가 또 말하길 땀을 많이 흘리면 망양이고, 설사를 많이 하면 망음이라 하였는데, 이 말은 맞다. 어째서 그런고 하니 소음인은 비록 찬 기운이 많다고 하나 陰盛格陽으로 敗한 양이 밖으로 달아나 번열하고 多汗하는 것이다. 이것을 일러 망양병이라 한다.

소양인은 비록 열이 많으나 陽盛格陰으로 패한 음이 안으로 달아나 속이 차고 설사를 하는 것이다. 이것을 일러 망음병이라 한다. 망음망

此之謂 亡陰病也.
亡陽亡陰病 非用藥 必死也.
不急治 必死也.

양병은 약을 쓰지 않으면 필경 죽는다. 급히 치료하지 않으면 반드시 죽는다.

討 論

❶ "頭無冷痛 腹無熱痛."은 고전에서 찾아볼 수 없으므로 俗說이었던 것으로 보인다. 소음인 頭冷痛, 소양인 腹熱痛은 이제마의 주장이 타당하다.

❷ "汗多亡陽 下多亡陰."에 대해선 9-22 《此事難知》 참조. 원문의 의미는 汗下하지 말아야할 證에 汗下하거나, 지나친 汗下로 正氣를 손상한 경우를 말하나, 이제마는 이를 "설사를 많이 하면 亡陰, 땀을 많이 내면 亡陽"이라고 단순하게 해석하였다. "汗多亡陽" 뒤에 "少陰人 雖則冷勝 然 陰盛格陽 敗陽外遁 則 煩熱而 汗多也."하고 "下多亡陰" 뒤에 "少陽人 雖則熱勝 然 陽盛格陰 敗陰 內遁則 畏寒而 泄下也."한 것이 그 증거다. 즉 소음인 설사는 시작부터 음성 격양 때문이고, 소양인 多汗은 시작부터 양성격음 때문이라는 주장. 이는 틀린 말이다.

修 訂

소음인은 두통이 생겨도 冷痛이 많고, 소양인은 복통이 생겨도 熱痛이 많다. 소음인을 치료할 때 땀을 많이 내게 하면 亡陽이 되기 쉽고, 소양인은 설사를 많이 시키면 亡陰이 되기 쉬우니 주의해야 한다.

9-32

亡陽者 陽 不上升而
反爲下降則 亡陽也.
亡陰者 陰 不下降而
反爲上升則 亡陰也.

망양은 양이 올라가지 못하고 도리어 아래로 내려가 망양이라 하고, 망음은 음이 내려가지 못하고 도리어 올라가므로 망음이라 한다.

陰盛格陽於上則　陽爲陰抑
不能上升於胸膈　下陷大腸而
外遁膀胱故　背表煩熱而
汗出也.

煩熱而　汗出者　非陽盛也.
此　所謂　《內氷外炭》
陽將亡之兆也.

陽盛格陰於下則　陰爲陽壅
不能下降於膀胱　上逆背膂而
內遁膈裡故　腸胃畏寒而
泄下也.

畏寒而　泄下者　非陰盛也.
此　所謂　《內炭外氷》
陰將亡之兆也.

상초에서 음이 성하여 양을 내치면 양이 음에게 눌리어 흉격에서 올라가지 못하고 대장으로 내려가 방광으로 도망간다. 그러므로 등의 걸이 번열하고 땀이 나는 것이다.

번열하고 땀이 나는 것이 양이 성해 그런 것이 아니다. 이는 이른바 안은 얼음 같고 밖은 불타는 숯불 같으니 양이 장차 망하려는 징조이다.

하초에서 양이 성하여 음을 내치면 음이 양에 의해 막히므로 방광으로 하강하지 못하고 위로 올라가 흉격 속으로 도망가니 腸胃가 한을 두려워하고 설사를 한다.

寒을 두려워하고 설사하는 것은 음이 성한 것이 아니다. 이를 이른바 안에는 탄불이 있고 밖은 얼음과 같다고 하는 것이며 장차 음이 망하려는 징조다.

討論

　이제마에 의하면 "陽은 올라가야 하고, 陰은 내려가야 한다."는 것인데, 이는 水升火降의 인체 氣機와 어긋난다. 亡陽과 亡陰은 모두 전신 음양의 根本이 되는 腎中精氣의 손상이지, 하초의 양이 상승하지 못한다던가, 상초의 음이 하강하지 못하여 생기는 것이 아니다.

修訂

　본문 삭제

9-33

少陰人病 一日發汗

陽氣上升 人中穴先汗則
病必愈也而.

二日三日 汗不止 病不愈則
陽不上升而 亡陽 無疑也.

少陽人病 一日滑利
陰氣下降 手足掌心先汗則
病必愈也而.

二日三日 泄不止 病不愈則
陰不下降而 亡陰 無疑也.

凡 亡陽亡陰病 明知醫理者
得病之前 可以預執證也.

得病一二日 明白易見也
至于三日則 雖愚者 執證亦
明若觀火矣.

用藥 必無過二三日矣
四日則 晚矣 五日則 臨危也.

소음인의 병에 첫날 땀이 나는데 양기가 올라가 인중혈에서 먼저 땀이 나는 즉 병이 반드시 날 것이다. 2, 3일 땀이 그치지 않고 병이 낫지 않는 것은 양이 올라가지 않는 것이니 망양이 틀림없다.

소양인 병에 첫날 설사하는데 음기가 내려가 손발바닥에서 먼저 땀이 나면 반드시 병이 낫는 것이다. 2, 3일 설사가 그치지 않고 병이 낫지 않는 것은 음기가 내려가지 않는 것이니 망음이 틀림없다.

무릇 망양망음병은 병리를 정확히 알아야 병이 들기 전에 미리 증을 예측하여 예방할 수 있다. 병이 든 1, 2일이 되면 쉽게 알 수 있고, 3일 정도 되면 우둔한 사람이라도 증을 알 수 있을 만큼 명약관화한 법이다. 약을 씀에 2, 3일을 지나지 않아야 할 것이고, 4일이면 늦을 것이고 5일이면 위험할 것이다.

討 論

　　소음인 병증이 치유될 때 인중에 땀이 나고, 소양인 병증 치유시 손발바닥에 땀이 나는 것은 이제마의 경험으로 참고해 볼만 하다. 하지만 설사를 한다고 반드시 망음이 된다고 볼 수 없으며, 병증의 종류나 치료 방법에 따라 인중이나 손발바닥에 땀이 나지 않을 수도 있다고 본다.

修 訂

내(이제마)가 경험하기로 소음인을 치료하여 인중에 땀이 나면 병이 나았고, 소양인은 손발바닥에 땀이 나면 나았다. 소양인을 잘못 下하면 망음이 되기 쉬우니 이 점을 미리 예측해야 할 것이다.

9-34

少陰人 平居 裡煩汗多者
得病則 必成亡陽也
少陽人 平居 表寒下多者
得病則 必成亡陰也.

亡陽亡陰人 平居 預治
補陰補陽 可也 不可
至於亡陽亡陰 得病臨危
然後 救病也.

소음인이 평상시에 속이 답답하고 땀이 많으면 병을 얻은 뒤엔 반드시 망양이 되고, 소양인이 평소에 겉이 차고 설사를 많이 하면 병을 얻은 뒤엔 반드시 망음이 될 것이다.

망양이나 망음이 되는 사람은 평상시에 미리 음이나 양을 보하여 예방할 것이고, 망음 망양이 된 뒤에 구하려 하면 안 된다.

討 論

만일 亡陽과 亡陰이 眞氣損亡의 위중한 상태라는 본래의미로 보면 실지로 亡陽과 亡陰 환자를 보기가 쉽지 않다. 이는 高熱大汗하거나 發汗太過, 吐瀉過度, 失血過多라는 격렬한 병증을 겪은 뒤에 오기 쉬운데, 그 과정에서 치료를 받고 회복하여 망양 망음까지 가는 예가 별로 없기 때문이다.

망양 망음은 잘못 치료하면 죽을 수도 있는 위험한 증후이기 때문에 가급적 미리 예방하여야 한다. 따라서 본문의 "반드시 망양 망음이 된다."는 말은 소음인을 발한시키거나 소양인을 공하할 때 망양 망음을 예방해야 한다는 정도로 바꾸는 것이 좋다고 본다.

修訂

소음인 發汗이 지나치면 망양이 되고, 소양인 攻下가 지나치면 망음이 되기 쉽다. 망양 망음은 위험한 증상이어서 자칫 잘못 치료하면 죽을 수도 있으니 미리 대비하고 예방하여야 한다.

9-35

少陰人 病愈之汗
人中先汗而 一次發汗
胸膈壯快而 活潑 亡陽之汗
人中 或汗 或不汗 屢次發汗
胸膈悶燥而 下陷也.

少陽人 病愈之泄
手足掌心先汗而 一次滑泄
表氣清寧而 精神爽明
亡陰之泄 手足掌心不汗
屢次泄利 表氣溯寒而
精神鬱冒.

소음인의 병이 나을 때는 인중에 먼저 땀이 나고 한 번 땀이 나면 흉격이 시원해지고 활발해지나 망양은 인중에 혹은 땀이 나거나 혹은 안 나고 관계없이 여러 차례 땀이 나도 흉격이 답답하고 번조하며 기운이 꺼진다.

소양인이 병이 날 때는 설사를 하며 손발 바닥에 먼저 땀이 나고 한 번 설사를 하면 겉의 기운이 맑아지고 안정되며 정신이 또렷해지나 망음이 되면 손발바닥에 땀이 나지 않고 여러 번 설사를 해도 겉의 기운이 거꾸로 차고 정신이 흐릿해 진다.

解釋

汗下하여 病邪를 제거하면 正氣가 회복되면서 활동이 靈敏해지고 정신이 또렷해지며, 말과 동작이 평상시와 같아진다. 이것을 得神이라고 한다. 반면에 病邪가 제거되지 않고 오히려 正氣를 손상시키면 정신이 흐릿해지고, 몸이 무겁고 피로하며 흉격이 번조하게 된다. 이것을 失神이라고 한다.

소음인 人中汗과 소양인 掌中汗은 이제마의 경험이다.

9-36

少陰人　胃家實病

少陽人　結胸病

正邪陰陽　相敵而相格

故　日久而後　危證始見也

少陰人　亡陽病

少陽人　亡陰病

正邪陰陽　不敵而相格

故　初證　已爲險證　繼而

因爲危證矣.

譬如用兵　合戰交鋒

初一日　合戰　正兵

爲邪兵所敗　折正兵幾許兵數

二日　又戰　又敗　又折幾許數

三日　又戰　又敗　又折幾許數

以三日交鋒　觀之則

將愈益戰而　愈益敗

愈益折矣　若　四日復戰

五日復戰則　正兵之全軍

覆沒　可知矣.

所以用藥　必無過三日也.

소음인의 위가실병과 소양인의 결흉병은 정기와 사기, 음과 양이 서로 대치하면서 내치기 때문에 오래 지나야 위중한 증상이 비로소 나타난다.

소음인의 망양병과 소양인의 망음병은 정기와 사기 음과 양이 적수가 되지 않은 상태로 내치기 때문에 처음 증에 벌써 험증이 계속되고 이어서 위증이 된다.

병사를 써서 전투하는 것에 비유하면 첫날 싸움에 正兵이 私兵에게 패하여 정병의 얼마를 잃고 둘째 날 다시 싸워서 또 패하여 병사를 잃고, 셋째 날 또 싸워서 패하여 병사를 잃은 것이니

삼일동안 싸운 걸로 본다면 장차 더 싸울수록 병사를 더 잃게 되어 4일째 또 싸우고 5일째 또 사우면 정병의 전군을 모두 잃게 될 것을 알 수 있다.

그러므로 약을 씀에 3일을 넘기면 안 된다.

解　釋

　胃家實(소음인 병이 아님)과 결흉 등은 正氣가 病邪에 대항하고 있는 형편이라 오래 걸려 正氣가 손상된 후 비로소 위험해 지나, 망음과 망양은 正氣가 남아있지

않아서 처음부터 위험하다. 급히 약을 써서 정기를 보존해야 한다.

9-37

盤龍山老人者 李翁所居地
有盤龍山 故 李翁
自謂盤龍山老人也.
此書中 論曰二字
無非盤龍山老人之論而
此章 特擧盤龍山老人者
蓋 亡陽亡陰 最是險證而
人必尋常視之 易於例治故
別以盤龍山老人 提擧驚呼而
警覺之也.

반룡산 노인이란 이옹이 반룡산에 살기 때문에, 스스로 반룡산 노인이라 칭한 것이다. 이 책 중에 '나는 말하길' 이라 한 말에 반룡산 노인의 말이 아닌 것이 없으나,

이 장에서 특히 반룡산 노인을 들어 말한 것은 망양망음이 가장 險證인데도 사람들이 보통으로 생각해 예사로 치료하는데 대해 반룡산 노인이라 다르게 말함으로써 경각심을 갖게 하기 위한 것이다.

9-38

亡陰證 古醫 別無經驗
用藥頭話而.
李子建 朱震亨書中
若干論及之 然 自無
明的快驗.
蓋 此病 從古以來
殺人孟浪甚速 未暇經驗獵得
裡虛故也.

옛날 의사들은 망음병에 대해 약을 쓴 경험이 별로 없었다. 이자건과 주진형의 책 중에 약간 논급한 부분이 있으나 명확한 경험은 아니다. 대개 이 병은 예부터 지금까지 사람을 죽이는 것이 맹랑하고 신속해서 경험을 통해 이치를 찾아낼 겨를이 없었기 때문이다.

討 論

亡陽 亡陰은 중경이 《상한잡병론》에서 다룬 이래, 仲景書를 바탕으로 張元素가 《病機氣宜保命集》에서 "汗多亡陽, 下多亡陰"을 논하고, 이어서 왕호고 등 수 많은 醫家가 이에 대해 기록하였다. 《보제방》은 산후 출혈과다로 생긴 亡陰에 건지황 당귀 백작 천궁의 地髓湯을 쓴다고 했으며, 《名醫類案》는 下多亡陰에 육미지황탕 가감방으로 치료하였으며, 《赤水元珠》는 下多亡陰을 사물탕 합 삼령백출산으로 치료하였다.

亡陰에 관한 선배들의 논술을 읽어보면 이 병이 사람을 신속하게 죽인다는 기록은 보이지 않는다. 만일 亡陰에 관한 논술이 다른 것보다 적다면 이 병이 그렇게 많이 나타나지 않기 때문일 것이다.

修 訂

본문 삭제

9-39

張仲景曰 太陽病不解
轉入少陽者 脇下硬滿
乾嘔不能食 往來寒熱者.

尚未吐下 脈沈緊者
與小柴胡湯.
若 已吐下發汗 譫語 柴胡證
證罷 此爲壞病 依壞法治之.

장중경이 말하길 태양병이 풀어지지 않고 소양으로 전입한 사람은 옆구리 아래가 단단하게 부르고 헛구역질하며 밥을 못 먹고 추웠다 더웠다 한다.

토법이나 하법을 쓰지 않았고 맥이 沈緊한 사람이면 소시호탕을 준다. 만약 이미 토하거나 下하거나 땀을 내었으며 헛소리를 하는 상태라면 시호증이 없어지고 괴병이 된 것이니 괴병의 치법에 의해야 한다.

解 釋

《傷寒論》 “本太陽病不解 轉入少陽者 脇下鞕滿 乾嘔不能食 徃來寒熱 尙未吐下 脉沈緊者 與小柴胡湯.”(266) “若已吐下 發汗溫鍼 讝語 柴胡湯證罷 此爲壞病 知犯何 逆 以法治之.”(267) 본래 태양병이 있었지만, 협하가 아프고 열이 올랐다 내렸다 하 는 등이 있으면 半表半裏로 邪氣가 轉入한 것이다. 이때는 소시호탕으로 화해해야 한다. 하지만 토법아니 하법 혹은 발한하는 등 잘못 치료하여 헛소리를 하게 되면 시호증이 아니니 변화된 증에 맞추어 치료해야 한다. 이 증은 소음인 병증에 해당 한다.

修 訂

소음인 병증론으로 이동.

9-40

張仲景曰 傷寒 脈弦細
頭痛 發熱者 屬少陽
不可發汗. 發汗則 讝語.

장중경이 말하길 상한으로 맥이 현세하고 머 리가 아프고 열이 나면 소양에 속하는 것이니 발한하면 안 된다. 발한하게 되면 헛소리를 한다.

解 釋

《傷寒論》 “傷寒脉弦細 頭痛發熱者 屬少陽 少陽不可發汗 發汗則讝語 此屬胃 胃 和則愈 胃不和 則煩而悸.”(265) 두통발열은 삼양병에 다 있을 수 있다. 지금 두통발 열하면서 맥현세하다면 소양병인데, 소양병은 화해해야지 발한하면 안 된다. 그런데 도 발한을 하면 진액을 손상하고 열이 성해져서 헛소리를 하게 된다. 헛소리는 胃 熱로 생기므로 위에 속한다고 한다. 위열을 없애면 헛소리가 낫지만 진액을 더욱 손상하면 심번이나 심계증상까지 나타날 수 있다.

修訂

소음인 병증론으로 이동.

9-41

嘗治 少陽人 傷寒
發狂譫語證
時則 乙亥年 淸明節候也.
少陽人 一人 得傷寒
寒多熱少之病 四五日後
午未辰刻 喘促短氣.
伊時 經驗未熟
但知少陽人應用藥 六味湯
最好之理故 不敢用他藥而
祗用六味湯一貼 病人喘促
卽時頓定.
又數日後 病人 發狂譫語
喘促 又發 又用六味湯一貼則
喘促雖少定而
不如前日之頓定矣.
病人 發狂連三日
午後喘促又發 又用六味湯
喘促 略不少定 有頃
舌卷動風 口噤不語 於是而
始知 六味湯之無能爲也
急煎白虎湯一貼 以竹管

일찍이 소양인이 傷寒으로 발광하며 헛소리하는 것을 치료한 적이 있는데 때는 乙亥年 淸明시기였다(乙亥年 東武 39歲).

소양인 한 사람이 傷寒의 寒多熱少병에 걸렸다. 4, 5일 후 午未辰時에 숨이 차고 호흡이 급하였다. 이때는 경험이 부족하여 단지 소양인의 약에 六味湯이 최고인 줄만 알아서 감히 다른 약 쓸 생각을 못하고 다만 六味湯 1첩을 썼더니 病人의 숨이 찬 증상이 즉시 진정되었다.

또 수일 후에 발광하고 헛소리하며 숨이 찬 증상이 다시 發生하여 또 육미탕 1첩을 썼더니 숨이 찬 것이 조금 안정되었으나 저번처럼 진정되지 않았다.

병인이 3일간 계속 발광하더니 오후에 숨이 찬 것이 다시 발생하여 또 육미탕을 쓰니 숨찬 것이 조금도 안정되지 못하고 잠시 있다가 혀가 말리고 풍이 동하며 이를 악물고 말을 못하게 되니 이에 비로소 육미탕으로 될 수 없는 것을 알았다. 급히 백호탕 1첩을 달여 대나무관으로 병인의 코에 불어 넣어 목구멍으로 넘

吹入病人鼻中 下咽而
察其動靜則 舌卷口噤之證
不解而 病人 腹中微鳴.
仍以兩爐煎藥 荏苨灌鼻
數三貼後
病人 腹中大鳴 放氣出焉.
三人 扶持病人
竹管吹鼻灌藥而
病人 氣力益屈强
三人扶持之力 幾不能支當矣.
又 荏苨灌鼻 自未申時
至亥子時 用石膏 八兩
末境 病人 腹中大脹
角弓反張之證 出焉
角弓反張後 少頃得汗而 睡.
翌日平明 病人
又服白虎湯一貼 日出後
滑便一次而 病快愈.
愈後 有眼病 用石膏 黃柏末
各一錢 日再服 七八日後
眼病 亦愈.
伊時 未知大便驗法故
不察大便之秘閉幾日
然 想必此病人
先自表寒病得病後
有大便秘閉而 發此證矣.

어가게 하고 동정을 살피니 혀가 말리고 이를 악문 증상은 풀리지 않고 환자의 뱃속에서 작은 소리가 났다.

거듭해서 2개의 火爐로 약을 달여 계속 코에 3첩을 부어 넣었더니 환자의 뱃속에서 큰 소리가 나고 방귀가 나왔다. 세 사람이 환자를 부축하고 대나무 관으로 코에 약을 불어넣으니 환자의 기력이 더욱 강하여 세 사람이 붇드는 힘으로 거의 당하지 못하였다.

다시 콧속으로 약을 부어 未申時로부터 亥子時까지 석고 8냥을 썼는데, 마지막에 환자의 뱃속이 크게 부르고 角弓反張의 증세가 나더니 잠시 있다가 땀이 나고 잠이 들었다.

이튿날 동이 틀 때 환자에게 또 백호탕 1첩을 먹이고 해가 돋은 후에 滑便을 한 번 보고서 병이 나았다. 병이 나은 후에 눈병이 있어서 석고와 황백 가루 각 1돈을 하루에 2번씩 먹이니 7, 8일 후에 눈병이 역시 나았다.

이때는 아직 대변으로 징험하는 법을 알지 못하였으므로 대변을 며칠이나 못 보았는지 살피지 못했으나 생각하건데 그 환자는 필경 먼저 表寒病을 얻은 후에 대변이 막혀서 이 증이 발생하였을 것이다.

討 論

❶ 이 병안을 간단히 정리하면 ① 소양인 傷寒 寒多熱少 喘促短氣에 육미탕을 써서 鎭定. ② 수 일 후 發狂譫語 喘促 재발, 육미탕으로 숨찬 증만 조금 진정. ③ 3일간 발광계속, 숨찬 증 재발 육미탕을 쓰니 舌卷動風 口噤不語 백호탕으로 轉方, 藥後 복명. ④ 백호탕을 계속 4첩 연달아 먹고 방귀. ⑤ 계속해서 석고를 쓰니 腹脹 角弓反張. ⑥ 백호탕을 한 첩 더 쓰니 활변을 보고 痊癒

❷ 이 병증을 결론부터 말하면 양명병 胃家實이다. 병안에 胃家實 진단을 뒷받침할 수 있는 身熱 汗自出 不惡寒 反發熱 등이 없어 곤란하기는 하지만, 마지막에 滑便을 보고 병이 나았다는 데서 우리는 陽明腑에 燥屎가 있었다는 사실을 확인할 수 있다.

《傷寒論》 (208)에 있듯이 陽明腑에 實邪가 있으면 氣機不通하여 短氣喘促한다. 육미탕을 써서 잠시 진정된 것은 熱邪가 건지황 등에 의해 조금 가라앉은 것이다. 하지만 燥屎가 제거되지 않고 계속해서 裏熱蒸騰하므로 발광섬어와 喘促이 재발하였다. 裏熱이 더 심해진 상태이므로 육미탕으로 가라앉지 않는다. 나중엔 육미탕을 쓰니 오히려 舌卷動風 口噤不語하였다. 腸中燥結로부터 濁氣가 발생했기 때문이다.

❸ 다행히 백호탕을 얻어서 裏熱이 감소하고 진액이 조금 보충되어 腸鳴과 放氣가 생겼다. 이는 《傷寒論》 (214)의 "腹中轉氣"와 같은 이치다. 하지만 백호탕은 陽明經熱을 제거하는 약이지 燥屎를 없애는 약이 아니다. 燥屎가 건재한 까닭에 腹脹과 角弓反張이 생긴다. 대량의 백호탕을 쓰니 裏熱이 淸解되고, 燥屎가 수분을 얻어 변을 보게 되었다. 대변을 통해 燥屎가 제거되자 병증이 소멸되었다.

❹ 《傷寒論》에서 寒多熱少는 "傷寒 厥四日熱反三日 復厥五日 其病爲進 寒多熱少 陽氣退 故爲進也."(334)에 있듯이 正氣가 약해서 厥이 많다는 뜻이다. 본문의 "상한병 寒多熱少"가 이런 뜻인지 분명하지 않으나, 본문에서 "생각건대 표한병을 얻은 뒤에"라고 언급한 것을 참조하면 外感寒邪가 강하고 正氣가 약해 오한이 많고 발열이 적었다는 뜻으로 해석할 수 있다. 그 뒤에 양명병으로 전속되면서 燥屎가 형성되었던 것이다. 이 병안은 실패의안이지만, 이를 통해 양명병 승기탕증이 소양인 병증이라는 것을 확신할 수 있다.

修 訂

본문 삭제, 혹은 실패의안으로 보존.

9-42

其後 又有少陽人 一人
得傷寒 熱多寒少之病 有人
教服雉肉湯 仍成陽毒發斑
余 教服白虎湯 連三貼而
其人 只服半貼.

數日後 譫語而病重
病家懇急 顚倒往觀則 病人
外證 昏憒 已有動風之漸而
耳聾 譫語 舌上白胎.

藥囊 祇有石膏一斤
滑石一兩而 無他藥
故 急煎石膏一兩 滑石一錢
頓服而 其翌日
又服石膏一兩 滑石一錢.

此兩日則 大便秘閉
皆不過一晝夜. 至于第三日
病家 以過用石膏 歸咎故
一日 不用石膏矣.

至于第四日 病家懇急
顚倒往觀則 病人 大便秘閉
兩夜一晝而 語韻不分明

그 후에 또 소양인 한 사람이 傷寒 熱多寒少
병을 얻었다가, 어떤 사람이 꿩고기탕을 먹으
라 하여 이에 陽毒發斑이 되었기에 내가 이르
기를 백호탕 3첩을 계속 복용하라 하였으나 그
사람은 다만 반첩을 먹었다.

수일 후에 헛소리하고 병이 중하여져 환자의
집에서 급하다고 하소연하여 다시 가서 보았더
니 환자의 外證은 정신이 혼미하고 벌써 풍이
동할 징조가 보이고 귀가 먹고 헛소리하고 혀
위에 백태가 끼어 있었다.

약 주머니에 다만 석고 1근과 활석 1냥만 있
고 다른 약은 없었으므로 급히 석고 1냥과 활
석 1돈을 달여서 한 번에 먹이고 그 다음날 또
석고 1냥 활석 1돈을 먹였다.

이 2일간은 대변이 막히긴 했어도 대략 하루
가 지난 것은 아니다. 3일째가 되어 환자의 집
에서 석고를 너무 많이 쓴다고 허물하기에 하
루 동안 석고를 쓰지 않았다.

4일째 되어 환자의 집에서 급하다고 하소연하
여 다시 가서 보았더니 환자가 대변이 막혀 이
틀 밤과 하루 낮을 지났다 하였고, 말이 분명

牙關緊急　水飮不入.

急煎石膏二兩　艱辛下咽而
半吐半下咽　少頃　牙關開而
語韻則　不分明如前.

又連用石膏一兩　其翌日則
以午後動風　藥不下咽之慮故
預爲午前用藥　以備動風而
又五六日　用之　前後　用石膏
凡十四兩而.
末境　發狂數日　語韻宏壯而
病愈　數月然後　方出門庭.

하지 않고 입을 꼭 다물어서 물도 넘어가지 않았다.

급하게 석고 2냥을 달여 간신히 목구멍으로 넘겨 보내니 반은 토하고 절반은 넘어갔다. 잠시 후에 입을 열었으나 말이 분명치 못한 게 전과 같았다.

다시 석고 1냥을 연이어 쓰고 그 다음날에는 오후에 풍이 동하고 나면 약을 목구멍으로 넘기지 못할 염려가 있어서 미리 오전에 약을 써 풍이 동하는 것을 막으려 또 5, 6일 석고를 썼으니 전후로 쓴 석고가 무릇 14냥이 되었다. 마지막에 발광을 며칠 동안 하고 나서 말소리가 웅장해지면서 병이 나았다. 수개월 후에 대문 밖을 나가게 되었다.

討 論

❶ 熱多寒少는 《傷寒論》에 "太陽病　得之八九日　如瘧狀　發熱惡寒　熱多寒少　其人不嘔　淸便欲自可　一日二三度　發脉微緩者　爲欲愈也."(23)와 "太陽病　發熱惡寒　熱多寒少　脉微弱者　此無陽也　不可發汗　宜桂枝二越婢一湯方."(27)에서 볼 수 있다. (23)조는 寒邪가 盛하지 않기 때문에, (27)조는 表寒裏熱 때문에 熱多寒少, 즉 발열이 많고 오한이 적다는 의미다. 본문의 熱多寒少도 寒邪가 강하지 않고 裏熱이 있다는 의미로 본다.

❷ 꿩고기는 《중약대사전》에 性溫　補中益氣한다고 되어 있지만, 《천금요방》은 "酸微寒　無毒　補中益氣　止泄利久.", 《증류본초》는 "雉肉　味酸微寒　無毒　主補中益氣力　止洩痢."라고 하였다.

❸ 陽毒은 《금궤요략·百合狐惑陰陽毒》 "陽毒之爲病　面赤班班　如錦紋　咽喉痛　唾膿血　五日可治　七日不可治　升麻鱉甲湯主之."에 나오는 말로써, 疫毒에 감염되어 발생하는 병증이다. 疫毒(병원성 미생물)에 감염되었을 때 소양인이 陽毒이 된

다면, 소음인은 陰毒이 된다. 이 점을 고려하면 꿩고기탕과 陽毒을 연결시키는 것은 무리가 있다.

❹ 陽毒은 "面赤斑斑如錦紋 咽喉痛 唾膿血"이 主證인데 이는 곧 血分熱盛한 표현이다. 여기에 白虎湯은 잘못된 처방이다. 본문의 소양인 發斑은 이후 인후통 농혈 등에 대한 기록이 없는 것으로 보아 陽毒이 아니라 단순한 陽熱發斑으로 보인다.

❺ "大便秘閉"가 있다면 陽明腑에 熱結燥屎가 있지 않나 의심해야 한다. 陽明腑證에 陽明經證을 치료하는 石膏만 쓰는 것은 당연히 미흡하여 쉽게 나을 수가 없을 것이다. 중의학원에서는 백호탕과 승기탕의 구분이 학교 시험에도 자주 출제되어 평범한 학생들도 어려워하지 않는다. 이 환자 역시 승기탕을 써서 조기에 완치시킬 수 있었을 것으로 본다. 만일 陽明腑 熱結로 津液이 손상당하는 상황이라면 滑石은 환자를 더 고통스럽게 만들었을 것이다.

❻ 이제마는 아마도 양명병 胃家實을 소음인병증으로 생각하여 승기탕을 아예 생각하지 않고 있었을지도 모른다. 만일 이렇게 소음인방약, 소양인방약으로 확고하게 나누어 소양인에게 소음인약을 절대 쓰지 않는다는 식으로 대처한다면 이것은 사상의학의 중대한 약점이다. 체질은 證을 판단하기 위한 하나의 참조사항일 뿐 우리는 언제나 증의 변화에 따라 靈活하게 치법과 방약을 선택하여야 할 것이다.

修 訂

본문 삭제

9-43

其後 又有少陽人 一人
初得頭痛 身熱 表寒病
其間 用黃連 瓜蔞 羌活
防風 等屬 病勢少愈而
永不快祛矣 仍爲發狂三日

그 후에 또 소양인 한 사람이 처음에 머리가 아프고 몸에 열이 나는 表寒病에 걸렸는데 그 사이에 황련 과루인 강활 방풍 등을 썼으나 병세가 약간 좋아질 뿐 아주 낫지 않다가 발광이 생겼다. 발광한지 3일이 되어 환자의 집에서 보통의 평범한 증상으로 알아 단지 황련 과루

病家　以尋常例證視之而
祗用黃連・瓜蔞等屬
又　譫語數日　始用
地黃白虎湯一貼.

其翌日午後　動風
急煎地黃白虎湯　連三貼
救急而　艱辛下咽

其翌日則　白虎湯
加石膏一兩　午前用之
以備動風而　連三日　用之
病人　自起坐立　能大小便
病勢比前　快蘇快壯矣
不幸　病加於少愈
慮不周於完治　此人　竟不救.

恨則　午前　祗用白虎湯二貼
以備動風而　午後
全不用藥以繼之也.

以此三人病　觀之則
發狂譫語證　白虎湯
非但午前用藥
以備動風而已矣日用
五六貼　七八貼　十餘貼
以晝繼夜則　好矣.

不必待譫語後而用藥　發狂時
當用藥　可也

인 등을 쓰다가 또 헛소리를 한 지 수일에 이르러서야 지황백호탕 한 첩을 쓰기 시작하였다.

그 다음날 오후에 풍이 동하여 급히 지황백호탕을 연달아 3첩을 달여 구급하니 간신히 목구멍으로 내려갔다.

그 다음 날에도 백호탕에 석고 1냥을 더하여 오전에 써서 풍이 동할 것을 대비하였다. 3일을 계속하여 석고를 쓰니 환자가 스스로 일어나 앉고 대소변도 보게 되어, 병세가 전에 비하여 훨씬 덜하고 회복되었다. 그러나 불행하게도 병이 조금 낫다가 다시 더해졌는데 내 염려가 완치하는 데까지 두루 미치지 못하여 이 사람을 마침내 구하지 못하였다.

한스러운 것은 오전에 다만 백호탕 2첩을 써서 풍이 동할 것을 예방하기만 하고 오후에는 전혀 약을 쓰지 않아서 이어주지 못하였다는 것이다.

이 세 사람의 병으로 살핀다면 발광하고 헛소리하는 증에 백호탕을 다만 오전에만 써서 풍이 동할 것을 예방하기만 할 것이 아니라 하루에 5, 6첩 7, 8첩, 10여 첩을 써서 밤낮을 계속하여 이어주는 것이 좋을 것이다.

굳이 헛소리한 다음을 기다려 약을 쓸 필요가 없고 발광할 때 마땅히 약을 쓰는 것이 가하

不必待發狂後而用藥 發狂前 早察發狂之漸 可也.

며, 발광한 다음을 기다릴 것이 아니고 발광하기 전에 발광의 조짐을 미리 살펴서 약을 쓰는 것이 마땅하다.

討 論

❶ 거의 대부분 이제마의안은 誤治와 失敗의 연속이라서 읽는 사람을 무안하게 만든다. 본문 또한 충분히 단시일 내에 고칠 것을 오치해서 환자를 죽도록 만든 전형적인 돌팔이의 진료다. 그 오치와 실패를 마치 새로운 의학을 발견하는 과정의 경험처럼 기록한 본문의 이제마는 同事們 모두를 부끄럽게 만드는 者다. 새로운 의학을 주장하기 전에 仲景만 제대로 공부했어도 얼마나 좋았을까!

❷ 頭痛 身熱은 表寒이 아닌 다른 病證(예를 들어 暑濕燥火나 溫熱 七情內傷 傷食 虛勞 등등)에서도 자주 나타나는 증상이다. 하지만 이제마를 믿고 表寒으로 생긴 두통 身熱이라고 생각해 본다. 소양인이 表寒하다면 곧 表寒裏熱이라는 말이다. 곧 辛溫發散 겸 淸利裏熱하는 마황감석탕 등을 생각할 수 있다. 황련으로 淸裏熱하고 강활 방풍으로 發散하는 것도 일리가 있으나, 보통 表寒病에 황련은 잘 쓰지 않는 약이다. 황련을 먹어보면 알겠지만 피부를 차게 만들어 寒邪가 물러갈 수 없게 만든다.

❸ 황련 강활 등을 썼는데도 병이 낫지 않으면 평범하든 아니든 즉시 처음부터 병증을 검토하여 理法方藥의 어느 곳에 문제가 있는지 밝혀내고 轉方함이 마땅하다. 낫지 않을 뿐 아니라 발광섬어하는 증까지 가중되었는데도 여전히 황련 강활이나 지황백호탕에서 벗어나지 못했다는 건 의사의 자격이 없는 것이다.

❹ 소양인 풍동이면 다 석고를 써도 되는 걸까? 오후에 백호탕을 많이 쓴다고 과연 환자를 고칠 수 있었을까? 환자에 대한 자세한 기록이 없어서 구체적으로 말하기 힘들지만, 약을 써도 자꾸 나빠졌다는 결과만 가지고도 이제마의 치법과 방약이 최선이 아니었으며, 같은 치법과 방약을 쓰는 한 하루에 10첩 100첩을 쓰더라도 고칠 수 없다고 말할 수 있다.

❺ 본증을 나타난 증상만 가지고 판단할 때 裏實熱하고 正氣虛損한 正虛邪實證이라고 볼 수 있다. 황련 과루인 강활 방풍을 써서 약간 좋아졌다함은 表寒裏熱이 맞기는 하나, 쾌히 낫지 못하고 발광하였다 함은 正氣가 허약하여 병사를 물리

치지 못하기 때문이다. 대개 祛邪할 때 약간 좋아지다 더해지는 것은 正氣가 허약하기 때문이다. 이럴 때는 正邪標本을 잘 헤아려서 先后緩急을 신중히 결정해야 한다. 마땅히 정기를 보존하고 補充하는 데 힘써야 한다.

❻ 만일 裏에 熱邪가 있다면 진액을 보존하는 데 힘써야 한다. 황련 강활 방풍은 다 性燥해서 필경 진액을 더욱 손상시켰을 것이다. 정기가 손상되고 熱結이 풀어지지 않으므로 發狂譫語가 더욱 가중된다. 지황백호탕으로 바꾸어 조금 나았다가 다시 더해진 것도 마찬가지다. 석고 지모로 邪熱이 조금 감해지고 건지황으로 조금 정기가 보충되었겠지만, 熱結이 풀어지지 않고 正氣가 충분히 회복되지 않았던 것이다.

❼ 정기가 회복되지 않고 점차 쇠약해져 가면 마침내 병인은 죽을 수밖에 없다. 이 때문에 정기보존은 仲景이래 수많은 선배들이 항상 강조해 마지않던 말이다. 이 病案은 사상의학의 수치다.

修 訂

본문 삭제

9-44

其後 又有少陽人 十七歲
女兒 素證 間有悸氣
食滯腹痛矣.

忽一日 頭痛 寒熱 食滯
有醫 用蘇合元三箇
薑湯調下 仍爲泄瀉
日數十行 十餘日不止
引飮不眠 間有譫語證 時則
己亥年 冬十一月
二十三日也.

그 후에 또 소양인 17세 여아가 평소에 간혹 딸꾹질이 나고 음식에 체하고 배가 아픈 증상이 있었다.

갑자기 하루는 머리가 아프고 오한과 열이 나는 食滯가 생겨서 한 의사가 소합향원 3개를 생강 달인 물로 먹인 후 설사가 나서 하루에 수십 번을 설사하고 십여 일이 지나도 그치지 않았다. 물을 많이 먹으며 잠을 자지 못하고 가끔 헛소리 하는 증상이 있었다. 그 때가 기해년 겨울 11월 23일이었다(己亥 東武 63歲, 24년 후).

即夜 用生地黃 石膏 各六兩
知母三兩 其夜 泄瀉度數
減半. 其翌日 用荊防地黃湯
加石膏四錢 二貼連服
安睡而 能通小便
荊防地黃湯 藥力 十倍於
知母白虎湯 可知矣.

於是 每日 用此藥 四貼
晝 二貼連服 夜 二貼連服
數日用之 泄瀉永止
頭部兩鬢 有汗而 病兒
譫語證 變爲發狂證
病家驚惑 二晝夜 疑不用藥
病勢遂危 頭汗不出
小便秘結 口嚼氷片
不省人事 爻象 可惡矣.

勢無奈何 以不得已之計
一夜間 用荊防地黃湯
加石膏一兩 連十貼 灌口
其夜 小便通三碗 狂證不止
然 知人看面 稍有知覺.

其翌日 又用六貼 連五日
用四五六貼 發狂始止
夜間 或霎時就睡
然不能久睡 便覺
又 日用三四貼 連五日

그날 밤 생지황 석고를 각 6냥 지모 3냥을 썼다. 그 밤에 설사 횟수가 절반으로 감소되었다. 그 다음날 형방지황탕에 석고 4돈을 가하여 2첩을 연이어 먹이니 편안히 자며 소변도 잘 통하였다. 형방지황탕 2첩의 약효가 지모백호탕의 10배나 되는 것을 알 수 있었다.

이에 매일 이 약을 4첩씩 쓰는데 낮에 2첩을 연이어 먹고 밤에 2첩을 연이어 먹여 수일간 쓰니 설사가 아주 그쳤다. 머리와 양쪽 귀밑머리에서 땀이 나고 헛소리하는 증상이 변하여 발광증이 되자 환자 집에서 놀라 의심을 하여 2일 밤낮을 약을 쓰지 못하였다. 병세가 위태롭게 되어 머리에 땀이 안 나고 오줌이 통하지 않고 얼음을 씹을 때처럼 입에서 소리를 내고 사람을 알아보지 못하게 되어 매우 나쁘게 되었다.

이러한 형세를 어찌할 것인가? 부득이한 계책으로 하룻밤 안에 형방지황탕에 석고 1냥을 가하여 10첩을 연이어 입에 부어 넣었더니 그 밤으로 소변이 통하여 3사발이나 누었으나 광증은 그치지 않았다. 그러나 사람 얼굴을 알아보며 약간 정신이 들었다.

그 다음날에 또 6첩을 쓰고 5일을 연달아 4, 5, 6첩을 쓰니 발광이 그치기 시작하고 밤사이에 혹은 잠시 잠이 드나 오래 자지는 못하고 곧 깨기에 또 하루에 3, 4첩을 5일 동안 연달아 쓰니 머리 정수리와 양쪽 귀밑머리에서 땀

頭頂兩鬢　有汗而
能半時刻就睡　稍進粥飮少許.

其後　每日　荊防地黃湯
加石膏一錢　日二貼用之
大便　過一日則　加四錢
至于十二月　二十三日
始得免危　能起立房室中.

一朔內　凡用石膏　四十五兩
新年　正月　十五日
能行步一里地而　來見我.
其後　又連用　荊防地黃湯
加石膏一錢　至于新年　三月.

이 나고 능히 반 시각동안 자게 되고 죽을 조금씩 먹게 되었다.

그 후 매일 형방지황탕에 석고 1돈을 더하여서 하루에 2첩을 쓰되 대변을 하루 동안 보지 못하면 석고를 4돈을 더하여 썼더니 12월 23일에 이르러서 위태한 지경을 면하기 시작하였고 방 안에서 일어서게 되었다.

한 달 동안에 무릇 석고를 쓴 것이 45냥이다. 신년 정월 15일에 능히 1리가 되는 거리를 걸어와서 나를 보았다. 그 후에도 또한 형방지황탕에 석고 1돈을 더하여 새해 3월까지 계속 이어서 썼다.

討論

❶ 이 병안 또한 분석해 보면 오치의 연속임을 알 수 있다. 먼저 평소 식체와 복통이 자주 있었다면 脾虛한 것이니 이 사람은 소양인이 아니라 태음인일 가능성이 많다. 소양인은 위열이 많아서 좀처럼 食滯가 생기지 않으며 혹시 생기더라도 쉽게 낫는다.

❷ 갑자기 두통 寒熱하였다는 것으로 보아 外感寒邪한 것이고, 소양인이라 하였으니 필경 裏熱이 있는 사람일 것이다. 태음인은 胃熱肺寒한 체질로 소양인과 같이 裏熱이 있다. 즉 이 상태에서 환자는 傷寒 + 食滯 + 胃熱. 여기에 理氣劑인 소합향원과 생강탕을 쓴 것은 오히려 胃熱을 가중시켰을 것이다. 설사가 더 심해졌다.

❸ "引飮不眠 間有譫語證"은 설사가 계속되어 津液이 손상되고 위열이 食積과 결합하여 熱結이 진행되고 있음을 나타낸다. 건지황 석고 지모를 쓰자 위열이 감소하면서 설사가 덜해진다.

❹ 형방지황탕을 쓰자 性燥한 강활 독활 복령 택사 등으로 진액이 더욱 손상된다.

이때 설사가 멎은 것은 형방지황탕가석고가 지모백호탕보다 좋아서 치료된 것이 아니라 진액이 손상되어 胃腸이 건조해 졌기 때문이다. 이를 계속 쓰자 熱結이 完成되고 陽明腑實證으로 전속되어 환자가 발광섬어하게 된다.

❺ 다행히 대량의 석고를 쓰자 淸熱生津이 조금 가능해져서 병세가 호전된다. 하지만 석고를 줄이면 건조한 형방지황탕 때문에 다시 변비가 된다. 오직 대량의 석고만이 환자를 구한 것이다.

❻ 만일 이제마가 정기를 보존하면서 消食導滯, 蕩滌熱結하는 약을 조기에 썼더라면 환자는 며칠 만에 치료됐을 것이다. 이 병안 또한 참담한 실패의 기록이다.

修 訂

본문 삭제

9-45

論曰 少陽人病 以火熱爲證
故 變動甚速 初證
不可輕易視之也.

凡 少陽人 表病 有頭痛
裏病 有便秘則 已爲 重病也
重病 不當用之藥 一二三貼
誤投則 必殺人 險病 危證
當用之藥 一二三貼不及則
亦不救命.

나는 말하길 소양인 병은 火熱의 증이 되기 때문에 변동이 매우 빨라서 처음 증이 나타나더라도 경솔히 쉽게 보아서는 안 될 것이다.

대개 소양인이 표병으로 머리가 아프거나, 裏病으로 변비가 있으면 이미 중병이 된 것이다. 중병일 때 쓰면 안 되는 약을 1, 2, 3첩만 잘못 투여하여도 반드시 사람을 죽일 것이고 험한 병과 위태한 증에 반드시 써야 할 약 1, 2, 3첩을 제때 못 써도 또한 생명을 구하지 못할 것이다.

討 論

이상 이제마의 병안에서 환자들이 변비를 앓게 된 것은 모두 誤治 때문이다. 본문은 이제마의 錯誤다.

修 訂

본문 삭제

2. 少陽人 胃受熱 裡熱病論

修 訂

소양인 裏病論

10-1

張仲景曰

太陽病 八九日 如瘧狀

發熱惡寒 熱多寒少

脈微而惡寒者 此 陰陽俱虛

不可更發汗更下更吐.

面色 反有熱色者 未欲解也

不能得小汗出 身必痒.

宜桂麻各半湯.

장중경이 말하길 태양병 8, 9일에 학질 증상 같이 열이 나고 추워하는 데 열이 많고 추위가 적으며 맥이 미약하고 추위를 싫어하는 것은 음양이 다 허한 것이니 더 발한하거나 더 下하거나 더 吐하게 하면 안 된다.

얼굴색이 오히려 열색이 있는 것은 병이 아직 풀리려하지 않는 것이다. 조금이라도 땀을 내지 못하면 몸이 반드시 가려울 것이다. 계마각반탕으로 치료한다.

討 論

　태양병 8, 9일은 오래되어 병이 낫지 않았다는 뜻, 병인이 열이 많고 한이 작으나 발열오한하여 학질과 비슷하다는 것은 학질은 아니라는 뜻, 嘔하지 않는 것은 소양병이 아니라는 뜻, 대소변이 정상인 것은 양명병이 아니라는 뜻. 그러므로 사기가 아직 태양부위에 있다는 것이다. 이때 세 가지 경우가 있을 수 있는데 첫째, 발열오한이 하루에 2, 3차 발생하는 것은 병사가 정기와 상쟁하여 낳으려 하는 것이다. 둘째 맥이 미약하고 오한이 심해지는 것은 표리가 다 허한 것이니 한토하를 하면 안 된다. 셋째 얼굴이 붉고 가려움증이 있으면 양기가 표에 怫鬱되어 발설하지 못하는 것이니 이를 계지마황 합방으로 풀어주면 좋다. 계마각반탕증은 裏熱이 없는 증이라 소양인 병증으로 분류하기 곤란하다.

修 訂

《傷寒論》 “太陽病 得之八九日 如瘧狀 發熱惡寒 熱多寒少 其人不嘔 淸便欲自可 一日二三度發 脉微緩者 爲欲愈也 脉微而惡寒者 此陰陽俱虛 不可更發汗 更下 更吐也 面色反有熱色者 未欲解也 以其不能得小汗出 身必痒 宜桂枝麻黃各半湯.”(23)

10-2

太陽病 似瘧 發熱惡寒
熱多寒少 脈微弱者
此 亡陽也.
身不痒 不可發汗
宜桂婢各半湯.

태양병이 학질 같이 열이 나고 오한하며 열이 많고 추위가 적으며 맥이 미약한 것은 망양이다. 몸이 가렵지 않으면 땀을 내지 말아야 한다. 계비각반탕으로 치료한다.

討 論

《동의보감·태양형증용약》에는 본문의 “亡陽”이 “無陽”으로 되어 있어 이제마가 특히 망양에 관심이 많다는 걸 알 수 있다. 본문에서 “桂枝二越婢一湯方.”이 “熱多寒少.” 뒤에 위치해야 하는 것으로 해석하는데(倒裝文法), 계지월비탕이 발한제이므로, “不可發汗” 뒤에 있는 것은 불합리하다고 보기 때문이다. 계지월비탕의 조성으로 보아서 “발열오한 熱多寒少”는 태양사기가 표에 울체되어 있고, 동시에 약간의 裏熱이 있는 表寒裏熱증을 의미하는 것으로 본다.

桂婢各半湯은 다른 문헌에선 좀처럼 찾아보기 힘들어서 허준의 창작이 아닌가 생각된다. 《傷寒論》 원문은 桂枝二越婢一湯이다.

修 訂

《傷寒論》 "太陽病 發熱惡寒 熱多寒少 脉微弱者 此無陽也 不可發汗 宜桂枝二越婢一湯方."(27)

10-3

論曰 此證 大便
不過一晝夜而 通者 當用
荊防瀉白散
大便 過一晝夜而 不通者
當用 地黃白虎湯.

나는 말하길 이 증에서 대변이 하루 밤낮을 지나지 않고 통하는 사람은 형방사백산을 쓰고, 대변이 하루 밤낮을 지나도 통하지 않는 사람은 지황백호탕을 쓴다.

討 論

이것은 9-41 등의 醫案을 읽어본 사람이면 잘못임을 알 것이다. 소양인 대변불통은 승기탕이 옳다.

修 訂

본문 삭제

10-4

張仲景曰 陽明證 小便不利
脈浮而渴者 猪苓湯 主之.

장중경이 말하길 양명증에서 소변이 시원하지 않고 맥이 부하며 갈증이 있으면 저령탕을 쓴다.

討 論

아래 《傷寒論》 원문에서 "若"은 (221)의 양명열증을 잘못 치료한 경우를 말한
다. 만일 陽明熱이 다 없어지지 않고 진액을 消爍시키면 脈浮發熱 渴欲飮水 小便不
利하는 水熱互結이 나타나는데, 이것이 저령탕의 주증이다. 《동의보감・양명형증용
약》에는 "猪苓湯 治陽明證 小便不利 汗少 脈浮而渴."로 되어 있다. 양명열증과 水
熱互結은 소양인의 병증으로 본다.

修 訂

《傷寒論》 "若脉浮 發熱 渴欲飮水 小便不利者 猪苓湯主之."(223)

10-5

三陽合病 頭痛面垢
譫語遺尿 中外俱熱
自汗煩渴 腹痛身重
白虎湯 主之.

삼양의 合病으로 머리가 아프고 얼굴이 지저
분하며 헛소리하고 소변이 절로 나오는 것은
속과 밖이 다 열이 있고, 저절로 땀이 나고 갑
갑하고 갈증이 나며 배가 아프고 몸이 무거우
면 백호탕으로 치료한다.

討 論

《동의보감・상한합병》 "三陽合病 頭痛面垢 譫語遺尿 中外俱熱 自汗煩渴 或腹滿
身重 白虎湯 主之."으로 되어 있어 腹痛이 아니라 腹滿이다. 실지로 백호탕증에서
복통은 그리 자주 보는 증이 아니다. 아래 《傷寒論》 원문과 비교하면 頭痛과 中
外俱熱은 허준에 의해 첨가된 것이다.

여기서 "三陽合病"은 陽明裏熱이 亢盛하였다는 뜻이다. 邪熱이 內盛하여 胃氣가
잘 통하지 못하므로 복만, 양명열로 진액이 손상되면 身重 難以轉側, 胃熱로 진액이
졸아들어서 口不仁, 열세가 上烝하여 얼굴에 油垢汚濁하므로 面垢, 熱擾神明하므로
譫語하고 遺尿, 熱邪가 상하내외에 가득 차게 되면 自汗出한다. 이때 胃腑에 燥屎와

같은 實邪가 없으면 白虎湯을 쓴다.

修　訂

《傷寒論》 "三陽合病 腹滿 身重 難以轉側 口不仁 而面垢 讝語 遺尿 發汗則讝語
下之則額上生汗 手足逆冷 若自汗出者 白虎湯主之."(219)

10-6

論曰 陽明證者
但熱無寒之謂也 三陽合病者
太陽少陽陽明證 俱有之謂也.

此證 當用 猪苓湯 白虎湯
然 古方 猪苓湯 不如
新方 猪苓車前子湯之
具備 古方 白虎湯 不如
新方 地黃白虎湯之 全美矣.

若 陽明證 小便不利者 兼
大便秘燥則 當用
地黃白虎湯.

나는 말하길 양명증이란 것은 단지 열만 있고 한이 없는 것을 말하고, 삼양의 합병이란 것은 태양 소양 양명증이 함께 있는 것이다.

이 증은 당연히 저령탕이나 백호탕을 써야하나 고방인 저령탕이 신방인 저령차전자탕보다 완전하지 못하고, 고방인 백호탕이 신방인 지황백호탕만 못하다.

만약 양명증으로 소변이 불리하며 겸해서 대변이 秘燥하면 당연히 지황백호탕을 쓴다.

討　論

❶ 양명증에 寒이 없는 熱證이 많은 것은 사실이지만, 이제마가 이런 말을 하면 陽明腑實證 즉 승기탕을 소음인병증으로 분류한 것과 모순된다. 소음인은 熱이 적고 寒이 많은 체질이기 때문에 양명증이 생기기 힘들다.

❷ "三陽合病"을 《의종금감》에서 "三陽合病者 必太陽之頭痛發熱 陽明之惡熱不眠 少陽之耳聾寒熱 等證 皆俱也."라 하긴 했지만, 현재는 陽明熱이 獨盛한 것으로 보는 게 定說이다.(《상한론강의》)

❸ 저령탕은 陽明津傷 水熱互結로 病位가 膀胱이고, 백호탕은 陽明經熱에 쓰니 적
  응증이 달라도 너무 다른 두 처방이다. "此證 當用 猪苓湯 白虎湯."이란 말은 있
  을 수 없다.

❹ 저령탕과 저령차전자탕, 백호탕과 지황백호탕은 각기 증에 따라 구분해 쓰는 것
  이지, 證을 적시해 놓지 않고 어느 방이 더 낫다고 할 수 없다. 만일 津液이 消
  爍되는 陽明熱證이라면 乾燥한 성질의 방풍과 독활을 조심해야 하므로 지황백호
  탕을 쓰지 않는 것이 좋다. 양명병은 한이 없고 단지 열만 있다는 본문의 주장
  과 지황백호탕에 방풍 독활을 配伍한 것은 서로 모순이다.

저령탕	저령 복령 택사 아교 활석 각 1량	育陰潤燥 淸熱利水	陽明津傷 水熱互結	淸熱利水	津液損傷
저령차전자탕	복령 택사 각 2전 저령 차전자 각 1전5푼 지모 석고 강활 독활 형개 방풍 각 1전	淸熱利水 祛風除濕	胃熱체질의 外風內濕		外感風濕
백호탕	지모 6량 석고 1근 감초 2량 경미 6합	辛寒淸熱	陽明病 表裏俱熱	陽明經熱	
지황백호탕	석고 5-10전 생지황 4전 지모 2전 방풍 독활 각 1전	淸熱生津 發散風濕	陽明熱 겸 表寒		表寒

10-7

朱肱曰 陽厥者 初得病
必身熱頭痛 外有陽證.
至四五日 方發厥 厥至半日
却身熱 蓋 熱氣深 方能發厥.

若 微厥 却發熱者 熱深故也.
其脈 雖伏 按之滑者 爲裏熱.
或飮水 或揚手擲足 煩躁
不得眠 大便秘 小便赤 外證
多昏憒 用白虎湯.

주굉이 말하길 양궐이란 처음 병을 얻을 때 반드시 몸에 열이 나고 머리가 아프며 밖으로는 양증이 있다.

4, 5일에 이르러 궐증이 일어나고 궐이 된 지 반 일이 지나서 몸에 열이 나는 것은 대개 熱氣가 심하여 궐이 되었기 때문이다.

만약 궐이 미약하며 열이 있는 건 열이 깊은 것이다(《유증활인서》에는 "열이 미약한 것이다"로 되어 있다). 그 맥이 비록 복맥이더라도 누르면 활한 느낌이 있는 건 속에 열이 있기 때문이다. 혹은 물을 마시고 혹은 손발을 내젓고 혹은 번조하여 자지 못하며 대변이 막히

討 論

　《동의보감·傷寒陽厥》과 《유증활인서》의 원문은 끝에 "承氣湯 白虎湯 隨證
用之."가 있다. 신열 두통 외에 陽證이 있다는 것은 열궐이 陽證이라는 것, 2, 3일
내지 4, 5일이 되었다는 것은 陽證이 어느 정도 경과되어 厥이 발생하면 이는 열
궐이라는 뜻이다. 열궐은 半日정도 지나야 身熱이 나려 하는데, 이는 熱氣가 深한
것이다. 이 열궐이 되는 것은 반드시 2, 3일이 지나야 된다. 만약 궐이 약하면서
(동시에) 발열하는 것은 열이 약하기 때문이다(厥深卽熱深). 열궐의 맥이 沈伏하더
라도 누르면 滑한데, 이는 裏熱이 있기 때문이다. 이런 사람은 畏熱하거나 물을 마
시거나 손발을 내던지고 煩躁不眠 大便秘 小便赤 魂慣 등 熱證이 있어서 그것이
熱厥임을 알 수 있다. 胃腑에 熱結實邪가 있으면 승기탕을 쓰고, 이것이 없으면 백
호탕을 쓴다.

　여기서 《동의보감》에 있는 承氣湯을 이제마가 뺐다는 것에 주목해야 한다. 이
제마는 승기탕증을 소음인 병증으로 보고 있었기 때문에 이를 제거한 것 같다. 하
지만 승기탕이 소양인병증이라는 것을 이해하고 있었다면 《東醫壽世保元》의 내용
이 크게 달라졌을 것이다.

修 訂

　《유증활인서·二十八》 "熱厥者 初中病 必有身熱 頭痛外 別有陽證 至二三日乃
至四五日 方發厥兼熱厥者 厥至半日 欲身熱 蓋熱氣深 則方能發厥 須在二三日後也.
若微厥 卽發熱者 熱微故也. 其脈雖沈伏 按之而滑 爲裏有熱 其人或畏熱 或飲水 或
揚手擲足 煩躁不得眠 大便秘 小便赤 外證多昏慣者 知其熱厥也 白虎湯 承氣湯 隨證
用之."

10-8

論曰　少陽人　裡熱病
地黃白虎湯　爲聖藥而
用之者　必觀於　大便之
通不通也.

大便　一晝夜有餘而　不通則
可用也　二晝夜不通則
必用也.

凡　少陽人　大便
一晝夜不通則　胃熱已結也
二晝夜不通則　熱重也
三晝夜不通則　危險也
一晝夜　八九辰刻　二晝夜
恰好用之　無至三晝夜之　危險.
若　譫語證　便秘則
不可過一晝夜.

나는 말하길 소양인의 裏熱病에 지황백호탕이 가히 聖藥이랄 수 있으나 이것을 쓰는 데는 반드시 대변이 통하는지 아닌지 살펴야 한다.

대변이 하루 밤낮을 넘게 통하지 않으면 쓸 수 있고, 2일 밤낮이 지나도록 통하지 않으면 반드시 써야 한다.

무릇 소양인의 대변이 하루 밤낮을 통하지 않으면 위열이 이미 뭉친 것이고 2일 밤낮을 통하지 않으면 열이 중한 것이고 3일 밤낮을 통하지 않으면 위험한 것이니 40-42시간이나 2주야에 적당히 약을 쓸 것이고 3주야의 위험한 데까지 이르러선 안 된다.
만약 헛소리하는 증에 변비가 있으면 하루 밤낮을 넘겨서는 안 된다.

討 論

❶ 소양인의 이열병이라 함은 10-2의 表寒裏熱證, 10-4의 水熱互結證, 10-5의 陽明經熱證, 10-7의 熱厥證을 말하는 것 같으나, 이들은 각기 病人病機와 病位 등이 달라서 동일한 처방을 쓴다는 것은 말이 안 된다. 다만 10-5의 백호탕증이 지황백호탕과 비견될 수 있으나, 이 또한 백호탕을 대신할 수 있는 것은 아니다. 더구나 10-6에서 지적했듯이 津液이 耗損되고 있는 상황에 방풍 독활을 쓴다는 것도 적당하지 않다.

❷ 대변불통은 胃腑實熱의 가능성이 큰 만큼 백호탕 보다 승기탕이 유력하다. 본문에서 말하듯 胃熱已結의 상태라면 승기탕의 확실한 적응증이다.

修 訂

본문 삭제

10-9

少陽人 胃受熱則 大便燥也
脾受寒則 泄瀉也.
故 亡陰證 泄瀉 二三日而
大便秘 一晝夜則
清陰將亡而 危境也
胃熱證 大便 三晝夜不通而
汗出則 清陽將渴而 危境也.

소양인이 위장에 열을 받으면 대변이 건조해지고 비장에 寒을 받으면 설사가 난다. 고로 망음증으로 설사를 2, 3일 하다가 대변이 굳기를 하루 밤낮이 되면 맑은 음이 장차 없어지게 되면서 위태로운 지경이 된다. 위열증에 대변이 3일 밤낮을 통하지 않다가 땀이 나면 맑은 양이 장차 고갈되는 것으로 위태로운 지경이 된다.

討 論

❶ 본문은 9-44의 경험을 말하는 것 같으나, 9-44의 설사하다가 대변이 굳은 증은 誤治로 발생한 것이다. 亡陰이 원래 誤治나 大量失血 등으로 발생하지 절로 그렇게 되는 것이 아니다.

❷ 胃熱이 蒸騰하면 진액을 핍박하여 濈然汗出하게 된다(《傷寒論》 "傷寒轉繫陽明者 其人濈然微汗出也."(188)). 즉 胃熱證에서 汗出은 主證이다. 다만 이를 통해 점차 津液이 耗損되는 것은 맞다.

修 訂

본문 삭제

10-10

少陽人 大便不通病

소양인으로 대변이 통하지 않는 병에 지황백

用地黃白虎湯三四服 當日
大便不通者 將爲融會貫通
大吉之兆也 不必疑惑而.
翌日 又服二三貼則
必無不通.

호탕을 3, 4회 복용하고서도 그날 대변이 통하지 않는 것은 장차 녹아서 통하게 되는 크게 좋은 징조이니 걱정할 필요가 없다. 다음 날 또 2, 3첩 먹으면 통하지 않는 일이 없다.

討 論

소양인 대변불통은 胃腑實熱로 인한 燥屎때문일 가능성이 크다. 이때는 당연히 승기탕류로 攻下해서 熱結實邪가 津液을 손상시키지 않도록 제거해야 한다. 백호탕은 변비가 없을 때 쓴다. 방풍 독활이 들어 있는 지황백호탕은 表寒證이 겸하지 않으면 가급적 쓰지 않는다.

修 訂

소양인 대변불통은 陽明腑實證일 가능성이 크므로 承氣湯을 고려한다.

10-11

少陽人 表裏病結解
必觀於大便而.
少陽人大便 頭燥尾滑
體大而疏通者 平時無病者之
大便也.
其次 大便滑 一二次 快滑泄
廣多而止者 有病者之
病快解之大便也.
其次 一二次 尋常滑便者

소양인의 표리병이 뭉쳤는가 풀렸는가 하는 건 반드시 대변을 본다. 소양인으로 대변이 처음에 燥하다가 나중에 滑하며 굵고 잘 소통되는 것은 평상시에 병이 없는 경우의 대변이다.

그 다음은 대변이 滑하되 1, 2차 시원하게 활설을 많이 보고 그치는 것은 병이 빨리 풀리려는 대변이다.

그 다음에 1, 2차 보통 활변을 보는 경우는 병세가 더하지 않는 대변이다.

有病者 病勢不加之大便也.

其次 或 過一晝夜有餘不通
或 一晝夜間 三四五次
小小滑利者 將澁之候也
非好便也 宜預防.

討 論

"소음인은 소화가 잘 되면 건강하고, 태음인은 땀이 잘 나면 건강하고, 소양인은 대변이 잘 나오면 건강하다." 이 말은 소음인이 脾胃虛寒하고, 태음인이 肺氣虛寒하고, 소양인이 胃熱亢盛한 체질적 특성이 있기 때문이다. 胃熱이 많으면 진액이 손상되기 쉬워 대변이 굳어지기 쉽다.
 하지만 소양인의 표리병이 항상 대변을 통해 풀어지는 것이 아니기 때문에 본문은 다음과 같이 수정되어야 한다.

修 訂

소양인은 본래 陰虛熱盛한 체질이므로 胃腑 津液이 부족하기 쉬워 변비가 잘 생긴다. 그러므로 만일 변비가 나타나는 병증을 보면 반드시 陰津이 손상되지 않도록 미리 예방하여야 한다.

10-12

少陰人 裡寒病
臍腹冷證 受病之初
已有腹鳴泄瀉之機驗而 其機
甚顯則 其病執證易見而
用藥可早也 少陽人 裡熱病
胸膈熱證 受病之初

소음인의 속이 찬 병에 배꼽 주위가 냉한 증세는 병의 초기에 벌써 배에서 소리가 나고 설사를 할 기미와 증험이 잘 나타나 執證이 쉬우므로 약을 빨리 쓸 수 있으나, 소양인의 속이 더운 병에 胸膈熱證은 병이 난 초기에 비록 가슴이 답답하고 어찌할 바를 모르는 기미와 증

雖有胸煩悶燥之機驗而 其機
不甚顯則 其病執證難見而
用藥太晚也.

若使 少陽人 胸煩悶燥之驗
顯然露出 使人可覺則
其病已險而 難爲措手矣.

凡 少陽人 表病 有頭痛則
自是表病明白 易見之初證也
若復引飮 小便赤澁則
可畏也 泄瀉 揚手擲足則
大畏也.

少陽人 裡病 大便
過一晝夜有餘而 不通則
自是裡病明白 易見之初證也
若復 大便 過三晝夜有餘而
不通則 危險矣.

背癰・腦疽・脣瘇・纏喉風
・咽喉 等病 受病之日
已爲危險證也
陽毒發斑・流注丹毒・黃疸
等病 受病之日 已爲險證也
面・目・口・鼻・牙齒之病
成病之日 皆爲重證也.

凡 少陽人 表病 有頭痛則
必用 荊防敗毒散 裡病

험이 있으나 그것이 심하지 않으니 執證하기
어려워서 약을 쓰는 일이 늦어진다.

만약 소양인이 가슴이 답답해서 가만히 있지
못하는 징후가 뚜렷이 나타나 다른 사람이 깨
달을 수 있을 정도면 그 병은 이미 險證이어서
손쓰기가 어려울 것이다.

대개 소양인 表病에 머리가 아프면 이것이 表
病임을 알 수 있으니 쉽게 초증이라고 알 수
있다. 만약 다시 물을 많이 마시고 오줌이 赤
澁하면 가히 염려스럽다. 설사하고 손과 발을
내저으면 크게 염려스러운 것이다.

소양인 이병에 대변이 하루 밤낮이 넘게 지나
도록 통하지 않으면 이것으로 이병임을 알 수
있으니 쉽게 초증임을 알 수 있고 만약 다시
대변이 3일 밤낮이 지나도록 통하지 않으면 위
험하다.

背癰 腦疽 脣瘇 纏喉風 咽喉 등의 병은 병이
든 때부터 이미 위험하며 陽毒發斑 流注丹毒
黃疸 등의 병은 병이 든 때부터 이미 험증이며
얼굴 눈 입 코 치아의 병은 병이 든 날부터 모
두 중증이다.

무릇 소양인의 표병에 머리 아픈 증이 있으면
반드시 형방패독산을 쓰고 이병에 대변이 하루

有大便過一晝夜不通證則
用 白虎湯.

修 訂

❶ 소양인은 본래 熱盛한 체질이기 때문에 가벼운 胸煩悶躁가 있고, 따라서 이를 심각하게 생각하지 않는다. 만일 여러 원인으로 흉격의 熱證이 더 심해지면 胸煩悶躁가 가중되는데, 이렇다하더라도 원인과 증상에 맞게 치료하면 되지 險證이라고 볼 필요는 없다.

❷ 소양인의 表病은 表寒이 있더라도 裏熱이 겸해 있는 表寒裏熱證 이 된다. 두통과 발열오한으로 표한이 있음을 알 수 있고, 口渴과 喜冷飮으로 이열이 있음을 알 수 있다. 형방패독산 등의 처방을 증에 맞게 골라 쓴다. 물을 평시보다 더 많이 마시고 소변이 붉어지는 것은 津液이 손상된 것이니 열이 經에 있는가, 腑에 있는가를 따져서 급히 백호탕이나 승기탕을 써서 열사를 제거하고 正氣를 보해야 한다.

❸ 소양인이 상한병에서 대변이 불통하면 양명병으로 전속된 것을 의심해야 한다. 대변불통과 함께 手足漐漐發熱 潮熱譫語 腹脹滿하면 胃腑實熱이 있는 것이므로 급히 승기탕을 써서 熱邪를 제거하고 진액을 보존해야 한다.

❹ 소양인은 癰疽 陽毒 丹毒 등 세균성 감염증이 생기면 쉽게 화농하고 악화되므로 미리 조심하고 예방하여야 한다.

10-13

王好古曰 渴病有三
曰消渴 曰消中 曰消腎.
熱氣上騰 胸中煩躁
舌赤脣紅 此渴 引飮常多
小便數而少 病屬上焦
謂之消渴.

熱蓄於中　消穀善飢
飮食倍常　不生肌肉.
此渴亦不甚渴　小便數而甛
病屬中焦　謂之消中.

熱伏於下　腿膝枯細
骨節痠痛　飮水不多
隨卽尿下　小便多而濁
病屬下焦　謂之消腎.

又有五石過度之人眞氣旣盡
石勢獨溜　陽道興强
不交精泄謂之强中.

消渴　輕也　消中　甚焉
消腎　尤甚焉.
若　强中則　其斃可立而待也.

열기가 중초에 쌓여 음식을 빨리 소화시키므로 배고픔을 잘 느껴서 음식을 평상시의 배로 먹으나 살이 붙지 않는다. 이때의 갈은 역시 심하지 않으나 소변이 잦고 그 맛이 달아 중초의 병인데 消中이라 한다.

열기가 하초에 엎드려 있어 허벅지와 무릎이 말라서 가늘어지고 뼈마디가 저리고 쑤시고 물을 많이 마시지는 않으나 마시면 곧 소변이 나오고 소변 량이 많고 탁하니 병이 하초의 병인데 消腎이라 한다.

또한 5가지 광물성 약재를 과도하게 먹어서 진기가 다 없어지고 광물성 약기운만 남아 음경이 강하게 일어나며 성교하지 않아도 射精하면 强中이라 한다.

소갈은 가볍고 소중은 심하며 소신은 아주 심한 증상이다. 만약 강중이 되면 죽음을 서서 기다린다 할 수 있다.

● 五石 : 보통 紫石英 白石英 鐘乳石 石膏 赤石脂를 말한다. 경우에 따라 禹餘糧 白礬 陽起石 硫黃 寒水石 등이 들어가기도 한다.

討 論

　본문은 왕호고가 아니라 楊士瀛의 《인재직지》에 있다. 《동의보감·소갈형증》에도 "直指"로 되어 있다. 본문과 의미는 같다.

　현재는 多飮 多食 小便多하고, 오래되면 몸이 수척해지는 병증을 消渴이라고 부른다. 본문의 消渴 消中 消腎은 上消 中消 下消에 해당한다. 上消는 肺氣가 허해지고 燥熱이 생겨 水精이 전신에 輸布되지 못하여 생기고, 中消는 胃中의 實火 혹은

虛火가 蒸騰하여 陰津을 손상시키는 것이고, 下消는 腎의 陰虛로 火熱內尤하거나 혹은 陽虛로 火不蒸水하기 때문이다.

　强中은 《천금요방》에서 소갈과 함께 다룬 후 이후 여러 책에서 三消와 함께 논했으나, 지금은 消渴과 달리 구분한다. 강중은 五石을 오래 먹어 腎中에 허열이 생기고, 나이가 들어 혈기가 감소함으로써 정액을 控制하지 못해 自出하는 병증이다. 下消의 병리와 유사하나 이는 陽强과 遺精이 주증이다.

修　訂

　《仁齋直指卷十七·消渴》 "渴之爲病 有三 曰消渴 曰消中 曰消腎 分上中下三焦而應焉 熱氣上騰 心虛受之 心火散漫 不能收斂 胸中煩燥 舌赤唇紅 此渴 引飲常多 小便數而少 病屬上焦 謂之消渴 熱蓄於中 脾虛受之 伏陽蒸胃 消穀善飢 飲食倍常 不生肌肉 此渴 亦不甚煩 但欲飲冷 小便數而泔 病屬中焦 謂之消中 熱伏於下 腎虛受之 腿膝枯細 骨節酸疼 精走髓虛 引水自救 此渴 水飲不多 隨卽溺下 小便多而濁 病屬下焦 謂之消腎 自消腎而析之 又有五石過度之人 眞氣旣盡 石氣獨留 而腎爲之石 陽道興强 不交精泄 謂之强中 消渴輕也 消中甚焉 消腎又甚焉 若强中則 其斃可立待也."

10-14

朱震亨曰
上消者 舌上赤裂 大渴引飲
白虎湯主之
中消者 善食而瘦 自汗
大便硬 小便數
黃連猪肚丸主之
下消者 煩躁引飲 小便如膏
腿膝枯細 六味地黃湯主之.

주진형이 말하기를 상소는 혀가 빨갛고 갈라지며 크게 목이 말라 물을 찾으니 백호탕을 쓴다. 중소는 식사를 잘 해도 마르고 땀이 절로 나며 대변이 굳고 소변은 자주 보니 黃連猪肚丸을 주로 쓴다. 하소는 번조하여 물을 당겨 마시고 소변이 마치 기름 같으며 허벅지와 무릎이 말라서 가늘어지니 육미지황탕을 주로 쓴다.

討 論

　본문은 아래의 《난실비장》과 유사하다. 주진형의 《단계심법》도 이를 인용하여 中消에 승기탕과 삼황환을 소개하고 있다. 《동의보감·消渴有三》도 대체로 《난실비장》과 유사한데, 다만 삼소 뒤에 좀 더 많은 처방을 소개하고 있다. 상소에 백호가인삼탕 외에 전씨백출산 맥문동음자 강심탕 인삼석고탕 청심연자음 화혈익기탕 생진양혈탕 황금탕을, 중소에 조위승기탕과 가감삼황환 외에 난향음자 생진감로음 순기산 인삼산 황련저두환 우즙고를, 하소에 육미지황환 외에 인삼복령산 가감팔미원 가감신기환 보신지황원 녹용환 등을 附記하고 있다.

　이제마는 《동의보감》을 옮기면서 처방을 생략하여 간단하게 만들었다. 그리고 그는 여러 문장 뒤에 있는 '丹心'이란 글을 보고 이것이 주진형의 말이라고 오해하였던 것 같다.

修 訂

　《蘭室秘藏·卷上》 "後分爲三消 高消者 舌上赤裂 大渴引飮 逆調論云 心移熱於肺 傳於膈消者是也 以白虎加人參湯治之 中消者 善食而瘦 自汗大便硬 小便數 叔和云 口乾飮水 多食飢虛癉成 消中者是也 以調胃承氣 三黃丸治之 下消者 煩躁引飮 耳輪焦乾 小便如膏 叔和云 焦煩水易虧 此腎消也 以六味地黃丸治之."

10-15

醫學綱目曰 渴而多飮
爲上消 消穀善飢 爲中消
渴而尿數 有膏油 爲下消.

의학강목에 말하기를 갈증으로 물을 많이 마시면 상소라 하고 음식이 잘 소화돼 배고픔을 느끼면 중소라 하며 갈증이 나며 소변을 자주 보고 소변이 기름 같으면 하소라 한다.

解 釋

　본문과 유사한 내용은 《의학강목》보다 《편작심서》가 먼저다. 《의학강목·消

癉》은 "渴而多飮爲上消", "消穀善饑爲中消", "渴而便數有膏爲下消"라고 하여 장절의 제목으로 사용하고 있다. 《동의보감·소갈형증》은 본문처럼 "渴而多飮爲上消 消穀善飢爲中消 渴而尿數有膏油爲下消 綱目."이다.

修 訂

《편작심서·권중》 "上消者 《素問》 謂之膈消 渴而多飮 小便頻數, 中消者 《素問》 謂之消中 消穀善饑 身體消瘦, 下消者 《素問》 謂之肺消 渴而便數有膏."

10-16

危亦林曰 因耽嗜色慾
或服丹石 眞氣旣脫
熱邪獨盛 飮食如湯消雪
肌膚日削 小便如膏油
陽强興盛 不交精泄
三消之中 最爲難治.

위역림이 말하기를 성생활이 지나치거나 단석을 복용하면 진기가 없어진 상태에 邪熱만 홀로 왕성하여, 음식이 마치 끓는 물에 눈 녹듯이 사라져 살은 날로 마르고, 소변은 마치 기름과 같고, 음경이 강하게 일어나 성교하지 않아도 射精한다. 삼소 가운데서 가장 치료하기 어렵다.

解 釋

본문은 허준이 《동의보감·强中證》에서 《득효방》의 아래 문구를 "多因耽嗜色慾… 본문과 동… 最爲難治 姑錄一二方 聊爲備用. 宜石子薺苨湯 黃連猪肚丸 得效."라 편집한 것이다.

修 訂

《득효방·卷七》 "脾疳之證 飮食入腹 如湯澆雪 隨小便而出 落於溷僻 溝渠中皆旋結 如白脂 肌膚日益消瘦 用熱藥則 熱愈甚 用凉藥則 愈見虛羸 不能起止 精神恍惚 口舌焦乾 或陽强興盛 不交而泄 其斃不久 無治法 姑錄一二方 聊爲備用."과 "石膏薺苨

湯 治强中 多因耽嗜色慾 及快意飮食 或服丹石 眞氣旣脫 藥氣陰發 致煩渴引水飮 食
倍 常陰氣常興 不交精出 故中焦虛熱 解釋於下焦 三消之中 最爲難治."

10-17

論曰 消渴者 病人胸次
不能寬遠闊達而 陋固膠小
所見者 淺 所欲者 速
計策鶻突 意思艱乏則
大腸淸陽 上升之氣
自不快足 日月耗困
生此病也.

胃局淸陽 上升而
不快足於頭面四肢則
成上消病 大腸局淸陽
上升而 不快足於胃局則
成中消病.

上消 自爲重證而
中消 倍重於上消
中消 自爲險證而
下消 倍險於中消.

上消 宜用 凉膈散火湯
中消 宜用 忍冬藤地骨皮湯
下消 宜用 熟地黃苦參湯.

又宜 寬闊其心 不宜
膠小其心 寬闊則 所欲必緩
淸陽上達 膠小則 所欲必速

나는 말하길 소갈은 환자의 마음이 넓거나 활달하지 못하고 생각이 좁고 완고하며 사소한 일에 집착하며, 보는 바가 얕고 조급하며 계책은 골똘한데 생각은 모자라서 대장의 상승하는 맑은 陽이 충분하지 못하여 날이 갈수록 소모되고 노곤해서 이 병이 발생하는 것이다.

위국의 맑은 양기가 상승하여 머리와 얼굴 그리고 사지에 충족되지 못하면 상소가 되고, 대장국의 맑은 양기가 올라가 위국에 충족되지 못하면 중소가 된다.

상소는 중증이고, 중소는 상소보다 배는 중하고 험증인데, 하소는 중소보다 다시 배는 험한 병이다.

상소는 양격산화탕을 쓰는 것이 마땅하고 하소는 숙지황고삼탕을 쓰는 것이 마땅하다.

또한 마음을 넓게 가져야 하고 작은 일에 집착하지 않는다. 마음이 넓으면 원하는 것이라도 느긋하게 기다릴 수 있는 것이니 맑은 양기

淸陽下耗.

修 訂

❶ 병인이 "所見者淺 所欲者速 計策鶻突 意思艱乏."함은 곧 스트레스를 잘 해결하지 못한다는 뜻이다. 보통 비인슈린의존형 당뇨병은 대표적인 心身病으로서 발병과 진행과정에 스트레스가 크게 작용하지만, 인슈린의존형 당뇨병은 스트레스와 관계없이 신체적 기질적 이상으로 발생한다. 비인슈린당뇨병을 치료하기 위해서는 스트레스를 조기에 해결하는 것이 꼭 필요하다.

❷ 당뇨병은 陰虛燥熱이 기본병리로서 소양인의 체질과 밀접한 관계가 있다. 폐비신은 우리 몸의 水分代謝의 중심장기인데, 어떤 원인으로 폐가 統調水道하지 못하면 上消, 脾가 運化水液하지 못하면 中消, 腎이 主管水液하지 못하면 下消가 발생한다. 腎病은 비폐보다 치료가 잘 안되어서 下消를 重病으로 본다.

❸ 소양인의 上消로서 煩渴多飮 口舌乾燥하면 소갈방을, 肺胃並熱하면 백호가인삼탕을, 熱傷肺陰하면 이동탕을, 陰傷氣耗 氣陰兩虛하면 생맥산이나 생진감로음을, 金水兩虛에는 가감일음전, 백합고금탕을, 心氣耗傷 怒傷心志하면 맥동음자을 쓴다. 중소에는 胃火燒中으로 多食易飢 口渴多飮하면 백호탕이나 저신제니탕, 胃中堅燥하면 파군태수삼황산이나 조위승기탕 대황감초음자 지모산을, 火旺傷陰 胃陰耗傷하면 죽엽석고탕이나 생진감로음을, 陰氣二虛 胃火傷絡에는 중소황기탕이나 죽엽황기탕을, 胃火二執 陰氣難復하면 제번양위탕과 천화산 옥천산 오음전 등을, 津涸腸燥 陰虛便難하면 증액승기탕, 胃火乘肺하면 선백승기탕, 胃熱下傳하면 생지팔물탕, 胃熱挾濕 眞氣不收에 난향음자를 쓴다. 하소에 燒傷腎陰 陰虛火旺하면 좌귀음과 육미지황환을, 虛火刑金이 있으면 육미환합생맥산 맥미지황환 생지황음자를, 火犯陽明에 옥녀전 가감을, 腎精不固에 현토단을, 氣不攝精에 좌귀음 대보원전을 쓰고, 陰虛及陽 火不蒸騰하면 팔미지황환 우귀환 좌귀음 인화승양탕을 쓴다. 이들은 모두 소양인체질에서 나타날 수 있는 證이다.

10-18

平心靜思則　陽氣上升
輕淸而　充足於頭面四肢也
此　元氣也　淸陽也.

勞心焦思則　陽氣下陷
重濁而　鬱熱於頭面四肢也
此　火氣也　耗陽也.

마음을 편안하게 하고 생각을 고요하게 하면 양기가 위로 올라가 가볍고 맑은 기운이 머리와 얼굴 그리고 사지에 충족한다. 이것이 원기이고 맑은 양의 기운이다.

생각이 많고 걱정이 많으면 양기가 아래로 빠져 내려가 무겁고 탁한 기운이 머리와 얼굴 그리고 사지에 뭉쳐서 열이 된다. 이것이 火氣이고 소모된 陽氣이다.

修 訂

이 부분에 대해서는 《내경》의 "恬憺虛无　眞氣從之　精神內守　病安從來"가 훨씬 간략하면서도 사실적이다.

10-19

危亦林曰　消渴　須防發癰疽
忍冬藤　不拘多少　根莖花葉
可服.

위역림이 말하길 소갈병은 모름지기 癰疽를 예방해야 하는데 忍冬藤을 많고 적음에 상관하지 말고 먹는다. 뿌리와 줄기 꽃과 잎을 모두 먹을 수 있다.

討 論

본문은 《동의보감·消渴須豫防癰疽》 "忍冬圓　渴疾　須豫防發癰疽　忍冬草　不以多少　根莖花葉　皆可用. 上銼　酒浸　糠火煨一宿　取出晒乾　入甘草少許　搗爲末　以所浸酒爲糊　和丸梧子大　酒飮任下百丸　此不特治癰疽　亦能止渴　得效."를 이제마가 고쳐서 쓴 것. 《세의득효방》 원문은 아래와 같다.

忍冬圓은 인동초의 뿌리, 줄기, 잎, 꽃을 가리지 않고 꺾어서 술에 담근 뒤, 겻불에 하루를 묻어두었다가 꺼내어 햇볕에 말리고 감초를 조금 넣어 가루로 만든 다음, 담갔던 술로 오동나무 씨 크기로 환을 빚은 것이다. 본문은 인동등을 그대로 먹는 것처럼 쓰였다. 《득효방》 원문은 "인동의 뿌리, 줄기, 꽃봉오리"라 하여 잎은 빠져있는데, 이것을 허준이 첨가하고 이제마가 따른 것이다. 癰疽는 당뇨 합병증중의 하나다.

修 訂

《세의득효방 · 권칠》 "忍冬圓 治渴疾愈 須預防發癰疽 忍冬草 不以多少 根莖花朶 皆可用 一名老翁鬚 一名蜜啜花 一名金銀花 以洗淨用之."

10-20

李杲曰 消渴之疾 能食者 末傳 必發腦疽背瘡 不能食者 必傳 中滿鼓脹.

이고가 말하기를 소갈의 질병에 음식을 잘 먹으면 나중에 반드시 腦疽나 등창이 생길 것이고, 음식을 잘 먹지 못하면 반드시 속이 더부룩해지거나 고창이 될 것이다.

討 論

본문은 《동의보감 · 소갈전변증》과 同一하나 아래 《蘭室秘藏》과는 약간 다르다. 당뇨병 합병증에 관한 논술이다. 혈당량이 높으면 저항력이 떨어져서 쉽게 옹종이 생기고 잘 낫지 않는다. 잘 먹지 못하는 것은 비위기능이 약한 것이니, 中滿이나 鼓脹이 된다.

修 訂

《란실비장 · 권상》 "總錄所謂 末傳能食者 必發腦疽背瘡 不能食者 必傳中滿鼓脹 皆謂不治之證."

10-21

東醫醫方類聚曰 消渴之病
變成發癰疽 或成水病
或雙目失明.

동의 의방유취에 말하길 소갈의 병은 옹저로 변하기도 하고 혹은 水病이 되기도 하고 혹은 양 눈이 멀기도 한다.

討 論

《의방유취》가 여러 고전을 類聚한 것이기 때문에 원문은 《제병원후론·渴病候》의 아래 문구라고 보면 된다. 이 역시 당뇨합병증에 관한 논술이다. 《동의보감·소갈전변증》은 "消渴久病 變成發癰疽 或成水病 或雙目失明."이라고 해서 之가 久로 되어 있다. 이 또한 당뇨병 합병증에 관한 논술이다.

修 訂

《제병원후론》 "五臟六腑 皆有津液 若臟腑因虛實而生熱者 熱氣在內 則津液竭少 故渴也 夫渴數飲 其人必眩 背寒而嘔者 因利虛故也 診其脉 心脉滑甚 爲善渴 其久病變成發癰疽 或成水疾."

10-22

論曰 癰疽 眼病
皆是中消之變證也.
中消 自爲險證則
上消 當早治也
中消 必急治也
下消則 濱死.

나는 말하길 옹저와 눈병은 다 중소의 변증이다. 중소는 자체가 험증이다. 상소는 마땅히 일찍 치료해야 하고 중소는 반드시 급히 치료해야 하고, 하소는 죽음에 임박한 것이다.

修 訂

옹저와 눈병은 혈당량이 증가하여 면역기능이 저하되고, 혈관이 변성하여 오기 때문에 三消에서 다 생길 수 있다. 질병은 모름지기 모두 조기에 치료하는 것이 좋다.

10-23

王好古曰　一童子　自嬰至童
盜汗七年　諸藥不效
服凉膈散三日　病已.

왕호고가 말하길 어떤 갓난 아이 때부터 동자가 되기까지 7년이나 잠자며 땀을 흘리는데 여러 약이 효력이 없더니 양격산을 3일 복용하고 병이 나았다.

討 論

《의학강목》이 싣고 있는 海藏書 내용은 아래와 같아서 양격산과 三黃丸을 함께 쓴 것으로 되어 있다. 《동의보감·도한》도 양격산과 三黃元을 함께 썼다고 되어 있다. 소양인의 도한은 陰虛火旺이나 邪熱鬱蒸으로 생기는 경우가 많아서 당귀육황탕, 맥미지황환 혹은 용담사간탕 등을 쓸 기회가 많다. 만일 上中二焦에 熱邪熾盛하면 양격산과 三黃丸을 쓴다.

修 訂

《의학강목·도한》 "(海) 晋郎中子 自嬰至童 盜汗凡七年矣 諸藥不效 予與凉膈散 三黃丸三日 病已."

10-24

論曰　少陽人　大腸淸陽
快足於胃　充溢於頭面四肢則
汗必不出也.

나는 말하길 소양인의 대장의 맑은 양기가 胃에 충족하며, 머리와 얼굴 그리고 사지에 차서 넘치면 땀이 나지 않는다.

少陽人汗者 自是陽弱也而
服凉膈散 病已卽 上消而
其病 輕也.

소양인이 땀을 흘리는 것은 본래 양기가 약한 것인데 양격산을 복용하고 병이 그쳤다는 것은 이 병이 곧 상소로 병이 경한 것이다.

討 論

　소양인은 본래 陰虛熱盛한 체질이라, 陰虛, 陰虛陽亢, 邪熱熾盛의 증이 자주 나타날 수 있으며, 이들 증이 모두 盜汗의 원인일 수 있다. 즉 소양인의 盜汗은 陽氣가 약한 것이 아니라 熱(虛熱 혹은 實熱) 때문이다. 盜汗과 上消는 동시에 나타날 수 있지만, 그렇다고 盜汗이 上消인 것은 아니다.

修 訂

　본문 삭제

10-25

東醫醫方類聚曰 夫渴者
數飮水. 其人 必頭面眩
背寒而嘔 因虛故也.

동의의방유취에 말하길 무릇 갈이란 것은 자주 물을 마시는 것이다. 그 사람이 반드시 머리와 얼굴이 어지럽고 등이 차고 구역이 날 것이다. 이는 허하기 때문이다.

討 論

　10-21에 있는 《제병원후론》 인용문의 전반부에 해당한다. 消渴은 熱로 인해 진액이 竭少되어 생기는데, 진액이 열을 받으면 痰飮이 되고, 담음이 胃腸에 沮溜되면 嘔逆이 난다. 津液이 耗損되면 血津同源이라 血 또한 부족하게 되어 頭面이 眩한다. 津血이 부족하게 되면 血不載氣하므로 양기가 고루 퍼지지 못해 背寒한다.

修 訂

10-21과 취합.

10-26

龔信曰 凡 陰虛證 每日午後
惡寒發熱 至晩 亦得微汗而解
誤作瘧治 多致不救.

공신이 말하기를 대개 음허증은 매일 오후에
추위를 싫어하고 열이 나다가 저녁에 약간 땀
이 나고 풀린다. 학질로 잘못 치료하다가 흔히
구하지 못하는 지경에 이른다.

解 釋

《동의보감·음허용약》은 본문과 같고, 원문은 아래와 같다. "孤陰不生 獨陽不
長"은 陰陽이 서로 互根互用하는 것을 뜻하는데, 이 때문에 陰虛하면 陽도 허해져
서 추위를 싫어하고 열이 나게 된다. 合夜부터 鷄鳴까지는 陰中之陰인데, 이때는 신
체의 陰氣도 충실해지면서 陽氣도 돌아오게 된다. 이러한 음허증의 惡寒發熱과 汗
解는 학질과 비슷하지만, 맥이 반드시 虛濡數하니, 虛大弦한 학질의 맥증과 절대로
다르다. 만일 학질과 혼동하여 학질약을 썼다가는 인명을 해칠 것이다.

修 訂

《고금의감·허로》 "凡陰虛證 每日午後惡寒發熱 至晩亦得微汗而解. 脈必虛濡而
數 絶類瘧證 但瘧脈弦 而虛脈大弦爲辨耳. 若誤作瘧治 多致不救."

10-27

孫思邈 千金方書曰 消渴
宜愼者 有三 一飮酒 二房勞
三鹹食及麵 能愼此三者

손사막의 천금방서에 말하기를 消渴은 삼가야
할 것이 셋이 있다. 첫째 술이고, 둘째 과도한
성생활이고 셋째는 짜게 먹는 것과 가루음식이

雖不服藥 亦可自愈.

다. 이 세 가지를 삼갈 수 있으면 약을 먹지 않고도 절로 나을 수 있다.

討 論

《동의보감·소갈금기법》은 본문과 동일하나 원문은 《적수원주·卷十一》에서 찾을 수 있다. 《중의내과학》은 소갈의 病因으로 ① 肥甘酒醴를 지나치게 먹는 것, ② 五志의 過極, ③ 무절제한 性生活, ④ 열병으로 인한 火燥를 들고 있다. 현대의학에서는 운동부족과 스트레스, 체질요인 등을 꼽고 있다. 다만 모든 소갈이 이 세 가지를 삼가서 치료된다고 볼 수 없다.

修 訂

《赤水元珠》 “千金方云 消渴病 宜愼者 有三 一忌酒 二忌房勞 三忌鹹食及麪 能愼 此三者 雖不服藥 亦可自愈.”

10-28

論曰 上消 中消 裡陽升氣
雖則虛損 表陰降氣
猶恃完壯故 其病雖險
猶能歲月支撐 以此也.

若 夫陰虛午熱 飮水
背寒而嘔者 表裏陰陽
俱虛損 所以爲病尤險
與下消 略相輕重.

然能善攝身心服藥 十之六七
尙可生也 不善攝身心服藥則
百之百 必死也.

나는 말하길 상소 중소는 裏陽이 충분히 올라가지 않지만 表陰이 完壯하게 내려가기 때문에 그 병이 비록 험하여도 오랜 세월을 지탱해 나갈 수 있다.

만약 음허하여 한낮에 열이 나고 물을 마시고 등이 차고 구역하는 것은 겉과 속의 음양이 모두 부족하여 병이 되는 까닭에 특히 險하다. 하소와 함께 대략 경중이 서로 비슷하다.

그러나 몸과 마음을 잘 조섭하고 약을 먹을 수 있다면 10에 6, 7은 아직 살아날 수 있다. 하지만 몸과 마음을 잘 조섭하지 않는다면 약

此證　當用　獨活地黃湯
十二味地黃湯.

을 먹어도 백이면 백이 반드시 죽을 것이다.
이러한 증에는 당연히 독활지황탕이나 십이미
지황탕을 써야 한다.

討 論

　소양인 上消의 병리는 心火 혹은 肝火가 肺를 刑罰하여 폐가 건조해지기 때문이
고, 中消는 胃腑에 實火가 있거나, 胃火가 오래되어 陰虛가 되고 이어서 虛火로 바
뀌기 때문이다. 下消는 腎元이 虛耗해지며 水火失調하여 온다.
　이처럼 陰虛火燥한 것이 消渴病의 주요병리이기 때문에 火를 더하게 만들지 말아
야 한다. 스트레스, 肥甘한 음식, 과음 등은 화를 더하게 만드는 중요한 요인이다.
소갈의 주요 처방은 10-17에 있다. 독활지황탕이나 십이미지황탕도 가능하지만, 除
濕하는 독활 형개 방풍이나 滲濕하는 복령 택사 등은 증을 잘 가려 써서 傷陰하는
일이 없도록 해야 한다.

修 訂

　본문 삭제

10-29

易之需九三爻辭　曰　需于泥
致寇至　象曰　需于泥
災在外也.

自我致寇　敬慎不敗也　以此
意而. 倣之曰　陰虛午熱　背
寒而嘔　其病雖險然　死尚在
外也　能齋戒其心　恭敬其身

주역 需卦의 9, 3 爻辭에 말하기를 진흙 속에
서 기다려 도둑을 이르게 한다 하였고 象에서
말하기를 진흙 속에서 기다리는 것은 재앙이
밖에 있기 때문이라 하였다.

내가 도둑을 부르니 공경하고 근신하면 패하
지 않을 것이라는 것이 이 뜻이다. 이를 흉내
내어 말한다면 음허하여 한낮에 열이 나고 등
이 춥고 구역하는 것은 그 병이 비록 험하나
죽음은 아직 밖에 있으니, 그 마음을 재계하고

又服好藥 不死也.

그 몸을 공경하며, 또 좋은 약을 먹을 수 있으면 죽지 않는 것이다.

討 論

《주역·需》 "象曰 需于沙 衍在中也 雖小有言以吉終也 九三 需于泥 致寇至.",
"象曰 需于泥 災在外也 自我致寇 敬愼不敗也 六四 需于血 出自穴." 참조.

3. 少陽人 泛論

소양인 잡병과 이제마의 임상경험.

11-1

少陽人病
中風・吐血・嘔吐・腹痛・
食滯痞滿 五證 同出一屬而
自有輕重
浮腫・喘促・結胸・痢疾・
寒熱往來胸脇滿 五證
同出一屬而 自有輕重.

소양인의 중풍 토혈 구토 복통 食滯痞滿 다섯 가지 병증은 모두 한 종류로 輕證 重證이 있고, 부종 천촉 결흉 이질 寒熱往來胸脇滿 다섯 가지 병증도 모두 한 종류로서 輕證 重證이 있다.

解 釋

소양인의 질병은 모두 陰虛熱盛한 체질적 특성과 관련이 있다는 뜻이다. 중풍이든 吐血이든 모두 陰虛熱盛한 특징을 가지게 되는데, 이들 질병의 차이라면 輕한가 重한가의 차이라는 것이다.

여러 병증의 병리변화 과정에서 체질적 특징과 그 영향을 중시하고, 이를 중점으로 診治하려는 것이 사상의학의 커다란 특징이다.

11-2

少陽人　中風　半身不遂
一臂不遂　末如何之疾也.
重者　必死　輕者　猶生
間以服藥　安而復之
待其自愈而
不可期必治法之疾也.

소양인 중풍 반신불수나 한 팔의 不遂는 어찌 할 수 없는 병이다. 중하면 반드시 죽고, 경하면 살지만 간간이 약을 복용하고 안정하면 회복되는데 절로 낫기를 기다려야지 반드시 낫기를 기약할 수 없는 병이다.

解　釋

태양병 계지탕증도 中風이라고 하는데, 본문의 中風은 뇌혈관 장애로 생기는 類中風을 말한다. 이 중풍병은 뇌혈관장애로 뇌세포가 죽어서 발생하므로 치료가 어려운 병이다. 장애가 발생한 후 일정기간 약한 회복기가 있으나 오래되면 어떤 치료를 해도 더 이상 좋아지지 않는다.

11-3

少陽人　吐血者
必蕩滌剛愎偏急
與人幷驅爭塗之　淡食服藥
修養如釋道
一百日則　可以少愈
二百日則　可以大愈
一周年則　可以快愈
三周年則　可保其壽.

소양인이 토혈하면 반드시 강팍하고 偏急되고 남들과 나란히 달리며 경쟁하는 버릇을 씻어버리고, 담백하게 먹고 약을 복용하며, 수양하기를 佛道를 닦듯이 하면 100일이면 약간 낫고 200일이면 많이 낫고 1년이면 완전히 낫고 3년이면 그 수명을 보존할 수 있다.

凡 吐血 調養失道則 必再發
再發則 前功 皆歸於虛地.
若 再發則 又 自再發日
計數 一百日 少愈 一周年
快愈 若 十年 二十年
調養則 必得高壽.

무릇 토혈은 조섭을 옳게 못하면 반드시 재발하고, 재발하면 앞서의 공이 모두 다 허사가 된다. 만약 재발하면 다시 재발한 날로부터 계산하여 100일이면 조금 낫고 1년이면 완전히 낫는다. 만약 10년, 20년 조섭을 잘 한다면 반드시 오래 살 것이다.

討 論

吐血을 비롯한 혈증은 實熱로 인한 熱盛迫血, 虛熱로 인한 虛火搖絡, 氣虛로 인한 氣不攝血, 그리고 瘀血로 인한 血不循經이 주요병리이다. 소양인은 陽熱過盛하거나, 陰虛火旺하기 쉬운 체질이므로 熱로 인한 血證이 소양인의 병증이다. 그 證型은 胃熱熾盛, 肝火上炎, 陰虛火旺 등으로 나눌 수 있으며, 각기 옥녀전, 용담사간탕, 천근산 등을 써서 치료할 수 있다.

 열이 많아지는 이유는 情志過極이거나, 醇酒厚味한 음식을 지나치게 먹거나, 과로 혹은 질병으로 陰津을 손상당하는 경우이므로, 소양인이 혈증이 생겼다면 욕심을 조절하는 수양을 쌓고, 음식을 담백하게 먹으며, 과로를 피하고, 질병을 빨리 치료하는 것이 좋다.

 보통 대부분의 출혈증은 火와 血을 다스리면 손쉽게 치료되므로 100일이나 200일을 따질 필요가 없다. 다만 간경화나 위암으로 인한 출혈이라면 오래 치료해도 낫지 않을 가능성이 있다.

修 訂

 소양인 吐血은 血熱妄行이 주요병리다. 血熱은 情志過極 肝氣鬱熱化火하거나, 肥甘한 음식, 勞倦, 熱病 등으로 발생하기 때문에 불도를 닦듯이 하고 담백하게 먹는 것이 좋다.

 토혈이 있을 때는 신속하게 方藥을 선택해서 치료하는 게 좋고, 평시에 스트레스를 신속히 해결하고 마음을 안정시키며, 음식과 피로를 조심하여 재발을 막는다.

11-4

凡 少陽人 間有鼻血少許
或 口鼻間痰涎中 有血
雖細微 皆吐血之屬也.
又 口中暗有冷涎 逆上者
雖不嘔吐 亦嘔吐之屬也.

少年 有此證者 多致夭折
以其等閒任置故也.
此二證 必在重病險病之列
不可不豫防服藥 永除病根
然後 可保無虞.

소양인이 간혹 코피가 조금 나거나 혹은 가래와 침 가운데 피가 섞여 있는 것은 비록 미세하여도 모두 토혈에 속한다.
또한 입 안으로 의식하지 못하는 새 차가운 침이 올라오면 구토가 없더라도 역시 구토와 같은 것으로 본다.

소년이 이런 증세가 있으면 흔히 요절하니 그것을 등한히 버려두기 때문이다. 이 두 가지 증은 반드시 중병과 험한 병의 반열에 있다. 약을 먹어 예방해야 하는 것이니 병근을 아주 제거한 후에야 가히 근심이 없을 것이다.

修 訂

가래에 피가 섞여 나오는 것은 咯血이라 하고, 구토할 때 피가 나오는 것은 吐血이라 한다. 코 안의 혈관에서 출혈이 있는 것은 衄血이라 하는데, 소양인의 이러한 출혈은 모두 血熱妄行이 원인이다. 만약에 출혈이 있으면서 冷涎이 있는 것은 氣陰耗傷이나 陰陽兩虛의 肺癆일 수 있으니 그냥 두면 죽을 수 있다. 미리 병증을 잘 살펴 알맞은 약을 써야 할 것이다.

11-5

中風 受病太重故 治法
不可期必 吐血 受病猶輕故
治法 可以期必.

中風 吐血 調養爲主
服藥次之 嘔吐以下

중풍은 아주 중한 병이기 때문에 확실한 치료를 기약 할 수 없으나, 토혈은 가벼운 병이기 때문에 확실히 치료된다고 할 수 있다.

중풍과 토혈은 調攝이 위주고 服藥은 그 다음이다. 구토와 복통 食滯痞滿은 복약과 조섭을

腹痛·食滯痞滿 服藥調養則
其病易愈.

통해 쉽게 나을 것이다.

修 訂

  중풍은 일단 발생하면 완치가 불가능하나 토혈은 위암이나 간경화 토혈과 같
은 重病 외에 치료할 수 있는 토혈이 많이 있다. 중풍이나 重證 吐血은 調養을
위주로 치료하며, 구토와 복통 食滯 心下痞滿은 대부분 약을 써 치료하면 나을
수 있다.

11-6

中風 嘔吐 宜用 獨活地黃湯
吐血 宜用 十二味地黃湯.

중풍과 구토는 마땅히 독활지황탕을 쓰고 토
혈은 마땅히 십이미지황탕을 쓴다.

修 訂

  소양인 중풍은 肝腎虧損 筋骨失養이나 腎虛精虧가 주요 병리이므로 지황음자 호
잠환 해어단 등을 써서 치료하고, 구토는 胃陰不足이 원인이라면 맥문동탕을 쓴다.
소양인 토혈은 胃熱壅盛이나 肝火犯胃가 원인이므로 瀉心湯과 용담사간탕을 쓴다.
독활지황탕이나 심이미지황탕의 경우도 있으니 증을 가려 쓴다.

11-7

浮腫爲病 急治則 生
不急治則 危 用藥早則 易愈
用藥不早則 孟浪死也.
此病 外勢平緩 似不速死故
人必易之 此病 實是急證

부종 병이 생길 때 급히 치료하면 살 수 있고,
급히 치료하지 않으면 위태롭다. 약을 빨리 쓰
면 쉽게 낫지만 약을 빨리 쓰지 않으면 맹랑하
게 죽는다.
이 병은 드러나는게 완만하여 빨리 죽지 않을
것 같아 쉽게 여기나, 실은 급한 증이다. 4, 5

四五日內 必治之疾
謾[4]不可十日論之也.

浮腫 初發 當用 木通大安湯
或 荊防地黃湯 加 木通
日再服則 六七日內
浮腫必解.

浮腫 解後 百日內 必用
荊防地黃湯 加 木通 二三錢
每日 一二貼用之 以淸小便
以防再發 再發難治.

浮腫 初解 飮食 尤宜忍飢而
小食 若 如平人大食則
必不免再發 大畏 小便赤也
小便淸則 浮腫解
小便赤則 浮腫結.

일 내에 반드시 그 질병을 치료해야 하며 늦어도 10일 이상을 논하면 안 된다.

부종은 처음 발생했을 때 목통대안탕을 쓰거나 혹은 형방지황탕에 목통을 더하여 하루 2회 먹으면 6, 7일 내에 부종이 반드시 풀릴 것이다.

부종의 병이 풀린 후 백일까지 형방지황탕에 목통 2, 3돈을 가해 쓴다. 매일 1, 2첩을 써서 소변의 열을 없애고 재발을 방지해야 한다. 재발하면 치료하기 어렵다.

부종이 처음 풀렸을 때에 음식은 시장기를 참을 수 있을 정도로만 적게 먹어야 한다. 만약 보통사람처럼 많이 먹는다면 반드시 병이 재발할 것이다. 소변이 붉으면 크게 두려워할 것이고, 소변이 맑으면 부종이 풀어지는 것이며 소변이 붉으면 병이 심해지는 것이다.

討 論

부종병은 肺가 統調水道하지 못하거나, 脾가 運化水濕하지 못하거나, 腎의 氣化기능이 失常하여 생긴다. 風水傷肺의 부종은 태음인에게 잘 생기고, 脾不制水 腎虛水泛의 부종은 소음인에게 잘 생기고, 濕熱壅結의 부종은 소양인에게 잘 생기니, 소양인부종은 淸熱利濕, 外散內利의 치법이 적당하며, 소총음자를 쓰거나 목통대안탕이나 형방지황탕 가 목통을 쓸 수 있다.

---

4) 謾 : 느릴, 속일 만

소양인의 부종은 濕熱壅結이 많다. 습열이 壅結하면 흉완이 痞悶하며 煩熱口渴하고 小便短赤不利하다. 소변이 맑아지면 습열이 제거된 것이라 병이 풀리게 된다. 濕熱性 부종은 현대의학에서 腎臟의 세균성감염이 포함된다. 만일 감염으로 인한 부종을 조기에 치료하지 못하면 위험하게 된다. 목통대안탕 형방지황탕가목통 등을 증에 맞게 골라 쓴다.

부종이 있으면 음식을 짜게 먹어선 안 되고, 肥甘한 음식과 술을 피하며 生冷한 음식도 조심한다. 사구체 염증이 있으면 단백질 섭취를 제한해야 한다.

11-8

少陽人 中消者 腹脹則
必成鼓脹 鼓脹不治.
少陽人 鼓脹病 如少陰人
藏結病 皆經歷五六七八月
或 周年而 竟死.

蓋 少陰人 藏結 表陽溫氣
雖在幾絶 裡陰溫氣
猶恃完壯 少陽人 鼓脹
裡陽清氣 雖在幾絶
表陰清氣 猶恃完壯故
皆經歷久遠而 死也.

소양인의 중소에 배가 팽만하면 반드시 고창이 되고 고창은 고치지 못한다. 소양인의 鼓脹병은 소음인의 臟結병과 같아서 대개 5-8개월 혹은 1년이 지나면 필경 죽게 된다.

대개 소음인의 臟結은 表陽의 溫氣가 비록 거의 끊어졌으나 裏陰의 온기가 아직 完實하고 건장한 것이고, 소양인의 鼓脹은 表陽의 清氣가 비록 거의 끊어졌으나 表陰의 清氣가 아직 완실하고 건장한 까닭에 모두 오래 지나서 죽게 된다.

鼓脹은 간경화로 腹水가 고여 생기므로, 中消와는 다른 병이다. 고창의 病機는 氣滯血瘀 水濕積滯이다.

修 訂

　간경화나 간암으로 생기는 鼓脹은 일 년 정도 지나면 죽게 된다. 이러한 병은 완치하기가 힘드나 적절한 방약을 사용하면 고통을 줄이고 생명을 연장할 수 있다.

11-9

少陽人 傷寒 喘促 宜先用
靈砂一分 溫水調下
因煎荊·防·瓜蔞等藥
用之則 必無 煎藥時刻
遲滯救病.

소양인이 상한으로 喘促하면 먼저 영사 1푼을 따뜻한 물로 넘기고 형개 방풍 과루인 등의 약을 달여 먹으면 구병이 늦지 않을 것이다.

討 論

　천식은 風寒熱의 외사로 인해 발생하는 외감병과, 음식이나 情志 勞逸이 부당하여 생기는 내상병이 있다. 소양인 傷寒으로 생기는 천촉은 보통 外寒裏熱한 경우가 많다. 소양인에게 잘 발생하는 내상 천촉은 痰熱鬱肺가 주요 병기다.

修 訂

　소양인 상한의 천촉은 보통 表寒裏熱이 병리특징이다. 마행감석탕 등으로 表寒을 發散하는 동시에 裏熱을 淸利한다. 형개 방풍 등 發散藥과 瓜蔞 등 祛痰藥 그리고 석고 건지황 등 청열약을 함께 쓸 수도 있다. 靈砂는 청열해독 작용이 있어서 裏熱을 감소시킬 수 있으나, 수은 독성 때문에 조심해야 한다.

11-10

靈砂 藥力急迫
可以一再用而 不可屢用 蓋

영사는 약력이 급박하여 한두 번 쓸 것이고 여러 번 쓰면 안 된다. 대개 구급하는 약은 급

救急之藥 敏於救急而已.
藥必湯服 然後 充滿腸胃
能爲補陰補陽.

히 구할 뿐이다. 약은 달여 먹어야 장위에 충
만하여 보음보양할 수 있다.

修 訂

영사는 유화수은(HgS)으로서 이 화합물은 無毒하지만, 불순물로 섞여 있는 수은
때문에 과량복용하거나 장기복용하지 않도록 한다. 肝腎기능이 약한 사람은 증상을
加重시킬 수 있다. 약으로 쓸 때는 반드시 生用하며 가열하지 않도록 한다. 가열하
면 수은이 석출되어 쉽게 중독을 일으킨다. 수은 중독은 급성 부식성위염과 괴사성
신염 말초순환장애를 일으킨다.

영사는 예로부터 鎭心安神 淸熱解毒의 목적으로 많이 쓰였으나 현재는 많이 사용
하지 않는다.

11-11

痢疾之比結胸則 痢疾
爲順證也而 痢疾之謂重證者
以其 與浮腫 相近也.
嘔吐之比腹痛則 嘔吐
爲逆證也而 嘔吐之謂惡證者
以其 距中風 不遠也.

이질은 結胸에 비하면 순한 병증이지만, 중증
이라고 말할 때도 있으니 그것이 부종과 가깝
기 때문이다. 구토를 복통에 비하면 逆症이고,
나쁜 증이라 말하는 것은 그것이 중풍과 멀지
않기 때문이다.

解 釋

이질은 결흉보다 輕하지만 부종만큼 重한 병이다. 구토는 복통보다 重하며 중풍
과 가까운 병이다.

討 論

　위에 나온 결흉의 의미를 癌과 같은 종류로 보면, 이질은 물론 순한 병증이다. 하지만 이질은 이질균에 의해 생기며, 부종과 별 관계가 없는 병이다. 구토에 여러 종류가 있고, 복통에 여러 종류가 있어서 구토와 복통은 단순히 輕重順逆으로 비교할 수 없다. 구토와 중풍도 단순히 연결시켜 생각할 수 없다.

修 訂

　본문 삭제

11-12

少陽人 痢疾 宜用
黃連淸腸湯.

소양인의 이질에는 마땅히 황련청장탕을 써야
한다.

討 論

　소양인에게 잘 나타날 수 있는 이질은 濕熱痢이거나 陰虛痢다. 습열성이면 작약탕을 쓰고, 음허가 있으면 주차환을 쓴다. 음허습열이면 황련청장탕을 고려한다.

황련청장탕	생지황 4전 목통 복령 택사 각 2전 저령 차전자 천황련 강활 방풍 각 1전	祛風利濕 淸腸養陰	습열 겸 음허		겸 증
작약탕	황련 황금 대황 당귀 작약 감초	淸腸化濕 調氣和血	濕熱이질	이 질	습 열
주차환	황련 당귀 아교 포강 혹가 백작 감초 오매	養陰淸熱 止痢	陰虛이질		음 허

11-13

少陽人 瘧病 有間兩日發者
卽 勞瘧也. 可以緩治

소양인 학질이 이틀 간격으로 발작하면 즉 勞
瘧이다. 천천히 치료해야 되며 급히 치료하면

不可急治.

此證 瘧不發日 用

獨活地黃湯 二貼 朝暮服

瘧發日 預煎 荊防敗毒散

二貼 待惡寒發作時

二貼連服.

一月之內 以獨活地黃湯

四十貼 荊防敗毒散 二十貼

爲準的則 其瘧 必無不退之理.

안 된다.

이증은 발작하지 않는 날에 독활지황탕 2첩을
아침과 저녁에 먹고 발작하는 날에 형방패독산
2첩을 미리 달여서 오한이 일어날 때에 2첩을
연복한다.

한 달 내에 독활지황탕 40첩과 형방패독산 20
첩을 기준으로 쓰면 학질이 반드시 물러난다.

修 訂

학질이 오래 낫지 않아서 正氣가 허해지고 瘧邪가 잠복하면 虛勞할 때마다 瘧이
재발하여 이를 勞瘧이라 한다. 말라리아 原蟲은 西藥에 의해 쉽게 사멸하므로, 西
藥을 먼저 쓰고 이어서 한약으로 調理하면 좋다. 소양인이라면 독활지황탕도 고려
한다.

11-14

少陽人 內發咽喉

外腫項頰者 謂之 纏喉風

二三日內 殺人 最急.

又 上脣 人中穴瘇 謂之

脣瘇 凡 人中左右

逼近處一指許 發瘇

雖微如粟粒 亦危證也.

此二證 始發而 輕者 當用

凉膈散火湯 陽毒白虎湯

소양인이 속으로 인후병이 나고 겉으로 목과
뺨이 붓는 것을 纏喉風이라 하는데 2, 3일 안
에 사람을 죽이니 최고로 급하다. 또한 윗입술
의 인중혈의 종기를 脣腫이라 하는데, 인중의
좌우, 손가락 넓이 정도 사이에 종기가 나면
비록 좁쌀알 같이 작은 것이라도 또한 위험한
병증이다.

이 두 가지 증이 시작할 때 가벼운 경우에 양
격산화탕이나 양독백호탕을 쓰고 중한 경우에

重者 當用 水銀熏鼻方 一炷
熏鼻而 項頰汗出則 愈.
若 倉卒 無熏鼻藥則 輕粉末
一分五里 乳香 沒藥 甘遂末
各五分 和勻糊丸 一服盡.

수은훈비방을 쓰는데 한 대를 태워 코에 연기를 쐬어서 목과 뺨에 땀이 나면 낫는다. 만약 급한 상황에서 熏鼻藥이 없다면 輕粉 가루 1푼 5리와 유향 몰약 감수 각각 5푼씩을 풀로 빚어 알약을 만든 다음 단 번에 다 먹는다.

討 論

❶ 纏喉風은 《의종금감》에서 이르길 "胸膈上 有風熱 則咽喉腫痛 風熱之邪 若盛則 生單雙乳蛾 在會厭兩傍 高腫似乳蛾 故名也 熱極則腫閉 湯水不下 言語難出 呼吸 不通 名曰喉痺 若熱極更兼痰盛 則痰涎繞於喉間 聲響咽喉 內外腫閉 湯水不下 名 曰纏喉."라 하였다. 곧 風熱性 편도선과 인후염이 喉痺, 痰熱性일 때는 纏喉風이 다. 현대의학적으로 편도선염 및 인후염은 모두 세균감염에 의해 발생한다.

❷ 脣腫은 《의종금감》에 "脣腫 謂脣腫痛厚也."라 해서 입술의 腫痛을 말한다고 하는데, 본문의 脣腫은 곧 癰腫의 일종이다. 이것도 화농성 세균감염으로 발생 한다.

❸ 항생제가 없던 시절에 纏喉風은 치료가 곤란한 질병이었으나 현재는 "內外腫閉 湯水不下."하기 전에 이미 다 치료하고 있어서 이런 환자를 만나기가 어렵지만, 정도가 약하면서 만성적으로 재발하는 만성인후염 환자는 가끔 만날 수 있다. 소양인의 만성 인후염은 폐음허(양음청폐탕), 신음허(백합고금탕 합 윤폐환), 心 火(이음전) 등으로 구분해 볼 수 있다. 양격산화탕은 소풍청열탕이나 청인이격 탕 등과 함께 급성 인후염에 써볼 기회가 있다. 수은훈비방은 수은중독이 생길 수 있으므로 쓰지 않는다.

11-15

少陽人 小兒 多食肌瘦
宜用 蘆薈肥兒丸
忍冬藤地骨皮湯.

소양인 아이가 많이 먹으면서 마르면 마땅히 노회비아환이나 인동등지골피탕을 쓴다.

討 論

多食善飢하며 마르는 경우는 胃中實火가 있어 腐熟작용이 너무 신속하게 일어나기 때문에 생긴다. 胃中實火는 소양인과 태음인에게 잘 생긴다. 단 태음인은 胃强脾弱하여 잘 먹는 반면 運化기능이 약하여 대변이 묽게 나온다.

소양인의 多食肌瘦는 백호탕을 가감과 인동등지골피탕 등을 증에 따라 운용한다. 노회비아환은 胃强脾弱한 태음인의 疳積에 사용한다.

백호탕	석고 지모 경미 감초	淸熱生津	陽明胃經熱證		多飮
노회비아환	호황련 5전 사군자육 4전5푼 인삼 황련 신곡 맥아 산사육 각 3전5푼 백복령 백출 감초 각 3전 노회 2전5푼	淸胃熱 健脾氣	胃强脾弱	多食肌瘦	泄瀉 便溏
인동등지골피탕	인동등 4전 산수유 지골피 각 2전 천황련 황백 현삼 고삼 생지황 지모 산치자 구기자 복분자 형개 방풍 금은화 각 1전	滋陰淸熱 發散塡精	陰虛火動		虛火上搖

11-16

嘗見 少陽人 肩上 有毒瘇
火熱香油灌瘡 肌肉焦爛而
不知其熱 有醫 教以牛角片
致火炭上 燒而熏之
溫入瘡口 毒汁自流
其瘇立愈.

일찍이 소양인 어깨에 毒瘇이 있어 참기름을 끓여 瘇瘡에 부어 살이 타도 뜨거움을 알지 못하는 것을 어떤 의사가 소뿔 조각을 숯불 위에 놓고 태우면서 연기를 쏘이라 가르쳐 주어 연기가 헌 데 들어가자 독즙이 흘러내리면서 종기가 곧 낫는 것을 본 적이 있다.

討 論

이런 환자는 현대의학으로 치료할 수 있게 병원으로 보내야 한다.

11-17

嘗見 少陽人 七十老人

일찍이 소양인 70세 노인이 腦疽를 앓는데 어

發腦疽 有醫 敎以河豚卵
作末傅之 其疽立愈.
河豚卵 至毒 彘犬 食之則
立死 掛於林木間 鳥鵲
不敢食.

떤 의사가 복어 알을 가루 내어 붙이라고 하여 곧 낫게 하는 것을 본 일이 있다. 복어 알은 지극히 독하여 돼지나 개가 먹으면 곧 죽고 나무 사이에 이것을 걸어놓아도 까마귀나 까치가 감히 먹지 못한다.

討論

腦疽는 머리피부에 생기는 급성화농성 질병을 말한다. 보통 癰은 내장이나 피부에 생기는 국부 화농성 질병을 총칭하는 말이라면, 疽는 癰보다 넓은 면적의 피부에 생기는 화농성 질병이다. 癰은 보통 6-9cm 가량 범위에 光軟無頭한 結塊가 생기고 紅腫熱痛하다가 곧 腫이 膿, 潰, 斂의 과정으로 진행된다. 疽는 보통 9cm 이상 혹은 30cm에 이르는 넓은 범위에 처음에 좁쌀 같은 膿頭가 생겼다가 焮熱紅腫脹痛하며, 이어서 深部와 주위로 확산된다. 농두가 계속해서 증가하고, 터지고 나면 벌집모양 구멍이 생긴다.

복어독은 신경독으로서 근육을 마비시켜 호흡곤란으로 동물을 죽게 만든다고 알려져 있으나, 세균에 대해 어떤 작용을 하는지 문헌에서 찾아 볼 수 없다. 현재는 항생제로 腦疽를 치료한다. 중국의 최근 보도에 의하면 복어독이 비록 위험하기는 하지만, 진정마취 등의 효과가 있어서 약용가치가 크다고 한다. 즉 신경통, 암으로 인한 동통을 진정시키고, 瘙痒이나 요실금에 대한 효과도 크다. 또 성 신경을 흥분시키는 催淫효과도 있다고 하며, 적절한 양만 사용하면 부작용이나 습관성도 없다고 한다.

11-18

嘗見 少陽人 蛇頭瘡
以河豚卵 作末少虛
點膏藥上 傅之而
一日一次 易以新末

일찍이 소양인의 생인손에 복어 알 가루 조금을 고약위에 놓고 붙이되 하루 한 번 씩 새 가루로 바꾸어 붙였더니 약을 붙인 지 5, 6일 만에 효력이 있고 새살이 금방 생겼다.

傅藥五六日　病效而

新肉急生而.

有姤肉　因以磨刀砥末　傅之

姤肉立消而　病愈.

又　用之於連珠痰

多日傅之者　必效

用之於炭火所傷　與狗咬

蟲咬　無不得效.

굳은살에 숫돌가루를 붙였더니 굳은살이 곧 없어졌다. 또한 連珠痰에도 썼는데 여러 날 불이면 반드시 효과가 있었고, 숯불에 덴 데와 개에 물린 데 벌레에 물린 데에도 항상 효과가 있었다.

討 論

❶ 蛇頭瘡은 손가락 말단에 화농성 세균이 침입하여 뱀 머리처럼 둥그렇게 腫脹이 생기므로 이런 이름이 붙었다. 현재는 항생제로 치료하며, 腫勢 상황에 따라 외과수술도 병행한다. 이 세균에 대한 복어 독의 효과는 확인되지 않았다.

❷ 磨刀砥末은 예전에 脂粉의 주요원료로 사용했다는 기록이 있다. 脂粉의 脂는 원래 砥였다고 한다. 이를 피부에 바르면 피부가 연하고 부드러워지며, 윤기가 생긴다. 군살을 없애는 효능은 다른 곳에서 확인하기 어려웠다.

❸ 連珠痰은 連珠瘡으로서, 목 부분의 결핵성 임파선염이다. 磨刀砥末이 군살을 없앤다면 피부각질을 용해시키는 효능이 있을 것이고, 연주담과 화상 혹은 동물의 咬傷에 효과가 있다면 반드시 항균효과가 있을 것이나, 아직 확인되지 않았다. 확인한다 하더라도 현재는 복어독이나 마도지말 대신 우수한 西藥이 많으므로 실제로 큰 효용성은 없을 것이다.

11-19

嘗治　少陽人　六十老人

中風　一臂不遂病　用

輕粉五里　其病　輒加　少陽人

일찍이 소양인 60세 노인이 중풍으로 한쪽 팔을 쓰지 못하는 병에 경분 5厘를 사용하니 그 병이 더 심해졌고, 소양인 20세 소년이 한쪽 다리가 약간 불편한 痺風이 있어 경분감수용호

二十歲　少年　一脚微不仁
痺風　用　輕粉甘遂龍虎丹
二三次用之　得效.

단을 2, 3차 썼더니 효과가 있었다.

討　論

　證을 확인하지 못한다면 중풍이란 병명만 가지고 왜 輕粉을 먹고 더 심해졌는지 판단할 수 없다. 의약경험이 후배들에게 좋은 교훈이 되려면 證에 대해 충분히 기록해야 할 것이다. 경분은 염화수은($HgCl_2$)이 주성분으로서 辛冷有毒하고, 化痰消積殺蟲通腸의 효과가 있다. 이것도 현재는 수은중독의 위험성이 있어서 거의 사용하지 않는다.

　경분감수용호단은 감수 한 돈, 감수 반 돈으로 환약 10개를 만들어 하루 2알 씩 복용하는 것이다. 주로 중풍으로 소대변이 막혔을 때, 또는 반신불수를 치료하는 데 쓴다. 독성이 있어서 임산부는 禁用이다. 20세 소년이 한쪽 다리가 약간 불편한 정도라면 이런 위험한 약이 아니라도 다른 방법으로 충분히 고칠 수 있을 것이다.

11-20

嘗治　少陽人　咽喉　水醬不入
大便不通　三日　病至危境
用甘遂天一丸　卽效.

일찍이 소양인 인후병으로 물과 미음이 들어가지 않고 대변을 3일이나 못 보는 위태한 지경에 감수천일환을 써서 바로 효과를 보았다.

討　論

　소양인 인후병이 급성이라면 풍열성일 것이고, 만성이라면 신음허나 폐음허일 것이다. 감수천일환은 감수용호단과 비슷한 처방으로 감수 한 돈과 경분 반 돈을 10환으로 만들어 硃砂를 입힌 것으로, 結胸　暑傷　霍亂　水積　乳蛾　咽喉炎 등에 쓴다. 현재는 감수천일환을 쓰지 않아도 치료할 수 있다.

11-21

嘗治 少陽人 七十老人
大便 四五日不通
或六七日不通 飮食如常
兩脚 膝寒無力
用輕粉甘遂龍虎丹 大便卽通
後數日 大便 又秘則 又用
屢次用之 竟以大便
一日一度 爲準而 病愈.
此老 竟得八十壽.

일찍이 소양인 70세 노인의 대변이 4, 5에서 혹은 6, 7일 통하지 못하나 음식은 여전하며 무릎이 차고 힘이 없어서 경분감수용호단을 썼더니 대변이 바로 통하였다. 수일 후 다시 변비가 생겨 다시 쓰고 여러 번 써서 마침내 대변이 1일에 1회씩 표준이 되어 병이 나았다. 이 노인은 80세까지 장수하였다.

討 論

소양인은 陰虛熱盛한 체질이라 약성이 찬 경분과 감수가 적당하다 할 수 있지만, 逐水와 逐痰작용이 있는 감수는 한시적으로만 쓸 수 있을 것이다. 逐水藥 등으로 陰分의 손상이 더 심해질 수 있기 때문이다.

11-22

嘗見少陽人
當門二齒齦縫血出頃刻間數
碗 將至危境
有醫敎以熬香油
以新綿點油乘熱灼齒縫
仍爲血止.

일찍이 소양인이 앞니 두 개의 잇몸에서 피가 나와 잠시 동안 두 사발이나 되는 위험한 지경이 되었는데 어떤 의사가 불에 끓인 참기름을 새 솜에 찍어서 뜨거울 때에 잇몸을 지지니 마침내 피가 멎는 것을 본 일이 있다.

討 論

　쉽게 식지 않는 뜨거운 참기름을 이용하여 혈관을 막았기 때문이다. 이런 방법은 체질과 별 상관이 없어서 소양인이 아니라도 응급조치로 사용할 수 있다.

11-23

嘗見 少陽人 一人 每日
一次梳頭 數月後
得口眼喎斜病 其後 又見
少陽人日梳 得喎斜病者
凡三人.
蓋 日梳 少陽人 禁忌也.
嘗見 太陰人 八十老人
日梳者 老人 自言曰
日梳極好.
我之日梳 已爲四十年云.

어떤 소양인 한 사람이 매일 한 번씩 머리를 빗은 지 수개월 후에 口眼喎斜를 얻은 것을 보았으며 그 뒤에 또 소양인이 매일 머리를 빗고 喎斜병 얻은 것을 세 사람이나 더 보았다.

대개 매일 머리를 빗는 건 소양인에게 금기다. 일찍이 태음인 80 노인이 매일 머리를 빗는 것을 보았는데 노인이 스스로 말하길 매일 머리를 빗으면 매우 좋다. 내가 머리를 매일 빗은 지 이미 40년이라고 하였다.

討 論

　구안와사는 단순 구안와사와 卒證 구안와사로 분류할 수 있다. 卒證 구안와사란 卒中風으로 반신불수와 구안와사가 동시에 발생하는 것을 말한다. 이것은 뇌신경이 손상되어 생기기 때문에 치료가 어렵다.

　소양인의 단순구안와사는 대개 풍열이 침입하기 때문인데, 머리를 빗는 것과 풍열 침입이 어떤 관계가 있는지 확인할 수 없다. 만일 몹시 찬 빗을 장시간 사용했다면 연관성이 있을 수도 있다. 구안와사가 발생한 사람의 證이나 빗에 대해 구체적인 기록이 없다면 본문 또한 큰 교훈이 되기 어렵다. 현대인으로서 매일 머리를 빗지 않는 사람이 과연 얼마나 될 것인가!

4. 張仲景 傷寒論中 少陽人病 經驗設方 十方

白 虎 湯 백호탕

石膏 5錢, 知母 2錢, 甘草 7分, 粳米 半合

《傷寒論》

"傷寒 脉浮滑 此表有熱裏有寒 白虎湯主之.", "白虎湯方 知母 陸兩味苦寒 石膏
壹斤碎味甘寒 甘草 貳兩味甘平 粳米 陸合味甘平. 右肆味 以水壹斗 煮米熟湯成 去滓
溫服壹升 日叁服."

猪 苓 湯 저령탕

猪苓, 赤茯苓, 澤瀉, 滑石, 阿膠 各 1錢

《傷寒論》

"若脉浮 發熱 渴欲飲水 小便不利者 猪苓湯主之.", "猪苓湯方 猪苓 去皮甘平 茯苓
甘平 阿膠 甘平 滑石 碎甘寒 澤瀉 甘鹹寒 各一兩 右五味 以水四升 先煮四味 取二升
去滓 內下阿膠烊消 溫服七合 日三服."

五 苓 散 오령산

澤瀉 2錢 5分, 赤茯苓, 猪苓, 白朮 各 1錢 5分, 肉桂 5分

《傷寒論》

"太陽病 發汗後 大汗出 胃中乾煩燥 不得眠 欲得飲水者 少少與飲之 令胃氣和則愈
若脉浮 小便不利 微熱 消渴者 與五苓散主之.", "五苓散方 猪苓 十八銖味甘平去皮
澤瀉 一兩六銖半味酸鹹 茯苓 十八銖味甘平 桂 半兩去皮味辛熱 白術 十八銖味甘平
右五味爲末 以白飲和服 方寸匕 日三服 多飲暖水 汗出愈."

修 訂

오령산은 소음인 방약으로 분류한다(9-14 참조).

小柴胡湯 소시호탕

柴胡 3錢, 黃芩 2錢, 人蔘, 半夏 各 1錢 5分, 甘草 5分

《傷寒論》

"傷寒五六日 中風 徃來寒熱 胸脇苦滿 默默不欲飲食 心煩喜嘔 或胸中煩 而不嘔 或渴
或腹中痛 或脇下痞鞕故 或心下悸 小便不利 或不渴 身有微熱 或欬者 與小柴胡主之.",
"小柴胡湯方 柴胡 半斤味苦微寒 黃芩 三兩味苦寒 人參 三兩味甘溫 甘草 三兩味甘平
半夏 半升洗味辛溫 生薑 三兩切味辛溫 大棗 十二枚擘味甘溫. 右七味 以水一斗二升
煮取六升 去滓 再煎 取三升 溫服一升 日三服後 加減法."

修 訂

소시호탕은 소음인 방약으로 분류한다(9-6 참조).

大青龍湯 대청룡탕

石膏 4錢, 麻黃 3錢, 桂枝 2錢, 杏仁 1錢, 甘草 1錢, 薑 3片, 棗 2枚

《傷寒論》

"太陽中風 脉浮緊 發熱惡寒 身疼痛 不汗出而煩躁者 大靑龍湯主之 若脉微弱

汗出惡風者 不可服 服之則厥逆 筋惕肉瞤 此爲逆也.", "大靑龍湯方 麻黃

六兩去節味甘溫 桂枝 二兩去皮味辛熱 甘草 二兩炙味甘平 杏仁

十四箇去皮尖味苦甘溫 生薑 三兩切味辛溫 大棗 十二枚擘味甘溫 石膏

如雞子大碎味甘微寒."

修 訂

대청룡탕은 태음인 방약으로 분류한다(9-1 참조).

桂婢各半湯 계비각반탕

石膏 2錢, 麻黃, 桂枝, 白芍藥 各 1錢, 甘草 3分, 薑 3片, 棗 2枚

《傷寒論》

"太陽病 發熱惡寒 熱多寒少 脉微弱者 此無陽也 不可發汗 宜桂枝二越婢一湯方.",

"桂枝二越婢一湯方 桂枝 去皮 芍藥 甘草 各十八銖 生薑 一兩三錢 大棗 四枚擘 麻黃

十八銖去節 石膏 二十四銖碎綿裹 右七味 㕮咀 以五升水煮 麻黃一二沸 去上沫

內諸藥 煮取二升 去滓 溫服一升 本方當裁爲越婢湯桂枝湯合飮一升 今合爲一方

桂枝二越婢一."

小陷胸湯 소함흉탕

半夏製 5錢, 黃連 2錢 5分, 瓜蔞 大者 4分의 1

《傷寒論》

"小結胸病 正在心下 按之則痛 脉浮滑者 小陷胸湯主之.", "小陷胸湯方 黃連 壹兩苦寒

半夏 半升洗辛溫 括蔞實 大者壹箇苦寒 右叁味 以水陸升 先煮括蔞 取叁升 去滓
內諸藥 煮取貳升 去滓 分溫叁服."

大陷胸湯 대함흉탕

大黃 3錢, 芒硝 2錢, 甘遂末 5分

《傷寒論》

"太陽病 脉浮而動數 浮則爲風 數則爲熱 動則爲痛 數則爲虛 頭痛發熱 微盜汗出
而反惡寒者 表未解也 醫反下之 動數變遲 膈內拒痛 胃中空虛 客氣動膈 短氣躁煩
心中懊憹 陽氣內陷 心下因鞕 則爲結胸 大陷胸湯主之 若不結胸 但頭汗出 餘處無汗
劑頸而還 小便不利 身必發黃也.", "大陷胸湯方 大黃 陸兩去皮苦寒 芒硝 壹升鹹寒
甘遂 壹錢匕苦寒 右叁味 以水陸升 先煮大黃 取貳升 去滓 內芒硝 煮壹兩沸 內甘遂末
溫服壹升 得快利 止後服."

十 棗 湯 십조탕

莞花微炒, 甘遂, 大戟炒 等分爲末 別取大棗十枚 水一盞 煎至半盞 去棗 調藥末
强人一錢 弱人半錢服 大便利下水 以粥補之

《傷寒論》

"太陽中風 下利嘔逆 表解者 乃可攻之 其人漐漐汗出 發作有時 頭痛心下痞鞕滿
引脇下痛 乾嘔短氣 汗出不惡寒者 此表解裏未和也 十棗湯主之.", "十棗湯方 芫花
熬味辛溫 甘遂 味苦寒 大戟 味苦寒 大棗 拾枚擘味甘溫 右上叁味 等分 各別搗爲散
以水壹升半 先煮大棗 肥者拾枚取 捌合去滓 內藥末 强人服壹錢匕 羸人服半錢 溫服之
平旦服 若下 少病不除者 明日更服加半錢 得快下利後 糜粥自養."

腎 氣 丸 신기환

六味地黃湯 加五味子一味

討 論

　육미지황탕은 錢乙이 《소아약증직결》에서 《傷寒論》 腎氣丸 중 부자 육계를 빼고 쓴 것이 처음으로 알려져 있다. 따라서 이는 元明醫家方으로 이동하는 것이 합당하다.

5. 元明二代醫家著述中 少陽人病 經驗行用要藥 九方

凉 膈 散 양격산

連翹 2錢, 大黃, 芒硝, 甘草 各 1錢, 薄荷, 黃芩, 梔子 各 5分

○ 此方 出於局方 治積熱煩躁 口舌生瘡 目赤頭昏
♣ 今考更定 此方 當去 大黃 甘草 黃芩

《太平惠民和劑局方》

"凉膈散 治大人小兒 腑藏積熱 煩躁多渴 面熱頭昏 脣焦咽燥 舌腫喉閉 目赤鼻衄 頷頰結硬 口舌生瘡 痰實不利 涕唾稠粘 睡臥不寧 譫語狂妄 腸胃燥澁 便溺秘結 一切風壅 並宜服之 川大黃 朴硝 甘草 山梔子仁 薄荷葉 黃芩 連翹 右粗末 每二錢 水一盞 入竹葉七片 蜜少許 煎至七分 去渣 食後溫服 小兒可服半錢 更隨歲數加減 服之得利下住."

黃連猪肚丸　황연저두환

雄猪肚 1個, 黃連, 小麥炒 各 5兩, 天花粉, 白茯神 各 4兩, 麥門冬 2兩
右爲末 入猪肚中 封口 安甑中蒸 爛搗 作丸 梧子大

○ 此方 出於危亦林得效方書中 治强中證
♣ 今考更定 此方中 麥門冬一味 肺藥也
肺與腎 一升一降 上下貫通 腎藥五味中 肺藥一味 雖爲贅材 亦自無妨 不必苛論

《世醫得效方》
"黃連猪肚圓 治强中 消渴 服瓜蔞散 薺苨湯後 便可服 此亦能補養 猪肚 一枚治如食
法 黃連 去蘆 小麥 炒各五兩 天花粉 茯神 去木各四兩 麥門冬 云心二兩 右五味 爲
末 內猪肚中縫塞 安甑中蒸之 極爛木臼小杵 可圓如梧桐子大 每服七十圓 米飲送 下
隨意."

六味地黃湯　육미지황탕

熟地黃 4錢, 山藥, 山茱萸 各 2錢, 澤瀉, 牧丹皮, 白茯苓 各 1錢 5分

○ 此方 出於虞博醫學正傳書中 治虛勞
♣ 今考更定 此方中 山藥一味 肺藥也

《醫學正傳》
"六味地黃丸(局方) 治腎經虛損 久新憔悴 盜汗發熱 五臟齊損 瘦弱虛煩 骨蒸痿弱 下血
咯血等證 乾山藥 山茱萸 去核各四兩 澤瀉 去毛 牧丹皮 白茯苓 各三兩 熟地黃 八兩
上藥細末 煉蜜爲丸 如梧桐子大 每服五十丸 白湯下."

生熟地黃丸 생숙지황환

生乾地黃, 熟地黃, 玄蔘, 石膏 各 1兩 糊丸 梧子大 空心 茶淸下 50-70丸

○ 此方 出於李梴醫學入門書中 治眼昏

《醫學入門·雜病用藥賦》
"生熟地黃丸 生地 乾地 玄蔘 石斛 各二兩 爲末 蜜丸梧子大 每五十丸 空心茶淸下 治血虛面目昏花."

導赤散 도적산

木通, 滑石, 黃柏, 赤茯苓, 生地黃, 山梔子, 甘草梢 各 1錢, 枳殼, 白朮 各 5分

○ 此方 出於龔信萬病回春書中 治尿如米泔色 不過二服 愈
♧ 今考更定 此方 當去 枳殼 白朮 甘草

《동의보감·赤白濁》
"導赤湯 治尿如米泔色 不過二服愈. 木通, 滑石, 黃柏, 赤茯苓, 生地黃, 梔子, 甘草梢 各 1錢, 枳殼, 白朮 各 5分 上銼 作一貼 空心 水煎服 回春." 《만병회춘》의 도적산은 건지 목통 감초 담죽엽의 四味로 이루어져 있고, 이와 같은 처방은 보이지 않는다.

修 訂

《동의보감》 出典.

荊防敗毒散 형방패독산

羌活, 獨活, 柴胡, 前胡, 赤茯苓, 荊芥穗, 防風, 枳殼, 桔梗, 川芎, 人蔘
甘草 各 1錢, 薄荷 少許

○ 此方 出於龔信萬病回春書中 治傷寒 時氣發熱 頭痛項强 肢體煩疼
♣ 今考更定 此方 當去 枳殼 桔梗 川芎 人蔘 甘草

《동의보감·傷寒表證》
"人蔘敗毒散 治傷寒時氣　發熱頭痛項强　肢體煩疼　及傷寒咳嗽　鼻塞聲重… 醫監."으로
되어 있고, 《고금의감》 해당조문은 "人蔘敗毒散 治傷寒頭痛 壯熱惡風 及風痰咳嗽
鼻塞聲重 四時瘟疫熱毒 頭面腫痛 痢疾發熱 諸般瘡毒. 柴胡 甘草 桔梗 人蔘 羌活 獨
活 川芎 枳殼 茯苓 荊芥 上銼 每服一兩 生薑 薄荷 煎服 咳嗽加半夏 熱毒加黃芩黃連
黃柏梔子 風熱加荊芥防風 名荊防敗毒散."이다.

修 訂

《고금의감》 혹은 《동의보감》이 出典.

肥 兒 丸 비아환

胡黃連 5錢, 使君子肉 4錢 5分, 人蔘, 黃連, 神麴, 麥芽, 山査肉 各 3錢 5分
白茯苓, 白朮, 甘草炙 各 3錢, 蘆薈煅 2錢 5分
右爲末 黃米糊丸 綠豆大 米飮下 20-30丸

○ 此方 出於龔信萬病回春書中 治小兒疳積
♣ 今考更定 此方 當去 人蔘 白朮 山査肉 甘草而 使君子一味 未能經驗的知藥性故
　　不敢輕論

> 《만병회춘·疳疾》
>
> "肥兒丸 消疳化積 麻癖淸熱 伐肝補脾 進食殺蟲 潤肌膚養元氣 人蔘 三錢半 白朮 去蘆 茯苓 各三錢 黃連 姜炒三錢半 胡黃蓮 五錢 使君子 去殼四錢 神曲 炒 麥芽 炒 山楂肉 各三錢半 甘草 灸二錢 蘆薈 三錢半 碗盛 泥封固 置坑中 四面煨透用 上爲末 黃米糊爲丸 半湯化下 或作丸 黍米大 每服二三十丸 米湯下 看兒大小加減."

消 毒 飮 소독음

▌牛蒡子 2錢, 荊芥穗 1錢, 生甘草, 防風 各 5分

○ 此方 出於龔信萬病回春書中 治痘不快出 及 胸前稠密 急用三四服 快透 解毒神效

♧ 今考更定 此方 當去 甘草

> 《고금의감·出痘三朝方藥例》
>
> "治痘瘡初出 胸前稠密者 急進此藥三四服 快透 消毒應手 神效 鼠粘子 四兩 荊芥 二錢 甘草 一錢 生用 防風 去蘆 五分." 《동의보감·出痘三朝》에도 醫監이 출전으로 되어 있다.

修 訂

《고금의감》이 出典.

水銀熏鼻方 수은훈비방

▌黑鉛, 水銀 各 1錢, 朱砂, 乳香, 沒藥 各 5分, 血竭, 雄黃, 沈香 各 3分
右爲末 和勻 捲作紙燃七條 用香油點燈 放床上 令病人 放兩脚包住 上用單被
通身蓋之 口嗽凉水 頻換則 不損口 初日 用三條 後日 每用一條 熏鼻

○ 此方 出於朱震亨丹溪心法書中 治楊梅天疱瘡 甚奇

▷ 論曰　水銀　破積熱　淸頭目　制陽回陰於下焦　爲少陽抑陽扶陰藥中　無敵之藥而
　　祗可用之於當日救急之用　不可用之於連日補陰之用者　以其拔山扛鼎之力　一擧而
　　直搗大敵之巢穴　再擧則　敵已解散　反有倒戈之患故也　纏喉風　必用之

▷ 少陽人　一脚不遂　兩脚不遂者　輕粉末　五厘　或一分　連三日服　無論病之差不差
　　必不過三日服　又不過日服　五厘　或一分　謹風冷　愼禁忌　一臂不遂　半身不遂
　　口眼喎斜　不可用　用之必死

▷ 急病　可以急治　緩病　不可以急治　輕粉　劫藥　不可銳意用之　以望速效　緩病
　　緩愈然後　可謂眞愈　緩病　速效則　終必更病　難治　有連三日用之者
　　有間一二三日連服　連三次用之者

♣ 嘗見　少陽人　咽喉病　眼鼻病　脚痺病　用水銀　連三四日　或熏鼻　或內服　病愈者
　　病愈後　一月之內　必不可　內處冷　外觸風　尤不可　任意洗手洗面　更着新衣梳頭也
　　犯此禁者　必死　又不可冷室　冷室則　觸冷而猝死　又不可燠室　燠室則　煩熱開牖觸風
　　而亦猝死　此皆目擊者也　一人　病愈十餘日　更着新衣而猝死　一人　病愈二十日後
　　梳頭而猝死　一人　咽喉病　熏鼻　初日二條　翌日一條　當夜　燠日觸風而猝死　時俗
　　服水銀者　忌鹽醬者　以醬中　有豆豉　能解水銀毒故也　然　毒藥害毒　容或無妨則
　　不必苛忌鹽醬

《東醫寶鑑·白癩瘡》

"熏鼻方　治楊梅天疱瘡　熏鼻甚奇. 黑鉛, 水銀　各 1錢, 朱砂, 乳香, 沒藥　各 5分, 血竭,
雄黃, 沈香　各 3分. 上爲末和勻　卷作紙拈七條　用香油點燈　放床上　令病人　放兩脚包住
上用單被通身蓋之　口嚌涼水　頻換則不損口頭　初日用三條　後日　每用一條熏之. 丹心."
하지만 《단계심법》에선 찾을 수 없다.

6. 新定 少陽人病 應用要藥 十七方

荊防敗毒散　형방패독산

羌活　獨活　柴胡　前胡　荊芥　防風　赤茯苓　生地黃　地骨皮　車前子　各 1錢

○ 治頭痛 寒熱往來者 宜用

荊防導赤散　형방도적산

生地黃 3錢 木通 2錢 玄參 瓜蔞仁 各 1錢半 前胡 羌活 獨活 荊芥 防風 各 1錢

○ 治頭痛 胸膈煩熱者 宜用

荊防瀉白散　형방사백산

生地黃 3錢 茯苓 澤瀉 各 2錢 知母 石膏 羌活 獨活 荊芥 防風 各 1錢

○ 治頭痛 膀胱熒[5] 躁者 宜用

豬苓車前子湯　저령차전자탕

澤瀉 茯苓 各 2錢 豬苓 車前子 各 1錢半 知母 石膏 羌活 獨活 荊芥 防風 各 1錢

○ 治頭痛 有泄瀉者 宜用

---

5) 熒 : 외로울(獨也), 근심할(憂也) 경

滑石苦蔘湯 활석고삼탕

澤瀉 茯苓 滑石 苦蔘 各 2錢 川黃連 黃柏 羌活 獨活 荊芥 防風 各 1錢

○ 治腹痛 無泄瀉者 宜用

獨活地黃湯 독활지황탕

熟地黃 4錢 山茱萸 2錢 茯苓 澤瀉 各 1錢半 牧丹皮 獨活 防風 各 1錢

○ 治食滯痞滿者 宜用

荊防地黃湯 형방지황탕

熟地黃 山茱萸 茯苓 澤瀉 各 2錢 車前子 羌活 獨活 荊芥 防風 各 1錢
咳嗽 加前胡
血證 加玄參 牧丹皮
偏頭痛 加黃連 牛蒡子
食滯痞滿者 加牧丹皮
有火者 加石膏 加石膏者 去山茱萸
頭痛煩熱 與 血證者 用生地黃

▷ 荊芥 防風 羌活 獨活 俱是補陰藥
　荊防 大淸胸膈散風
　羌獨 大補膀胱眞陰
○ 無論 頭腹痛 痞滿 泄瀉 凡虛弱者 數百貼用之 無不必效 屢試屢驗

十二味地黃湯 십이미지황탕

熟地黃 4錢 山茱萸 2錢 白茯苓 澤瀉 各 1錢半 牧丹皮 地骨皮 玄參 枸杞子 覆盆子
車前子 荊芥 防風 各 1錢

地黃白虎湯 지황백호탕

石膏 5錢~1兩 生地黃 4錢 知母 2錢 防風 獨活 各 1錢

陽毒白虎湯 양독백호탕

石膏 5錢-1兩 生地黃 4錢 知母 2錢 荊芥 防風 牛蒡子 各 1錢

○ 治陽毒發斑 便秘者 宜用

凉膈散火湯 양격산화탕

生地黃 忍冬藤 連翹 各 2錢 山梔子 薄荷 知母 石膏 防風 荊芥 各 1錢

○ 治上消者 宜用

忍冬藤地骨皮湯 인동등지골피탕

忍冬藤 4錢 山茱萸 地骨皮 各 2錢 川黃連 黃栢 玄蔘 苦蔘 生地黃 知母 山梔子
枸杞子 覆盆子 荊芥 防風 金銀花 各 1錢

○ 治中消者 宜用

熟地黃苦蔘湯 숙지황고삼탕

熟地黃 4錢 山茱萸 2錢 白茯苓 澤瀉 各 1錢半 知母 黃栢 苦蔘 各 1錢

○ 治下消者 宜用

木通大安湯 목통대안탕

木通 生地黃 各 5錢 赤茯苓 2錢 澤瀉 車前子 川黃連 羌活 防風 荊芥 各 1錢

○ 治浮腫者 宜用
　險病 始終用藥 當至百餘貼
　黃連 澤瀉 爲貴材則 貧者 或去連澤

黃連清腸湯 황련청장탕

生地黃 4錢 木通 茯苓 澤瀉 各 2錢 猪苓 車前子 川黃連 羌活 防風 各 1錢

○ 治痢疾者 宜用
　去木通二錢 加荊芥一錢 淋疾者 宜用

朱砂益元散 주사익원산

滑石 2錢 澤瀉 1錢 甘遂 5分 朱砂 1分

○ 爲末 溫水 或 井華水 調服
　夏月滌暑 宜用

甘遂天一丸 감수천일환

甘遂末 1錢 輕粉末 1分
和勻糊丸 分作 10 丸 朱砂爲衣

○ 作丸乾久則 堅硬難和 每用時 以紙二三疊包裹 以杵搗碎 作麤末
　　三四五片 口含末 因飮井華水和下 候三四辰刻內 不下利則 再用二丸
　　下利三度 爲適中 六度 爲快過 預煎米飮 下利二三度 因進米飮
　　否則 氣陷而 難堪耐
○ 治結胸 水入還吐
※ 甘遂一錢 輕粉五分 分作十丸則 名曰 輕粉甘遂龍虎丹
※ 輕粉 甘遂 各等分 作十丸則 名曰 輕粉甘遂雌雄丹
※ 輕粉一錢 乳香 沒藥 甘遂 各五分 分作三十丸則 名曰 乳香沒藥輕粉丸
○ 輕粉 發汗 甘遂 下水
　　輕粉藥力 一分則 快足 五厘則 無不及
　　甘遂藥力 一分五厘則 快足 七八厘則 無不及
　　輕粉 甘遂 自是毒藥 俱不可輕易過一分用之 斟酌輕重
　　　病欲頭腦滌火則 輕粉 爲君
　　　病欲胸膈下水則 甘遂 爲君
▷ 少陽人藥 諸種 不可炮·炙·炒·煨用

소양인 要藥

● 가자 감수 柑子 강활 경분 고삼 교맥 葵花 구기자 구맥자 구판 금은화 과루인
여정실 대극 大麥 독활 동계자 銅屑 童便 등심 지부자 지유 지골피 연교 영사
爐甘石 노회 梨實 마치견 망초 맥아 목단피 목적 목통 몰약 박하 반묘 방풍 복
령 복분자 빈랑 산수유 산치자 생지황 석고 석웅황 蟾蜍 송채 수은 숙지황 시호
신곡 오공 우방자 유향 육종용 인동 왕불유행 自己尿 자연동 석유 저령 豬肉 田
螺 전호 조구등 주사 지모 차전자 청상자 청호 초결명 택사 천화분 토사자 하고
초 해금사 해삼 현삼 형개 胡桐淚 호박 호장근 홍화 黃丹 황련 황백 활석

- 모든 寒性 凉性 약물은 소양인에게 쓸 기회가 많다. 태음인 약으로 분류된 사삼 산약 대황 연자 상백피 포공영 등도 소양인에게 쓴다.

補完 : 소양인 병증론

1) 소양인 생리

(1) 陽熱過盛

소양인 생리의 첫 번째 특징은 陽熱過盛이다. 이제마가 9-7, 9-22 등에서 소양인 병증에 형방도적산 형방사백산 활석고삼탕 형방지황탕 등을 제안했는데, 이 方들은 養陰淸熱瀉火의 공통점을 갖고 있다. 또 소양인 병증론에서 제기된 소양인의 주요 병증은 熱實結胸(9-16) 濕熱下利(9-22), 陽明經熱(9-27)이어서 모두 實熱證이다.

즉 소양인은 實熱證이 용이하게 생기는 체질을 말한다.

(2) 陰虛

陽熱이 過盛하면 "陰盛則陽病 陽盛則陰病."(《소문·생기통천론》)의 음양법칙에 의해 필연적으로 陰虛가 초래되기 마련이다. 또 陰陽平衡에서 陰虛로 기울면 왕왕 火亢이 나타나 陽熱證이 생기기도 하는 것이니, 陰虛와 熱盛은 동전의 앞뒤처럼 함께 붙어 있다고 보아도 될 것이다.

소양인의 음허 경향 때문에 이제마는 9-31 등 여러 곳에서 亡陰의 위험성을 강조하였고, 소양인 방약 대부분에 숙지황 혹은 건지황을 配伍하였다.

2) 소양인 진단

陰虛熱盛한 체질적 특징을 찾아낼 수 있으면 소양인으로 진단할 수 있다. 물론 후천적인 여러 변화로 해서 음허열성 외에 다양한 증상이 나타날 수 있으나, 젊었을 때부터 "열이 많은" 증상이 있었으면 소양인이다. 단 태음인도 열이 많다고 느끼는 경우가 있으나, 태음인은 열이 많으면서도 추위를 잘못 견디고 쉽게 감기에 걸리며, 소화기능이 약한 경우가 많다는 점에서 구별된다.

소양인은 열이 많아서 얼굴이 붉고 혈색이 좋으며 식사를 잘하고 소화도 잘 시킨다. 보통 목소리도 크고 활동적이며 시원한 물을 많이 마시고, 땀도 많이 흘린다.

소양인은 다음 표에서 陽證에 해당되는 증상을 많이 가진 사람이다. 양증이 압도적으로 많고 음증이 거의 없으면 소양인, 음증이 많으면 소음인, 음증과 양증이 둘 다 많으면 태음인이다.

四診	陰 證	陽 證
望	面色蒼白或暗淡, 身重踡臥, 倦怠無力, 萎靡不振, 舌淡而胖嫩, 舌苔潤滑	面色潮紅或通紅, 身熱喜凉, 狂躁不安, 口脣燥熱, 舌質紅絳, 苔色黃或老黃, 甚則躁裂, 或黑而生芒刺.
聞	語聲低微, 靜而少言, 呼吸怯弱, 氣短	語聲壯麗, 煩而多言, 呼吸氣粗, 喘促痰鳴, 狂言叫罵
問	大便氣腥臭, 飮食減少, 口中無味, 不煩不渴, 或喜熱飮, 小便淸長或短小	大便或硬或秘, 或有奇臭, 惡食, 口乾, 煩渴引飮, 小便短赤
切	腹痛喜按, 身寒足冷, 脈象沈微細澁遲弱無力	腹痛拒按, 身熱足暖, 脈象浮洪數大滑實而有力.

3) 소양인 병리

이제마는 소양인 병증론에서 《傷寒論》의 陽明經熱證, 水熱互結證, 熱實結胸, 熱厥 등을 소양인 병증으로 분류하였지만, 소음인 병증으로 분류한 陽明腑實證, 少陰病熱證, 熱結旁流, 陽黃 등도 소양인 병증에 속한다. 기타 잡병으로 消渴 盜汗 癰疽 口渴 血證 咽喉炎 喘促 浮腫 등도 소양인 병증으로 보았다.

(1) 傷寒

소양인은 陽熱過盛하여 寒冬에 비교적 耐性이 있지만, 땀을 많이 흘리고 시원한 것을 찾는 경향이 있어서 風寒에 잘 노출될 수 가 있다. 소양인의 많은 질병이 풍한습의 表證과 관련이 있어서, 이제마는 대부분 소양인의 방약에 祛風除濕 發散風寒하는 형개 방풍 강활 독활을 配伍하였다.

(2) 陰虛燥熱

陽熱이 과도하면 陰津을 손상시켜 胃腑가 건조하게 된다. 이 때문에 燥屎가 생기기 쉽고, 심하면 消渴과 같은 병증이 생긴다. 숙식과 결합하지 않으면 實熱이 상초에 彌滿하면서 양명경열증을 일으키기도 한다.

(3) 妄血

熱이 血分에 들어가면 動血 妄血하여 혈맥에서 벗어나 출혈증이 생긴다. 咯血 吐血 衄血 혹은 下血 등이 이렇게 발생할 수 있다.

(4) 動風

과도한 陽熱이 오래되면 傷陰하고, 스트레스나 음식 과로 등으로 열이 더욱 極盛하게 되면 化風하여 類中風이 잘 발생한다.

4) 소양인 병증

(1) 感冒

소양인의 感冒는 이제마가 風寒만 다루었지만, 風熱性과 陰虛感冒도 소양인 병증이다.

- 風寒感冒 : 惡寒 發熱 無汗 頭痛 肢節痛 鼻塞流涕 咽痒咳嗽 口不渴 혹 渴喜熱飮
  苔薄白質潤 脈浮緊 – 형방패독산가감
- 風熱感冒 : 身熱 微惡風 汗出不暢 頭脹痛 目脹 面色多赤 咽喉腫痛 咽燥口渴
  鼻流濁涕 咳嗽 잠痰粘或黃 苔白微黃 脈象浮數
  – 은교산 혹은 총시길경탕가감
- 陰虛感冒 : 身熱微惡風寒 少汗 頭昏 心煩 口乾 乾咳痰少 舌紅少苔 脈細數
  – 가감위유탕

(2) 비만

소양인은 胃熱이 많으므로 항상 식욕이 좋은 편이다. 이 때문에 절제하지 않으면 살이 잘 찌게 된다. 소음인 비만이 脾失健運 水濕留滯의 本虛證이라면, 소양인 비만은 과도한 칼로리 섭취로 발생하는 實證 비만이다. 이 때문에 소양인의 비만치료는 칼로리를 제한하고 운동을 통해 칼로리 소비를 촉진하는 방법을 쓴다.

- 胃熱濕阻 : 頭暈頭脹 消穀善飢 口渴善飮 腹脹中滿 大便秘結 苔薄黃或薄白 舌質紅
  脈弦滑或數 – 방풍통성산가감

(3) 고혈압

소양인의 고혈압은 비만과 고지혈증을 거쳐 발생하는 주변부 혈행의 저항 증가로 발생한다. 따라서 칼로리와 식염섭취를 제한하고 긴장해소와 운동에 주력하여야 한다.

- 肝火上炎 : 眩暈頭痛 耳鳴如潮 甚則耳聾 面紅目赤 口苦咽乾 脇肋疼痛 煩躁易怒
  失眠多夢 或 吐血衄血 便秘噴酸 舌邊尖紅 苔黃 脈弦數
  – 용담사간탕 당귀용회환 가감

> - 肝陽上亢：頭暈頭脹 頭痛 目眩畏光 視物不清 欲嘔喜靜 面紅 耳鳴 口乾燥
>   舌紅苔薄黃 脈弦細 或 弦細數 – 천마구등음 합 기국지황환
> - 肝腎陰虛：頭暈目澁 腰膝酸軟 舌紅少津 惡心煩熱 少寐多夢 脇肋隱痛 遇勞加重
>   脈細數 – 육미지황환, 수오연수단 가감

(4) 睡眠障碍 慢性疲勞

소양인 중에는 만성적으로 깊은 잠을 자지 못하는 사람이 많다. 쉽게 잠에 곯아 떨어지지만 숙면을 취하지 못하기 때문에 잠을 자고나도 피로가 풀리지 않고 만성적 피로감을 느끼게 된다. 머리만 땅에 닿으면 코를 곯고 잠을 잔다고 하며, 자신은 잠을 잘 잔다고 생각하지만 실은 만성 수면부족증에 해당한다. 평상시 인삼이나 녹용 녹혈 등 보양제를 먹지 않도록 하고, 고칼로리 자극성 음식도 피하도록 한다. 心神을 어지럽히는 邪熱을 제거하는 데 치료의 중점을 둔다.

> - 心火熾盛：心煩不寐 躁搖不安 口乾舌燥 小便短赤 혹 口舌生瘡 舌尖紅 苔薄黃
>   – 주사안신환
> - 肝鬱化火：急躁易怒 不寐 頭暈頭脹 口苦 多夢 目赤耳鳴 便秘溲赤 脈弦數
>   – 용담사간탕
> - 陰虛火旺：心悸心煩不寐 腰酸足軟 頭暈耳鳴健忘遺精 脈沈細
>   – 육미지황환 합 황련아교탕

(5) 요통, 좌골신경통

소양인 중에는 덩치도 좋고 식사도 잘하며 기운 잘 쓰게 생겼는데 허리가 아파서 행동이 부자연스러운 사람이 있다. 이것은 소양인의 체질상 腎虛하기 쉽기 때문이다.

> - 腎氣不足 腰部不健：腰酸隱痛 喜按 遇勞痛甚 脈細弱 – 청아환
> - 腎精不足 陰虛火搖：酸軟無力 腰脊不擧 手足心熱
>   – 육미지황환 좌귀환 자음팔미환
> - 腎陰虧損 陰虛陽亢：骨蒸勞熱 咳嗽 – 대보음환
> - 腎陰久虛 陰虛及陽：무비산약환

- 心腎火旺 內熱不泄 : 勞熱 少寐 遺精 – 삼재봉수단 자음대보환

(6) 血證

陽熱이 많은 소양인은 이것이 종종 邪熱로 변해 血分으로 들어가면 혈액을 妄動하게 하여 혈증이 잘 생긴다. 吐血 下血 鼻衄 혹은 紫斑 등을 막론하고 소양인인 경우 淸熱涼血止血한다.

- 胃熱熾盛 : 鼻衄 色紅量多 혹 겸 齒衄 鼻口乾燥 口渴欲飮 便秘 – 옥녀전
- 肝火上炎 : 鼻衄 頭痛 目赤 口苦 煩躁易怒 – 용담사간탕
- 陰虛火旺證 : 鼻衄 五心煩熱 口乾咽燥 舌紅少苔 – 茜根散

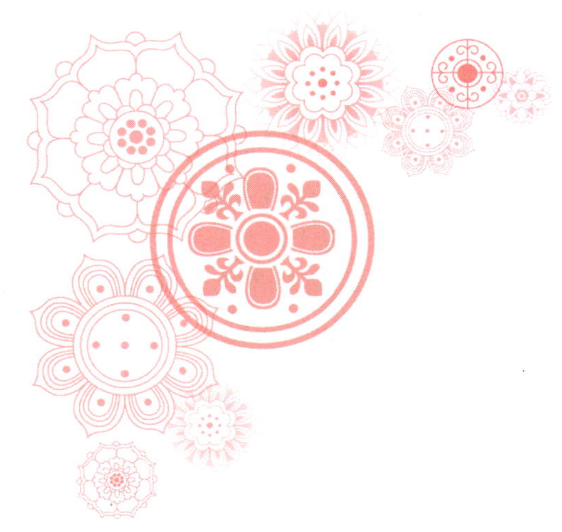

1. 太陰人 胃脘受寒 表寒病論

태음인 표병론.

12-1

張仲景曰　太陽傷寒　頭痛發
熱　身疼腰痛　骨節皆痛　惡寒
無汗而喘　麻黃湯.
主之 解釋曰
傷寒　頭痛身疼腰痛
以牽連百骨節俱痛者　此
太陽傷寒　榮血不利故也.

장중경이 말하길 태양병 傷寒으로 두통, 발열, 전신통과 요통이 있고 뼈마디가 다 아프며 惡寒하고 땀은 없으며 숨이 차면 마황탕을 쓴다.

주해에 씌어 있기를 "상한으로 머리와 몸과 허리가 아프며 모든 골절을 다 이어서 아픈 것은 태양상한이니 營血不利하기 때문이다." 하였다.

討 論

본문 아래 주석 부분은 成無己의 《傷寒論解釋》에서 인용한 것이다. 두통 발열

오풍은 風寒이 外束하여 肌表의 衛陽이 막혔기 때문이며, 땀이 안 나는 것은 腠理가 풍한에 의해 울폐되고 營陰이 울체된 때문이며, 身疼腰痛은 한사가 태양경에 침입하여 經氣가 운행하지 못하는 때문이며, 氣喘은 풍한에 의해 肺氣가 宣發되지 못하는 까닭이다. 成無己의 주석은 이를 풀이한 것.

修 訂

《傷寒論》 "太陽病　頭痛發熱　身疼腰痛　骨節疼痛　惡風無汗而喘者　麻黃湯主之."(35)　《傷寒論解釋》 "此太陽傷寒也　寒則傷榮　頭痛身痛腰痛　以至牽連　骨節疼痛者　太陽經榮血不利也."

12-2

論曰　此卽　太陰人
傷寒背傾表病　輕證也　此證
麻黃湯　非不當用而　桂枝
甘草　皆爲蠹材　此證　當用
麻黃發表湯

나는 말하길 이는 곧 태음인의 傷寒 背傾表病 輕證이다. 이증에 마황탕을 쓰지 못하는 것은 아니지만 계지와 감초는 불필요한 것이라 마땅히 마황발표탕을 사용해야 한다.

討 論

《傷寒論》 마황탕증을 이제마가 무어라고 부르든 마황탕증에는 마황탕을 쓰는 것이지, 태음인이라고 해서 마황발표탕을 써야 하는 건 아니다. 마황탕과 마황발표탕은 약재 구성이 다르고 적응증이 달라서 각기 증을 분별하여 쓸 뿐이다.

마황탕에서 마황이 鬼門을 열어젖힌다면, 계지는 陽氣를 皮下까지 溫通시켜 發汗 능력을 극대화한다. 따라서 마황탕은 風寒表實로 惡寒發熱과 無汗이 있을 때 쓴다. 마황탕의 無汗은 피부가 뜨거우면서도 뽀송뽀송하게 물기가 전혀 없는 느낌으로 이제마가 6-5에서 말한 소음인 傷風 無汗과 전혀 다르다.

반면에 마황발표탕은 마황 길경으로 發表寒하고, 맥문동 황금으로 淸肺熱하여, 表

寒裏熱證에 사용한다. 평상시 肺胃氣分에 열이 많은 체질에서 傷寒이 발생하면 마황발표탕을 고려해 볼 수 있다.

마황탕 대신 마황발표탕을 쓴다는 건 맞지 않지만, 본문을 통해서 태음인은 표한이열증이 잘 생길 수 있는 체질, 혹은 평상시 氣分熱이 많고 表虛한 체질을 말한다고 알 수 있다.

마황탕	마황 3전 계지 2전 감초 6푼 행인 10매 생강 3편 대추 2매	發汗解表 宣肺平喘	傷寒表實證	表寒	裏無熱
마황발표탕	길경 3전 마황 1전5푼 맥문동 황금 행인 각 1전	發散風寒 清利肺熱	表寒裏熱證		裏熱

修 訂

태음인의 傷寒表實證은 평소 肺胃氣分熱이 있는 체질적 특성으로 마황탕 보다 마황발표탕을 쓸 기회가 더 많다.

12-3

張仲景曰 傷寒
四五日而厥者 必發熱.
厥深者 熱亦深
厥微者 熱亦微.
傷寒 厥四日 熱反三日
復厥五日 厥多熱少
其病 爲進.
傷寒 發熱四日 厥反三日
厥少熱多 其病 當自愈.

장중경이 말하기를 상한으로 4, 5일 만에 궐이 있으면 반드시 열이 난다. 궐이 심하면 열도 심하고 궐이 약하면 열도 약하다.

상한에 궐이 4일 나타나고 이어서 발열은 3일 하며 다시 궐이 5일 나타나는 것은 궐다열소로서 병이 심해지는 것이다. 상한에 발열이 4일, 궐이 3일 나타나는 것은 궐소열다로서 병이 절로 낫게 된다.

討 論

본문은 《傷寒論》 "傷寒 一二日至四五日 而厥者 必發熱. 前熱者 後必厥 厥深者 熱亦深 厥微者 熱亦微 厥應下之 而反發汗者 必口傷爛赤."(335) "傷寒 厥四日 熱反三日 復厥五日 其病爲進 寒多熱少 陽氣退 故爲進也."(342) "傷寒 發熱四日 厥反三日 復熱四日 厥少熱多 其病當愈 四日至七日 熱不除者 其後必便膿血."(341)을 허준이 한데 묶은 것이다. 상한이 들고 어느 정도 지나서 邪熱이 深伏하면 陽氣가 內鬱하여 사지로 퍼지지 못하므로 厥證이 생긴다. 이러한 陽厥은 손발은 차지만 다른 곳에서는 반드시 熱證이 나타난다. 먼저 열이 나고 나중에 궐이 되는 것은 열이 울체되었기 때문이다. 이때는 열이 심할수록 궐이 심하다. 이러한 열궐증은 백호탕 등으로 淸熱하여 치료한다. 궐이 4일 나타나고 발열이 3일 정도 나타나는 등 厥證이 더 많다가 다시 궐이 되면 5일로 늘어나는 것은 양기가 쇠퇴되어 병이 깊어지기 때문이다. 만일 열이 4일 나고 궐이 3일 나는 등 열이 많으면 양기가 회복되는 것이니 병이 절로 낫게 된다. 만일 열이 과도하게 되어 血絡을 손상시키면 便膿血이 생긴다.

이제마는 이 《傷寒論》 厥熱勝復證으로 태음인의 肺胃熱證과 脾肺虛寒의 寒熱錯雜을 설명하려 여기 인용하였지만, 궐열승복증이 寒邪와 正陽의 투쟁인데 비해 태음인 寒熱은 陽虛와 邪熱의 並病현상이므로 이 인용이 적당하지 않다. 궐열승복증은 소음인 병증으로 보아야 한다.

修 訂

소음인 병증으로 이동.

12-4

論曰 此謂之厥者
但惡寒不發熱之謂也
非手足厥逆之謂也.

太陰人 傷寒表證

나는 말하길 여기서 厥이라 한 것은 단지 惡寒하고 發熱은 없는 것을 말한 것이요, 수족의 厥逆을 말한 게 아니다.

태음인 傷寒 表證에서 寒厥이 된 지 4, 5일 후 열이 나면 重證이다. 이증에 열이 나며 땀

寒厥四五日後 發熱者
重證也. 此證 發熱 其汗
必自髮際而 始通於額上
又 數日後 發熱而 眉稜通汗
又 數日後 發熱而 顴上通汗
又 數日後 發熱而 脣頤通汗
又 數日後 發熱而
胸臆通汗也而
額上之汗 數次而後
達於眉稜 眉稜之汗
數次而後 達於顴上
顴上之汗 數次而後
達於脣頤 脣頤之汗
不過一次而 直達於胸臆矣.
此證 首尾幾近 二十日
凡 寒厥六七次而後 病解也.
此證 俗謂之 長感病.
凡 太陰人病 先額上眉稜
有汗而 一汗病不解
屢汗病解者 名曰 長感病.

이 날 때에는 반드시 髮際에서 시작하여 이마로 땀이 나기 시작하고, 며칠 후 열이 나면 눈썹 가로 땀이 통하고, 또 며칠 후 열이 오르면 광대뼈로 땀이 나고, 다시 며칠 후에 열이 오르면 입술과 턱으로 땀이 통하고, 또 며칠 후 열이 나면 가슴으로 땀이 통한다.

이와 같이 이마에 땀이 몇 차례 땀이 난 다음 눈썹 가에 도달하고, 눈썹 가에 땀이 몇 차례 난 후 광대뼈 부근에 도달하고, 광대뼈 부근에 땀이 몇 차례 난 후 입술과 턱에 도달하고, 입술과 턱의 땀은 한 차례 나면 곧 가슴에 도달한다.

이 병 증세가 처음부터 낫기까지 근 20일이 걸린다. 寒厥은 6, 7차 반복한 후에 풀린다. 이를 사람들은 長感病이라 한다. 대체로 태음인 병은 먼저 이마 위와 눈썹 가에서 땀이 나는데 한 번 땀이 난 후에도 풀리지 않고 여러 번 땀을 낸 후 비로소 풀리는 것을 長感病이라 한다.

討 論

❶ 《傷寒論》 "凡厥者 陰陽氣不相順接 便爲厥 厥者手足逆冷是也."(337)라 하여 手足逆冷이 厥이라 하였는데, 이제마는 厥을 惡寒 無發熱이라 하였다. 이렇게 厥을 정의하면 惡寒이 없고 오히려 惡熱하는 熱厥은 厥이 아니게 된다. 이렇게 말해 놓고 "궐이 심하면 열도 심하다."라는 열궐에 관한 조문을 논하는 것은 앞뒤가

맞지 않는다.

❷ 《傷寒論》 원문의 의미는 4, 5일 궐이 되었다가 열이 나는 것은 陽氣가 돌아오는 좋은 증상이란 뜻이다. 계속해서 열이 없는 寒厥보다 輕하다 할 것이다.

❸ 장감병이란 中醫古典에선 찾을 수 없는 말로써 12-8과 같이 경기도 지방의 속명이다. 본문에서 장감병을 《傷寒論》 厥熱勝復證으로 보아야 할지 혹은 태음인 傷寒表證으로 볼지 곤란하나, "땀을 내고 풀린다." 그리고 惡寒 無發熱을 厥이라고 한 점에서 傷寒表證으로 보아야 할 것 같다.

❹ 태음인 상한 표증이 풀어질 때 髮際 → 이마 → 눈썹가 → 광대뼈 부근 → 입술과 턱 → 가슴으로 땀이 나는지 확인이 필요하다.

修 訂

태음인의 상한표증은 땀을 내고 풀어지는데, 눈썹 가에서 시작하여 점차 얼굴과 가슴에서 땀이 나며 풀린다. 만일 여러 번 땀을 내야 풀어지면 장감병이라 한다.

12-5

太陰人病　寒厥六七日而 不發熱　不汗出則　死也. 寒厥二三日而　發熱　汗出則 輕證也. 寒厥四五日而　發熱 得微汗於額上者　此之謂長感病 其病　爲重證也.

태음인 寒厥로 6-7일간 열이 없고 땀도 없으면 죽는다. 寒厥 2-3일에 發熱과 汗出이 있으면 輕證이다. 寒厥 4-5일에 발열하고 이마위에 약간 땀이 나는 것은 長感病으로 重證이다.

此證　原委　勞心焦思之餘 胃脘衰弱　表局虛薄 不勝寒而　外被寒邪所圍 正邪相爭之形勢　客勝主弱.

이증의 원인은 勞心焦思한 나머지 胃脘이 쇠약해지고 表가 虛薄해져서 寒邪를 이기지 못하고 밖으로 寒邪에 에워싸여 正氣와 邪氣가 서로 싸우는 형세인데 사기가 이기고 정기가 약한 것이다.

譬如一團孤軍　因在垓心

포위를 당하고 있는 외로운 군대에 비유하면

幾於全軍覆沒之境 先鋒一隊
倖而跳出 決圍一面
僅得開路 後軍全隊
尙在垓心 將又
屢次力戰然後 方爲出來而
爻象 正是凜凜之勢也.

額上通汗者 卽 先鋒一隊
決圍跳出之象也 眉稜通汗者
卽 前軍全隊 決圍全面
氣勢勇敢之象也 顴上通汗者
中軍半隊 緩緩出圍之象也
此病 汗出眉稜則 快免危也
汗出顴上則 必無危也.

포위망 속에서 거의 전군대가 모두 몰락의 지경에서 선봉에 선 한 부대가 다행히 결사적으로 싸워 겨우 포위망 한 면을 열어놓았으나 후군 전체가 아직 포위망 속에 있으니 앞으로도 여러 번 힘써 싸운 후에야 나올 수 있는 것이다. 爻象이 정말 凜凜한 형세이다.

이마에서 땀이 나는 것은 선봉에 선 한 부대가 결사적으로 포위진을 뛰어 나오는 모양이고, 눈썹 가에서 땀이 나는 것은 본대의 앞 부대가 포위망의 앞면을 무찌르는 용감한 모양이고, 광대뼈 위에서 땀이 나는 것은 중군의 절반이 천천히 포위를 뚫고 나오는 모양이니 이 병에서 땀이 눈썹 가에서 나오면 위급한 것을 면하고 광대뼈 위에서 땀이 나면 위급하지 않은 것이다.

討 論

❶ 여기서 寒厥도 四逆湯證이 아니라 惡寒 無發熱의 의미라고 보아야 한다. 6-45 등에서 논했듯이 寒厥은 소음인병증이다. 평소 胃熱이 있는 태음인에게서 寒厥보다 熱厥이 생기 잘 생긴다고 보아야 한다.

❷ 본문의 설명을 보면 厥熱勝復證을 말하는 게 아닌 가 다시 의심되지만, 일반적인 正邪相爭을 설명한 것이라고 볼 수 있다. 정기가 사기를 이기면 땀이 흐르면서 傷寒表證이 낫게 된다는 말이다.

修 訂

태음인의 상한표증은 表寒實證이며, 發汗을 통해 表寒邪를 제거한다. 이때 눈썹 가나 얼굴 일부보다 전신에 땀이 나면 빨리 풀어진다.

12-6

太陰人汗 無論額上眉稜顴上
汗出如黍粒 發熱稍久而
還入者 正强邪弱快汗也
汗出如微粒 或淋頤無粒
乍時而還入者 正弱邪强
非快汗也.

태음인 땀은 이마 눈썹 광대뼈를 막론하고 땀방울이 기장 알 같아야 하며 또 열이 약간 오래 있다 들어가면 正氣가 강하고 邪氣가 약하여 곧 땀이 날 것이다. 만일 땀방울이 적고 또 방울이 없이 금방 들어가면 정기가 약하고 사기가 강하여 땀이 잘 나지 않을 것이다.

討 論

태음인은 傷寒이 되더라도 보통 안에 熱이 있는 表寒裏熱證이 된다. 이는 한증과 열증이 錯雜한 증상인데, 寒證이 적고 熱證이 많으면 表寒이 치료되는 것이라 볼 수 있다. 하지만 裏熱 또한 正氣라고 볼 수 없는 陽熱過盛이기 때문에 12-5와 본문은 정확한 표현이라 할 수 없다. 裏熱이 邪熱이라고 보는 것은 이제마가 태음인에게 보통 황금과 맥문동을 즐겨 처방하기 때문이다. 만일 본문과 같이 寒과 相爭하는 陽氣라면 당연히 인삼과 계지 등을 처방해서 正氣를 도와줘야 한다.

修 訂

태음인 傷寒表證이 치료될 때 굵은 땀이 충분히 나면 좋다.

12-7

太陰人 背部後面 自腦以下
有汗而 面部 髮際以下
不汗者 凶證也
全面 皆有汗而 耳門左右
不汗者 死證也.

태음인이 등 뒤 목덜미 아래에 땀이 나지만 얼굴 髮際 아래로 땀이 나지 않으면 凶證이고 또 얼굴 전면에 땀이 있어도 양쪽 耳門에서 땀이 나지 않으면 죽는다.

大凡　太陰人汗

始自耳後高骨　面部髮際

大通於胸臆間而　病解也

髮際之汗　始免死也

額上之汗　僅免危也

眉稜之汗　快免危也

顴上之汗　生路寬闊也

脣頤之汗　病已解也

胸臆之汗　病大解也

嘗見此證　額上汗

欲作眉稜汗者　寒厥之勢

不甚猛也　顴上之汗

欲作脣頤之汗者　寒厥之勢

甚猛　至於寒戰叩齒

完若動風而　其汗　直達兩腋

張仲景所云　厥深者　熱亦深

厥微者　熱亦微　蓋謂此也

此證　寒厥之勢　多日者

病重之勢也　寒厥之勢

猛峻者　非病重之勢也.

대체로 태음인이 땀을 낼 때 귀 뒤의 높은 뼈와 안면 발제로부터 젖가슴까지 크게 통하면 병이 풀린다. 발제에 땀이 나면 죽음을 면하기 시작한 것이고, 이마에서 땀이 나면 겨우 위험을 면한 것이고, 눈썹 가에서 땀이 나면 위험을 곧 면한 것이고, 광대뼈에서 땀이 나면 살길이 활짝 열린 것이고, 입술과 턱에서 땀이 나면 병이 이미 풀린 것이고, 젖가슴에서 나는 땀은 병이 크게 풀린 것이다.

일찍이 이증에서 이마로부터 땀이 나서 눈썹 가까지 땀이 나려고 할 때 寒厥의 기세가 맹렬하지 않은 것이고, 광대뼈로부터 땀이 나서 입술과 턱에 땀이 나려 할 때는 寒厥의 기세가 아주 맹렬하여, 寒戰하며 이를 부딪는 것이 완전히 風이 동하는 것과 같은걸 보았다. 이 땀은 바로 양 겨드랑이에 도달한다.

장중경이 말한 궐이 심하면 열 또한 심하고, 궐이 약하면 열도 약하다 한 것이 이를 말함이다. 이증에서 寒厥의 기세가 여러 날이 되면 병이 깊어지는 기세이고, 寒厥의 기세가 맹렬하면 병이 무거운 기세가 아니다.

討 論

　이 조문의 태음인 汗解도 객관적인지는 검토가 필요하다.

　중경이 "열이 심하면 궐도 심하다." 한 것은 熱厥을 말한 것으로 이 열궐은 汗解되는 것이 아니라 백호탕 등으로 淸熱하여 치료하는 것이라서, 여기서 이제마가 태음인의 汗出과 중경의 말을 비교한 것은 부적절하다.

다만 태음인 상한병에서 寒邪가 심하고 정기가 약할수록 땀나는 부위가 적고 厥이 심하다는 의미 정도로 이해할 수 있다.

修訂

태음인 상한표병이 풀어질 때는 땀이 넓은 부위에서 충분히 나야 좋다.

12-8

此證 京畿道人 謂之長感病
咸鏡道人 謂之四十日痛
或無汗乾病 時俗所用
荊防敗毒散 藿香正氣散
補中益氣湯 個個誤治
惟熊膽 雖或盲人直門.

이런 증을 경기도 사람은 장감병이라 하고 함경도 사람은 사십일통이라 하고 혹은 無汗乾病이라고 하며, 흔히 형방패독산 곽향정기산 보중익기탕을 쓰는데 모두 잘못 치료하는 것이다. 오직 웅담이 혹 盲人直門격으로 잘 들을 수 있다.

然 又用他藥 病勢更變.
古人所云 病不能殺人
藥能殺人者 不亦信乎.

그러나 다른 약을 쓰면 병세가 더욱 변한다. 옛사람이 말하길 병이 사람을 죽이는 것이 아니라 약이 사람을 죽일 수 있다 하였으니 과연 믿지 않을 수 있는가.

百病加減之勢 以凡眼目觀之
固難推測而 此證 又有甚焉.
此證之汗 在眉稜顴上時
雖不服藥 亦自愈矣而
病人 招醫 妄投誤藥則
顴上之汗 還爲額上之汗
外證 寒厥之勢則 稍減矣.

모든 병의 더하고 덜하는 기세는 凡人의 눈으로 추측하기 어려운데 이증은 더욱 그렇다. 이증에서 땀이 눈썹 가와 광대뼈에서 나오면 약을 쓰지 않아도 절로 나을 수 있는데 의사를 불러 적당치 못한 약을 먹으면 광대뼈에서 나오던 땀이 다시 이마로 올라가며 外證인 寒厥은 좀 덜하게 된다.

於是焉 醫師 自以爲信藥效
病人 以爲得藥效 又數日

여기에서 의사가 약효가 난다고 믿고 또 病人도 약효가 있다고 생각하여 또 며칠 잘못된 약

誤藥則　額上之汗　又不通而
死矣.　此證　當以汗之進退
占病之輕重　不可以寒之寬猛
占病之輕重.

張仲景曰　其病　當自愈云者
豈非珍重無妄之論乎
然　長感病　無疫氣者
待其自愈則　好也而　瘟病
疫氣重者　若明知證
藥無疑則　不可尋常置之
待其勿藥自愈.　恐生奇證.

을 쓰면 이번에는 이마에서 나오던 땀마저 끊어져 죽는 것이다. 그러므로 이증은 땀의 진퇴로서 輕重을 알 것이고 寒證의 맹렬하고 미약한 것으로 병의 경중을 점쳐서는 안 된다.

장중경이 말하기를 그 병에 절로 나을 수 있다 한 것이 어찌 진중하고 거짓이 없는 말이 아닌가? 그러나 장감병에 疫氣가 없으면 스스로 낫기를 기다려도 좋겠으나 瘟病에 疫氣가 심하면 증과 약을 밝게 안다면 尋常하게 두어 절로 낫기를 기다려서는 안 된다. 기이한 증상이 생길까 두렵기 때문이다.

討 論

此證이란 여러 번 땀을 내야 낫고, 땀이 날 때 눈썹 가에서부터 얼굴 가슴으로 나게 되는 태음인의 傷寒表證을 말한다. 웅담은 淸熱 鎭痙 明目 殺蟲하는 약이니, 이것으로 만일 땀이 나게 한다면 본문의 寒厥이란 말은 熱厥이란 말로 바꿔야 할 것이다. 寒厥이 다만 오한 무발열의 의미라면, 겉으로 惡寒 無發熱하더라도 裏熱이 있다는 의미다. 그렇다면 당연히 형방패독산 곽향정기산 보중익기탕이 맞지 않다.

修 訂

태음인 傷寒表證은 형방패독산 곽향정기산 보중익탕을 쓰면 안 된다. 이들 약을 잘못 쓰면 병을 오히려 더할 수 있다. 또 태음인 상한표증에서 열이 나고 땀이 많이 나면 절로 병이 낫는 것이니 스스로 낫기를 기다려도 되나, 온역과 혼동하지 않도록 한다.

12-9

論曰　太陰人病

寒厥四日而　無汗者　重證也

寒厥五日而　無汗者　險證也

當用　熊膽散　或　寒多熱少湯

加蟒蟲五七九個　　大便滑者

必用　乾栗　薏苡仁　等屬

大便燥者　必用　葛根　大黃　等屬.

若　額上眉稜上　有汗則

待其自愈而　病解後

用藥調理　否則　恐生後病

나는 말하길 태음인 병 寒厥 4일에 땀이 없으면 중증이고, 寒厥 5일에 땀이 없으면 險證이니 웅담산이나 寒多熱少湯에 蟒蟲 5, 7, 9개를 가해 쓴다. 대변이 묽으면 건율 의이인 등속을 반드시 쓰고 대변이 굳으면 葛根 대황 등을 반드시 써야 한다.

만약 이마와 눈썹 가에 땀이 나면 절로 낫기를 기다리며 병이 나은 뒤에 약을 써 조리한다. 그렇지 않으면 후유증이 생길 우려가 있다.

討 論

❶ 웅담산은 웅담을 3-5푼 물로 먹는 것으로 보통 熱黃 暑瀉 小兒驚癎 疳疾 蚘蟲痛 目翳 喉痺 鼻蝕 疔痔惡瘡 등에 쓴다. 상식적으로 생각할 때 이것으로 태음인 表寒實證을 풀기는 어려울 것으로 생각한다. 더구나 웅담은 국제적으로 거래가 금지된 품목이라 가능한 다른 약으로 대치하여야 할 것이다.

❷ 한다열소탕은 의이인 3전 나복자 2전 맥문동 길경 황금 행인 마황 각 1전 건율 7개로 이뤄진 처방으로 마황 행인 길경으로 宣肺化痰 發汗解表平喘하고, 황금 맥문동으로 청폐열하고, 의이인 나복자 건율로 健脾消導한다. 이런 약으로 태음인 상한표증을 치료한다는 것은 태음인이 평소 脾肺氣虛하고 동시에 肺胃氣分熱이 있다는 뜻이다. 蟒蟲는 破血行瘀 散結 通乳하므로 瘀血이나 結節이 있으면 가해 쓸 수 있다. 만일 평상시 태음인에게 이를 가해 써야 한다면 태음인 체질은 瘀滯가 잘 발생한다는 뜻이다.

❸ 이를 통해 생각해 볼 때 본문에서 말하는 寒厥은 素證인 裏熱에 外感寒邪가 겸한 外寒裏熱證을 말하는 게 아닌가 여겨진다. 그렇다면 이제마가 앞에서 "惡寒無發熱."이라고 했던 厥도 아니고, 手足逆冷의 厥도아니다. 그런데도 불구하고

위에서 《상한론》의 궐과 관련된 조문을 나열하여 혼란스럽게 만든 것은 이제마의 無知라고밖에 볼 수 없다.

修 訂

　태음인 상한표증 오한 무발열은 땀을 내야 낫는데, 오래 땀이 나지 않으면 寒邪가 심한 重證이다. 오래 땀을 못 낼 때는 웅담산이나 한다열소탕에 제조를 가해 쓴다. 땀이 눈썹 가에 보이면 스스로 낫기를 기다려도 된다.

12-10

嘗治 太陰人 胃脘寒證 瘟病.
有一太陰人 素有怔忡 無汗
氣短 結咳矣 忽焉 又添出一證
泄瀉 數十日不止 卽
表病之重證者也.

用 太陰調胃湯 加樗根皮一錢
日再服十日 泄瀉方止
連用三十日 每日 流汗滿面
素證 亦減而.

忽 其家五六人 一時瘟疫
此人 緣於救病
數日不服藥矣.

此人 又染瘟病瘟證
粥食無味 全不入口.

仍以太陰調胃湯 加升麻
黃芩 各一錢 連用十日
汗流滿面 疫氣少減而

일찍이 태음인 胃脘寒證의 瘟病을 치료하였다. 태음인 한 사람이 평소에 怔忡 無汗 氣短 結咳가 있다가 갑자기 한 증이 더 나타나 설사가 수십일 되어도 멎지 않으니 이는 表病에서 重證에 해당한다.

태음조위탕에 저근백피 1돈을 가하여 매일 2첩씩 10일간 썼더니 설사가 멎는다. 계속 30일을 쓰니 매일 얼굴에서 땀이 흐르고 본디 있던 병증도 나아졌다.

그런데 별안간 그 집안사람 5, 6명이 한꺼번에 瘟疫에 걸려 이 사람이 간호하느라 수일간 약을 복용하지 못하였다. 또 이 사람도 瘟病에 전염되어 입맛을 잃고 아무것도 먹지 못하였다.

곧 태음조위탕에 승마 황금 각 1돈을 가하여 계속 10일간 복약하게 하였더니 얼굴 가득 땀이 흐르고 疫氣도 약간 덜 하는데 대변을 이틀

有二日 大便不通之證 仍用
葛根承氣湯 五日而 五日內
粥食大倍 疫氣大減而 病解.

又用 太陰調胃湯 加升麻
黃芩 四十日調理 疫氣旣減
素病亦完.

간 보지 못하였다. 곧 갈근승기탕을 5일간 썼더니 5일 동안 죽을 2배로 먹고 역기도 크게 덜하면서 병이 풀리었다.

또한 태음조위탕에 승마 황금을 가하여 40일간 조리시켰더니 역기는 이미 풀렸고 본래 앓던 병증도 완치되었다.

討 論

❶ 結咳는 곧 燥痰證이다(아래 12-11 참조). 태음인이 평소 怔忡 氣短 結咳 無汗하였다면, 裏熱이 心神을 搖亂하게 하고, 동시에 진액을 熬煎하여 燥痰을 형성하고, 邪熱과 燥痰으로 肺氣不宣하였다는 의미다. 이런 사람이 설사가 생겼다면 폐위열이 있는 반면 脾氣는 허한 것이다. 태음인은 이처럼 胃熱과 脾虛가 동시에 있는 체질이다. 脾虛泄瀉를 表證이라고 말한 것은 잘못이다.

❷ 태음조위탕은 의이인 건율 나복자로 脾氣를 다스리고, 마황 길경으로 宣肺化痰하며, 맥문동으로 淸肺熱 生津하고 석창포로 化濕化胃하며 오미자로 收斂脾氣한다. 저근백피는 淸熱燥濕하고 澁腸하여 설사를 멎게 한다. 이는 대체로 肺熱燥痰과 脾氣虛에 부합하기는 하지만 이 같은 寒熱虛實이 挾雜한 증은 주의해서 寒藥과 熱藥의 비율을 결정해야 한다. 설사가 멎은 뒤라면 저근백피를 빼고 매일 얼굴에서 땀이 흘렀다면 마황도 빼는 게 좋을 듯하다.

❸ 瘟病은 다양한 질병을 포괄하여 말하므로 여기서 어떤 것을 말하는지 알 수 없으나 입맛을 잃고 아무 것도 먹지 못하였다는 증상 외에 별다른 언급이 없고, 태음조위탕 가 승마 황금으로 疫氣가 덜하였다고 한 것으로 보아 비교적 경미한 소화기계 전염병이 아니었나 생각된다. 이 약을 먹고 변비가 된 것은 온병의 熱邪와 發汗으로 인한 진액손상이 겸해서 陽明腑 燥屎가 생긴 것으로 볼 수 있다. 마황이 적당치 않다.

❹ 갈근승기탕은 길경 승마 백지로 發散하고 葛根으로 解肌하며 黃芩으로 淸熱, 대황으로 攻下한다. 이상의 진행과정으로 보아 본문의 病人은 평소 肺熱燥痰 脾氣虛하였다가 온병에 전염된 후 진액이 손상되어 胃腑에 燥屎가 형성된 사람이다.

다행히 熱結이 심하지 않아서 大黃 一味로 燥屎가 제거되면서 疫氣도 많이 제거되었다.

❺ 이어서 태음조위탕가 승마 황금으로 宣肺化痰 淸熱生津 健脾消導하여 완치하였다.

12-11

結咳者 勉强發咳 痰欲出
不出而 或出 曰 結咳
少陰人結咳 謂之 胸結咳
太陰人結咳 謂之 頷結咳.

討 論

《의종금감 · 卷五十四》 "燥痰 肺燥澁難出 氣逆喘欬 臥不舒 面紅口乾 小便赤 淸氣化痰 滾痰孚."라 하여 結咳가 곧 燥痰임을 알 수 있다. 이 조담은 陰虛熱盛한 소양인이나, 氣分熱盛한 태음인에게 잘 생기고, 소음인에겐 잘 생기지 않는다. 소음인은 虛寒하므로 淸希한 寒痰이나 多量의 濕痰이 잘 생긴다.

12-12

大凡瘟疫
先察其人素病如何則
表裏虛實 可知已.

素病寒者 得瘟病則 亦寒證也
素病熱者 得瘟病則 亦熱證也.
素病輕者 得瘟病則 重證也
素病重者 得瘟病則 險證也.

討 論

六淫邪氣는 病情이 緩慢하므로 종종 火熱하거나 化寒하여, 본문 내용과 부합하지만 瘟疫은 발병이 신속하고 病情이 重하여 邪氣의 음양성질이 강하게 드러난다. 이 때문에 虛寒한 소음인이라도 열성 전염병에 걸리면 熱證이 나타나고, 熱盛한 소양인이라도 寒邪에 접촉되면 表寒證이 있게 마련이다. 이것은 소양인 병증론에서 다룬 것과 같다.

따라서 瘟病의 寒熱 판단은 正邪를 나누어 각기 살펴야 한다. 평소 虛寒한 소음인이라도 熱邪에 감염되면 正氣虛寒 邪氣熱盛할 수 있다. 이때 溫病의 熱邪만 보고 寒凉한 약을 마구 쓰면 正氣를 손상할 수 있으므로, 正氣虛寒을 고려하고 寒熱의 경중을 잘 살펴서 그에 맞게 방제를 구성한다.

修 訂

열성 전염병에 걸려 열이 심하더라도 평소 체질을 고려하여 한열을 신중히 판단해야 한다. 소음인이 瘟病에 걸리더라도 寒凉한 약만 써선 안 된다.

12-13

有一太陰人　素病
咽嗌乾燥而　面色青白
表寒或泄.
蓋　咽嗌乾燥者　肝熱也
面色青白　表寒或泄者
胃脘寒也.
此病　表裏俱病
素病之太重者也.
此人　得瘟病　自始發日
至于病解　二十日　大便

어떤 태음인이 평소 목 안이 건조하고 얼굴이 青白色이며 겉이 차고 혹은 설사를 하였다. 목 안이 건조한 것은 肝熱 때문이고 얼굴이 青白하며 몸이 차고 혹 설사하는 것은 胃脘의 寒 때문이다.

이 병은 표리가 모두 병이 있는 것이니 평소 병이 매우 중한 것이다. 이 사람이 瘟病을 얻었다. 병이 시작하여 풀리기 까지 20일 사이에 대변이 처음에는 滑하거나 泄瀉하였고 中期에

初滑或泄　中滑　末乾
每日二三四次　無日不通.

初用　寒多熱少湯　病解後
用　調理肺元湯　四十日調理
僅僅獲生.

此病　始發　大便　或滑或泄而
六七日內　有額汗　眉稜汗
顴汗　飮食起居　有時如常
六日後　始用藥　七日
全體面部　髮際以下
至于脣頤　汗流滿面.

淋漓洽足而　汗後　面色帶靑
有語訥證　八日　九日　語訥
耳聾而　脣汗　還爲顴汗　顴汗
還爲眉稜汗　汗出微粒
乍出乍入而　只有額汗
呼吸短喘矣.

至于十日夜　額汗　還入而
語訥耳聾　尤甚　痰涎壅喉
口不能喀　病人　自以手指
探口拭之而出.

十一日　呼吸短喘　尤甚
至于十二日　忽然　食粥二碗.
斯時　若論其藥則　熊膽散
或者可也而　熊膽　闕材

는 활변을 보다가 끝에 가서는 대변이 건조하
였다. 매일 2, 3, 4회씩 대변을 보지 않는 날
이 없었다.

처음에는 寒多熱少湯을 쓰고 병이 풀린 후에
조리폐원탕을 40일 동안 써서 조리함으로써
겨우 살아나게 되었다.

이 병이 시작할 때 대변이 혹 묽고 혹 설사였
으며 6, 7일까지는 이마 눈썹 광대뼈에 땀이
났고 음식과 기거가 어떤 때는 평소와 같았다.
6일 후에 처음으로 약을 쓰니 7일에는 髮際이
하 입술과 턱에 이르기까지 얼굴 전체에 땀이
줄줄 흐른다.

땀이 비 오듯 흡족히 흐르더니 땀이 난 후에
얼굴빛이 청색이 되고 語訥이 생겼으며 8, 9일
째에는 語訥에 耳聾을 더하여 생기고 입술의
땀이 다시 광대뼈의 땀으로 돌아가고 광대뼈의
땀이 눈썹가의 땀으로 돌아가면서 작은 쌀알
모양으로 땀이 나다 안 나다 하며, 단지 이마
에만 땀이 있고 숨이 차며 가쁘게 되었다.

10일째 되던 밤에는 이마의 땀마저 들어가고
語訥과 耳聾은 더욱 심하지고 가래 덩어리가
목에 막혀 입으로 뱉어내지 못해 스스로 손가
락으로 더듬어 꼬집어내었다.

11일째에 호흡이 더욱 가빠지더니 12일째에
이르러 갑자기 죽을 2사발이나 먹었다. 이런
때는 응담산이 괜찮겠지만 응담도 없으니 스스
로 생각하길 이 사람이 오늘 밤에 죽을 것이라

自念此人　今夜必死矣.

當日初昏　呼吸　暫時少定　十
三日　鷄鳴時　髮際有汗　十四
日　十五日　連三日　食粥二三
碗　額汗　眉稜汗　顴汗　次次
發出　面色脫靑　十六日　臆汗
始通.　稍能咯痰　語訥亦瘳.

至于二十日　　臆汗數次大通
遂能起立房中　諸證　皆安而
耳聾則　自如也.
病解後　用藥調理　四十日
耳聾　目迷　自祛.

생각하였다.

그날 초저녁에 호흡이 잠깐 안정되더니 13일째 닭이 울 때쯤부터는 발제에 땀이 나고 14, 15일째 연 3일간 죽을 2, 3사발을 먹으며 이마 눈썹가 광대뼈에 차차 땀이 나고 얼굴에 푸른 빛이 없어지고 16일째에는 가슴에서 비로소 땀이 나고 가래를 조금 씩 뱉고 語訥도 없어졌다.

20일째에 이르러 가슴에 여러 번 크게 땀이 나고 드디어 방 안에서 일어났으며 모든 증상이 다 안정되었으나 아직 耳聾이 여전하였다. 병이 풀린 후에 약을 써서 40일간 조리시켰더니 耳聾과 어지러운 증세도 절로 나아졌다.

討 論

❶ 태음인이라면 비폐기허와 동시에 肺胃熱이 있는 체질이다. 평소 목안이 건조한 것은 폐위열로 인한 진액부족이고, 面色靑白하고 혹 泄한 것은 脾肺氣虛한 때문이다. 즉 氣陰兩虛證으로 益氣養陰해야 할 증상이다. 이제마는 咽乾을 肝熱이라 하였으나, 肝熱은 血分의 열이라 입이 마르더라도 물을 많이 마시지 않는다. 여기 飮水에 대한 말이 없지만 이제마가 태음인 처방에 凉血하는 약을 거의 쓰지 않은 것으로 보아 肺胃熱로 보는 것이 맞다고 본다. 이제마가 말한 胃脘은 食道에 해당하는데(4-1), 식도 때문에 설사가 발생하지는 않는다.

❷ 瘟病에 걸렸는데 대변이 滑한 정도라면 이 또한 경미한 전염병이다. 태음인은 평소에도 대변이 滑한 경우가 많다. 熱多寒少湯은 태음인 체질에 대체로 부합하지만 表寒實이 분명하지 않으면 마황을 빼는 등 적당히 가감하는 것이 필요하다. 위와 같은 氣陰兩虛한 환자에게 원 처방 그대로 쓰면 正氣를 손상할 수 있다. 조리폐원탕은 열다한소탕에서 행인과 건율을 뺀 것이다. 행인은 潤腸通便하므로 대변이 활하면 빼는 것을 고려해야 한다.

❸ 대변이 滑한 정도에 열다한소탕을 써서 땀을 내게 만든 후 面靑 語訥 耳聾하였
다면 열다한소탕이 진액과 陽氣를 손상시킨 誤治가 분명하다. 땀이 어디 나는가
에 신경 쓸 것이 아니라 급히 正氣를 養生해야 할 것이다. 땀이 점점 없어지고
가래가 粘稠해 진 것은 津液이 더욱 손상된 것이다. 다행히 이 환자는 이제마가
죽을 것이라고 생각하여 더 이상 약을 쓰지 않는 바람에 살아났다.

修 訂

　본 病案은 사상체질에 집착하면 어떤 誤治를 할 수 있는지 알려주는 예로써 보존
이 필요하다.

2. 太陰人 肝受熱 裡熱病論

修 訂

태음인 裏病論

13-1

朱肱曰 陽毒 面赤斑
斑如錦紋 咽喉痛 唾膿血.

宜葛根解肌湯. 黑奴丸 陽毒
及 壞傷寒 醫所不治
精魄已竭 心下尙煖.
幹開其口 灌黑奴丸
藥下咽 卽活.

주굉이 말하길 陽毒은 얼굴에 붉은 반점이 난
다. 반점이 마치 비단 무늬 같고 목구멍이 아
프며 피고름을 뱉는다.

마땅히 갈근해기탕을 쓴다. 흑노환은 양독과
壞證傷寒으로 의서에 치법이 없다고 하는 精과
魄이 이미 고갈된 상태라도 心下가 아직 따뜻
하면, 입을 벌려 흑노환을 물에 개어 부어넣어
약이 넘어가면 즉시 살아난다.

解 釋

《동의보감·상한양독》은 "陽毒爲病 面赤斑 斑如錦紋 咽喉痛 唾膿血 五日可治
七日不可治 宜陽毒升麻湯, 陽毒梔子湯, 葛根湯, 外用水漬法. 活人.", "黑奴丸 陽毒及
壞傷寒 醫所不治 精魄已竭 心下尙煖 斡開其口 灌藥下咽 卽活 若不大渴 不可與此藥
活人."이라 하고, 원문은 아래와 같아서 조금씩 다르다. 《동의보감》을 참조하면
본문의 갈근해기탕은 이제마가 써 넣은 것이고, 흑노환 부터는 떼어서 읽어야 한다.

《동의보감》은 갈근해기탕을 제외하고 본문과 대체로 비슷하지만, 원문은 상당
히 다르다. "조급증이 생겨 미쳐 달리며 妄言하고 얼굴이 붉고 목이 아프며 몸에
비단무늬 같은 반점이 생기고 혹은 적황색 下利하며 맥이 洪實하면 陽毒이다. 상한
병으로 陽氣가 홀로 盛하고, 陰氣가 갑자기 끊어진 까닭이다. 반드시 조급하여 미쳐
뛰고 妄言하며 얼굴이 붉고 목이 아프고 몸에 비단무늬 같은 반점이 생기고 적황색
하리를 하며 맥이 洪實하거나 혹은 滑促하다. 酸苦한 약을 써서 음기를 회복시키면
크게 땀을 내고 풀어진다. 정력고주탕 양독승마탕 치자인탕 대황산 흑노환 중에서
골라 쓴다." 즉 陽氣獨盛 陰氣暴絶이 陽毒病理라면 《동의보감》 갈근탕은 적당하
지 않다.

《유증활인서·흑노환》 "時行熱病에 걸려 6, 7일이 되었어도 땀을 내지 못하고,
맥이 洪大 혹은 數하며 얼굴이 붉고 눈을 부릅뜨고 몸에 大熱이 나며 煩躁狂言하고
날뛰며 크게 갈증이 심하다가 또 5, 6일 이상 풀어지지 않고 열이 胸中에 있어 말
을 못하는 것은 壞病傷寒으로 의사가 치료할 방법이 없어 죽게 된다. 혹 精魄이 이
미 고갈된 것 같아도 心下가 약간만 따뜻하면 입을 벌리고 약을 부어넣어 삼키게
하면 살 수 있다. 흑노원은 陽毒과 發斑도 치료한다."

修 訂

《유증활인서·二十一》 "問發躁狂走 妄言面赤 咽痛 身斑 斑若錦紋 或下利赤黃
而脈洪實. 此名陽毒也 傷寒病 陽氣獨盛 陰氣暴絶 必發躁狂走 妄言 面赤咽痛身斑 斑
若錦紋 或下利赤黃 脈洪實 或 滑促 宜用酸苦之藥. 令陰氣復而大汗解矣 葶藶苦酒湯
陽毒升摩湯 大黃散 梔子仁湯 黑奴圓 可選而用之."

《유증활인서·흑노환》 "時行熱病 六七日 未得汗 脈洪大 或數 面赤目瞪 身體大

熱 煩躁狂言 欲走 大渴甚 又五六日已上 不解 熱在胸中 口噤不能言 爲壞傷寒 醫所不
治爲死 或人精魄已竭 心下纔暖 發開其口灌藥下咽卽活 兼治陽毒及發斑."

13-2

李梴曰 微惡寒 發熱
宜葛根解肌湯
目疼 鼻乾 潮汗 閉澁 滿渴
狂譫 宜調胃承氣湯.

熱在表則 目疼 不眠
宜解肌湯 熱入裏則 狂譫
宜調胃承氣湯.

이천이 말하기를 약간 오한하고 발열하면 마
땅히 갈근해기탕이고, 눈이 아프고 콧속이 마
르며 때때로 땀이 쏟아지다 막히고 조갈이 심
해 미친 것처럼 헛소리하면 조위승기탕이다.

열이 표에 있으면 눈이 아프고 잠을 이루지
못하니 마땅히 해기탕을 쓰고 열이 裏에 들어
가면 미친 것처럼 헛소리하니 마땅히 조위승기
탕이다.

討 論

　본문은 《동의보감·양명형증용약》과 대동소이 하나 원문은 아래와 같다. "手陽
明 大腸은 陽明의 標로서, 폐와 表裏를 이루어 양명경병에 오한발열이 약간 생기는
경우가 있다. 이것은 經病으로 갈근해기탕을 쓴다. 陽明經病에 口渴하며 땀이 나면
백호탕을 쓴다. 양명의 本은 胃며, 눈이 아프고 코가 건조하고 潮汗하다가 막히고,
渴이 심하며 미친 듯이 헛소리 하면 陽明腑證이다. 조위승기탕을 쓴다." 갈근해기탕
증은 실제로 태양 소양 양명의 三陽 合病에 해당한다.

　"肌肉 사이는 表(經)가 되고 肌肉之下는 近里(經과 腑의 중간)가 되며 胃腑는 완
전히 裏(腑)에 속한다. 열이 表(經)에 있어서 目痛不眠하면 갈근해기탕을 쓰고, 열이
近里에 있어 口渴 背寒하면 백호가 인삼탕을 쓰고, 熱이 裏(腑)로 들어가 自汗狂譫
하면 조위승기탕을 쓴다." 여기서 表裏는 《傷寒論》의 表裏와 의미가 다르다.

　太陽表寒과 陽明裏熱을 동시에 치료할 수 있는 갈근해기탕(《의학입문》)은 태음
인방약이지만, 陽明經熱에 쓰는 백호탕과 陽明腑熱의 조위승기탕은 소양인방약이다.
즉 脾肺氣虛로 생기는 表寒裏熱은 태음인, 裏實熱은 소양인.

修 訂

《의학입문·육경정병》 "陽明大腸爲標 與肺爲表裏 故微惡寒發熱爲經病 葛根解肌湯. 渴而有汗不解者 白虎湯. 胃爲本 目痛鼻乾 潮汗閉澁 滿渴狂譫爲腑病 調胃承氣湯." 《의학입문·상한초증》 "陽明以肌肉之間爲表. 肌肉之下爲近里. 以胃腑之內爲全入里. 熱在表則目痛不眠 葛根解肌湯. 熱近於里則口渴背寒. 白虎加人蔘湯. 熱入裏則自汗狂譫 調胃承氣湯."

13-3

龔信曰 陽明病 目疼 鼻乾
不得臥 宜葛根解肌湯.

공신이 말하길 양명병에 눈이 아프고 코 안이 마르고 잠을 이루지 못하면 마땅히 갈근해기탕 이다.

討 論

《동의보감·양명형증용약》 "葛根解肌湯 治陽明經病 目疼鼻乾不得臥 宜解肌." 원문은 아래와 같다. 실제로 태양양명 並病에 쓰는 갈근해기탕을 陽明經病에 쓴다 고 한 것은 공신이다.

修 訂

《고금의감·육경병》 "葛根解肌湯 ; 治足陽明胃經受證 目痛鼻乾不眠 微頭痛 脈來微洪 宜解肌, 屬陽明經病. 其正陽明腑病 別有治法."

13-4

三陽病深 變爲陽毒
面赤眼紅 身發斑黃
或下利黃赤 六脈洪大

三陽病이 심하면 陽毒이 된다. 얼굴이 붉고 눈이 빨갛고 몸에 노란 반점이 생기고 간혹 黃赤色의 설사가 나며 六脈이 洪大하면 마땅히

宜黑奴丸.

흑노환을 쓴다.

解 釋

《동의보감·상한양독》 "傷寒 三陽病深 變爲陽毒 或有失於汗下 或本陽證 誤投熱藥 使熱毒入深 發爲狂亂 面赤眼紅 身發斑黃 或下利黃赤 六脈洪大 名曰陽毒發斑 宜黑奴丸 白虎湯 三黃石膏湯 消斑靑黛飮. 醫鑒."을 이제마가 줄였다.

원문 《고금의감·육경병》 "一治傷寒 若先起頭痛發熱惡寒 以後傳裏 頭痛惡寒悉除 反覺怕熱 發渴譫語 或潮熱自汗 大便不通 或揭去衣被 揚手擲足 或發黃狂亂 或身如塗彩 脈沈實有力 此爲陽經自表傳入陰經之熱證 俱當攻裏之藥下之… 又有失於汗下 或本陽證 誤投熱藥 便熱表入深 陽氣獨盛 陰氣暴絶 登高而歌 棄衣而走 罵言叫喊 燥渴欲死 面赤眼紅 身發斑黃 或下利純淸水 或下利黃赤 六脈洪大 名陽毒證 輕則消斑靑黛飮 重則三黃石膏湯去麻黃豆豉 加大黃芒硝下之, 令陽氣復而大汗解矣."의 뜻은 "만약 두통 발열 오한이 일어난 후에 裏로 전해져 두통 오한이 없어지고 도리어 열을 싫어하고 口渴譫語가 생기며 혹은 燥熱自汗 大便不通 혹은 옷을 풀어 젖히고 손발을 내던지며 혹은 황달이 생기며 狂亂하고 혹은 몸에 색을 칠한 듯하고 맥이 沈實有力하면 이는 陽經의 병이 表로부터 陰經에 전해진 熱證이다. 下劑로 마땅히 裏를 攻해야 한다. 또 汗下를 잘못하거나 혹은 본래 陽證인데 熱藥을 투여하여 열이 깊이 들어가 陽氣가 盛하고 陰氣가 끊어져서 높은 곳에 올라가 노래부르고 옷을 버리고 다니며 욕을 하고 고함을 지르며 燥渴하여 죽을 것 같고 얼굴과 눈이 붉고 몸에 斑黃이 생기며 혹은 淸水를 下利하며 혹은 黃赤色 下利하고 六脈이 다 洪大하면 양독증이라 한다. 가벼우면 소반청대음을 쓰고 무거우면 삼황석고탕에서 마황 두시를 거하고 대황 망초를 넣어서 攻下한다. 양기를 회복하게 하면 크게 땀을 내고 풀어진다."

소반청대음, 그리고 삼황석고탕에서 마황 두시를 거하고 쓴다면 이 양독증은 소양인 병증이다.

- 소반청대음 : 지모 시호 현삼 생지 산치 서각 청대 인삼
- 삼황석고탕 : 석고 황금 황련 황백 산치 마황 향시

修 訂

소양인 병증론으로 이동.

13-5

論曰 右諸證 當用
葛根解肌湯 黑奴丸.

나는 말하길 위의 병증은 마땅히 갈근해기탕
흑노환을 써야한다.

討 論

右諸證이란 陽毒證을 말하는데, 같은 陽毒證이라도 寒證이 없는 양독이라면 소양
인병증으로 보아야 하고, 表寒 혹은 下寒한 증상이 있어 평소 脾肺氣虛한 체질이라
생각되면 태음인 병증이다. 만약 태음인의 양독이라면 갈근해기탕이나 흑노환을 쓸
수 있다.

갈근해기탕	의이인 건률 각 3전 나복자 오미자 맥문동 석창포 길경 마황 각 1전	宣肺化痰 生津 健脾消導	脾肺氣虛와 肺胃熱이 겸한 증	胃熱 肺寒	脾肺氣虛
흑노환	마황 대황 각 2량 황금 釜底煤 망초 竈突黑 樑上塵 小麥奴 각 1량	攻下裏熱 겸 發表	陽明胃腑實熱과 表寒		陽明腑熱

13-6

靈樞曰 尺膚熱深
脈盛躁者 病瘟也.

영추에 말하길 팔뚝 안쪽에 열이 심하고 맥이
盛하고 躁하면 瘟病이다.

討 論

《類經》은 이 부분을 "尺膚가 熱하다는 것은 身에 열이 있다는 것이고, 脈盛躁
하다는 것은 陽邪가 有餘하다는 것이니 곧 온병이다. 脈盛해도 兼滑하면 躁한 것이

아니고 正氣가 돌아오는 것이므로 점차 낫는다."고 하였다.

修 訂

《영추·論疾診尺》 "尺膚熱甚 脈盛躁者 病溫也." 혹은 온병은 체질과 관련이 적
으므로 삭제

13-7

王叔和曰 瘟病脈
陰陽俱盛 病熱之極
浮之而滑 沈之散澁.

왕숙화가 이르길 瘟病맥에 음양이 다 盛한 것
은 病熱이 심한 것으로 살짝 누르면 활하고 힘
주어 누르면 散澁하다.

討 論

《동의보감·瘟疫脈法》은 《맥결》과 동일. 《맥결》은 왕숙화가 아니라, 崔嘉彦
의 저작이다. 瘟病은 열성 질환이므로 보통 맥의 上下가 다 盛하다. 浮位 滑한 것은
熱이고, 沈位 散澁한 것은 正虛다.

修 訂

《脈訣·正文》 "陰陽俱盛 病熱之極 浮之而滑 沈之散澁 惟有瘟病 脈散諸經 各隨
所在 不可指名." 혹은 삭제

13-8

脈法曰 瘟病二三日 體熱
腹滿 頭痛 飮食如故
脈直而疾 八日死
瘟病四五日 頭痛 腹滿而吐

맥법에서 말하길 온병 2, 3일에 몸에 열이 나
고 배가 부르며 두통이 있고 음식이 전과 같고
맥이 곧고 빠르면 8일에 죽는다. 온병이 4, 5
일이 되어 두통이 있고 배가 부르며 토하고 맥

脈來細而强 十二日死.

八九日 頭身不痛 目不赤
色不變而 反利 脈來澁
按之不足 擧時大 心下堅
十七日死.

이 가늘면서 강하면 12일 만에 죽는다.

또 8, 9일이 되어서 머리와 몸이 아프지 않고
눈알이 붉지 않고 색이 변하지 않으나 설사를
하며 맥이 澁하여 누르면 부족하고 들면 大하
며 명치 밑이 단단하면 17일째 죽는다.

討 論

《동의보감·온병맥법》은 본문과 동일. 원문은 아래와 같다. "온병에 걸려 2, 3
일 만에 열이 나고 배가 부르고 머리가 아프지만 음식을 여전히 먹고 脈이 直疾한
사람은 8일이면 죽는다. 4, 5일이 되어 두통 복만하고 토하며 脈細强하면 12일이면
죽는다. 8, 9일이 되어 머리나 몸이 아프지 않고 눈이 붉지 않으며 설사를 하고 맥
이 널빤지 같고 눌러보면 탄력이 없으며 때로 크고 명치 밑이 단단하면 17일이 되
어 죽는다."

이러한 瘟病은 사람을 가리지 않고 감염되어 광범위하게 유행하는 급성전염성 질
환을 말하므로 체질론에서 이를 논하기가 적당하지 않다고 본다. 모두 삭제해도 무
방할 것이다.

修 訂

《脈經·診百病死生訣第七》 "瘟病二三日 身體熱 腹滿 頭痛 飲食如故 脈直而疾者
八日死 四五日 頭痛 腹滿而吐 脈來細强 十二日死 八九日 頭不疼 身不痛 目不赤 色
不變而反利 脈來牒牒 按之不彈手 時大 心下堅 十七日死." 또는 삭제

13-9

龔信曰 瘟病 穰穰大熱
脈細小者 死
瘟病 下利 痛甚者 死.

공신이 말하길 온병에 열이 아주 많이 나나
맥이 가늘고 작으면 죽는다. 온병으로 설사가
나며 배가 몹시 아픈 것도 죽는다.

討 論

　본문은 아래와 같이 《고금의감》과 《의학정전》의 내용을 한데 합한 것이다.
《동의보감·온병맥법》은 《의학정전》과 동일하다.

修 訂

　《고금의감·驗諸死證脈》 “瘟病穰穰大熱　脈細小者死.” 《의학정전·瘟疫》 “瘟
病下利　腹中痛甚者死.” 또는 삭제

13-10

萬歷丙戌　余寓大梁
瘟疫大作　士民多斃.
其證　增寒壯熱.

頭面項頰赤腫　咽喉腫痛
昏憒. 余發一秘方　名
二聖救苦丸.

大黃四兩　猪牙皂角二兩
麵糊和丸　綠豆大.
五七十丸　一服卽汗
一汗卽愈　稟壯者　百發百中.

皂角　開關竅　發其表
大黃　瀉諸火　通其裏.

만력 병술년에 내가 대량 땅에 살고 있을 때 온역병이 크게 일어나 많은 사람들이 죽는 것을 보았다. 그 증은 오한이 더할수록 고열이 나는 것이다.

그리고 머리와 얼굴 목 뺨에 이르기까지 붉게 붓고 인후가 붓고 아프며 혼수상태가 된다. 내가 한 가지 비방을 발명하고 이성구고환이라 이름 하였다.

대황 4냥과 猪牙皂角 2냥을 가루로 만들어 밀가루 풀로 환을 만드는데, 녹두알 크기로 한다. 한 번에 50, 70환을 먹게 하면 즉시 땀이 나고 한 번 땀이 나면 그 병이 풀리니 튼튼한 사람은 백발백중으로 낫는다.

조각은 땀구멍을 열어 밖으로 발산시키고 대황은 화를 가라앉히고 속을 통하게 한다.

解 釋

본문은 《동의보감·대두온치법》과 동일하나 원문은 아래와 같다.

"염병에 땀도 못 내고 죽는다."는 말이 있던 것과 같이 이전에 온역은 땀을 내어 치료한다는 관념이 널리 퍼져 있었다. 이 때문인지 이제마는 온역을 태음인 병증으로 보고, 본문을 태음인 發汗치법을 주장하기 위해 인용한 것 같으나 본래 온역과 태음인 병증은 별 관계가 없으며, 온역을 잘못 發汗하면 오히려 傷陰動血의 부작용을 일으킬 가능성이 크다. 12-13은 그 한 예다.

修 訂

《만병회춘·온역》 "萬歷丙戌春 余寓大梁 屬瘟疫大作 土民多斃 其症 閭巷相染 甚至滅門. 其症 頭痛身疼 增寒壯熱 頭面項頰赤腫 咽喉腫痛 昏憒等症… 余發一秘方 名 二聖救苦丸 用牙皂以開關竅 而發其表 大黃以瀉諸火 而通其裏. 一服卽汗 一汗卽 愈 眞仙方也… 但 人稟之稍壯者 百發百中. 其虛弱者 餘先以人蔘敗毒散 輕者卽愈 如 未愈 用牛蒡芩連湯." 혹은 삭제

13-11

感四時不正之氣 使人
痰涎壅盛 煩熱 頭疼
身痛 增寒壯熱 項强
睛疼 或飮食如常
起居依舊 甚至聲啞
或眼赤口瘡 大小腮腫
喉痺 咳嗽稠粘 噴嚔.

사계절의 바르지 못한 기운에 傷하면 가래가 성하여 막히고 번열이 나고 머리와 온몸이 쑤시고 아프면서 오한발열이 심하고 목이 뻣뻣하며 눈동자가 아프다. 혹은 음식과 기거는 보통 때와 다름없지만 목이 쉬게 되던가, 혹은 눈이 붉어지고 입안이 헐고 뺨에 크고 작은 부스럼이 생기며 목구멍이 아파서 기침하면 끈끈한 가래가 나오고 재채기를 한다.

解 釋

　《동의보감·온역형증》은 본문과 동일하고 원문은 다음과 같다. 사계절의 바르지 못한 氣란 본래 계절의 風暑濕燥寒이 아닌 것, 즉 겨울에 溫하다든가 봄에 寒한 기운에 상하게 되는 것을 말한다. 즉 본문은 六淫에 의한 外感病으로서 인삼패독산의 적응증을 설명한 말이다.

修 訂

　《고금의감·온역》“人蔘敗毒散　治四時不正之氣… (중간 생략) … 大抵　使人痰涎壅盛　壯熱如火　頭痛身疼　項强睛疼　聲啞腮腫.”

13-12

論曰　右諸證　增寒壯熱
燥澁者　當用　皂角大黃湯
葛根承氣湯　頭面項頰
赤腫者　當用　皂角大黃湯
葛根承氣湯　體熱　腹滿
自利者　熱勝則　裏證也
當用　葛根解肌湯　寒勝則
表證而　太重證也　當用
太陰調胃湯　加升麻　黃芩.

나는 말하길 위의 여러 병증에 오한발열이 심하며 대변이 건조하고 굳은 때 조각대황탕 갈근승기탕을 쓰고, 머리 얼굴 목 뺨이 붉게 부은 데도 조각대황탕 갈근승기탕을 쓰고, 열이 있고 배가 부르며 설사를 하는 증에서 열이 성하면 裏證이니 갈근해기탕을 쓰고 寒이 勝하면 表證이 아주 重證이라 태음조위탕에 승마 황금을 가하여 쓴다.

討 論

　右諸證이란 곧 瘟疫(13-6부터 13-10)과 인삼패독산증(13-11)을 말한다. 瘟疫은 체질과 관련이 적은 질병이므로, 그 診治는 온병학파에서 수립한 衛氣營血변증과 三焦辨證을 주로 응용하고 체질변증은 보조적으로 사용하는 것이 좋다. 온병 급성기에는 소음인이라도 체질에 구애받지 말고 淸熱解毒의 방법도 써야 한다. 온병이 물러간 뒤에는 물론 溫補壯陽할 수 있다. 더구나 현재는 서양의학의 발달로 온역에 한약보다 서약치료를 하는 것이 더 좋을 것이다.

修 訂

본문 삭제

13-13

嘗治 太陰人 肝熱 熱證 瘟病．有一太陰人 素病 數年來 眼病 時作時止矣．此人得瘟病．

自始發日 用 熱多寒少湯
三四五日 大便 或滑 或泄
至六日 有大便
一日不通之證 仍用
葛根承氣湯 連三日
粥食大倍 又用三日
疫氣大減．

病解後復用 熱多寒少湯
大便燥澁則 加大黃一錢
滑泄太多則 去大黃．
如此調理二十日 其人完健．

일찍이 태음인 肝熱의 熱證 瘟病을 치료하였다. 한 태음인이 원래 수년간 눈병을 앓아서 때로 생겼다 없어지곤 하였는데, 이 사람이 瘟病에 걸린 것이다.

발생한 날부터 열다한소탕을 3-5일을 썼더니 대변이 혹 滑하고 혹 설사하다가 6일째에 이르러서 대변을 하루 동안 보지 못하였다. 이에 갈근승기탕을 연 3일간 계속 썼더니 죽을 배나 더 먹고 또 3일간 썼더니 역기가 크게 덜 해지졌다.

병이 풀린 후에 다시 열다한소탕을 쓰되 대변이 조삽하면 대황1돈을 가하고 묽거나 설사가 심하면 대황을 빼고 썼다. 이같이 20일간 조리하니 완전히 건강해 졌다.

討 論

❶ 열다한소탕을 계속 써서 대변이 묽어졌다면 이 사람은 內熱이 심하지 않다는 뜻이다. 설사를 하다가 대변을 보지 못했다면 열다한소탕의 황금 고본 승마 백지 등 燥性약제가 진액을 손상시켰다는 뜻이다. 마땅히 열다한소탕을 가감해 쓰거나 다른 방제를 생각했어야 옳다.

❷ 갈근승기탕은 열다한소탕에 비해 고본 나복자가 빠지고 대신 대황이 들어간 것이다. 대황이 이 병을 치료하는 데 중요한 역할을 한 것이다. 13-14에서 이 병은 식중독이었던 것으로 생각된다. 積邪가 대황으로 제거되면서 병이 나았다.

13-14

此病　始發　嘔逆口吐
昏憒不省　重病矣　末境
反爲輕證　十二日而　病解.

이 병은 처음 생길 때 구역구토하고 혼수상태가 되어 의식이 없어지니 아주 증병이다. 말경에 도리어 가벼워져 12일 만에 병이 풀린 것이다.

討 論

구역 구토 혼수 외에 다른 증상이 없었다면 이 사람은 식중독이었을 가능성이 크다고 본다. 오한발열이 있었다면 곽향정기산을, 胃熱이 있었다면 선복화대자석탕을, 食積이었다면 보화환을 생각해 보는 것도 좋았을 것이다.

13-15

一太陰人　十歲兒
得裏熱瘟病.
粥食全不入口　藥亦不入口
壯熱穰穰　有時飮冷水.
至于十一日則　大便不通

한 태음인 10세 아이가 裏熱瘟病을 얻었다. 미음도 전혀 먹지 못하고, 약도 전혀 먹지 못하며 열이 대단하여 때로 냉수만을 마신다.

11일째에 이르러 대변을 못 본지 4일이 되었

己四日矣. 怔忏譫語曰
有百蟲滿室 又有鼠入懷云
奔遑匍匐 驚呼啼泣.

有時熱極生風 兩手厥冷
兩膝伸而不屈 急用
葛根承氣湯 不憚啼泣
强灌口中 卽日 粥食大倍
疫氣大解 倖而得生.

다고 한다. 무서워하고 겁내며 헛소리하기를 온갖 벌레가 방 안에 가득하다고 하며 또 쥐가 들어온다고 황급히 달려가 엎드려 놀라며 우는 것이다.

때로 열이 심하여 풍이 일어나 두 손이 차갑고 무릎을 편 채 구부리지 못한다. 급히 갈근승기탕을 달여 우는데도 꺼리지 않고 억지로 입안에 부어넣었더니 그날로 미음을 곱으로 더 먹고 역기가 크게 풀려 다행히 살아났다.

討 論

이 병 또한 질병변화과정 중 陽明腑實證이 형성된 것이다. 邪熱이 胃腑에 熱結되어 燥屎를 형성하였다. 대황이 중요한 역할을 한 것으로 볼 수 있다. 본문에는 외감표증을 설명하는 문구가 없어서 갈근승기탕이 과연 적합하였는지 알 수 없지만, 본문만 가지고 보면 대승기탕으로도 치료가 가능했을 것이다.

13-16

此病 始發四五日
飮食起居如常
無異平人矣 末境
反爲重證 十七日而 病解.

이 병이 생기고 4, 5일간은 음식과 기거가 평소와 다름없다가 나중에 반대로 중병이 되었다가 17일 만에 풀린 것이다.

討 論

처음에는 양명증이 없다가 차츰 燥屎가 형성되어 병이 陽明으로 轉屬되었기 때문이다.

13-17

內經曰
諸澁 枯涸皺揭 皆屬於燥.

내경에 말하기를 모든 깔깔하고 마르고 물기가 없고 쭈글쭈글한 것은 燥에 속한다.

解 釋

본문은 《소문현기병원식·燥類》에 있고 《내경》에는 없다. 《동의보감·燥因血少》에 내경으로 되어 있으나, 잘못이다. 河間은 《內經》 病機 19條를 바탕으로 火熱을 중심으로 六氣病機를 더욱 연구하였는데, 본문은 그가 확충한 六氣病機이론의 일부다.

修 訂

《소문현기병원식·燥類》 "諸澁枯涸 乾勁皺揭 皆屬於燥."

13-18

論曰 太陰人
面色靑白者 多無燥證
面色黃赤黑者 多有燥證
蓋 肝熱肺燥而 然也.

나는 말하길 태음인으로 얼굴이 靑白하면 대개 燥證이 없고 얼굴이 黃赤黑하면 대개 燥證이 있으니 모두 肝熱肺燥한 때문이다.

討 論

靑主寒, 痛, 瘀血, 驚風. 白主虛, 寒, 脫血, 奪氣. 黃主虛, 濕. 赤主熱, 黑主腎虛, 寒, 痛, 水飮, 瘀血. 그러므로 靑白한 사람은 虛寒이기 쉬우니 燥가 없을 것이요, 黃赤黑한 사람은 陰虛燥熱하기 쉬우니 燥가 많을 것이다.

13-19

嘗治 太陰人 燥熱證
手指焦黑癍瘡病.
自左手中指 焦黑無力
二年內 一指黑血焦凝
過掌心而 掌背浮腫.

以刀斷指矣 又一年內 癍瘡
遍滿全體. 大者 如大錢
小者 如小錢.

得病 已爲三年而 以壯年人
手力 不能役勞一半刻
足力 不能日行步三十里.

以熱多寒少湯
用藁本二錢 加大黃一錢
二十八貼用之 大便 始滑
不過一二日 又秘燥.

又用二十貼 大便
不甚滑泄而 面部癍瘡 少差
手力足力 稍快有效矣.
又用二十貼 其病 快差.

일찍이 태음인 燥熱證으로 손가락이 검게 타는 癍瘡病을 치료한 적 있다. 왼손의 중지부터 검게 타고 힘을 못 쓰더니 2년이 못 돼 한 손가락에만 있던 검은 피 엉긴 것이 손바닥 가운데를 지났으며 손등까지 부었다.

칼로 손가락을 잘라버렸더니 또 1년이 못 돼 癍瘡이 전신에 두루 퍼졌다. 큰 것은 큰 엽전만 하고 작은 것은 작은 엽전만 하다.

병에 걸린 지 3년이 되자 장년인 사람이지만 손에 힘이 없어 불과 한 시간도 일할 수 없고 다리 힘이 없어 하루에 30리도 못 걷는다.

열다한소탕에 고본 2돈 대황 1돈을 가하여 28첩을 썼더니 대변이 묽어지다가 겨우 하루나 이틀 지나면 다시 굳어진다.

다시 20첩을 썼더니 대변이 많이 묽지는 않으면서 얼굴에 반창이 조금 차도가 있고 팔다리의 힘이 조금 나아진다. 다시 20첩을 쓰자 그 병이 다 나았다.

討 論

癍은 보통 痘의 별칭으로 사용하였으나, 본문의 증상은 버거씨(Buerger's) 병과 흡사하다. 열다한소탕이 말초순환혈행을 개선하였음이 틀림없지만, 버거씨 병이 태음인에게 잘 나타나는 병증인지는 확실치 않다.

13-20

靈樞曰
二陽結 謂之消 飮一溲二
死不治 解釋曰二陽結
謂胃及大腸 熱結也.

영추에 말하길 二陽이 맺히면 消渴이라 말하며 물 한 사발을 먹고 소변을 두 사발을 누게 되면 고치지 못하고 죽는다 하였다. 解釋에 二陽이 맺혔다는 것은 위와 대장에 열이 맺힌 것이라 하였다.

討 論

원문은 다음과 같이 둘로 나누어져 있고, 《동의보감》도 두 부분으로 되어 있는 것을 이제마가 하나로 붙여 쓴 것이다. 원문에 의하면 "飮一溲二"는 肺消의 증상인데, 본문은 이것이 消渴 전체의 증상처럼 되었다. "二陽結"은 수태양 大腸과 족양명 胃에 熱結이 있어서 消穀善飢한다는 뜻이다. 당뇨병의 多食症 병기를 설명하는 말이다.

腸胃의 熱結은 소양인 병증으로 보아야 하기 때문에 본문을 옮겨야 한다.

修 訂

《소문·陰陽離合論》 "二陽結 謂之消 ; 二陽結 謂胃及大腸俱熱結也 腸胃藏熱 則喜消水穀 新校正云 詳此少二陰結." 《소문·氣厥論》 "心移寒於肺 肺消 肺消者 飮一溲二 死不治."

13-21

扁鵲 《難經》 曰
消渴脈 當得緊實而數
反得沈濇而微者 死.

편작 난경에 말하길 소갈맥은 緊實하고 數한 것인데 반대로 沈濇하고 微하면 죽는다 하였다.

討 論

《난경》에는 이 같은 문구가 없고 《비급천금요방・卷八十六》 "病若開目而渴 心下牢者 脉當得緊實而數 反得沈滑而微者 死." 《脈訣刊誤・訣四時虛實歌》 "病若 閉目而渴 心下牢者 脉當得緊實而數 反得沉濡而微者 死." 등에 비슷한 말이 있다. 가장 유사한 것이 다음의 원문이다. 《동의보감・소갈맥법》이 본문을 《난경》이라 적고 있다.

소갈은 陰虛가 本 燥熱이 標인데, 緊實而數한 것은 燥熱의 맥상으로 陰虛가 많이 진행되지 않았다는 뜻이다. 만일 병이 오래되어 陰虛가 심해지고 더욱이 陰損及陽 으로 陰陽兩虛가 되면 맥이 沈澁而微해 지는데, 병이 深重해 진 것이다.

修 訂

《증치준승・卷十二》 "病若開目而渴 心下牢者 脈當得緊實而數 反得沉濇而微者 死也."

13-22

<table>
<tr><td>

張仲景曰 消渴病 小便反多
如飮水一斗 小便亦一斗
腎氣丸主之.

</td><td>

장중경이 말하길 소갈병에 소변이 많아 물 한 말을 마시면 소변도 역시 한 말을 볼 때 신기환을 쓴다.

</td></tr>
</table>

討 論

이 증은 腎陽虛가 원인인 下消의 證治를 설명한 말이다. 腎陽이 衰微하면 津液을 蒸騰하지 못하기 때문에 물을 마시는 대로 소변이 나온다. 신기환으로 腎陽을 溫養 하여 蒸津化氣기능을 회복시킨다.

修 訂

《금궤요략·消渴小便不利淋》 "男子消渴 小便反多 以飮一斗 小便一斗 腎氣丸主之."

13-23

論曰 此病 非少陽人消渴也
卽 太陰人燥熱也.
此證 不當用 腎氣丸 當用
熱多寒少湯 加 藁本 大黃.

나는 말하길 이 병은 소양인 消渴病이 아니고 태음인 燥熱病이다. 腎氣丸을 사용하지 말고 열다한소탕에 고본과 대황을 가하여 쓴다.

討 論

此病이 13-20부터 22까지를 말한다고 보면, 13-20은 腸胃의 熱結로 생기는 소갈이니 소양인의 消渴이고, 13-21과 13-22는 소갈증 말기에 나타나는 陰損及陽이라 사상인 모두에게 나타날 수 있다. 따라서 이들을 태음인 燥熱病이라 말하긴 곤란하다. 신기환과 열다한소탕은 각기 증에 맞게 쓰면 된다.

消渴에서 보통 上消 中消는 태음인 병증으로, 中消 下消는 소양인 병증으로, 소음인은 上消 氣虛衛弱證 中消 脾胃氣衰證(백출산증) 등 일부가 해당하는 것으로 볼 수 있다.

열다한소탕에 맞는 消渴도 있겠지만, 만일 승마 백지 고본 등 發散風濕약을 상습적으로 사용하면 소갈을 일으키는 燥熱을 더욱 가중시킬 우려가 있으므로 조심해야 한다.

13-24

嘗治 太陰人 年五十近衰者
燥熱病. 引飮 小便多
大便秘者 用 熱多寒少湯
用 藁本二錢 大黃一錢

일찍이 태음인 50세 가량 되어 쇠약한 사람의 燥熱病을 치료하였다. 물을 많이 마시고 소변을 많이 누며 便秘가 있는데 열다한소탕에 고본 2돈 대황 1돈을 가해 20첩을 쓰고 효과를

二十貼　得效矣.

後一月餘　用他醫藥五貼
此人　更病　復用　熱多寒少湯
加　藁本　大黃　五六十貼
用藥時間　其病　僅僅支撐
後終不免死.

又嘗治　太陰人　年少者
燥熱病　用此方　三百貼
得支撐一周年　此病
亦不免死.　此人　得病
一周年　或間　用他醫藥方
未知緣何故也.

蓋　燥熱　至於飮一溲二而
病劇則　難治.　凡　太陰人
大便秘燥　小便覺多　引飮者
不可不早治豫防.

보았다.

1개월 후에 다른 의원에게서 약을 5첩 쓰고 병이 재발되었다. 다시 열다한소탕에 고본과 대황을 가해서 50, 60첩을 썼더니 약을 쓰는 기간 겨우 지탱하다가 결국 사망하였다.

또 태음인 젊은 사람이 燥熱病이라 이 처방을 300첩 쓰니 1년간 지탱하였지만 죽음을 면치 못하였다. 이 사람이 병을 얻은 지 1년쯤 되었는데, 혹 그 사이에 다른 의사의 처방을 써서 그런지는 알 수 없다.

대개 燥熱病은 물 한 사발 마시면 소변 두 사발을 누며 병이 극하면 고치기 어렵다. 무릇 태음인이 대변이 秘燥하고 소변이 많다고 느껴지거나 물이 많이 당기거든 빨리 치료하지 않으면 안 된다.

討論

❶ 본문의 燥熱病은 消渴을 뜻한다.(13-23) 이제마가 여기에 쓴 열다한소탕은 조열을 치료하는 최적의 방제로 볼 수 없다. 열다한소탕은 生津의 공효가 부족하고 황금과 백지로 오히려 傷津할 수 있기 때문이다. 황금이나 백지의 證이 없다면 반드시 다른 방을 사용해야 한다.

❷ 飮一溲二는 《內經》에서 肺消라 하였는데, 폐소는 보통 태음인에게서 잘 생길 수 있다. 肺胃熱이 심하면 소갈방이나 백호가인삼탕을 쓰고, 음허가 심하면 二冬湯, 폐기허가 겸하면 생맥산이나 생진감로음을 선택하는 등 열다한소탕만 고집해선 안 된다.

13-25

此病 非必不治之病也.

此少年 得病 用藥一周年後

方死 蓋 此病原委 侈樂無厭

慾火外馳 肝熱大盛

肺燥太枯之故也.

若 此少年

安心滌慾一百日而 用藥則

焉有不治之理乎?

蓋 自始病日 至于終死日

慾火 無日不馳故也.

諺曰 先祖德澤

雖或不得一一個報而

恭敬德澤 必無一一不受報

凡 無論某病人 恭敬其心

蕩滌慾火 安靜善心

一百日則 其病 無不愈

二百日則 其人 無不完.

恭敬德澤之箇箇受報

百事 然而 疾病尤甚.

이 병은 고치지 못할 병은 아니다. 그 젊은 사람이 병을 얻고 약을 쓰기 시작한 지 1년 만에 죽었으니 이 병의 원인은 사치와 향락으로 欲火가 外馳해서 肝熱이 大盛하고 肺燥가 太枯한 까닭이다.

만약 그 젊은 사람이 100일 동안 마음을 편안히 하고 욕심을 없애며 약을 썼다면 어찌 고치지 못할 리 있는가? 대개 병이 시작하는 날로부터 죽는 날까지 욕심이 불같이 밖으로 내달리지 않는 날이 없었기 때문이다.

속담에 말하기를 선조덕택은 비록 하나하나 갚을 수 없지만 공경하는 덕택은 반드시 하나하나 갚음을 받지 않음이 없다 하였다. 무릇 어떤 병자를 막론하고 그 마음을 공경하고 불같은 욕심을 없애고 착한 마음으로 안정하면 100일이면 그 병이 낫지 않음이 없고 200이면 그 사람이 완전하지 않음이 없는 것이다.

공경덕택을 하나하나 받는 것이 모든 일에 다 그러하니 질병은 더욱 그러하다.

討 論

　일부 消渴(비인슈린의존형 당뇨)은 대표적인 心身病으로서 마음을 편안히 하면 큰 효과를 볼 수 있다. 하지만 체질적 요소와 음식 기거 등 생활환경도 중요하여 마음만 편히 먹는다고 반드시 치료되는 것은 아니다. 더구나 인슈린의존형 당뇨처럼 기질적 이상이 있는 당뇨라면 아무리 안정을 하고 약을 쓴다고 해도 나을 이치가 없다.

13-26

危亦林曰 陰血耗竭 耳聾
目暗 脚弱 腰痛.
宜用 黑元丹.

위역림이 말하기를 陰血이 소모되어 고갈되면 귀가 울리고 눈이 어두워지며 다리가 약해지고 허리가 아프게 된다. 마땅히 흑원단을 쓴다.

解 釋

《동의보감·肝虛弱》 "治虛勞 精血耗竭 面色黧黑 耳聾目暗 脚弱腰痛 小便白濁." 으로 되어 있고 원문은 다음과 같다. 面色黎黑 부터의 증상은 精血耗竭 때문에 생긴다. 黑圓丹은 "鹿茸 燎去毛 當歸 二兩酒浸 右各爲末 煮烏梅膏 子爲圓梧子大 每服五十圓 空一兩."(《세의득효방》)이어서 요즘 말하는 귀용탕이다. 녹용 塡精하고 당귀 補血한다.

修 訂

《세의득효방·卷八》 "黑圓 治精血耗竭 面色黧黑 耳聾目昏 口乾多渴 脚弱腰疼 小便白濁 上燥下寒 不受峻補."

13-27

凡 男子 方當壯年而
眞氣猶怯 此乃稟賦素弱
非虛而然也.
滋益之方 群品稍衆
藥力細微 難見功效 但
固天元一氣 使水升火降則

무릇 남자가 壯年이 되어도 眞氣가 여전히 약한 것은 天稟이 본래 약한 것이지 허하여 그런 게 아니다.

보익하는 처방이 많으나 藥力이 미약하여 효과 보기가 어려우나 선천원기를 단단히 하여 水升火降하게 하면 오장이 절로 和하여 백병이

五臟自和　百病不生
宜用　拱辰丹.

생기지 않는다. 공진단을 마땅하다.

討　論

공진단이 선천적인 원기를 보하여 병이 생기지 않도록 막아준다는 말이다. 원문은 《세의득효방》에 있는 말이다. 태음인이 脾肺氣虛하기 때문에 後天之源이 부족하기 쉽다. 이때는 공진단 등으로 정혈을 보해주면 좋다.

修　訂

《세의득효방·卷八》 "拱辰丹　男子　方當壯年而眞氣猶怯　此乃稟賦素弱　非虛而然　僭燥之藥　尤宜速戒　勿謂手足厥逆　便云陰多如斯治之　不惟不能愈疾　大病自此生矣　滋益之方　羣品稍衆　藥力微細　難見功效　但固天元一氣　使水升火降　則五臟自和　百病自去　此方主之　鹿茸　酥炙去皮毛　川當歸　洗去土　山茱萸　新好有肉紅潤者去核各四兩　麝香半兩別研　右三件爲末　入麝香伴匀酒　煮麵糊爲圓　梧桐子大　每服一百粒　或五十粒　溫酒鹽湯　任下."

13-28

論曰　此證　當用
黑元與拱辰丹　當歸　山茱萸
皆爲蠹材　藥力未全
欲收全力　宜用　拱辰黑元丹
鹿茸大補湯.

나는 말하길 이러한 병증에 흑원단 공진단이 좋긴 하지만 당귀나 산수유는 태음인에게 쓸데 없어서 약력이 미진하므로 좋은 효과를 보려면 공진흑원단 녹용대보탕을 써야 한다.

討　論

이제마는 체질에 따라 맞는 약을 지정해 두고, 이를 엄격하게 지키려 했으나 이는 스스로 손발을 묶는 것과 같다. 태음인이라도 증을 가려 필요할 때 당귀나 산수유 쓰기를 망설이지 않으면 질병을 더 잘 고칠 것이다.

辨證해서 보면 소음인은 脾腎陽虛, 소양인은 陰虛熱盛, 태음인은 肺氣虛 兼 胃熱 혹은 脾肺氣虛 겸 肺胃陰虛일 경우가 많기 때문에 실제로 태음인은 소음인약과 소양인약을 섞어 써야 할 경우가 많다. 예를 들어 생맥음이나 마행감석탕은 태음인에게 쓸 기회가 많은데 증이 맞다면 인삼과 석고를 빼지 말아야 한다.

3. 太陰人 泛論

태음인 잡병 및 이제마의 임상경험.

14-1

太陰人證 有食後痞滿
腰脚無力病 宜用
拱辰黑元丹鹿茸大補湯
太陰調胃湯 調胃升淸湯.

태음인의 병증에 식후 가슴과 배가 더부룩하며 다리가 무력한 병이 있으니 마땅히 공진흑원단 녹용대보탕 태음조위탕 조위승청탕을 써야 한다.

解 釋

태음인은 脾氣虛가 한 특징이므로 食後痞滿이 잘 생길 수 있다. 이때 소음인과 다른 것은 동시에 胃陰虛를 치료해야 한다는 점이다. 만일 소음인과 같이 백출 인삼 등을 쓰면 胃陰虛나 肺熱을 더하게 할 수 있다. 따라서 산약과 천문동(공진흑원단), 의이인 산약과 맥문동 천문동(녹용대보탕), 의이인 건율과 맥문동(태음조위탕, 조위승청탕) 등의 조합을 사용한다.

다리에 힘이 없는 증상은 산약 의이인과 녹용의 배합을 써서 先后天 元氣를 보한다.

공진흑원단	녹용 4-6량 산약 천문동 각 4량 제조 1-2량 사항 5전	益陰塡精	陰精虧虛	太陰人虛損	腎精虛
녹용대보탕	녹용 2-4전 맥문동 의이인 1전반 산약 천문동 오미자 행인 마황 각 1전	益陰塡精 宣肺止咳	肺腎兩虛 咳嗽氣喘		肺腎兩虛
태음조위탕	의이인 건율 각 3전 나복자 오미자 맥문동 석창포 길경 마황 각 1전	益氣養陰 宣肺化痰	氣陰兩虛 咳嗽		脾肺氣虛
조위승청탕	의이인 건율 각 3전 나복자 1전반 마황 길경 맥문동 오미자 석창포 원지 천문동 산조인 용안육 각 1전	安神開竅 宣肺化痰	氣陰兩虛 心悸不安		脾肺心三臟虛損

討 論

　태음인 소화불량에 인삼 황기 산약과 맥문동 천문동 사삼 황정 옥죽 건지황의 조합을 사용하거나, 다리가 약한 증상에 산수유 구기자 두충 우슬과 인삼 황기 그리고 맥문동 건지황 등의 조합을 사용하는 것도 좋다고 본다.

14-2

太陰人證　有泄瀉病
表寒證泄瀉　當用
太陰調胃湯　表熱證泄瀉
當用　葛根蘿蔔子湯.

태음인 병증에 설사병이 있으니 표한증설사에 태음조위탕을 쓰고 표열증설사에 갈근나복자탕을 쓴다.

討 論

　태음인 설사병도 비기허에 연유한다. 이 경우 역시 의이인 건율 나복자와 맥문동 오미자의 조합을 사용하여 치료한다. 인삼 황기 백출 진피와 건지황 맥문동 황정의 조합을 사용해도 좋은 효과를 볼 수 있다.

　설사는 주로 脾腎과 위, 소장, 대장이 관련된 증상이기 때문에 裏證이지 表證은 아니다. 곽향정기산, 계지인삼탕증 설사는 표증이 있지만, 이것은 表裏兼病이지 表證泄瀉가 아니다. 표한증설사 혹은 표열증설사 등 표증설사라는 말은 성립하지 않는다.

갈근나복자탕은 갈근 4돈, 나복자 2돈, 황금 길경 고본 백지 승마 대황 각 1돈.
《四象醫學 개정증보》

修 訂

태음인 설사에 태음조위탕을 쓸 수 있다.

14-3

太陰人證 有咳嗽病 宜用
太陰調胃湯 鹿茸大補湯
拱辰黑元丹.

태음인 병증에 해수병이 있으니 마땅히 태음
조위탕 녹용대보탕 공진흑원단을 써야 한다.

討 論

태음인은 폐기허가 체질적 특징 중의 하나이고 이 때문에 풍한 사기의 침입을 자
주 받아서 咳嗽가 잘 생긴다. 마황 길경 행인으로 宣肺化痰하고, 녹용 산약 맥문동
등으로 肺氣를 보하여 치료한다.

보통 태음인의 해수는 氣陰兩虛가 本이고 肺氣不宣이 標로서 標本의 輕重緩急을
따져 先後를 잘 판단하여 쓴다. 즉 공진흑원단은 治本에 注重되고, 태음조위탕은 治
標에 注重된 약이므로 先治標할 때 먼저 태음조위탕을 쓰고 나중에 공진흑원단으로
治本하는 등의 방법이다.

또 녹용 산약 등에만 국한되지 말고 인삼 황기 당귀 작약 補氣약도 자유롭게 응
용하면 좋을 것이다.

14-4

太陰人證 有哮喘病 重證也.
當用 麻黃定喘湯.

태음인 병증에 哮喘病이 있으니 중증이다. 마
땅히 마황정천탕을 써야 한다.

討 論

  鼻炎 喘息 등은 固有病이라할 만큼 태음인에게 흔한 증상이다. 해수와 마찬가지로 補氣養陰 宣肺化痰으로 치료하되, 만일 肺熱이 겸해 있으면 황금이나 상백피를 가하여 치료한다.

14-5

太陰人證 有胸腹痛病
危險證也.
當用 麻黃定痛湯.

태음인 병증에 흉복통 병이 있으니 위험한 증이다. 마땅히 마황정통탕을 써야 한다.

討 論

  태음인의 흉복통도 氣陰兩虛 肺氣不宣 肺胃鬱熱이 원인인 경우가 많다. 체질과의 관련을 확인한 후에 마황정통탕 등으로 치료한다.

14-6

太陰人小兒
有泄瀉十餘次無度者
必發慢驚風 宜用 補肺元湯
豫備慢風.

태음인 소아가 설사를 10여 번 이상 거듭하여 도를 넘으면 반드시 만경풍을 일으키게 되므로 보폐원탕으로 예방해 주어야 한다.

討 論

  이제마의 버릇 중에 하나가 "當"이나 "必"을 남용하는 점이다. 설사를 10여 번 한 뒤에 반드시 만경풍을 일으키는 게 아니라 영양상황 등 개인적인 차이에 따라 만경풍이 되는 사람이 있고, 그렇지 않은 사람이 있을 뿐이다.

  만경풍은 보통 土虛木亢, 脾腎陽虛, 陰虛風動이 주요 病機라서 태음인보다는 오히려 소음인 혹은 소양인이 더 발생하기 쉬운 병이다.

14-7

太陰人 有腹脹浮腫病
當用 乾栗蠐螬湯.
此病 極危險證而
十生九死之病也.
雖用藥病愈 三年內
不再發然後 方可論生.
戒侈樂 禁嗜慾 三年內
宜恭敬心身 調養愼攝
必在其人矣.

태음인이 腹脹 浮腫하는 병이 있으니 마땅히 건율제조탕을 쓴다. 이 병은 극히 위험한 병으로 열의 아홉은 죽는다. 비록 약을 써서 나았더라도 3년 안에 재발되지 않아야 비로소 살았다고 말할 수 있다.

사치와 향락을 경계하고 하고 싶은 것과 욕심을 금하며 3년 동안 반드시 그 몸과 마음을 공경해야 하니 섭생과 조심은 그 사람의 마음에 달려 있다.

討 論

열의 아홉은 죽는 복창 부종이라면 간경화나 간암일 것이다. 3년 안에 재발하지 않아야 한다는 말은 암으로 인한 복창 부종일 가능성을 뜻한다. 간경화나 간암이 태음인에게 특히 잘 발생하는지는 분명치 않다. 다만 권도원의 《8체질건강법》에서 金陰체질에서 간경화가 10번째로 잘 생긴다는 기록이 있다. 간경화나 간염에 건율제조탕의 효과가 어느 정도인지 또한 밝혀지지 않았다.

암 또한 심신병의 일종이므로 사치와 향락을 경계하는 것은 분명 도움이 될 것이다.

14-8

凡 太陰人病
若待浮腫已發而 治之則
十病九死也.

무릇 태음인의 부종은 이미 생긴 후에 다스리면 열에 아홉은 죽는다. 그런즉 이 병은 병으로 논해서는 안 되고 죽음으로 논하는 것이 옳

此病 不可 以病論之而
以死論之 可也.

然則 如之何 其可也?
凡 太陰人 勞心焦思
屢謀不成者 或有久泄久痢
或淋病小便不利
食後痞滿脚腿無力病
皆浮腫之漸.

已爲重險病而 此時
以浮腫論而 蕩滌慾火
恭敬其心 用藥治之 可也.

을 것이다.

그렇다면 어떻게 해야 되는가? 무릇 태음인이 勞心焦思하여 자주 도모한 일이 이루어지지 못하거나 혹은 오래 설사하고 이질이 있거나 혹은 淋病으로 소변불리하거나 식후에 痞滿하면서 腿脚無力한 병들이 점차 부종이 되는 것이다.

이미 병이 중하여 險病이 되었으니 이때부터 부종으로 논해서 慾火를 없애고 마음을 恭敬하며, 약을 써서 치료함이 옳을 것이다.

討 論

  태음인의 부종이라 해도 간경화나 간암과 관계없는 부종이 많으니, 죽음으로 논할 것까지야 없다. 보통 부종은 肺 脾 腎 三臟의 기능이상으로 생기는데, 태음인은 肺와 脾가 약한 체질이니 이 때문에 부종이 잘 생길 수 있다. 부종의 원인은 風濕外感, 瘡毒內歸, 水濕浸漬의 外感과 飮食失節, 久病勞傷의 內傷이다.

  잠을 못 이루면 약간씩 붓는 일이 있으나 이로 인해 위험한 부종이 되지 않으니 부종에서 勞心焦思는 그리 큰 문제가 아니다. 설사 이질 혹은 淋病에서 부종이 되는 것은 세균이 신장에 침입한 경우에 해당할 것이니 이 또한 항생제 등으로 쉽게 치료할 수 있다. 식후에 痞滿하면서 다리가 약해지는 것은 腎炎 초기에 흔히 나타나는 증상이다.

14-9

太陰人證 有夢泄病 一月內
三四發者 虛勞重證也.

태음인 병증에 夢泄病이 있는데 1개월에 3-4회를 발설하면 虛勞가 심한 重證이다. 대변이

大便秘一日則 宜用
熱多寒少湯 加 大黃一錢
大便每日 不秘則 加 龍骨
減 大黃.

하루 변비가 되면 열다한소탕에 대황 1돈을 가해 쓰고 대변이 굳지 않으면 대황을 줄이고 용골을 가하여 쓴다.

或用 拱辰黑元丹
鹿茸大補湯 此病
出於謀慮太多 思想無窮.

혹은 공진흑원단 녹용대보탕을 쓴다. 이 병은 謀慮가 너무 많고 思想가 無窮하여 생긴 병이다.

討 論

夢遺는 心肝脾胃腎 등 장부의 虛損이 주요 병리이므로, 치료 또한 滋陰生血 益氣聚精을 기본으로 固攝, 安神, 淸心 등의 방법을 겸하여 쓴다. 공진흑원단이나 녹용대보탕도 가능하다.

14-10

太陰人證 有卒中風病
胸臆格格 有窒塞聲而
目瞪者 必用 瓜蔕散.
手足拘攣 眼合者 當用
牛黃淸心丸. 素面色
黃赤黑者 多有目瞪者
素面色 靑白者 多有眼合者.

面色靑白而 眼合者
手足拘攣則 其病 急危也.
不必待拘攣 但見眼合而
素面色靑白者

태음인 병증에 졸중풍이 있는데 가슴에서 꺽꺽거리는 막힌 소리가 나고 눈을 부릅뜨고 있으면 瓜蔕散을 쓴다.

손발에 경련이 나고 눈을 감고 있으면 우황청심환을 쓴다. 평소 얼굴빛이 黃赤黑한 사람은 대개 눈을 부릅뜨고 평소 얼굴빛이 蒼白한 사람들은 대개 눈을 감는다.

얼굴빛이 창백하고 눈을 감는 사람이 손발에 경련이 난다면 그 병은 위급하다. 경련이 일어나기를 기다릴 필요 없이 눈을 감으며 평소 얼굴빛이 창백한 사람이면 급히 청심환을 써야 한다. 고방청심환이 번번이 신효하다.

必急用 清心丸. 古方清心丸
每每神效.

目瞪者 亦急發而 稍緩死
眼合者 急發急死.

然 目瞪者 亦不可以緩論而
急治之.

눈을 부릅뜨는 자는 병이 급히 발생하나 조금 완만하게 죽고 눈을 감은 자는 병이 급히 생겨 급히 죽는다. 그러나 눈을 부릅뜨더라도 완만하게 생각지만 말고 급히 치료를 하여야 한다.

討 論

中風 發作後 中臟腑 되면, 돌연히 쓰러져서 人事不省하고 입을 꽉 닫고 열지 않으며, 양손을 꽉 쥐고, 대소변이 막히며, 肢體가 强痙한 閉證과, 손발이 늘어져 癱軟하고, 눈을 감고 입을 벌리며 숨이 미약하고 소대변을 놓치는 脫證으로 나눌 수 있다. 폐증은 實證이고 탈증은 虛證이다.

두 눈을 딱 부릅뜨고 가슴이 꽉 막힌 듯하면 폐증인데, 閉證은 顔面紅潮 煩躁不寧 手足溫熱 氣粗口臭한 陽閉와 面色無華 靜臥不煩 四肢欠溫 痰聲漉漉한 陰閉가 있다. 양폐라면 지보단이나 안궁우황환을 쓰고, 음폐라면 척담탕이나 삼생음을 쓴다. 과체산은 閉證에서 胸膈위의 痰을 제거하기 위해 한두 번 사용할 수 있다. 우황청심환은 안궁우황환보다 邪熱이 적은 폐증에 쓰지만 기본적으로 陽閉에 쓰는 약이다.

4–11

牛黃淸心丸 非家家必有之物
宜用 遠志 石菖蒲末 各一錢
灌口 因以皂角末 三分 吹鼻.

此證 手足拘攣而項直則
危也. 傍人 以兩手
執病人兩手腕 左右撓動兩肩

우황청심환은 집집마다 반드시 있는 약이 아니므로 이때는 원지 석창포 분말 각 1돈씩을 입에 넣어주고 이어서 조각 가루 3푼을 코에 불어 넣는다.

이 병증에 손발에 경련을 일으키고 목이 뻣뻣해지면 위험하다. 시중드는 사람들이 두 손목을 잡고 양쪽 어깨를 좌우로 흔들어 주어야 하며 혹은 환자의 두 발목을 잡고서 양 무릎을

或 執病人足腕 屈伸兩脚.

太陰人中風 撓動病人肩脚

好也 少陽人中風

大忌撓動病人手足

又不可抱人起坐.

少陰人中風 傍人 抱病人

起坐則 可也而

不可撓動兩肩

可以徐徐按摩手足.

굴신시킨다.

태음인 중풍은 환자의 양쪽 어깨와 다리를 요동시켜 주면 좋다. 소양인 중풍은 환자의 수족을 요동시키면 크게 해롭고 앉히거나 안아서 일으키는 것도 좋지 않다.

소음인 중풍은 곁에 사람들이 환자를 껴안아 일으켜 앉히는 것이 가능하나 양쪽 어깨를 흔드는 것은 좋지 않고 환자의 수족을 천천히 문질러 안마하는 것이 좋다.

討 論

우황청심환이 없으면 원지 석창포 조각으로 化痰開竅하는 방법도 응급조치로 쓸 수 있을 것이다. 다만 중풍은 출혈성과 血管栓塞성이 있는데, 출혈성 중풍의 경우 머리를 높게 두고 안정시키는 게 좋고, 지나치게 움직이지 않도록 한다. 태음인이 반드시 栓塞性 중풍이고, 소양인이 반드시 출혈성 중풍이 되는 것은 아니므로 체질에 구애받지 말고 병리를 확인한 후 대응해야 한다.

14-12

中毒 吐瀉 宜用 麝香.

중독으로 吐瀉할 때는 마땅히 사향을 쓴다.

討 論

사향도 거래가 금지된 약품이므로 다른 치료법을 선택해야 한다. 병원후송이 가장 필요하다.

4. 張仲景 傷寒論中 太陰人病 經驗設方藥 四方

麻 黃 湯 마황탕

麻黃 3錢, 桂枝 2錢, 甘草 6分, 杏仁 10枚, 薑 3片, 棗 2枚

《傷寒論》

"太陽病 頭痛發熱 身疼腰痛 骨節疼痛 惡風無汗 而喘者 麻黃湯主之."

"麻黃湯方 麻黃 三兩味甘溫去節 桂枝 三兩去皮味辛熱 甘草 一兩炙味甘平 杏仁

七十箇湯去皮尖味辛溫 右四味 以水九升 先煮麻黃 減二升 去上沫 內諸藥煮取 二升半

去滓溫服八合 覆取微似汗 不須啜粥餘 如桂枝法 將息 內經曰 寒淫於內 治以甘熱

佐以苦辛 麻黃甘草開肌發汗 桂枝杏仁散寒下氣."

桂麻各半湯 계마각반탕

麻黃 1錢 5分, 白芍藥, 桂枝, 杏仁 各 1錢, 甘草 7分, 薑 3片, 棗 2枚

《傷寒論》

"太陽病得之八九日 如瘧狀 發熱惡寒 熱多寒少 其人不嘔 淸便欲自 可一日二三度發

脉微緩者 爲欲愈也 脉微而惡寒者 此陰陽俱虛 不可更發汗 更下 更吐也

面色反有熱色者 未欲解也 以其不能得小汗出 身必痒 宜桂枝麻黃各半湯."

調胃承氣湯 조위승기탕

大黃 4錢, 芒硝 2錢, 甘草 1錢

《傷寒論》

"太陽病未解 脉陰陽俱停 必先振慄汗出而解但 陽脉微者 先汗出而解但 陰脉微者
下之而解 若欲下之 宜調胃承氣湯主之 調胃承氣湯方 大黃 四兩去皮淸酒浸 甘草
二兩炙味甘平 芒硝 半升味鹹苦大寒 右三味 呚咀 以水三升 煮取一升 去滓 內芒硝
更上."

修 訂

조위승기탕은 다른 승기탕류와 함께 소양인방약으로 옮긴다.

大柴胡湯 대시호탕

柴胡 4錢, 黃芩, 白芍藥 各 2錢 5分, 大黃 2錢, 枳實 1錢 5分

○ 治少陽轉屬陽明 身熱 不惡寒 反惡熱 大便硬 小便赤 譫語 腹脹 潮熱

《傷寒論》

"太陽病 過經十餘日 反二三下之後 四五日柴胡證仍在者 先與小柴胡湯 嘔不止 心下急
鬱鬱微煩者 爲未解也 與大柴胡下之則愈 大柴胡湯方 柴胡 半斤味甘平 黃芩
三兩味苦寒 芍藥 三兩味酸微寒 半夏 半升洗味辛溫 生薑 五兩切味辛溫 枳實
四枚炙味苦寒 大棗 十二枚擘味甘溫 大黃 二兩味苦寒 右七味 以水一斗 二升煮取六升
去滓 再煎溫服 一升日三服 一方用大黃二兩 若不加大黃 恐不爲大柴胡湯也."

修 訂

대시호탕도 대황 지실 시호 등이 주요 약재여서 소양인 방약으로 분류한다.

5. 唐宋明三代醫家著述中　太陰人經驗行用要藥　九方

石菖蒲遠志散　石菖蒲遠志散

石菖蒲, 遠志 爲細末 每服一錢 酒飮任下 日三 令人 耳目聰明

○ 此方 出於孫思邈千金方書中

《성제총록・卷十二》
"遠志湯 治久心痛 不可忍 遠志 菖蒲 一兩 水煎 三錢 空心服."

調 中 湯　조중탕

大黃 1錢 5分, 黃芩, 桔梗, 葛根, 白朮, 白芍藥, 赤茯苓, 藁本, 甘草 各 1錢

○ 此方 出於朱肱活人書中 治夏發燥疫 口乾咽塞
♧ 今考更定 此方 當去 白朮 芍藥 茯苓 甘草

《비급천금요방》
"調中湯 治小兒 春秋月晨夕中暴冷 冷氣折其四肢 熱不得泄則壯熱 冷氣入胃 變下痢
或欲赤白滯起數去 小腹脹痛 極壯熱氣 脉洪大 或急數者 服之 熱便歇下亦瘥也
但壯熱不吐下者 亦主之 之方 葛根 黃芩 茯苓 桔梗 芍藥 白術 藁本 大黃 甘草
右九味 哎咀 以水二升 煮取五合服如後法 兒生一各六銖日至七日 取一合分三服
生八日至十五日 取一合半 分三服 生十六日至二十日 取二合分三服 生二十日至三十日
取三合分三服 生三十日至四十日 取五合分三服 恐喫五合未得 更以意斟酌
百日至三百日 兒一如前篇龍膽湯加之."

黑 奴 丸 흑노환

麻黃, 大黃 各 2兩, 黃芩, 釜底煤, 芒硝, 竈突墨, 樑上塵, 小麥奴 各 1兩
右爲末 蜜丸 彈子大 每 1 丸 新汲水和服 須臾振寒 汗出而解

○ 此方 出於朱肱活人書中 陽毒及壞傷寒 醫所不治 精魄已竭 心下尙煖 幹開其口
灌藥下咽 卽活
♣ 今考更定 此方 當去 芒硝

《외대비요》

"備急 療溫毒發斑 赤斑者五死一生 黑斑者十死一生 大疫難救 黑奴丸方 麻黃 三兩去節
大黃 二兩 芒硝 一兩 黃芩 一兩 釜底墨 一兩研 竈尾墨 一兩研 屋梁上塵 二兩研
右七味 擣末 用蜜和如彈子大 新汲水 五合研一丸 服之 若渴 但與水 須臾當寒
寒訖便汗則解 日移五丈不覺更服一丸 此療六日胸中常大熱 口噤名壞病 醫所不療
服此丸 多差."

生 脈 散 생맥산

麥門冬 2錢, 人蔘, 五味子 各 1錢 夏月 代熟水飲之 令人 氣力湧出

○ 此方 出於李梴醫學入門書中
♣ 今考更定 此方 當去 人蔘

《설씨의안》

"生脉散 治熱傷元氣 肢體倦怠 氣短懶言 口乾作渴 汗出不止 或濕熱大行 金爲火制
絶寒水生 化之源致肢體痿軟 脚歆眼黑 最宜服之 人參 五錢 五味子 各三錢 麥門冬
右水煎服."

樗根皮丸 저근피환

樗根白皮 爲末 酒糊和丸

○ 此方 出於李梴醫學入門書中 治夢遺 此藥性 凉而燥 不可單服

《동의보감》

"樗根皮丸 治房勞過多 精滑夢遺. 樗根白皮炒爲末 酒糊和丸梧子大. 然性凉而燥
不可單服 須以八物湯煎水呑下爲佳. 入門." 입문에는 보이지 않는다.

二聖救苦丸 이성구고환

大黃 4兩, 猪牙皂角 2兩 麪糊和丸 綠豆大 50-70丸 一服卽汗 一汗卽愈
○ 此方 出於龔信萬病回春書中 治天行瘟疫

《의종금감》

"二聖救苦丹 川大黃 生一觔 皂角 四兩豬牙者去皮弦微炒 右爲末 和勻 水泛爲丸
每服三錢 無根水下弱者減服."

葛根解肌湯 갈근해기탕

葛根, 升麻, 黃芩, 桔梗, 白芷, 柴胡, 白芍藥, 羌活, 石膏 各 1錢, 甘草 5分

○ 此方 出於龔信醫鑑書中 治陽明病 目疼 鼻乾 不得臥
♣ 今考更定 此方 當去 柴胡 芍藥 羌活 石膏 甘草

《외대비요》

"葛根解肌湯方 葛根 四兩 芍藥 二兩 麻黃 一兩去節 大靑 一兩 甘草 一兩炙 黃芩

一兩 石膏 一兩碎 大棗 四枚擘 桂心 一兩 右九味切 以水五升 煮取二升 分溫三服
相次服之 覆取汗差 忌海藻菘菜生葱炙肉等."

牛黃淸心丸 우황청심환

山藥 7錢, 甘草炒 5錢, 人蔘, 蒲黃炒, 神麴竝炒 各 2錢 5分, 犀角 2錢, 大豆黃卷炒,
肉桂, 阿膠炒 各 1錢 7分, 白芍藥, 麥門冬, 黃芩, 當歸, 白朮, 防風,朱砂水飛 各 1錢
5分, 柴胡, 桔梗, 杏仁, 白茯苓, 川芎 各 1錢 3分, 牛黃 1錢 2分, 羚羊角, 龍腦,
麝香 各 1錢, 雄黃 8分, 白薟, 乾薑炮 各 7分, 金箔 140 箔 內 40 箔爲衣, 大棗
20枚 蒸取肉 研爲膏 右爲末 棗膏入煉蜜和勻 每一兩 作 10丸 金箔爲衣 每取 1丸
溫水和下

○ 此方 出於龔信醫鑑書中 治卒中風 不省人事 痰涎壅塞 精神昏憒 言語蹇澁
　　手足不遂 等證

♣ 今考更定 此方 當去 白朮 人蔘 甘草 神麴 肉桂 阿膠 芍藥 當歸 川芎 乾薑 大棗
　　淸蜜 柴胡 茯苓 雄黃 朱砂

《화제국방》

"牛黃淸心圓 治諸風瘓瘲不隨 語言蹇澁 心忪健忘恍惚去來 頭目眩冒 胸中煩鬱
痰涎壅塞 精神昏憒 又治心氣不足 神志不定 驚恐怕怖 悲憂慘慼 虛煩少睡 喜怒無時
或發狂癲神情昏亂 牛黃 一兩錢研 麝香 研 羚羊角末 龍腦 研各二兩 當歸 去蘆頭
防風 去苗义校 黃芩 白術 麥門冬 去心 白芍藥 各一兩半 柴胡 去苗 白茯苓 去皮
桔梗 杏仁 去皮尖并雙仁者麩炒黃別研 芎藭 各一兩二錢半 肉桂 去麁皮 阿膠 碎炒
大豆卷 碎炒各一兩七錢半 蒲黃 炒 神麴 研炒 人參 去蘆各二兩半 雄黃 八錢飛研
甘草 剉炒五兩 白斂 乾薑 各二錢半 犀角末 二兩 金箔 一千二百片內百片片爲衣 大棗
一百枚蒸熟去皮核研亂成膏 乾山藥 七兩 右除棗杏仁金箔三味
及牛黃麝香雄黃龍腦四味外 爲細末 入餘藥 勻煉蜜與棗膏爲圓 每兩作一十圓
用金箔爲衣 每服一圓 溫水化下 食後服 小兒驚癇 卽酌度多少 以竹葉湯 溫溫化下."

麻黃定喘湯 마황정천탕

麻黃 3錢, 杏仁 1錢 5分, 黃芩, 半夏, 桑白皮, 蘇子, 款冬花, 甘草 各 1錢, 白果 21箇 去殼碎炒黃色

○ 歌曰 諸病 原來有藥方 惟愁齁[6]喘 最難當 病人 遇此仙丹藥服後 方知定喘湯
此方 出於龔信萬病回春書中 治哮喘神方

♣ 今考更定 此方 當去 半夏 蘇子 甘草

《적수원주》

"東垣麻黃定喘湯 小兒寒鬱 喘喉中鳴 腹內響堅滿 鼻流淸涕 脉沈急而數 麻黃 草寇 益智仁 各兩分半 甘草 歸身 紅花 黃芩 生 柴胡 各一分 升麻 神麴 各五分 吳茱萸 三分 蘇木 半分 全蝎 右分二服水煎 微微汗愈."

6. 新定 太陰人病 應用要藥 二十四方

太陰調胃湯 태음조위탕

薏苡仁 乾栗 各 3錢 蘿葍子 2錢 五味子 麥門冬 石菖蒲 桔梗 麻黃 各 1錢

葛根解肌湯 갈근해기탕

葛根 3錢 黃芩 藁本 各 1錢半 桔梗 升麻 白芷 各 1錢

---

6) 齁 : 코골 후

調胃升清湯 조위승청탕

薏苡仁 乾栗 各 3錢 蘿葍子 1錢5分 麻黃 桔梗 麥門冬 五味子 石菖蒲 遠志 天門冬
酸棗仁 龍眼肉 各 1錢

清心蓮子湯 청심연자탕

蓮子肉 山藥 各 2錢 天門冬 麥門冬 遠志 石菖蒲 酸棗仁 龍眼肉 栢子仁 黃芩
蘿葍子 各 1錢 甘菊花 3分

麻黃定喘湯 마황정천탕

麻黃 3錢 杏仁 1錢半 黃芩 蘿葍子 桑白皮 桔梗 麥門冬 款冬花 各 1錢
白果炒黃 21箇

麻黃定痛湯 마황정통탕

薏苡仁 3錢 麻黃 蘿葍子 各 2錢 杏仁 石菖蒲 桔梗 麥門冬 五味子 使君子 龍眼肉
栢子仁 各 1錢 乾栗 7箇

熱多寒少湯 열다한소탕

葛根 4錢 黃芩 藁本 各 2錢 蘿葍子 桔梗 升麻 白芷 各 1錢

寒多熱少湯 한다열소탕

薏苡仁 3錢　蘿葍子 2錢　麥門冬　桔梗　黃芩　杏仁　麻黃　各 1錢　乾栗 7箇

葛根承氣湯 갈근승기탕

葛根 4錢　黃芩　大黃 各 2錢　升麻　桔梗　白芷 各 1錢
本方 加大黃 2錢則 名曰 葛根大承氣湯 減大黃 1錢則 名曰 葛根小承氣湯

調理肺元湯 조리폐원탕

麥門冬　桔梗　薏苡仁 各 2錢　黃芩　麻黃　蘿葍子 各 1錢

麻黃發表湯 마황발표탕

桔梗 3錢　麻黃 1錢半　麥門冬　黃芩　杏仁 各 1錢

補肺元湯 보폐원탕

麥門冬 3錢　桔梗 2錢　五味子 1錢
加 山藥　薏苡仁　蘿葍子1錢則尤妙

鹿茸大補湯 녹용대보탕

鹿茸 2~4錢　麥門冬　薏苡仁 各 1錢半　山藥　天門冬　五味子　杏仁　麻黃 各 1錢

○ 虛弱人 表症寒證多者 宜用

拱辰黑元丹 공진흑원단

鹿茸 4~6兩 山藥 天門冬 各 4兩 蠐螬 1~2兩 麝香 5分
煮烏梅肉 爲膏 和丸 梧子大 溫湯下 50-70丸 或 燒酒下

○ 虛弱人 裏症多者 宜用

皂角大黃湯 조각대황탕

升麻 葛根 各 3錢 大黃 皂角 各 1錢
用之者 不可過三四貼 升麻三錢 大黃皂角同局 藥力峻猛故也

葛根浮萍湯 갈근부평탕

葛根 3錢 蘿葍子 黃芩 各 2錢 紫背浮萍 大黃 各 1錢 蠐螬 10箇

○ 治浮腫 裏症 熱多者 宜用

乾栗蠐螬湯 건율제조탕

乾栗 100箇 蠐螬 10箇
湯服 或 炙食 黃栗 蠐螬 10 箇作末 別用 黃栗湯水 調下

○ 治浮腫 表症 寒多者 宜用

乾栗樗根皮湯 건율저근피탕

乾栗 1兩 樗根白皮 3~5錢

○ 治痢疾 或湯服 或丸服而 丸服者 或單用樗根白皮 5錢

瓜 蒂 散 과체산

瓜蒂 炒黃爲末 3-5分 溫水調下
或 乾瓜蒂 1錢 急煎湯用

○ 治卒中風 臆膈格格 有窒塞聲 及 目瞪者 必可用 此藥 此病此證 可用 他病他證
　 必不可用 胸腹痛 寒咳喘 尤忌用 雖滯食物 不可用此藥而 用他藥
※ 面色靑白而素有寒證 表虛者 卒中風則 當用 熊膽散 牛黃淸心元 石菖蒲遠志散而
　 不可用瓜蒂散

熊 膽 散 웅담산

熊膽 3-5分
熊膽 3-5分 溫水調下

麝 香 散 사향산

麝香 3-5分
麝香 3-5分 溫水調下 或溫酒調下(只擧三五分則四分在其中)

石菖蒲遠志散 석창포원지산

遠志末 石菖蒲末 各 1錢 猪牙皂角末 3分

溫水調下 或 遠志 石菖蒲末 溫水調下 皂角末 吹鼻

麥門冬遠志散 맥문동원지산

麥門冬 3錢 遠志 石菖蒲 各 1錢 五味子 5分

牛黃淸心元 우황청심원

山藥 7錢 蒲黃炒 2錢半 鹿角 大豆黃卷炒 1錢 7分 麥門冬 黃芩 各 1錢半 桔梗
杏仁 各 1錢 3分 牛黃 1錢 5分 羚羊角 龍腦 麝香 各 1錢 白薇 7分 金箔 70箔 內
20箔 爲衣 烏梅 20枚 蒸取肉硏爲膏

右爲末 烏梅膏 和勻 每一兩 作 20丸 金箔爲衣 每取 1丸 溫水和下

右太陰人藥 諸種

- 杏仁 去雙仁 去皮尖
- 白果 黃栗 去殼
- 鹿茸 皂角 酥炙
- 麥門冬 遠志 去心
- 大黃 或酒蒸 或生用
- 酸棗仁 杏仁 白果 炒用

태음인 要藥

- 갈근 京墨 고본 곤포 蚯蚓 金箔 길경 관동화 蕨菜 南瓜 大豆 大豆黃卷 大麻子
대황 唐皂角 冬瓜 糯米 나복자 荔枝 연자육 녹용 용골 용뇌 용안육 李實 鯉魚
마도령 맥문동 마인 마황 백반 백미 백과 백급 백반 백렴 봉선자 백자인 백지
부평초 비자 사간 사군자 사삼 사상자 사탕 사향 산약 상백피 酸醬 산조인 橡實
서각 석유 석이 석창포 선모 소맥 송이 속단 속수자 송엽 송지 송화 승마 오매
오미자 우육 우황 운모 위령선 원지 楡皮 의이인 紫莞 자초 저근피 薺苨 蟅蟲

조각 종려 죽여 질려자 창이자 천산갑 靑蒙石 천마 천문동 천축황 토복령 土芋 택란 포공영 패모 蒲黃 杏實 행인 蟹 해대 해송자 해조 樺皮 호골 황금 黃栗 (《동의사상진료의 비결》)

- 태음인 요약은 소음인 약이 溫熱한 약성을 가진 약, 소양인 약이 寒凉한 약성을 가진 약 위주인 데 비해, 溫性과 寒性 약이 섞여 있다. 분류해 보면, 麻黃 桔梗 행인 고본 등 溫性宣肺약, 관동화 조각자 석창포 원지 자완 패모 등 化痰약, 산약 맥문동 사삼 천문동 등 凉性 滋陰生津약, 녹용 선모 속단 등 溫補壯陽약, 황금 상백피 자초 포공영 등 淸肺熱약 등 藥性과 효능이 각각인 여러 종류가 여기 속해 있다. 이것은 태음인의 병증이 소음인이나 소양인보다 복잡하다는 뜻이다.

- 비록 이제마나 이태호 등이 사상인 약물을 이처럼 각기 전문적으로 사용하도록 분류해 놓았지만, 우리는 이를 그대로 따를 필요는 없을 것이다. 만일 이런 제한을 벗어버리고 석고와 같은 소양인약이나, 부자와 같은 소음인 약을 병행한다면 비염 천식과 같은 대표적 태음인 병증에 대단히 좋은 효과가 있다는 것을 체험할 수 있을 것이다.

補 完 : 태음인 병증론

(1) 태음인 생리

❶ 脾肺氣虛

소음인도 비폐기허증이 있지만 脾虛證 위주라서 피부색이 누르고, 태음인은 肺氣虛 위주라서 피부색이 희다. 태음인은 비폐기허와 동시에 胃熱이 있는데, 이 때문에 피부가 희면서 붉은 색이 섞여 있게 된다. 만일 얼굴 바탕이 희면서 볼이나 부분적으로 붉은 색이 보인다면 거의 틀림없이 태음인이라고 보아도 된다.

태음인은 폐기허로 해서 평상시 폐와 기관지 그리고 코의 기능이 취약하다. 쉽게 감기에 걸리고 비염이나 기관지염이 발생한다. 어떤 사람은 만성 비염에 시달리고, 축농증으로 발전하기도 한다. 소아천식과 급성 폐염은 태음인 소아에서 빈발하는 병증이다.

태음인이 땀을 많이 흘리는 것도 폐기허 때문이다. 이제마는 이것을 정상 생리반응이라 생각하여 태음인 병증에 즐겨 發汗法을 사용하지만, 태음인이라고 해서 무조건 땀을 많이 내면 안 된다는 것은 태음인 병증의 12-13 병안에서 확인할 수 있다. 多汗의 원인이 폐기허이기 때문에 황기와 인삼 등 적당한 약을 써서 땀을 멈추게 할 필요가 있다.

또 비기허가 동시에 있기 때문에 소화기능이 약하여 복통이나 설사가 생기는 일도 잦다. 위열 때문에 찬물을 좋아하고 음식도 잘 먹지만 이를 많이 먹으면 脾虛로 해서 설사가 난다던지 복통이 생기는 것이 태음인이다.

❷ 肺胃熱

태음인으로 천식이 있거나 심한 해수가 있는 경우 입술이 선홍색이 되는 사람이 있는데, 이것은 肺氣虛寒과 동시에 胃熱이 있기 때문이다. 胃熱이 있기 때문에 태음인은 평소 식욕이 좋고 소화도 잘 시킨다. 반면에 脾氣가 허하여 수습이 留滯되는 경향도 있어서 肥滿이 되는 경우도 많다.

찬물을 많이 마시고 시원한 음식을 좋아하는 것도 위열 때문이다.

(2) 태음인 진단

비폐허한과 위열이 동시에 존재하는 것을 확인하면 태음인이라 진단할 수 있다.

❶ 肺虛證

多汗 面白 易感冒 咳嗽氣喘 鼻涕 혹 噴嚔 咯痰 舌痰苔白 脈虛

❷ 脾氣虛

大便溏薄 納後腹脹 時浮腫 舌淡苔白 脈緩弱

❸ 胃熱

食慾常佳 喜冷飮 善飢 舌紅 脈數

(3) 태음인 병리

❶ 風寒襲肺

風寒이 肺衛가 不固한 틈을 타서 쉽게 침입하는데, 평소 식사를 잘하는 태음인은 正氣가 허약하지 않으므로, 肌表에서 風寒과 交爭하여 腠理閉鬱 營陰鬱滯한 太陽表實증이 잘 발생한다. 한 번 침입한 風寒이 오랫동안 물러가지 않는 것도 肺虛한 때문인데, 이 때문에 태음인은 만성비염이나 기관지염을 앓는 경우가 많다.

❷ 氣陰兩虛

胃熱이 종종 陰津을 손상시키므로 氣陰兩虛證도 태음인에게서 자주 나타나는 현상이다. 胃熱만 있으면 황금 석고 등을 쓰지만, 陰津虧虛가 있으면 맥문동 건지황 등을 병용해야 한다.

❸ 胃强脾弱

식사를 잘하고 소화도 잘 되지만 대변이 자주 설사가 나는 것도 태음인의 특징이다. 이제마는 疳積을 소양인 병증에서 논했는데(11-15) 胃强脾弱한 疳積은 태음인의 병증이다.

❹ 陰陽挾雜

脾肺虛寒과 胃熱이 동시에 존재하기 때문에 태음인 병증은 종종 表寒裏熱, 上熱下寒 혹은 氣陰兩虛 陰陽兩虛 등 錯雜한 병증이 된다.

(4) 태음인 병증

❶ 鼻炎 咳嗽

아마 임상에서 가장 자주 만나는 태음인 병증이 비염과 咳嗽이 아닐까 할 정도로 태음인에게 흔한 병증이다. 태음인의 비염은 대개 表寒裏熱이어서 마황 행인 길경과 함께 황금 석고 맥문동 등을 함께 병용해야 한다.

- 表寒裏熱 : 惡寒발열　身痛　鼻流淸涕　口渴喜飮　喜冷 – 마행감석탕 갈근해기탕
- 氣陰兩虛 : 自汗盜汗　乏力　多飮　脈虛大 – 맥문동탕 생맥산

---

❷ 喘息

　喘息은 風寒 혹은 痰熱이 肺氣의 宣發肅降을 가로막아서 발생한다. 폐기가 허하고 위열이 있는 태음인에게 잘 발생한다.

- 風寒襲閉 : 喘咳氣急　痰多　두통오한　발열무한 – 마황탕 화개산
- 表寒裏熱 : 喘逆上氣　息粗鼻煽　咳痰　形寒身熱　煩悶身痛　口渴 – 마행감석탕
- 痰熱閉鬱 : 咳喘氣涌　胸部脹痛　痰多粘稠　胸中煩熱　身熱有汗　面紅咽乾
　　　　　 – 상백피탕

---

❸ 비만

　胃熱 때문에 식욕이 좋아져서 기름진 음식을 좋아하는 데다 脾虛로 痰濁이 잘생기기 때문에 태음인 체질에 비만이 많다. 소양인 비만이 實熱證인데 비해 태음인 비만은 寒熱錯雜이고, 따라서 胃熱을 감소시키는 凉性약에 脾濕을 없애는 溫性약을 함께 쓴다.

- 痰濁中阻 : 喜食甛肥食品　頭暈頭脹　脘腹脹滿　肢體困重　手足馬木　咳吐粘痰
　　　　　 – 온담탕가감

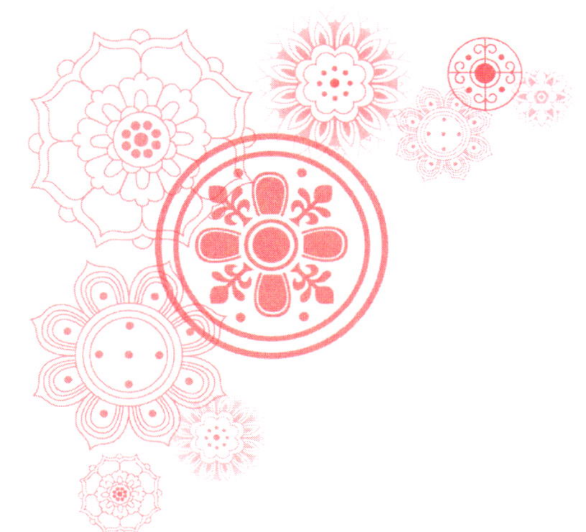

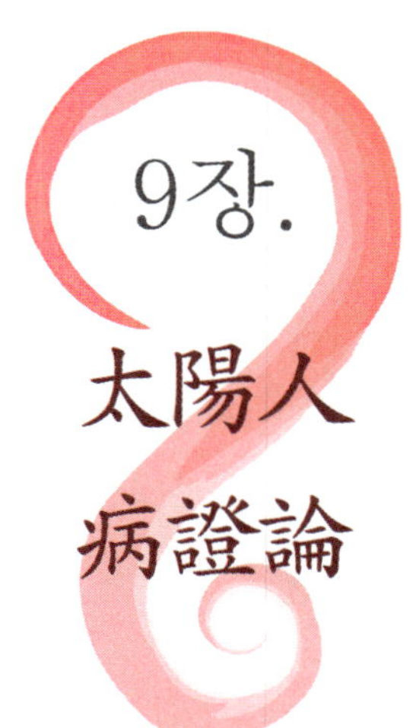

1. 太陽人 外感 腰脊病論

修 訂

이 章에서 이제마는 解㑊을 다루고 있는데, 해역은 外感이 아니기 때문에 그냥 "태양인 해역병론"이라 이름 짓는 게 좋을 것 같다.

15-1

內經曰 尺脈緩澁 謂之解㑊.
釋曰 尺爲陰部 肝腎主之.
緩爲熱中 澁爲亡血 故
謂之解㑊.
解㑊者 寒不寒 熱不熱
弱不弱 壯不壯 寧不可名
謂之解㑊也.

내경에 말하길 尺脈이 緩澁하면 解㑊이라 하였다. 해석하여 말하길 척맥은 陰部가 되고 肝腎이 主管한다. 緩은 熱中이고 澁은 亡血이기 때문에 解㑊이라 일컫는다.

解㑊은 찬듯하나 차지 않고 열한듯하나 열이 없고 약한듯하나 약하지 않고 씩씩한듯하나 씩씩하지 않아서 이름 할 수 없어 解㑊이라 한다.

討 論

《동의보감·해역증》은 본문과 동일하나 원문은 다음과 같다. 대체로 비슷하지만, 肝腎이 腹腎으로 되어 있는 등 약간 다르다. 원문에 의하면 休은 亦과 비슷한 의미다. 해역에 대해서는 《성제총록》의 "解休 論曰內經云 冬脉太過 則令人解休 其症脊脉痛而少氣 不欲言語 夫腎爲作强之官 精爲養身之本 所以運動形體者也 一或受邪則腎實而精不運 故有脊脉痛 少氣不欲言之証 其名解休者 解有解緩之義 休則疑其寒 亦疑其熱 疑于壯 又疑于弱 有不可必之 之詞診其尺脉緩而濇者 爲解休也 利腎湯 治解休脊脉痛而少氣不欲言 此爲腎氣有餘 懷生地 赤茯苓 澤瀉 柴胡 枳殼 麥門冬 川牛膝 檳榔 子芩 水煎三錢 空心溫服 通腎湯 治解休 少氣不能言 脊脈急痛 腰脊强直 足下熱疼 小便癃閉 心煩嗌氣 菖蒲 羚羊角 生地 赤芍藥 五味子 甘草 猪苓 澤瀉 右爲粗散 每服三錢七分 水一盞煎至七分 去滓溫服." 등을 참조하면 좋다.

역대의가의 해역에 대한 기록을 정리하면 해역의 증상은 "尺脈緩澀 脊脈痛 少氣不欲言語 足下熱痛 小便癃閉 心煩嗌氣." 등이고, 이를 치료하는 처방은 利腎湯 혹은 通腎湯으로서 淸熱涼血하는 生地 麥冬 赤芍 黃芩, 淸熱利水의 적복령 택사 저령, 疏肝理氣의 시호 지각 빈랑으로 구성되어 있다. 따라서 해역은 精血虧損과 氣滯濕熱로 해서 腎精이 분포되지 못하는 병증임을 알 수 있다.

修 訂

《소문·평인기상론》 "尺脉緩濇 謂之解休 ; 尺爲陰部 腹腎主之 緩爲熱中 濇爲无血 熱而无血 故解休 並不可名之 然寒不寒 熱不熱 弱不弱 壯不壯 休不可名 謂之解休也 脉要精微論曰 尺外以候腎 尺裏以候腹 中則腹腎 主尺之義也."

15-2

靈樞曰 髓傷則 消爍 胻痠
體解休然 不去矣.
不去 謂不能行去也.

영추에 말하길 골수가 상해 말라버리면 종아리가 저리고 몸이 해역된 것처럼 가지 못한다. 가지 못한 다는 것은 걸어가지 못 하는 걸 말한다.

討 論

　《동의보감·해역증》은 본문과 동일하며 영추가 출전으로 되어 있다. 원문은 針刺의 잘못으로 골수를 상하게 한 경우 解㑊된것처럼 걷지 못한다는 뜻이다.

修 訂

　《소문·刺要論》 "刺骨無傷髓 髓傷則銷鑠 胻酸 體解㑊然 不去矣."

15-3

論曰 此證 卽 太陽人
腰脊病 太重證也 必戒深哀
遠嗔怒 修清定 然後
其病可愈. 此證 當用
五加皮壯脊湯.

나는 말하길 이증은 곧 태양인의 腰脊病으로 아주 重證이니 반드시 너무 슬퍼함을 경계하고 성내는 것을 멀리하며 마음을 안정되게 수양한 후 그 병이 나을 수 있다. 이증은 오가피장척탕을 쓴다.

討 論

　해역이 태양인의 병증이라면 태양인은 평소 精血虧虛한 腎虛의 경향이 있으면서 氣滯나 濕滯가 잘 생길 수 있는 체질을 말한다. 마음의 평안을 말하는 것은 해역이 신경성적인 증상이기 때문이다. 오가피장척탕은 대부분 去濕利筋하는 약들로 이루어져 있고, 약간의 强筋骨약이 들어 있다.

15-4

解㑊者 上體完健而
下體解㑊然 脚力
不能行去也.

解㑊은 상체는 완전히 건강하나 하체가 解㑊하여 다리 힘으로 걸어갈 수 없는 것이다.

而**其**脚 自無麻痺腫痛之證
脚力 亦不甚弱 此
所以弱不弱 壯不壯 寒不寒
熱不熱而 其病 爲腰脊病也.

有解㑊證者 必無大惡寒發熱
身體疼痛之證也.
太陽人 若有大惡寒發熱
身體疼痛之證則
腰脊表氣 充實也.
其病易治 其人亦完健.

그러나 다리에 마비 종통은 없으며 다리의 힘도 아주 약한 것은 아니니 이는 이른바 약한듯하나 약하지 않고 실한듯하나 실하지 않고 찬듯하나 차지도 않고 열나는듯하나 열도 없어 이 병은 腰脊의 병이 된다.

해역의 증은 크게 오한하거나 발열하거나 신체가 아픈 등의 증이 없다. 태양인이 만약 크게 오한발열하거나 신체동통이 있으면 이는 요척의 表氣가 充實한 것이다. 이병은 쉽게 치료되며 그 사람도 완전히 건강하다.

討 論

이제마 역시 상체는 건강하나 하체가 해역하여 걸어갈 수 없다… 고 하여 腎虛가 태양인의 주요 특징임을 지적하고 있다. 이 腎虛는 주로 精血의 부족현상으로서 陰虛나 陽虛처럼 寒熱이 뚜렷하지 않고, 표면적으로 强弱이 두드러지지 않는다.

오한이나 발열은 肺氣虛일 경우에 잘 생기는데, 태양인이 이런 증상이 없다는 것은 肺氣가 강하다는 뜻이다. 즉 이상에서 우리는 태양인의 체질적 특징은 신장의 정혈휴손과 폐기충실임을 알 수 있다.

2. 太陽人 內觸 小腸病論

修 訂

이 章에서는 주로 태양인의 일격반위를 다루고 있으므로 "태양인 일격병론"이라 하면 좋을 것 같다.

16-1

朱震亨曰　噎膈反胃之病
血液俱耗　胃脘乾枯.
其枯　在上近咽則　水飮可行
食物難入　入亦不多
名之曰　噎
其枯　在下近胃則　食雖可入
難盡入胃　良久復出
名之曰　膈　亦曰　反胃.

大便秘少　若羊矢然
名雖不同　病出一體.
又曰　上焦噎膈　食下則
胃脘當心而痛　須臾吐出
食出　痛乃止
中焦噎膈　食物可下
難盡入胃　良久復出.

下焦噎膈　朝食暮吐
暮食朝吐　氣血俱虛者
口中　多出沫.
但　見沫出者　必死.
大便　如羊矢者　難治
不淡飮食者　難治.

주진형이 말하길 噎膈 反胃의 병은 血과 液이 다 소모되어서 胃脘이 건조하기 때문이다. 건조함이 위로 목구멍에 있으면 물은 넘길 수 있으나 음식물이 넘어가기 어려우며 많이 넘기지 못하니 이것을 噎이라 한다. 건조함이 아래로 胃에 있으면 음식을 넘길 수 있으나 胃에 들어가 오래지 않아 다시 나오니 이것을 일러 膈이라 하며 또한 反胃라고도 한다.

대변이 마르고 적으며 마치 양의 똥과 같으니 이름이 비록 다르나 병은 한 곳에서 나온 것이다. 또 말하기를 上焦噎膈은 음식물이 내려가면 胃脘에서 가슴까지 아프다가 곧 토하니 토하고 나면 아픈 것이 곧 멎는다. 중초噎膈은 음식물을 넘기긴 하나 胃에 들어가기 어렵고 오래 있다가 다시 나온다.

하초噎膈은 아침에 먹으면 저녁에 토하고 저녁에 먹으면 아침에 토한다. 氣血이 모두 허하면 입 안에서 거품을 많이 나온다. 거품이 많이 나오는 게 보이면 죽는다. 대변이 양의 똥 같으면 치료하기 어렵고 음식을 담백하게 먹지 않아도 치료하기 어렵다.

討 論

본문의 "血液俱耗… 病出一體" 부분은 《脈因證治·噎膈》, 《玉機微義·論膈噎

治法之因》 등 여러 곳에 있고, 《동의보감·噎膈反胃病因》과도 비슷하다. "上焦噎膈… 暮食朝吐" 부분은 《醫學正傳·噎膈》에 같은 내용이 있고, "氣血俱虛者" 이하는 《동의보감·嘔吐難治不治證》, 《단계심법》, 《맥인증치》 등과 같아서, 본문은 이제마가 《동의보감·일격반위병인》과 《구토난치불치증》을 한데 붙여 논 것이라 알 수 있다.

본문의 일격은 陰津枯槁하여 식도와 위 그리고 腸管이 失潤하고 乾澁燥塞한 證이다. 즉 태양인은 精血과 함께 津液도 부족하기 쉬운 체질이다. 또 본문에서 이제마가 16-6에서 말한 자신의 "吐涎沫"을 왜 일격반위로 생각했는지 알아볼 수 있다.

修訂

《옥기미의》 "(丹溪曰)… 血液俱耗　胃脘亦枯　其槁在上近咽之下　水飮可行　食物難入　間或可食　入亦不多　名之曰噎　其槁在下與胃爲近　則食雖可入　難盡入胃　良久復出　名之曰膈　亦名飜胃　大便秘少　若羊矢　名雖不同　病本一體."

《의학정전》 "或食下則　胃脘當心而痛　須臾吐出　食出痛止　此上焦之噎膈也. 其或食物可不　良久復出　其枯在幽門　此中焦之噎膈也. 其或朝食暮吐　暮食朝吐　其枯在闌門大小腸之間　此下焦之噎膈也."

《단계심법》 "(戴云)(飜胃에서) 氣血俱虛者　口中多出沫　但見沫出者必死."

《金櫃鉤弦》 "糞如羊矢者斷不可治　大腸無血故也. 不淡飮食者　難治."

16-2

張鷄峯曰　噎　當是神思間病　　　│　장계봉이 말하길 噎은 神思 사이의 병이니 오직
惟內觀自養　可以治之.　　　　　│　안을 살펴서 스스로 自養해야만 치료할 수 있다.

討論

장계봉의 이 말은 아래 《옥기미의》를 비롯 여러 책에서 인용하고 있다. 이는 噎膈이 마음의 병이란 뜻이니, 곧 스트레스와 밀접한 신경증에 속하는 병증이란 말이다.

修 訂

《玉機微義 · 論治噎之法幷治驗》　"張鷄峯亦曰　噎當是神思間病　惟內觀自養　可以
治之."

16-3

龔信 醫鑑曰 反胃也 膈也
噎也 受病皆同 噎膈之證
不屬虛 不屬實 不屬冷
不屬熱 乃神氣中 一點病耳.

공신의 의감에 말하길 反胃와 膈噎이 병이 생
기는 이치는 모두 같다. 噎膈은 허에 속하지
않고 실에도 속하지 않고 냉에 속하지 않고 열
에도 속하지 않으니 곧 神氣중의 한 가지 병일
뿐이다.

討 論

　신경성 증상은 허실한열을 따지기가 어렵다. 본문 역시 일격이 신경증 중의 하나
라고 보는 말이다. 본문에서 허실한열을 알기 어렵다고 한 말은 15-1 解㑊의 허실
한열을 알기 어렵다고 한 말과 연결되어, 태양인은 곧 신경증적 경향이 강한 사람
을 말하는 것을 볼 수 있다.

修 訂

《고금의감 · 翻胃》　"翻胃也　膈也　噎也　三者雖不同　而其所受之病　則一而已."
《醫說 · 五噎諸氣》　"此病不在外　不在內　不屬冷　不屬熱　不是實　不是虛　所以藥難
取效　此病緣憂思恚怒　動氣傷神氣　積扵內氣動　則諸證悉見　氣靜疾候稍平　手捫之而不
得疾之所在　目視之而不知色之所因　耳聽之而不知音之所發　故鍼灸服藥皆不獲效　此乃
神氣間病也."

16-4

論曰 此證 卽 太陽人

나는 말하길 이 證은 곧 태양인의 小腸病이

小腸病　太重證也　必　遠嗔怒
斷厚味　然後　其病可愈.
此證　當用　攊猴藤植腸湯.

아주 重한 증이다. 반드시 嗔怒를 멀리하고 기름진 음식을 끊은 연후에 병이 나을 것이다. 이증은 마땅히 미후등식장탕을 쓴다.

討 論

噎膈이 胃腸이 건조하며, 혹은 신경성으로 발생하므로 당연히 마음을 잘 다스리고 熱이 많거나 건조한 성질의 음식을 금지해야 할 것이다. 방약은 마땅히 養心安神 柔肝 平肝 등의 약과 정혈과 진액을 보충하는 약을 써야 한다. 하지만 미후등식장탕에는 去濕하는 약이 많고, 정혈과 진액을 보충하는 약과 肝心을 滋養하는 약이 적어서 충분한 효과가 있으리라 기대하기 어렵다.

16-5

食物　自外入而　有所妨碍
曰　噎　自內受而　有所拒格
曰　膈　朝食暮吐　暮食朝吐
曰　反胃.

음식물이 밖에서 들어오는 데 방해받으면 噎이라 하고, 안에서 받아들이는데 거부되는 바가 있으면 膈이라고 하고, 아침에 먹은 것을 저녁에 토하고 저녁에 먹은 것을 아침에 토하면 反胃라고 한다.

然　朝食而暮吐　暮食而朝吐者
非全食皆吐也　有所妨碍而
拒格於胃之上口者　經宿而
自吐也　則反胃　亦　噎膈也.

그러나 아침에 먹은 것을 저녁에 토하고 저녁에 먹은 것을 아침에 토하는 것은 먹은 것을 모두 토하는 것은 아니다. 방해받는 바가 있어서 위의 상구에서 거부되어 체류되었다가 절로 토하여 지니 反胃도 역시 噎膈이다.

盖　噎膈者　胃脘之噎膈也
反胃者　胃口之噎膈也
同是一證也.

대개 噎膈은 胃脘의 噎膈이며 反胃는 胃口의 噎膈이니 다 같은 병증이다.

有噎膈證者　必無腹痛　腸鳴
泄瀉　痢疾之證也.

噎膈의 증이 있으면 반드시 복통 장명 설사 이질의 증이 없다. 태양인이 만약 복통 장명

太陽人 若有腹痛 腸鳴 泄瀉
痢疾之證則 小腸裡氣
充實也 其病易治
其人 亦完健.

설사 이질의 증이 있으면 소장의 裏氣가 충실한 것이라 병이 쉽게 치료되고 그 사람은 역시 완전히 건강하다.

討 論

❶ 噎膈은 음식물이 胃腸管을 따라 내려가지 못한다는 의미이고, 反胃는 飜胃로서 위장이 음식을 受納하지 못해 도로 토하게 된다는 의미라서 보통 같은 뜻으로 쓰인다.

❷ 이제마는 胃脘을 食道의 의미로 썼기 때문에 噎膈은 식도에서 막히고, 胃口를 胃와 같은 뜻으로 보면 反胃는 胃나 幽門에서 막혔다는 말이다. 이 말은 16-1의 먹고 나서 금방 토하는 것은 인후 아래에서 막힌 것, 한 참 있다 토하는 것은 幽門에서 막힌 것, 아침에 먹고 저녁에 토하는 것은 闌門에서 막힌 것이고 이것은 모두 噎膈이라 한 말과 비교해 봐야 한다.

❸ 본문의 噎膈은 진액손상으로 食管이 乾澁하여 오는 것이므로, 水飮이 停滯되어 생기는 腸鳴 泄瀉와 반대되는 증상이라 이 같은 증상이 좀처럼 생기지 않는다. 하지만 감염성 痢疾이나 食積으로 인한 복통은 진액휴손과 달라서 태양인 체질과 별 관계가 없다.

16-6

解㑊 噎膈 俱是重證而
重證之中 有輕重之等級焉
解㑊而 無噎膈則
解㑊之輕證也 噎膈而
無解㑊則 噎膈之輕證也.

若 解㑊 兼噎膈 噎膈
兼解㑊則 其爲重險之證

解㑊과 噎膈은 모두 重證이지만 重證 중에도 輕重의 등급이 있으니 解㑊만 있고 噎膈이 없으면 解㑊의 輕證이고 噎膈만 있고 解㑊이 없으면 噎膈의 경증이다.

만약 해역에 일격을 겸하거나 일격에 해역을 겸한다면 그것이 危重한 증이라는 것을 더 말

不可勝言而 重險中
又有輕重也 太陽人 解㑊
噎膈 不至死境之前
起居飲食如常 人必易之
視以例病 故 入於危境而
莫可挽回也.

余 稟臟太陽人 嘗得此病
六七年 嘔吐涎沫 數十年
攝身 倖而免夭.

錄此 以爲太陽人 有病者 戒.
若 論治法 一言弊曰
遠嗔怒而已矣.

할 여지가 없으나 危重한 증에도 역시 輕重이 있으니 태양인의 해역 噎膈은 사경에 이르기 전에는 기거와 음식이 여전하므로 사람들이 쉽게 생각하고 보통의 병으로 보기 때문에 위험한 지경에 들어가서는 되돌리기가 어려운 것이다.

나는 본래 체질이 태양인으로서 일찍이 이 병을 얻어 6, 7년간 涎沫을 토하다 수십 년 몸을 섭양하여 다행히 요절을 면하였다.

이것을 기록하여 태양인으로 병든 경우에 경계하도록 한다. 만약 치법을 논하면 한 마디로 말하여 嗔怒를 멀리하라 할 따름이다.

討 論

❶ 解㑊은 精血의 虛損이고, 일격은 津液의 虛乏이므로 물론 두 가지 병증이 다 있으면 重證이다.

❷ 涎은 입에서 분비되는 비교적 맑은 침, 唾는 비교적 끈끈한 거품이 섞인 침이다. 진노를 멀리하는 것이 吐涎沫의 치료법이라면, 본증은 부교감신경항진으로 인한 타액분비 증가, 즉 자율신경실조증이다. 이 자율신경실조증은 한열허실이 불분명하다는 점에서 15-1, 16-3의 해역, 일격과 상통하고, 스트레스와 밀접한 관계가 있다는 점에서 16-2의 神思間病에 해당하지만, 精血虧損으로 발생한 解㑊이나 食管이 乾澁한 噎膈飜胃와는 다른 병이다. 특히 噎膈反胃가 飮食을 먹은 후 토하는 것을 지칭하는 데 비해, 이제마는 吐涎沫을 噎膈反胃로 생각하는 것 같아서 중요한 오해가 있다고 생각된다.

16-1의 《단계심법》 "(戴云) 氣血俱虛者 口中多出沫 但見沫出者必死."는 食不下 혹은 復吐하는 일격반위는 氣虛 血虛 熱證 痰證으로 분류할 수 있고, 그 중에 氣血俱虛증이 있는데, 이 證의 특징 즉 구별점이 口中多出沫이라는 뜻이지, 口中

多出沫이 곧 일격반위가 아니라는 뜻이다.

16-7

太陽人 意强而 操弱.
意强則 胃脘之氣 上達而
呼散者 太過而 越也.
操弱則 小腸之氣 中執而
吸聚者 不支而 餧也 所以.
其病 爲噎膈反胃也.

태양인은 의지가 강하나 절제가 약하다. 의지가 강하면 胃脘의 氣가 위로 올라가 呼散하는 것이 많아지고 넘친다.

절제가 약하면 소장의 기운이 가운데 뭉쳐서 吸聚되는 것이 부족하여 위축된다. 그러므로 이러한 병을 일러 噎膈 反胃라 한다.

討 論

일격반위의 병리에 대한 이제마식 해석이다. 의지가 강하고 절제가 약하면 스트레스가 많아지고, 이 때문에 자율신경이나 내분비기관의 失調가 일어나며 식도에서 역류가 잘 일어나고, 소장에서 흡수가 잘 되지 않아 기운이 약해진다. 일격반위가 스트레스성 질환이라는 설명이다.

16-8

問 朱震亨論 噎膈反胃 曰
血液俱耗 胃脘槁 食物難入
其說如何?

문기를 주진형이 噎膈과 반위에 대하여 말하여 혈과 液이 모두 소모되고 胃脘이 건조하여 음식이 들어가기 어렵다하니 그 말이 무엇인가?

曰 水穀 納於胃而 脾衛之
出於大腸而 腎衛之 脾腎者
出納水穀之府庫而
迭爲補瀉者也.

대답하기를 수곡은 위에 들어가서 비의 지킴을 받으며 대장에 나가서 신의 지킴을 받으니 脾와 腎은 수곡이 나가고 들어오는 창고로서 교대로 채워졌다 비워지는 것이다.

氣液 呼於胃脘而 肺衛之
吸於小腸而 肝衛之 肺肝者
呼吸氣液之門戶而
迭爲進退者也.

是故 少陽人 大腸 出水穀
陰寒之氣 不足則 胃中
納水穀 陽熱之氣 必盛也
太陽人 小腸 吸氣液
陰凉之氣 不足則 胃脘
呼氣液 陽溫之氣 必盛也.

胃脘 陽溫之氣 太盛則
胃脘血液 乾槁 其勢
固然也.

然 非但乾槁而 然也
上呼之氣 太過而 中吸之氣
太不支故 食物 不吸入而
還呼出也.

氣液이 胃脘에서 나갈 때 폐의 지킴을 받고 소장에서 흡수될 때 간의 지킴을 받으니 폐와 간은 氣液을 호흡하는 문호로서 교대로 들어오고 나가는 것이다.

그러므로 소양인은 대장에서 내보내는 수곡의 陰寒한 기가 부족하기 때문에 胃中으로 들어오는 수곡의 陽熱한 기가 반드시 성하다. 태양인은 소장에서 흡수되는 氣液의 陰凉한 기가 부족하고, 위완이 氣液을 내보내서 陽溫한 기가 반드시 성하다.

胃脘의 陽溫한 기가 너무 성하면 胃脘의 혈과 액이 건조하여 마르게 되는 건 당연한 이치이다.

그러나 비단 건조하여 마르게 되는 것만이 그런게 아니라 위로 내보내는 기가 너무 과도하여 안으로 흡수되는 기가 너무 부족하니 음식물이 흡인되지 못하고 다시 나오는 것이다.

討 論

❶ 본문은 일격반위의 병리에 대해 4장 장부론에 의거한 이제마식 설명이다. 이 장부론은 객관성이 부족하여 따를 수가 없으므로, 우리는 새로운 해석을 시도해야 할 것이다. 식도와 위장관의 진액이 부족하면 음식이 잘 넘어가지 않거나, 장관으로 이행하기 힘들어서 토하게 될 뿐이다.

❷ 食管이 건조해 지는 것은 七情內傷, 酒食不節, 房勞過度, 年高精衰가 원인이 되어 火가 발생하고, 이것이 陰津을 枯渴시키기 때문이다. 胃腸管이 乾澁해지면 음식이 내려가지 않아서 토하게 되고, 혹은 羊矢같은 대변을 본다.

❸ 일격의 원인은 장기적인 七情過激으로 鬱火가 발생하거나, 장기적인 酒食習慣, 그리고 성년이 된 후 과도한 성생활 등이 문제다. 총결하여 말하면 나이가 많아지면서 精血이 점차 고갈되기 때문인데, 이 때문에 경악은 "少年少見此病."(《경악전서·일격》)이라고 하였다. 즉 噎膈은 체질과 관련이 적은 병증이다.

16-9

或曰 朱震亨所論
噎膈反胃者
安知非少陰少陽太陰人病而
吾子必名目曰 太陽人病

內經所論 解㑊者
安知非少陰少陽太陰人病而
吾子必名目曰 太陽人病
莫非牽强附會耶 願聞其說.

曰 少陽人 有嘔吐則
必有大熱也
少陰人 有嘔吐則
必有大寒也
太陰人 有嘔吐則 必病愈也.

今 此 噎膈反胃 不寒 不熱
非實 非虛則 此
非太陽人病而 何也?

解㑊者 上體完健而
下體解㑊然 腑瘓
不能行去之謂也

어떤 사람이 말하기를 주진형이 논한 噎膈과 反胃가 어떻게 소음인 소양인 태음인의 병이 아니라 알고 당신은 반드시 태양인 병이라고 지명하였으며,

내경에서 논한 解㑊이 어떻게 소음인 소양인 태음인의 병이 아니라고 알고 당신은 반드시 태양인의 병이라고 지명하였는가? 억지로 끌어다가 그럴듯하게 꾸며낸 것이 아니냐? 원컨대 그 설명을 듣고 싶다.

답하기를 소양인이 구토가 있다면 반드시 크게 열이 나고, 소음인이 구토가 있다면 반드시 大寒이 있고, 태음인이 구토가 있다면 반드시 병이 낫는다.

지금 이 噎膈과 반위가 차지도 않고 덥지도 않고 실하지도 않고 허하지도 않으니 이것이 태양인의 병이 아니고 무엇이랴?

解㑊은 상체는 건강하나 하체가 해역하여 종아리가 저리고 걸어가지 못하는 것을 말한다. 소음인 소양인 태음인이 이러한 증이 있다면 다른 증과 겹쳐진 것으로 반드시 찬듯하나 차

少陰少陽太陰人 有此證則
他證疊出而 亦必無寒不寒
熱不熱 弱不弱
壯不壯之理矣.

지 않고 더운듯하나 덥지 않고 약한듯하나 약하지 않고 실한듯하나 실하지 않을 이치가 없을 것이다.

討 論

일격과 해역이 태양인 병증인 이유가 한열허실이 치우쳐 있지 않기 때문이라는 주장이다. 寒하면 소음인이고, 熱하면 소양인이며, 寒熱이 幷見되면 태음인인데, 한열허실이 모두 뚜렷하지 않다면 태양인이라고 하는 것이다.

한열허실이 치우쳐 있지 않다면 《영추·통천》의 陰陽和平之人이 생각나지만 이 체질이 "居處安靜 無爲懼懼 無爲欣欣 婉然從物 或與不爭 與時變化 尊則謙謙."하여 정신적으로 안정되어 있는 반면, 태양인은 "의지가 강하고 행동이 약하며" 자율신경실조를 앓는 사람을 말하니 같다고 볼 수 없다.

본문의 주장은 이제마가 태양인의 체질을 분명히 정의하지 못하여 생긴 것이다.

16-10

或曰 吾子論 太陽人
解㑊病治法 曰 戒深哀
遠嗔怒 修淸定 論

어떤 사람이 묻기를 당신이 태양인의 *解㑊病*의 치법은 깊이 슬퍼함을 경계하며 진노하는 것을 멀리하며 마음을 수양하여 깨끗하고 바르게 하라 하였고,

噎膈病治法 曰 遠嗔怒
斷厚味 意者 太陽人 解㑊病
重於噎膈病而 哀心所傷者
重於怒心所傷乎?

*噎膈病*의 치법은 진노하는 것을 멀리하고 기름진 음식을 끊으라고 하였으니 생각하건대 태양인의 *解㑊病*이 噎膈病보다 重하며 哀心에 손상된 것이 怒心에 손상된 것보다 더 중한가?

曰 否 太陽人 噎膈病
太重於解㑊病而 怒心所傷者

답하기를 아니다. 태양인의 일격병은 해역병보다 중하고 怒心에 손상 받은 것이 哀心에 손상 받은 것보다 더욱 중하다. 태양인의 哀心이

太重於哀心所傷也.
太陽人 哀心深着則 傷表氣
怒心暴發則 傷裡氣 故
解㑊表證 以戒哀遠怒
兼言之也.

甚하면 表氣가 傷하고 怒心이 暴發하면 裏氣가 傷하는 고로 해역의 表證은 슬퍼함을 경계하고 노여움을 멀리하라고 겸하여 말한 것이다.

曰 然則 少陽人 怒性
傷口膀胱氣 哀情
傷腎大腸氣
少陰人 樂性 傷目膂氣 喜情
傷脾胃氣
太陰人喜性 傷耳腦顀氣
樂情 傷肺胃脘氣乎? 曰 然.

어떤 사람이 묻기를 그러면 소양인의 怒性은 입과 방광의 기를 상하게 하고, 哀情은 腎과 대장의 기를 상하게 하고 소음인의 樂性은 눈과 膂의 기를 상하게 하고 喜情은 비와 위의 기를 상하게 하고 태음인의 喜性은 귀와 腦顀의 기를 상하게 하고 樂情은 肺와 胃脘의 기를 상하게 하는가? 답하기를 그렇다.

討 論

본문은 2장 사단론의 性情이론으로 태양인의 병리를 설명한 것이나, 이 성정론 또한 객관성이 없어서 참조할만한 가치가 없다.

16-11

太陽人 大便 一則 宜滑也
二則 宜體大而多也 小便
一則 宜多也 二則 宜數也
面色 宜白 不宜黑 肌肉
宜瘦 不宜肥.

태양인의 대변은 첫째 마땅히 활해야 하고 둘째 굵고 많아야 한다. 소변은 첫째 의당 많아야 하고 둘째 자주 보아야 한다. 얼굴빛은 의당 희어야 하고 검으면 안 된다. 살은 의당 여위어야 하고 살지면 안 된다.

鳩尾下 不宜有塊 塊小則
病輕而 其塊易消 塊大則
病重而 其塊難消.

鳩尾 아래에 의당 뭉친 것이 없어야 하나 덩어리가 작으면 병이 경하여 쉽게 없어지고 덩어리가 크면 병이 중하여 덩어리가 없어지기 어렵다.

討 論

태양인은 腸道가 건삽하기 쉬우니 대변이 활하다면 이런 걱정이 없는 것이다. 소변이 많은 것도 진액이 충분한 것을 의미하니 좋은 현상이다. 얼굴이 검은 것은 津血이 瘀滯된다는 뜻이니 이상이 발생하기 쉽다. 살이 많아도 瘀滯가 쉽게 생긴다. 鳩尾아래 뭉친 것은 대개 胃가 잘 움직이지 않아서 생기므로 이것이 크면 소화 장애가 아주 심하다는 의미다.

3. 本草所載 太陽人病 經驗要藥 單方十種 及 李梴 龔信 經驗要藥 單方二種

本草曰

五加皮 : 治兩脚疼痺 骨節攣急 痿躄 小兒三歲 不能行 服此 便行走

松　節 : 療脚軟弱

木　瓜 : 止嘔逆 煮汁飮之 最佳

葡萄根 : 止嘔噦 濃煎取汁 細細飮之 佳

獼猴桃 : 治熱壅 反胃 取汁服之 藤汁 至滑 主胃閉吐逆 煎取汁服之 甚佳

蘆　根 : 治乾嘔噦 及 五噎 煩悶 蘆根 5 兩 水煎 頓服 1 升 不過3升 卽差

蚌　蛤 : 治反胃吐食

鯽　魚 : 治反胃

　蓴　 : 和鯽魚 作羹食之 主反胃 食不下 止嘔

蕎　麥 : 實腸胃 益氣力

李梴曰

杵頭糠 : 主噎 食不下 咽喉塞 細糠 1兩 白粥淸調服

龔信曰

螃[7] 蛤 : 治反胃

- 櫻桃(앵도) : 益氣　去風濕　治癱瘓　四肢不仁　風濕腰腿疼痛　凍瘡

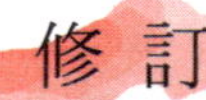 修 訂

태양인 요약

이제마는 《동의보감·탕액편》을 보고 소양인 소음인 태음인 약 외에서, 다리를 강화시키는 약과 일격반위에 쓰는 약을 태양인 약으로 분류한 듯하다.

하지만 精血虧損과 津液枯槁가 解㑊과 噎膈의 원인이라면, 養血塡精약과 滋陰生津하는 약도 태양인에게 당연히 쓸 수 있어야 한다. 그렇지 않고 목과 노근 등만 쓴다면 治本은 불가능할 것이다.

4. 新定 太陽人病 應用設方藥 二種

五加皮壯脊湯　오가피장척탕

五加皮 4錢　木瓜　靑松節 各 2錢　葡萄根　蘆根　櫻桃肉 各 1錢　蕎麥米 半匙

◉ 此方治表證

※ 靑松節 闕材則 以好松葉代之

獼猴藤植腸湯　미후등식장탕

獼猴桃 4錢　木瓜　葡萄根 各 2錢　蘆根　櫻桃肉　五加皮　松花 各 1錢　梧頭糖 半匙

---

7) 螃 : 방게 방

◉ 此方治裏證

※ 獼猴桃 闕材則 以藤代之

▷ 凡菜果之屬 淸平疏淡之藥 皆爲肝藥 蛤屬 亦補肝

▷ 論曰 藥驗 不廣者 病驗 不廣故也

　　太陽人數 從古稀少故 古方書中 所載證藥 亦稀少也

　　今 此五加皮壯脊湯 獼猴藤植腸湯 立方草草 雖欠不博而

　　若使太陽人 有病者 因是二方 詳究其理而 又變通置方則 何患乎無好藥哉

補 完 : 태양인 체질론

1) 태양인 체질의 모호성

이제마는 18-25에서 "소음, 소양인론은 대략 정리되었으나 태음, 태양인론은 겨우 간략한 정도로서 되었으니 이것은 경험이 많니 못하였고 정력도 이미 소모된 까닭이다."라고 하여 태음, 태양인론이 완성되지 못하였음을 밝히고 있다.

간략하긴 해도 우리는 태양인론을 살펴봄으로써 이제마가 태양인 체질을 어떻게 생각하고 있었는지 알 수 있다. 15-1 등에서 解㑊은 "肝腎의 精血이 부족하여 걷지를 못하는 병"으로서 "陰陽寒熱虛實이 분명하지 않은 병" 그리고 "마음을 태평하게 한 후에나 나을 수 있는 병"이라 했고, 16-1 등에서 噎膈反胃는 "胃脘 등이 乾燥해져서 음식을 넘기기 어렵고 넘기더라도 오래 되지 않아서 토하게 되는 병"이며, 이 역시 "陰陽寒熱虛實이 분명하지 않고", "神思間 병이니 嗔怒를 멀리해서 다스리는 병"이라 하였다.

따라서 태양인은 곧 정혈이나 진액이 부족하기 쉬운 체질, 하지만 음양한열허실의 치우침이 뚜렷하지 않은 체질, 그리고 신경성 증상이 많은 체질임을 알 수 있다.

하지만 精血이나 津液 부족은 원인이 脾胃虛弱으로 인한 영양불량, 久病, 思慮過度, 誤治 등 후천적 원인이 대부분이고, 이 때문에 보통 나이가 들어서 나타나는 경우가 많다. 혹 선천적으로 精血이 부족한 사람도 있지만, 이 경우도 母體가 허약한 원인으로 체질과 관련이 많지 않다. 따라서 이것을 체질적 특징으로 보기 곤란하지 않은가 한다.

또 精血과 津液은 인체의 陰分으로서 虛損된 초기에는 陰陽寒熱虛實이 뚜렷하지 않지만, 더 진행되면 陰陽平衡이 깨지면서 有餘한 陽이 熱로 변하고, 이 때문에 熱證이 나타난다. 곧 陰虛熱證이니 소양인의 체질적 특징이다. 이 때문에 태양인은 소양인 輕證체질이라고 정의해도 되는가라는 의문에 대답해야 한다.

둘째 신경성 증상이 잘 나타나는 체질에 관해 "神經質" 등 선천 체질을 주장하는 학자도 있으나(森田正馬) 이 체질분류는 사상인 분류와 다르기 때문에 이를 소음 소양 태음인과 병렬하기 곤란하다. 神經質은 소음인이나 소양인 태음인한테서도 잘 나타나는, 또 다른 종류의 선천적 경향이기 때문이다.

2) 태양인 체질 제안

이상과 같은 이유로 태양인을 사상인의 하나로 분류하는 것은 무리가 있다고 본다. 더구나 이제마는 18-1에서 태양인이 약 0.03%에서 0.1% 정도라고 하였는데, 이 정도라면 무시해도 별 문제가 없을 것이다. 체질론이라는 것이 원래 세세한 차이는 무시하고 간략하게 분류하는 것인데, 이런 분류에서 0.1% 이하를 논하는 것은 아무 의미가 없기 때문이다.

따라서 태양인을 사상체질에서 삭제해도 충분하다고 보지만, 태양인을 제거하면 사상의학이라고도 부를 수 없기 때문에 태양인 체질을 이제마와 다르게 정의해 보는 것도 고려해 볼만하지 않은가 생각한다.

소음인이 脾腎陽虛한 陰寒체질, 소양인이 陰虛熱盛한 陽熱체질, 태음인이 脾肺虛寒 兼 胃熱한 체질을 말한다면, 태양인을 心肝火盛 兼 脾腎陽虛한 체질로 분류하면 어떤가 제안하는 것이다.

心肝火盛 겸 脾腎陽虛는 곧 황련황금건강인삼탕증, 반하사심탕 등 사심탕 증, 소시호탕 시호가용골모려탕 등 시호탕류, 오매환증 그리고 丹梔逍遙散이나 交泰丸 좌금환증 등을 말한다. 이들 처방은 모두 황련 황금 치자 등 淸肝瀉火하는 약과 인삼 건강 계지 세신 부자 오수유 등 溫補助陽하는 약들이 함께 配伍되어 있다.

실지로 임상에서 이들 처방은 대단히 頻用되는데, 여기 해당하는 사람들이 많기 때문이다. 일단 이 책의 소음인과 소양인 병증론에서 소시호탕과 반하사심탕을 소음인 병증으로 분류했지만, 사실 소음인에게 황련 황금을 써야한다는 것은 아무래도 큰 부담을 느끼게 마련이다. 그런데 이것을 태양인으로 따로 분류하면 소음인에게 황련 황금을 주어서 고통스럽게 만드는 일이 없을 것이다.

3) 태양인 진단

心肝火盛 겸 脾腎陽虛를 태양인 체질로 분류한다면, 우리는 다음과 같은 방법으로 태양인을 진단하고 치료할 수 있다.

먼저 陰寒하고 熱證이 없으면 소음인으로 분류한다. 만일 陽熱하고 寒證이 없으면 소양인으로 분류한다. 만일 寒熱과 虛實이 동시에 나타나면 태양인이나 태음인으로 분류한다.

태양인이나 태음인 중에서 만일 평소 식사를 잘하고 소화를 잘 시키면 태음인이다. 만일 식사를 잘못하고 心下痞가 심하고 하리 복통 등 소화기 증상이 重하게 나타나면 태양인이다. 또 태음인과 태양인 모두 熱證이 있지만, 胃熱위주인 태음인이 神思間의 문제가 별로 없다, 즉 신경성 증상이나 수면장애 등이 별로 없는 데 비해, 心肝實火가 문제인 태양인은 수면장애나 분노 불안 우울 공포 등 정신적 문제가 강하게 나타난다는 차별점이 있다.

4) 이제마의 주장과도 일부 일치

비록 《東醫壽世保元》을 완전히 따르는 것은 아니지만, 태양인을 이렇게 정의하면 첫째 태양인이 神思間 증상이 많다는 것과, 둘째 음양한열허실이 분명하지 않다는 조건을 충족하는 것이 된다.

물론 반하사심탕 등이 寒熱錯雜이라 하여 寒熱이 구분 안 되는 것은 아니지만, 음양한열허실 어느 한 가지로 구분할 수 없다는 말은 맞기 때문이다. 또 태양인은 "약 효과를 잘 보지 못한다."는 후세의 말도 한열착잡한 태양인의 생리적 특징과 관련이 있다. 한열착잡한 경우 寒藥과 熱藥의 비율을 세심히 조정하지 못하면, 열이 오르거나 반대로 설사하기 쉽기 때문이다.

만일 이상과 같이 태양인을 정의하고 분류하면 대체로 소음인 소양인 태음인 태양인이 각기 25% 정도 내외가 된다. 사상체질론이 보다 完善해 지는 것이다.

5) 태양인 생리

(1) 肝鬱氣結 易發鬱火

(여기 제안된) 태양인은 선천적으로 긴장을 잘하는 체질이다. 사소한 일에도 많은 생각과 준비를 하고, 늘 노심초사하며 지나간 일도 다시 되짚어 검토하고 후회하거나 반성한다(6-31의 소음인 소아는 바로 태양인). 이 때문에 자율신경실조와 내분비실조가 잘 생기고 수면장애와 분노 불안 우울 등 스트레스증상이 종종 생활에 지장을 일으킬 정도로 강해진다.

자율신경실조증은 긴장성두통, 목과 어깨의 결림, 심계항진, 안면상기, 입 마름, 입안의 쓴맛, 舌尖과 舌邊의 紅變과 芒刺, 수면장애, 多夢, 易驚, 만성피로, 전신 근육통, 긴장성 혈압상승 등등을 말하고, 내분비실조는 여성의 생리이상, 혈당상승, 갑상선항진 등등이다. 이밖에 분노 불안 우울 등 감정장애, 암이나 아토피 등 면역력 저하 등도 스트레스 증상이며, 이 모든 스트레스 증상으로 느끼는 장애를 東醫에서는 鬱火라 한다.

소음인이나 소양인 등 다른 체질에서도 지나친 스트레스를 받으면 이상과 같은 스트레스 - 울화의 증상이 나타나는 건 당연하지만, 만일 특별한 스트레스가 없는 데도 그 증상이 많으면 태양인이기 쉽다. 태양인은 흔히 본인 자신은 스트레스를 못 느낀다고 하는 경우가 많다. 즉 후천적 원인보다 선천적으로 긴장을 잘하는 체질경향이 문제인 것이다.

(2) 脾腎虛寒

태양인의 또 하나 체질적 특징은 배가 차고 소화기능이 약하다는 점이다. 이것은 소음인과 같은 특징이기 때문에 이제마도 이를 소음인으로 분류했으며, 반하사심탕이나 소시호탕 등을 본문에서 소음인 방약으로 분류한 이유이기도 하다.

태양인이 배가 차고 소화기기능이약하기 때문에 쉽게 설사가 나고 복통이 생겨 음식을 자연히 가려먹게 된다. 다만 소음인과 다른 점은 心肝의 火 때문에 시원한 바람이나 물을 좋아하고, 더운 곳에서는 갑갑함을 느끼는 등 "열이 많은" 행동을 한다.

배가 차면 소화기 기능이 떨어질 뿐만 아니라 신장 방광 등 비뇨기, 자궁과 고환 등 생식기 기능도 모두 약해진다. 따라서 태양인 중에는 잘 붓는 사람이 많으며, 야간에 소변을 자주 보는 빈뇨 그리고 생리통이나 임신곤란, 혹은 자궁근종 등이 잘 생긴다.

6) 태양인 병리

(1) 鬱火

임상에서 火를 크게 鬱火 實火 虛火로 나누어 치료하면 편리하다. 鬱火도 물론 實火에 속하지만 일반 실화와 치료 방법이 다르기 때문에 구분해야 한다. 實火는 소양인에게 종종 생기며 芩連梔 등 淸熱瀉火하는 약을 주로 쓰는 병증이다. 虛火는 陰虛로 발생하며 이 역시 소양인에게 잘 생긴다. 현삼 건지황 목단피 지골피 호황련 등이 주로 쓰인다.

鬱火는 肝氣鬱結이 化火한 것이다. 鬱結된 氣는 火로 변하며 消失되기 때문에 鬱

火는 늘 氣虛와 함께 생긴다. 울화가 있으면 무력감과 피로를 많이 느끼는 이유다. 實火가 금련치로 치료한다면 울화는 반드시 柴胡 香附子 薑黃 등 疏肝理氣약과 함께 황금이나 산치자를 병용하여 치료한다.

(2) 脾運不健

脾腎陽虛는 곧 脾運不健으로 이어지기 때문에(火不培土) 태양인은 쉽게 소화장애가 발생하고 설사를 자주하게 된다. 음식을 조금만 잘못 먹어도 곧 복통과 설사로 고생하는 것이다. 신경이 예민하여 긴장을 잘하고 음식이 까다롭기 때문에 태양인은 골치 아픈 사람으로 취급되기 딱 맞은 체질이다.

소음인이 변비가 주로 문제이고 때로 설사하는 것에 비해 태양인은 설사가 심하여 하루 3번, 4번에서 10번까지 대변을 보는 경우도 많다. 대변은 긴장 때문에 종종 검은 색이고, 微火不熟으로 야채 등 음식이 그냥 나오는 경우가 많다. 대변이 굳지 못하여 변기 가득 풀어지는 것도 태양인의 특징이다.

(3) 陽厥

태양인의 陽厥이란 곧 사역산증을 말한다. 心肝에 열이 충분히 있는데도 肝鬱로 四肢에 調達되지 못하여 수족이 逆冷해지는 현상이다. 肝藏魂 心藏神이라 肝心은 情志의 영향에 민감하고, 이 때문에 厥證도 情志에 따라 심해지거나 좋아진다.

즉 조금만 긴장하여도 손발이 몹시 차지지만 때로 따듯해지기도 하는 것이 태양인 궐증의 특징이다.

7) 태양인 병증

(1) 신경증

신경증은 스트레스로 발생하는 분노 불안 우울 강박 공포 등 감정적인 장애가 생활에 지장을 줄 정도로 심각한 것을 말하는데, 태양인에게 흔히 나타나는 병증이다.

> - 肝鬱化火 : 정서불안 煩躁 易激動 失眠 多夢 緊張 口苦 咽乾 – 단치소요산
> - 肝鬱脾虛 : 우울 번민 失眠 多疑 時梅核氣 强迫 眩暈 식욕부진 便溏
>   – 시호가용골모려탕 등

(2) 설사

신경증 못지않게 태양인을 괴롭히는 병증이 설사다. 입맛은 괜찮지만 늘 속이 더부룩하고 음식이 조금만 달라져도 영락없이 설사를 한다.

- 寒熱互結 : 心下痞 腸鳴泄瀉 嘔逆 – 반하사심탕
- 寒熱錯雜 : 腹痛 手足逆冷 煩悶 – 오매환

(3) 근육통

항상 긴장하기 쉬운 태양인은 만성적인 긴장 때문에 근육의 피로가 회복되기 힘들어서 쉽게 근육통이 발생한다. 그러므로 태양인의 근육통은 긴장을 해소하고 충분한 휴식을 취할 수 있도록 도와주는 게 치료의 핵심이다. 목과 어깨의 결림, 요통 혹은 이상근경련으로 인한 좌골신경통 등등에 자주 사용할 수 있다.

- 肝陰虛 : 피로 근육통 수면장애 易醒 多夢 잠귀가 대단히 밝다.
      – 작약감초탕 대정풍주

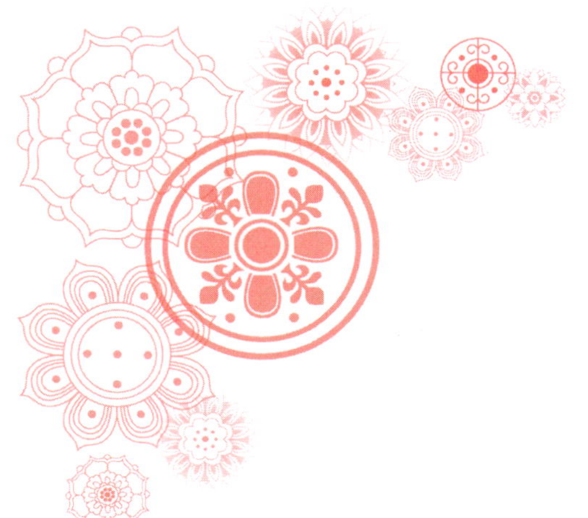

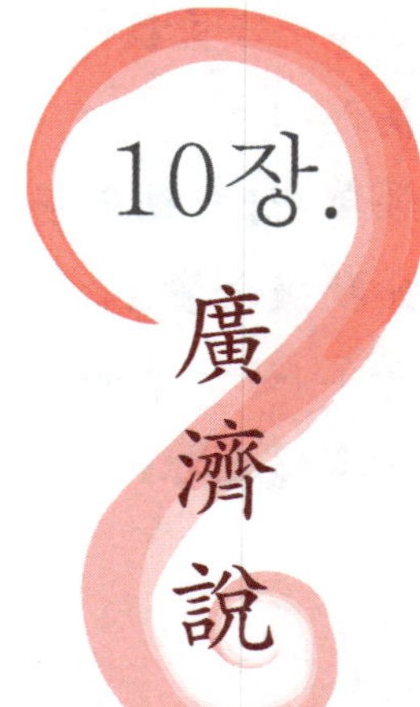

廣濟란 널리 두루 救한다는 뜻이니, 이제마는 이 章에서 사상인의 理想的인 品性을 논하여 건강과 장수의 방법을 찾도록 하였다. 다만 이러한 품성론을 어떻게 의학적 입장에서 받아들일지 생각해 봐야 한다. 광제설의 많은 부분이 이 시대 환경에 맞지 않는 주관적 주장이기 때문이다.

17-1

初一歲至十六歲 曰 幼
十七歲至三十二歲 曰 少
三十三歲至四十八歲 曰 壯
四十九歲至六十四歲 曰 老.

한 살부터 열여섯 살까지를 유년이라고 하고, 열일곱부터 서른 둘 까지를 소년이라고 하고, 서른셋부터 마흔 여덟 까지를 장년이라고 하고 마흔 아홉부터 예순까지를 노년이라고 한다.

討 論

《예기》 "人生 十年曰幼學 二十曰弱冠 三十曰壯有室 四十曰强而仕 五十曰艾服官政 六十曰耆指使 七十曰老而傳 八十九十曰耄."

17-2

凡人 幼年 好聞見而能愛敬
如春生之芽

무릇 사람은 유년기에 듣고 보기를 좋아하고 부모를 사랑하고 어른을 공경할 수 있으니 봄날에 돋아나는 새싹과 같고, 소년기에 용맹을

少年 好勇猛而能騰捷 如夏
長之苗
壯年 好交結而能修飭
如秋斂之實
老年 好計策而能秘密
如冬藏之根.

좋아하고 높이 뛰며 빠르게 달릴 수 있으니 여름날에 자라나는 어린 묘목과 같고, 장년기에는 사귀어 맺어지기를 좋아하고 닦고 수양할 수 있으니 가을날에 거둬들이는 열매와 같고, 노년기에는 계책을 좋아하고 비밀을 잘 지킬 수 있으니 겨울날에 숨어 있는 뿌리와 같다.

17-3

幼年 好文字者
幼年之豪傑也
少年 敬長老者
少年之豪傑也
壯年 能汎愛者
長年之豪傑也
老年 保可人者
老年之豪傑也.

유년에 글을 좋아하면 유년의 호걸이요, 소년기에 어른을 공경하면 소년의 호걸이요, 장년기에 널리 사람을 사랑하면 장년의 호걸이요, 노년기에 올바른 사람을 보호할 줄 알면 노년의 호걸이다.

有好才能而又有十分快足於
好心術者 眞豪傑也
有好才能而終不十分快足於
好心術者 才能而已.

좋은 재능에다 좋은 마음씨까지 넉넉하면 참된 호걸이고, 좋은 재능이 있어도 좋은 마음씨가 넉넉하지 못하면 재능 있는 사람일 뿐이다.

17-4

幼年 七八歲前 聞見未及而
喜怒哀樂膠着則成病也
慈母宜保護之也

유년의 7-8세 전에 보고 듣는 것이 부족하여 희로애락에 집착되면 병이 된다. 자애로운 어머니가 마땅히 보호해야 한다.

少年 二十四五歲前
勇猛未及而
喜怒哀樂膠着則成病也
智父能兄宜保護之也

소년기 24-25세 전에 용맹이 부족하여 희로애락에 집착되면 병이 된다. 지혜로운 아버지와 유능한 형이 마땅히 보호해야 한다.

壯年 三十八九歲前則
賢弟良朋可以助之也

장년기 38-39세 전에는 착한 동생과 좋은 벗이 그를 도울 수 있으며,

老年 五十六七歲前則
孝子孝孫可以扶之也.

노년기 56-57세 전에는 효자효손이 그를 부양할 수 있다.

17-5

善人之家 善人必聚
惡人之家 惡人必聚.

착한 사람의 집에 착한 사람이 모이고 악한 사람의 집에 악한 사람이 모인다.

善人多聚則 善人之臟氣
活動 惡人多聚則
惡人之心氣 强旺.

착한 사람이 많이 모이면 착한 사람의 臟氣가 활동하고 악한 사람이 많이 모이면 악한 사람의 心氣가 왕성해진다.

酒色財權之家 惡人多聚 故
其家孝男孝婦 受病.

술 여색 재물 권세를 좋아하는 집에는 악한 사람이 많이 모이는 까닭에 그 집의 효남 효부가 병을 얻는다.

17-6

好權之家 朋黨比周
敗其家者 朋黨也 好貨之家
子孫驕愚 敗其家者 子孫也.

권세를 좋아하는 집에는 파벌꾼이 따라와 에워싸니 그 집을 망하게 하는 자는 파벌꾼이며, 재물을 좋아하는 집에는 자손이 교만하고 어리석으니 그 집을 망하게 하는 자는 자손이다.

17-7

人家 凡事不成 疾病連綿
善惡相持 其家將敗之地
惟明哲之慈父孝子
處之有術也.

사람들의 집안에서 매사가 이뤄지지 않고 질병이 이어지며 선악이 서로 다투어 그 집이 망하려 할 지경에 오직 자애로운 어버이와 효자로서 명철해야 대처할 방법이 있다.

17-8

驕奢減壽 懶怠減壽
偏急減壽 貪慾減壽.

교만하고 사치하면 수명을 감소시키고 게으르고 나태하면 수명을 감소시키고 편견이 있고 성급하면 수명을 감소시키고 욕심이 지나치면 수명을 감소시킨다.

爲人驕奢 必耽侈色
爲人懶怠 必嗜酒食
爲人偏急 必爭權勢
爲人貪慾 必殉貨財.

사람됨이 교만하고 사치하면 반드시 여자를 탐하고 사람됨이 게으르고 나태하면 반드시 술과 음식을 탐하고 사람됨이 편견이 있고 성급하면 반드시 권세를 다투고 사람됨이 욕심이 지나치면 반드시 돈과 재물에 목숨을 잃는다.

17-9

簡約得壽 勤幹得壽
警戒得壽 聞見得壽.

簡素하고 節約하면 오래 살고 勤勉하고 재능이 있으면 오래 살고 조심하고 삼가면 오래 살고, 보고 듣기를 잘 하면 오래 산다.

爲人簡約 必遠奢色
爲人勤幹 必潔酒食
爲人警戒 必避權勢
爲人聞見 必淸貨財.

사람됨이 간소하고 절약하면 반드시 여자를 멀리할 것이고, 사람됨이 근면하고 재능이 있으면 반드시 술과 음식에 깨끗하고, 사람됨이 조심하고 삼갈 줄 알면 반드시 권세를 피하고, 사람됨이 보고 듣는 게 많으면 반드시 돈과 재물에 깨끗하다.

17-10

居處荒凉　色之故也
行身鬪茸　酒之故也
用心煩亂　權之故也
事務錯亂　貨之故也.

거처가 황량한 것은 女色 때문이며, 行動과 身體가 시끄럽고 흐트러지는 것은 술 때문이며, 마음 씀이 번거롭고 어지러운 것은 권세 때문이며, 일처리가 잘못되는 것은 재물 때문이다.

17-11

若敬淑女　色得中道
若愛良朋　酒得明德
若尙賢人　權得正術
若保窮民　貨得全功.

만약 숙녀를 존경한다면 女色에서 공정한 도리를 얻을 것이요, 만약 좋은 벗을 사귄다면 술자리에서 바른 덕을 얻을 것이요, 만약 현명한 사람을 사모하면 권세에서 정당한 방법을 얻을 것이요, 만약 어려운 처지에 있는 사람을 도와준다면 재물에서 완전한 공덕을 얻을 것이다.

17-12

酒色財權　自古所戒
謂之四堵墻而比之牢獄.

술과 여색, 재물과 권세는 예로부터 조심하고 삼가는 것으로 네 개의 울타리고 일러 감옥에 비유하였다.

非但一身壽夭
一家禍福之所係也　天下治亂
亦在於此.

비단 一身의 壽夭와 一家의 禍福에만 관계되는 것이 아니라 천하의 다스려짐과 어지러워짐이 역시 여기에 달려 있다.

若使一天下酒色財權
無乖戾之氣則
庶幾近於堯舜周召南之世矣.

만약 천하의 술과 여색 재물과 권세에 어긋난 기풍이 없다면 거의 요순, 周南 召南의 세상에 근접할 것이다.

17-13

凡人簡約而勤幹 警戒而聞見
四材圓全者 自然上壽
簡約勤幹而警戒
或聞見警戒而勤幹 三材全者
次壽
驕奢而勤幹 警戒而貪慾
或簡約而懶怠 偏急而聞見
二材全者 恭敬則壽
怠慢則夭.

무릇 사람이 簡約 勤幹 警戒 聞見의 네 가지 재능이 다 있으면 절로 장수하고,

간약하고 근간하며 경계하거나 혹은 문견하고 경계하며 근간하거나 하여 세 가지 재능을 갖추면 그 다음으로 장수하고,

교활하고 사치하면서 근간하거나, 경계하면서 탐욕하거나, 혹은 간약하면서 나태하거나, 편급하면서 문견이 있는 등 두 가지를 갖춘 자는 공경해야 장수하고 태만하면 夭折할 것이다.

17-14

凡人恭敬則必壽 怠慢則必夭
勤幹則必壽 虛貪則必夭.

무릇 사람은 恭敬하면 반드시 장수하고 태만하면 반드시 요절하며 근간하면 반드시 장수하고 虛貪하면 반드시 요절할 것이다.

飢者之腸 急於得食則
腸氣蕩矣 貪者之骨
急於得財則 骨力竭矣.
飢而安飢則 腸氣有守
貧而安貧則 骨力有立 是故.

배고픈 자의 창자가 먹기에 급급하면 창자의 기운이 흐려질 것이며 가난한 자의 뼈가 재물에 급급하면 뼈의 힘이 고갈될 것이다.

배고프더라도 편안히 주린다면 창자의 기운이 간직되고, 가난하더라도 편안히 가난하면 뼈의 힘이 서 있을 것이다.

飮食 以能忍飢而不貪飽
爲恭敬
衣服 以能耐寒而不貪溫
爲恭敬

음식은 배고픔을 참고 배부르길 탐하지 않는 게 공경하는 것이고, 의복은 찬 것을 견디고 따뜻함을 탐내지 않는 것이 공경하는 것이고, 근력은 부지런히 하고 안일함을 탐내지 않는 것이 공경하는 것이고, 재물은 勤實하고 구차

筋力 以能勤勞而不貪安逸
爲恭敬
財物 以能謹實而不貪苟得
爲恭敬.

히 얻는 것을 탐내지 않는 것이 공경하는 것
이다.

17-15

山谷之人 沒聞見而禍夭
市井之人 沒簡約而禍夭
農畝之人 沒勤幹而禍夭
讀書之人 沒警戒而禍夭.

산골 사람이 문견이 없으면 요절의 화를 당하
고, 도시 사람이 간약하지 않으면 요절의 화를
당하고, 농촌 사람이 근간하지 않으면 요절의
화를 당하고, 책 읽는 선비가 경계하지 않으면
요절의 화를 당한다.

17-16

山谷之人 宜有聞見
有聞見則福壽
市井之人 宜有簡約
有簡約則福壽
鄕野之人 宜有勤幹
有勤幹則福壽
士林之人 宜有警戒
有警戒則福壽.

산골 사람이 문견이 있어야 하는데 문견이 있
으면 장수의 복을 누리고, 도시 사람이 간약해
야 하는데 간약할 수 있으면 장수의 복을 누리
고 농촌 사람이 근간해야 하는데 근간할 수 있
으면 장수의 복을 누리고, 선비는 경계해야 하
는데 경계할 수 있으면 장수의 복을 누린다.

17-17

山谷之人 若有聞見
非但福壽也 此人卽
山谷之傑也

산골 사람이 만약 문견이 있으면 장수의 복을
누릴 뿐 아니라 곧 산중의 호걸이며, 도시 사
람이 만약 간약하다면 장수의 복을 누릴 뿐 아

市井之人 若有簡約
非但福壽也 此人卽
市井之傑也

鄕野之人 若有勤幹
非但福壽也 此人卽
鄕野之傑也
士林之人 若有警戒
非但福壽也 此人卽
士林之傑也.

니라 곧 도시의 호걸이며,

농촌 사람이 만약 근간하면 장수의 복을 누릴
뿐 아니라 곧 농촌의 호걸이며, 선비가 만약
경계한다면 장수의 복을 누릴 뿐만 아니라 곧
선비의 호걸이다.

17-18

或曰 農夫 元來力作
最是勤幹者也而 何謂沒勤幹
士人 元來讀書
最是警戒者也而
何謂沒警戒耶?

어떤 사람이 말하기를 농부들은 원래 힘으로
일하니 가장 근간한 자들인데 왜 근간하지 않
는다고 하며, 선비들은 원래 책을 읽고 있으니
가장 경계하는 자들인데 왜 경계하지 않는다고
하였는가?

曰 以百畝之不治 爲己憂者
農夫之任也
農夫而比之士人則
眞是懶怠者也.

내가 대답하기를 백 마지기의 농토를 잘못 다
스릴까봐 걱정하는 것이 농부의 임무이니 농부
를 선비가 글 읽는 것과 비교하면 농부가 정말
나태한 자들이다.

士人 頗讀書故 心恒妄矜
農夫 目不識字故 心恒佩銘
士人而擬之農夫則
眞不警戒者也.

선비들이란 많은 독서를 한다고 마음에 항상
망령된 자긍심이 있고 농부들은 글자를 볼 줄
몰라서 항상 몸에 차고 돌에 새기듯 마음을 쓰
고 있으니 선비를 농부와 비교하면 진정 그들
이 경계하지 않는 자들이다.

若 農夫勤於識字

만약 농부가 글자를 익히는데 부지런하거나

士人習於力作則 才性調密
臟氣堅固.

선비가 힘써 일하는 습관을 들이면 재주와 성
품이 조밀해지고 오장의 기운도 견고해 질 것
이다.

17-19

驕奢者之心 藐視閭閻生活
輕易天下室家 眼界驕豪
全昧産業之艱難
甚劣財力之方略
每爲女色所陷 終身不悔.

교만하고 사치하는 사람의 마음은 여염집 생
활을 깔보고 세상과 가정을 가벼이 여기며, 보
는 것이 교만하고 뽐내어 직업의 어려움을 전
혀 모르고, 재력을 마련하는 방략은 심히 모자
르면서 매양 여색에 빠져 죽을 때가지 뉘우칠
줄 모른다.

17-20

懶怠者之心 極其麤猛
不欲積功之寸累
每有虛大之甕算 蓋其心
甚憚勤幹故 欲逃其身於酒國
以姑避勤幹之計也.

태만한 자의 마음은 극히 거칠고 사나워 조금
씩 쌓아올리려 하지 않고, 매양 헛되어 옹색한
계산만 한다. 대체로 그 마음은 심히 부지런함
을 꺼려하기 때문에 그 몸을 술 세계로 도피시
키는 것이니 부지런하기를 피하려는 일시적 계
책인 것이다.

凡懶怠者 無不縱酒
但是縱者則
必知其爲懶怠人心 麤猛也.

대체로 태만한 자로서 주정뱅이 아닌 사람이
없으니 단지 주정뱅이만 보더라도 반드시 나태
한 사람의 마음이 거칠고 사납다는 것을 알 수
있는 것이다.

17-21

酒色之殺人者 人皆曰
酒毒枯腸 色勞竭精云 此

주색이 사람을 죽인다. 사람들이 말하기를 술
독이 창자를 마르게 하고 色勞가 정력을 말라

知其一 未知其二也.

縱酒者 厭勤其身 憂患如山
惑色者 深愛其女 憂患如刀
萬端心曲
與酒毒色勞幷力攻之而
殺人也.

불게 한다고 하지만 이는 하나는 알고 둘은 모르는 말이다.

술에 放縱하는 자는 그 몸이 부지런한 것을 싫어하기 때문에 걱정이 산과 같고 색에 미혹된 자는 계집을 깊이 사랑하기 때문에 걱정이 칼날 같아서 마음이 만 갈래로 찢어지고 이지러진다. 술독과 色勞가 마음과 힘을 합해 공격하므로 사람을 죽이는 것이다.

17-22

狂童必愛淫女 淫女亦愛狂童
愚夫必愛妬婦 妬婦必愛愚夫
以物理觀之則 淫女斷合
狂童之配也 愚婦亦宜
妬婦之匹也.

정신 나간 놈이 淫蕩한 계집을 사랑하고 음탕한 계집이 또한 정신 나간 놈을 사랑하며, 어리석은 사내가 시기심 많은 아녀자를 사랑하고 시기심 많은 아녀자가 또한 어리석은 사내를 사랑하는 것이다. 만물의 이치로 이를 보면 음탕한 계집이 단연코 정신 나간 놈의 배필에 합당한 것이요, 어리석은 사내는 또한 시기심 많은 아녀자의 배필 됨이 마땅한 것이다.

蓋 淫女妬婦
可以爲惡人賤人之配匹也
不可爲君子貴人之配匹也.
七去惡中 淫去妬去爲首惡而
世俗 不知妬字之義
但以憎疾衆妾爲言.

대개 음탕한 여자나 시기심 많은 부녀는 악인이나 천인의 배필이 될 수 있어도 군자나 귀인의 배필이 될 수는 없는 것이다.

칠거지악 중에서도 음란한 것과 질투하는 것이 그 으뜸 되는 악이지만 세상 사람들은 妬字의 의미를 모르고 단지 다른 첩들을 미워하며 투기하는 것만 이야기하며,

貴人之繼嗣 最重則 婦人
必不可憎疾貴人之有妾.

귀인이 후사를 이어야 하는 것은 가장 소중한 일이기 때문에 부인은 귀인이 첩을 들이면 미워하고 투기하면 절대로 안 된다고 말한다.

而亂家之本
未嘗不在於眾妾則
婦人之憎疾眾妾之邪媚者
獨爲婦人之賢德也
何所當於妬字之義乎?

詩云 桃之夭夭 其葉秦秦
之子于歸 宜其家人
宜其家人者
好賢樂善而宜於家人之謂也
不宜其家人者
妬賢嫉能而不宜於家人之謂也.

凡人家 疾病連綿 死亡相隨
子孫愚蚩 資産零落者
莫非愚夫妬婦
妬賢嫉能之所做出也.

그러나 집안을 어지럽히는 근본이 많은 첩들에 있지 않은 적이 없기 때문에 부인이 첩들의 사악하고 아첨하는 것을 미워하며 질투하는 것은 부인의 현명한 품성일 수도 있으니 어찌 투자의 뜻에 합당하다고 할 수 있겠는가?

시전에 말하기를 "복숭아나무 앳되고 예쁨이여 그 잎도 짙게 푸르도다. 이 아가씨 시집감이여 그 집안사람들을 화목케 하도다." 라고 하였으니 그 집안사람과 화목하다는 것은 현인을 좋아하며 선행을 즐기며 집안사람들과 화목하다는 것을 이름이요, 그 집안사람들을 화목하게하지 못한다는 것은 현인을 미워하며 재능을 질투하며 집안사람들과 화목하지 못하다는 것을 말함이다.

대체로 어떤 집안에서 질병이 잇따르고 죽음이 연달아 일어나며 자손은 바보가 되고 재산은 몰락하여 없어지는 것은 우부나 투부가 현인을 시기하며 재능을 질투하는 데서 나오는 것이다.

17-23

天下之惡 莫多於妬賢嫉能
天下之善 莫大於好賢樂善.

不妬賢嫉能而爲惡則
惡必不多也

천하의 악 중에 어진 사람을 시기하며 재능을 질투하는 것보다 더 많은 것은 없고, 천하의 선중에 어진 사람을 좋아하고 선행을 즐겨하는 것보다 더 큰 것이 없다.

어진 사람을 시기하며 재능을 질투하는 것이 아닌데도 악이라 하면 악이라 해도 많지 않을 것이요, 어진 사람을 좋아하고 선행을 즐겨하

不好賢樂善而爲善則
善必不多也.

歷稽往牒
天下之受病 都出於妬賢嫉能
天下之救病 都出於好賢樂善.

妬賢嫉能 天下之多病也
好賢樂善 天下之大藥也.

는 것이 아닌데도 선이라 한다면 선이라 해도 그리 많지는 않을 것이다.

옛 글을 일일이 참고하면 천하가 병드는 것은 모두 어진 사람을 시기하며 재능을 질투하는 것에서 나오고, 천하의 병을 구하는 것은 어진 사람을 좋아하고 선행을 즐기는 데서 나온다 알 수 있다.

어진 사람을 시기하며 재능을 질투하는 것은 천하에서 가장 많은 병이요, 어진 사람을 좋아하고 선행을 즐겨하는 것은 천하에서 아주 큰 약인 것이다.

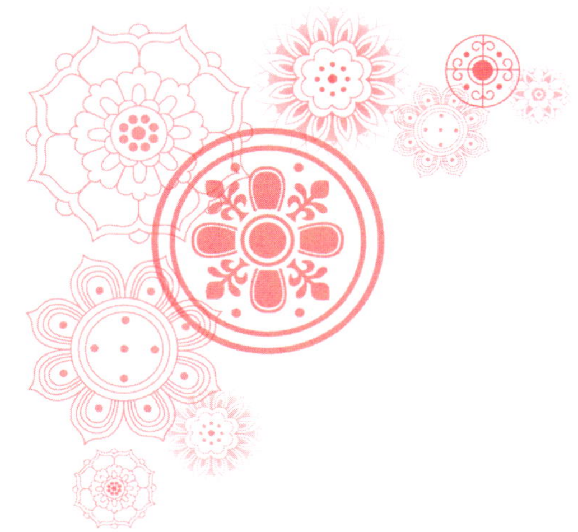

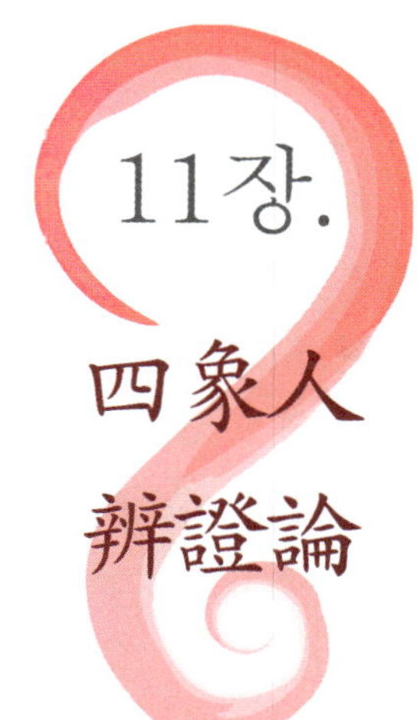

11장.

四象人
辨證論

이 章은 사상인 체질 진단에 관한 논술이다.

18-1

太少陰陽人 以今時目見
一縣萬人數 大略論之則
太陰人五千人也
少陽人三千人也
少陰人二千人也
太陽人數 絶少
一縣中 或三四人
十餘人而已.

태소음양인을 오늘까지 관찰한 결과 한 고을에 대략 만 명이 있다고 논한다면 그 중에 태음인이 5,000명이고, 소양인이 3,000명이고, 소음인이 2,000명이며, 태양인의 수는 아주 적어서 한 고을에 3, 4명 내지 10여 명이 될 뿐이다.

討 論

소음인을 陽虛陰盛, 소양인을 陰虛陽盛, 태음인을 陰陽挾雜으로 보면 소음인이 약 50%, 태음인이 30%, 소양인이 20% 정도 되는 것으로 생각된다. 물론 陰陽을 엄밀히 따지면 협잡되지 않은 사람이 거의 없으나, 체질을 "상대적으로 잘 변하지 않는 인체의 생리적 심리적 특징"이라고 정의할 때 이런 분류가 가능하다. 태양인의 주요 특징인 정혈진액의 허손과 신경증적 경향은 소음 소양 태음인과 동일한 방법으로 분류할 수 있는 체질적 특징이 아니기 때문에 사상체질에서 태양인을 함께 논하는 것은 곤란하다.

혹시 나머지 체질과 동일하게 취급할 수 있다고 하더라도 0.1% 이하의 체질은 별로 의미가 없다. 체질론이란 본래 간단한 몇 가지 생리적 특징만으로 사람들을 분류하는 것이기 때문에 0.1% 이하를 다룰 만큼 정교할 수가 없으며, 그렇게 분류할 필요도 없다.

태양인을 본문과 다르게 心肝火盛 脾腎陽虛한 체질로 정의하여 1,200명을 분류한 바에 의하면 소음인이 22%, 소양인이 27%, 태음인이 29%, 태양인이 22% 정도 된다. 이제마의 조사와 비교하면 사심탕증, 시호탕증을 태양인으로 보느냐, 소음인으로 보느냐의 차이다. 소양인이 이제마에 비해 증가한 것은 영양이 좋아진 시대환경과 상관있을 것이다.

18-2

太陽人 體形氣像
腦顀之起勢 盛壯而
腰圍之立勢 孤弱.

태양인 체형의 기상은 腦顀의 기세가 웅장하고 허리의 서 있는 형세가 외롭고 약하다.

少陽人 體形氣像
胸襟之包勢 盛壯而
膀胱之坐勢 孤弱.

소양인의 체형기상은 가슴을 감싼 옷깃의 형세가 웅장하고 방광의 앉은 形勢가 외롭고 약하다.

太陰人 體形氣像
腰圍之立勢 盛壯而
腦顀之起勢 孤弱.

태음인의 체형기상은 허리의 서 있는 형세가 웅장하고 腦顀의 기세가 외롭고 약하다.

少陰人 體形氣像
膀胱之坐勢 盛壯而
胸襟之包勢 孤弱.

소음인의 체형기상은 방광의 앉은 形勢가 웅장하고 가슴을 감싼 옷깃의 형세가 연약하다.

討 論

體形은 陰陽氣血 등 稟賦특징과 연관되어 있다는 점에서 체질론에서 자주 다루는 내용이다. 일찍이 《소문》 異法方宜論 《영추》 通天 또는 陰陽二十五人篇 등에서부터 지금까지 체형과 체질에 관한 다양한 탐구가 있었지만, 이 문제는 간단하지가 않아서 아직도 계속해서 연구해야 할 과제로 남아있다.

체형과 체질의 관련은 일정부분 긍정할 수 있다. 외부형태와 내부기관은 일정한 관계가 있기 때문에 체형이 어느 정도 내부기관의 생리기능을 반영한다고 볼 수 있기 때문이다. 다만 현재 확인할 수 있는 연관성은 극히 제한적이며, 체질 외에 다른 다양한 요소가 함께 작용하고 있기 때문에 체형은 체질진단에서 중요한 역할을 하지 못하고 있다.

18-3

太陽人 性質 長於疏通而 材幹 能於交遇.

태양인의 성질은 소통에 장점이 있으며 교우에 재간이 있다.

少陽人 性質 長於剛武而 材幹 能於事務.

소양인의 성질은 굳세게 싸움에 장점이 있으며 일처리에 재간이 있다.

太陰人 性質 長於成就而 材幹 能於居處.

태음인의 성질은 성취하는 데 장점이 있으며 거처에 재간이 있다.

少陰人 性質 長於端重而 材幹 能於黨與.

소음인의 성질은 단정하고 무게 있는 행동에 장점이 있으며 당여에 재간이 있다.

討 論

陽熱한 사람은 躁動하고, 陰寒한 사람은 倦怠無力 身重蹶臥한다는 것은 인정되지만, 재간과 교우 등이 체질과 관련된 특징인지는 확실치 않다.

18-4

太陽人 體形 元不難辨而
人數 稀罕故 最爲難辨也.
其體形 腦傾之起勢 强旺
性質 疏通 又有果斷 其病
噎膈反胃 解㑊證
亦自易辨而 病未至重險之前
別無大證 完若無病壯健人也.

태양인 체형은 원래 가리기 어렵지 않으나 사람 수가 드물어 가장 감별하기 어렵다.

그 체형은 腦傾의 기세가 왕성하고 성질은 잘 소통하며 또 과단성이 있다. 그 병은 일격 반위 해역증이니 역시 스스로 가리기 쉬우며 병이 위험하기 전에는 큰 이상이 없고 와넌히 건강한 사람 같다.

18-5

少陰人老人 亦有噎證
不可誤作 太陽人治.

소음인 노인도 일격이 있으니 태양인으로 잘못 여기고 치료하면 안 된다.

討 論

일격은 나이가 들어 情志過激 등 후천적 요인에 의해 정혈진액이 枯槁해 지면 오므로 소음인만이 아니라 태음인 소양인 모두에게서 나타날 수 있다.

18-6

太陽女 體形 壯實而
肝小脇窄 子宮不足 故
鮮能生産 以六蓄玩理而
太陽牝牛馬 體形壯實而
亦鮮能生産者 其理可推.

태양인 여자는 체형이 건장하고 실하나 간이 작고 옆구리가 좁아서 자궁이 부족하므로 아이를 낳을 수 없다. 가축에서 태양의 암소와 말이 체형이 건장하고 실하나 역시 생산치 못하는 것을 보아 이치를 추측할 수 있다.

討 論

精血不足과 자율신경실조가 태양인의 특징이므로 이들 요인으로 해서 불임이 될 수 있다.

18-7

少陽人 體形 上盛下虛
胸實足輕 剽銳好勇而
人數亦多 四象人中
最爲易辨.

소양인의 체형은 위가 성하고 아래가 허하여 가슴이 실하고 발이 가볍다. 아주 날카롭고 용기를 좋아한다. 사람 수도 또한 많으니 사상인 중에 가장 감별하기 쉽다.

18-8

少陽人 或有短小靜雅 外形
恰似少陰人者 觀其病勢寒熱
仔細執證 不可誤作少陰人治.

소양인도 혹 키가 작고 살이 적으며 조용하고 아담하여 외형이 소음인과 흡사한 사람이 있으니 그 병세의 한열을 자세히 관찰하여 執證해야 하고 소음인으로 오인하고 치료하면 안 된다.

18-9

太陰少陰人 體形
或略相彷彿 難辨疑似而
觀其病證則 必無不辨.

태음인과 소음인의 체형이 서로 비슷하여 가리기 어렵다. 그러나 그 병증을 관찰하면 반드시 가리지 못할 리가 없다.

太陰人 虛汗 則完實也
少陰人 虛汗 則大病也.

태음인이 虛汗하면 완전히 건강하고 소음인이 虛汗하면 큰 병이다.

太陰人 陽剛堅密 則大病也
少陰人 陽剛堅密 則完實也.

태음인의 상체가 강하고 堅密하면 큰 병이고 소음인의 상체가 강하고 堅密하면 완실한 것이다.

太陰人 有胸膈怔忡證也
少陰人 有手足悗亂證也.

太陰人 有目眥上引證
又有目睛內疼證也
少陰人 則無此證也.

少陰人 平時呼吸 平均而
間有一太息呼吸也
太陰人 則無此太息呼吸也.

太陰人 瘧疾惡寒中
能飮冷水
少陰人 瘧疾惡寒中
不飮冷水.

太陰人 脈長而緊
少陰人 脈緩而弱.

太陰人 肌肉 堅實
少陰人 肌肉 浮軟.

太陰人 容貌詞氣
起居有儀而修整正大
少陰人 容貌詞氣
體任自然而簡易小巧.

태음인은 胸膈怔忡證이 있고 소음인은 手足悗亂證이 있다.

태음인은 눈 꼬리가 위로 올라가는 증이 있으며 또 안구가 아픈 증이 있으나 소음인은 이런 증이 없다.

소음인은 평시 호흡이 고르나 간혹 큰 한숨을 쉬고 태음인은 큰 한숨을 쉬는 일이 없다.

태음인은 학질 오한 중에도 냉수를 마실 수 있으나 소음인은 학질 오한 중에 냉수를 마시지 않는다.

태음인의 맥은 長緊하나 소음인의 맥은 緩弱하다.

태음인의 肌肉은 견실하나 소음인의 肌肉은 부드럽다.

태음인은 용모와 목소리, 기거가 의젓하고 반듯하나 소음인은 용모와 목소리 움직임이 자연스럽고 간편하면서 교묘하다.

討 論

소음인은 虛寒하고, 태음인은 寒熱이 함께 나타나므로 주요한 차이는 熱證이다. 태음인의 熱證은 주로 肺胃의 氣分熱이므로 냉수를 많이 마시고 땀을 많이 흘리나, 소음인은 이 열이 없어서 좀처럼 물을 마시지 않고 땀도 잘 흘리지 않는다.

18-10

少陰人 體形 矮短而
亦多有長大者
或有八九尺長大者
太陰人 體形 長大而
亦或有六尺矮短者.

소음인의 체형은 키가 작으나 장대하여 혹 8, 9척이 되는 자도 있으며 태음인의 체형은 장대하나 역시 6척이 안 되는 작은 자도 있다.

討 論

소음인은 脾胃虛寒하여 음식을 많이 먹지 못하므로 키가 크거나 살이 찌기 불리하지만, 유전적 요인 등 다른 소인 때문에 키가 큰 사람도 있을 수 있다.

18-11

太陰人 恒有怯心
怯心寧靜則居之安
資之深而造於道也
怯心益多則 放心桎梏而
物化之也.
若 怯心 至於怕心則
大病作而 怔忡也 怔忡者
太陰人病之重證也.

태음인은 항상 겁을 잘 내니 겁내는 마음이 안정되고 거처가 편안하면 자질이 깊어져서 남을 잘 도울 것이고 겁내는 마음이 더욱 많으면 마음이 얽매어서 사물의 영향을 많이 받을 것이다.

만약 겁내는 마음이 두려운 마음에 이르면 큰 병이 일어나 怔忡이 되니 怔忡은 태음인 병에서 중증이다.

18-12

少陽人 恒有懼心
懼心寧靜則居之安
資之深而造於道也

소양인은 항상 두려운 마음이 있으니 두려운 마음이 안정되고 거처가 편안하면 자질이 깊어져서 남을 잘 도울 것이고 두려운 마음이 더욱

懼心益多則 放心桎梏而
物化之也.
若 懼心 至於恐心則
大病作而 健忘也 健忘者
少陽人病之險證也.

많아지면 마음이 얽매어서 사물의 영향을 많이
받을 것이다.

만약 두려운 마음이 공포심에 이르게 되면 큰
병이 일어나 건망이 된다. 건망은 소양인 병에
서 위험한 병증이다.

18-13

少陰人 恒有不安定之心
不安定之心寧靜則 脾氣
卽活也.
太陽人 恒有急迫之心
急迫之心寧靜則 肝血
卽和也.

소음인은 항상 불안정한 마음이 있으니 불안정
한 마음이 안정되면 비장의 기가 곧 살아난다.

태양인은 항상 급박한 마음이 있으니 급박한
마음이 안정되면 간장의 혈이 곧 조화된다.

18-14

少陰人 有咽喉證
其病太重而爲緩病也
不可等閒任置.
當用 蔘桂八物湯
或用 獐肝 金蛇酒

소음인의 인후증은 그 병이 아주 중하면서 만
성병이 되니 등한히 방치하면 안 된다. 마땅히
삼계팔물탕을 쓰며 혹은 노루의 간이나 금사주
를 쓴다.

18-15

太陽人 有八九日大便不通證
其病非殆證也.
不必疑惑而亦不可無藥 當用

태양인이 8, 9일간 대변이 불통하더라도
그 병이 위태롭지 않다. 疑心 하고 困惑
할 것이 아니며 약이 있으니 마땅히 미후

攔猴藤五加皮湯.

등오가피탕을 쓴다.

18-16

太陽人 小便旺多則
完實而無病
太陰人 汗液通暢則
完實而無病
少陽人 大便善通則
完實而無病
少陰人 飮食善化則
完實而無病.

태양인은 소변이 많으면 건강하고 무병하며, 태음인은 땀이 잘 나면 건강하고 무병하며, 소양인은 대변이 잘 통하면 건강하고 무병하며, 소음인은 음식이 잘 소화되면 건강하고 무병하다.

18-17

太陽人 噎膈則 胃脘之上焦
散豁如風
太陰人 痢病則 小腸之中焦
窒塞如霧
少陽人 大便不通則 胸膈
必如烈火
少陰人 泄瀉不止則 臍下
必如氷冷.
明知其人而 又明知其證則
應用之藥 必無可疑.

태양인이 일격이 있으면 胃脘이 있는 상초가 바람처럼 허전하고, 태음인이 이질이 있으면 소장이 있는 중초가 안개처럼 막힌 것이며, 소양인이 변비가 있으면 胸膈이 반드시 열화와 같이 뜨겁고 소음인이 설사가 그치지 않으면 배꼽 아래가 반드시 얼음과 같이 차다.

똑바로 체질을 알고 똑바로 병증을 알면 약을 씀에 의심할 것이 없다.

18-18

人物形容　仔細商量
再三推移　如有迷惑則
參互病證　明見無疑　然後
可以用藥　最不可經忽而
一貼藥.
誤投重病險證　一貼藥
必殺人.

사람의 형용을 자세히 생각해 보아 재삼 잘못을 바로잡으며, 迷惑스러우면 병증을 참조한다. 분명히 보고 의심이 없을 때 약을 쓸 것이고, 경솔하게 쓰는 건 한 첩의 약이라도 안 된다.

중병 위증에 잘못 투약하면 한 첩의 약이라도 반드시 사람을 죽인다.

18-19

華佗曰　養生之術　每欲小勞
但莫大疲.

화타가 말하길 양생의 방법은 늘 적당히 일하여 크게 피로하지 말라는 것이다.

18-20

有一老人曰　人可日再食而
不四五食也
又不可旣食後添食　如此則
必無不壽.

한 노인이 말하길 사람이 하루 두 끼 먹는 것은 可하지만, 네 번, 다섯 번 먹는 것은 불가하다. 또 이미 먹은 뒤에 다시 더 먹는 것은 불가하니, 이와 같이 하면 오래 살 수 없다.

18-21

余足之曰.
太陰人　察於外而
恒寧靜怯心
少陽人　察於內而

나는 이것을 보충하여 말하겠다. 태음인은 밖을 살펴 항상 겁내는 마음을 고요히 할 것이며, 소양인은 안을 살펴 항상 두려운 마음을 가라앉힐 것이며, 태양인은 한 걸음 물러서서

恒寧靜懼心
太陽人　退一步而
恒寧靜急迫之心
少陰人　進一步而
恒寧靜不安定之心
如此則　必無不壽.

항상 급박한 마음을 가라앉히고, 소음인은 한 걸음 나아가서 항상 불안정한 마음을 안정시킬 것이니 이같이 하면 반드시 장수할 것이다.

18-22

又曰
太陽人　恒戒怒心哀心
少陽人　恒戒哀心怒心
太陰人　恒戒樂心喜心
少陰人　恒戒喜心樂心
如此則　必無不壽.

또 말하기를 태양인은 항상 노여운 마음과 슬픈 마음을 경계하고 소양인은 항상 슬픈 마음과 노여운 마음을 경계하고 태음인은 항상 즐거운 마음과 기쁜 마음을 경계하고 소음인은 항상 기쁜 마음과 즐거운 마음을 경계할 것이니, 이렇게만 하면 장수하지 않을 리 없다.

18-23

大舜　自耕稼陶漁
無非取諸人以爲善
夫子曰　三人行　必有我師.

대순은 밭을 갈고 씨를 뿌리고 질그릇을 굽고 고기 잡을 때 여러 사람 중에 잘 하는 사람을 취해 배웠고 공자는 말하기를 세 사람 중에 반드시 나의 스승이 있다고 하였다.

以此觀之則　天下衆人之才能
聖人　必博學審問而兼之故
大而化也.

이를 통해 보면 천하에 많은 사람의 재능을 성인이 널리 배우고 자세히 물어서 겸하였다. 그러므로 크게 되고 변화된 것이다.

太少陰陽人　識見才局
各有所長.

태소음양인의 식견과 재능은 각각 장점이 있다.

文筆射御　歌舞揖讓

글을 쓰고 활을 쏘며 말을 달리는 것과 노래

以至於博奕小技 細鎖動作
凡百做造 面面不同
皆異其妙 儘乎
衆人才能之浩多
於造化中也.

하고 춤추며 예절을 차리는 것, 그리고 장기와 바둑, 작은 기능과 세세한 동작까지 온갖 행동이 다 같지 않으며 그 묘한 것이 다 다르니 실로 대중의 재능이란 자연조화 가운데 넓고 많은 것이다.

18-24

靈樞書中
有太少陰陽五行人論而
略得外形 未得臟理.
蓋 太少陰陽人
早有古昔之見而
未盡精究也.

영추 중에 태소음양 오행인론이 있는데 대략 외형만 있고 臟理는 없다. 대개 태소음양인은 일찍이 옛적에도 알았으나 정밀하게 다 연구하지 못하였던 것이다.

討 論

《영추·음양이십오인》 오행인론. 목화토금수 오행의 속성과 歸屬방법을 사용하여 체질을 분류한 것이다. 매 主체질 아래 다시 亞型을 분류하여 모두 이십오종 체질유형으로 분류한다.

《영추·통천》 태소음양과 陰陽和平之人을 합쳐 다섯 가지 체질로 분류

《영추·逆順肥瘦》 肥人 瘦人 肥瘦適中之人 三型으로 분류

《영추·衛氣失常》 膏型 脂型 肉型 三型으로 분류

《靈樞·壽夭剛柔》 剛柔 분류

《영추·論勇》 勇怯 분류

《素問·血氣形志》 形志苦樂 분류

18-25

此書　自癸巳七月十三日始作
晝思夜度　無頃刻休息
至于翌年甲午四月十三日
少陰少陽人論則略得詳備，

太陰太陽人論則　僅成簡約
蓋　經驗未遍而
精力已憊故也.
記曰　開而不達則思
若　太陰太陽人
思而得之則亦何損乎簡約哉.

이 글을 계사년(1893) 7월 13일부터 시작하여 주야로 생각하고 재어보며 잠시도 쉴 새 없이 써서 그 이듬해 갑오년(1894) 4월 13일에 이르렀다.
소음소양인론은 대략 상세히 준비되었다.

태음태양인론은 겨우 간략한 정도로서 되었으니 경험이 많지 못하였고 정력도 이미 소모된 까닭이다.

禮記에 말하길 보고서 이해하지 못할 것이면 생각하여 보라고 하였으니 만약 태음 태양인을 생각해서 해득하게 되면 간략한 것이 또한 무슨 손실이겠는가.

18-26

萬室之邑　一人陶則
器不足也　百家之村
一人醫則　活人不足也.
必廣明醫學　家家知醫
人人知病　然後
可以壽世保元.

만호가 되는 읍에서 한 사람이 그릇을 구우면 그릇이 부족할 것이고 백호가 되는 촌에서 한 사람이 의원이면 치료가 부족할 것이다.

반드시 널리 의학을 밝혀 집집마다 의학을 알게 되고 사람마다 병을 알게 된 연후에 원기를 보전하고 생명을 누릴 것이다.

18-27

光緒甲午四月十三日
咸興李濟馬

광서 갑오 4월 13일 함흥사람 이제마가 한남 산중에서 책을 마치었다.

畢書于漢南山中.

18-28

嗚呼 甲午畢書後 乙未下鄕.
至于庚子 因本改草
自醫源論 至太陰人諸論
各有增删而
其餘諸論 未有增删.
故竝依新舊本刊行.

아아! 갑오년(1894) 책을 다 쓴 후 을미년(1895) 고향으로 돌아왔다. 경자년(1900)에 초고를 고쳐서, 의원론으로부터 태음인 제론까지 내용을 빼거나 넣었고, 그 나머지는 수정하지 못하였다. 그러므로 신구본에 의해 간행한다.

補 完 : 사상인 진단 표준

1) 辨證

동양의학에 전문적 지식이 있는 사람이라면 다음 분류만 보고도 쉽게 사상체질을 구분할 수 있을 것이다.

	소음인	소양인	태음인	태양인
陰 陽	陰	陽	陰陽挾雜	陰陽挾雜
寒 熱	寒	熱	寒熱挾雜	寒熱挾雜
虛	陽虛 氣虛 血虛	陰 虛	氣陰兩虛	陰陽兩虛
實	寒 實	實 熱	表位實寒 裏位熱	上焦實熱 下焦實寒
表 裏	表裏俱寒 혹 假熱	表裏俱熱 혹 表寒	表寒裏熱	上熱下寒
五 臟	脾腎陽虛위주	肝腎陰虛 心胃實熱	脾肺虛寒 肺胃氣分熱	心肝火盛 脾腎陽虛
外 形	矮小 偏瘦	壯實 肥滿	虛滿 虛浮	勞心焦思 下體軟弱
顏 色	晦暗 黃	赤	白中赤	黃赤黑 相雜
主 病	소화기 장애	腰脚장애	호흡기장애	신경성 장애
舌 質	淡白 혹 齒痕	紅絳	胖大齒痕 혹 乾燥	舌邊尖紅
舌 苔	白 薄	黃薄 或 厚	白厚 혹 微黃	黃 薄
脈 象	沈細遲無力	洪大滑數	虛大無力數	弦細緊數

이 표의 태양인은 본인이 제안한 心肝火盛 脾腎陽虛인 태양인이고, 본문을 그대로 적용할 경우 태양인은 다음과 같다.

음 양	한 열	허 실	표 리	오 장	외 형	주 병
불분명	불분명	불분명	불분명	불분명	머리가 크고 허리가 빈약	解㑊 噎膈反胃

물론 이 표는 대체적인 특징을 요약한 것이니, 꼭 여기에 사로잡혀 판단할 필요는 없다.

2) 辨症

證을 구분하기 힘든 일반인이라면 다음과 같이 사상인의 특징적인 症을 고려하여 진단할 수 있다. 이 표의 태양인은 간심화왕 비신양허형.

	소음인	소양인	태음인	태양인
外 形	마르고 약한 편	단단하고 충실한 편 혹은 마르고 조급한 사람도 있다.	살이 많고 듬직한 편	골격은 발달했으나 취약해 보인다.
얼굴색	어두운 누런색이 많다.	붉고 광채가 있다.	흰 바탕에 붉은 색이 보인다.	어두운 검은 색에 누런색이 섞여 보임
성 격	행동과 말소리가 조용. 소심하고 내성적	말이 많고 빠르다. 적극적이나 산만하다.	피로를 잘 느끼고 의욕이 적다.	노심초사하지만 체력이 부친다.
음 식	많이 먹으면 소화를 못한다. 식욕이 없다. 입이 까다롭다.	아무거나 잘 먹는다. 기름진 것을 좋아한다.	잘 먹지만 때로 소화가 안 되는 음식이 있다.	설사 나는 음식이 많아서 조심을 많이 한다.
물	좀처럼 잘 안 마신다.	음료나 냉수를 무척 좋아한다.	물 마시기 좋아하지만 너무 차면 안좋다.	보통 정도 마신다.
대 변	변비경향이지만 때로 설사도 잘한다.	변비경향.	설사가 잘 난다.	하루에 몇 번 씩 설사하는 경우가 많다
소 변	물을 마시면 곧 바로 소변으로 본다.	물을 많이 마셔도 소변이 적다.	소변을 자주 본다.	보통
땀	잘 안 흘린다.	많이 흘린다.	많이 흘린다.	보통
추 위	많이 싫어한다.	잘 견딘다.	갑갑한 것을 싫어하지만 추위에도 약하다.	추위도 많이 타고 더위도 많이 탄다.
잘 걸리는 병	소화불량	고혈압	기관지 비염	불면증 신경쇠약

補 完 : 四象人論과 八象人論의 관계

1) 八象體質論

권도원이 주장한 팔상체질론 혹은 팔체질론은 사상의학과 "서로 전혀 다른 원리에서 출발했음"과 "시대적 배경도 다르다."(《8체질건강법》)고 하고 있긴 하지만, 권도원이 일찍이 사상의학회에서 활동하면서 사상의학을 접한 바 있으므로 아무튼 이제마의 영향을 받았다고 볼 수 있다.

권도원은 사상의학에 부족한 체질감별법, 체질별 치료법, 식이법, 침치료법 등을 독창적으로 보완했다고 하며, 그 효과가 뛰어나서 "꿈의 치료법", "신이 내린 치료법", "이상향의 치료법"이란 찬사를 받는다고 한다.

팔상의학의 출현은 "갈수록 체질은 네 가지 이외에 또 있다는 생각"과 "감별법이 없는 체질론에 대한 불만"(《8체질건강법》) 때문이라고 한다. 하지만 원래 사람들을 네 가지로 나누면 무리가 있다는 건 금방 알 수 있는 일이다. 이는 8가지로 나눈다고 해도 마찬가지다.

8체질은 장부 강약의 배합으로 분류한 것이라 한다. 왜 8인가에 대해선 주기율표를 들어서 설명하기도 하는데, 주기율표와 체질이 어떤 관계가 있는지 알 수 없으니, 아무튼 경험을 통해 체질이 8가지인 걸로 알게 됐다라고 보면 될 듯하다.

《8체질 건강법》에 의한 8체질의 특징과 사상체질을 비교하면 어느 정도 사상체질과의 관계를 알 수 있다.

사상체질	기본병리	8체질	특징(《8체질건강법》)
소음인	氣血兩虛	수양체질	변비, 차분한 성격, 완벽정확
	脾腎陽虛	수음체질	위하수 위무력만 없으면 건강
소양인	陽熱過盛	토양체질	급한 성격, 활동적
	肝腎陰虛	토음체질	드믐. 페니시린 쇼크
태음인	胃熱亢盛	목양체질	과묵함, 뚱뚱함, 신중함.
	脾肺氣虛	목음체질	음식 직후 대변, 위는 건강
태양인	肝心火旺	금양체질	아토피 비염 등 알러지. 채식위주.
	脾腎陽虛	금음체질	희귀한 병. 육식할 때 질병.

이렇게 비교해 보면 양 체질론이 서로 연관성이 있다는 것을 분명히 알 수 있다. 즉 소음인의 脾腎陽虛한 생리적 특징이 기허보다 더욱 뚜렷하면 수음체질과, 기허한 특징이 양허보다 더 강하게 나타날 때 수양체질과 대비하여 보면 대체로 병리적 특징이 유사한 것을 알 수 있다. 마찬가지로 陽熱이 偏盛하면 토양체질, 음허가 偏重하면 토음체질로 본다. 토음체질이 드물고 페니시린쇼크가 있다는 것은 음허와 잘 연결되지 않지만, 토양체질의 특징은 陽熱過盛과 대체로 합치한다.

과묵하고 신중한 것은 태음인 체질과 대체로 합치되며, 태음인 脾肺氣虛 편중하면 음식은 잘 먹지만 설사가 잘 나는 것도 합치된다. 스트레스에 취약한 간심화왕에서 알러지가 잘 나타나는 특징도 금양체질과 합치되나, 脾腎陽虛한 태양인이 희귀한 병에 잘 걸리고 육식을 하면 안 되는지는 모호하다.

2) 《周易》의 四象

우리나라에서 체질론을 주장하는 사람들을 보면 재미있게도 모두 자신의 체질론이 "위대하고", "정확하며", "신효하고", "획기적이며", "독창적"이라고 주장하고 있다. 이것은 아마도 음양오행과 삼강오륜의 교조적 사상 속에서 살아왔던 동양사회의 전통 때문일 것이다.

이제마가 "天機有四"로 시작하는 연역논리로 체질론을 펼쳤던 것처럼, 권도원은 자신의 팔체질론이 근거는 모르지만 어쨌든 인간의 육장육부 강약이 그렇게 꼭 여덟 가지로 배합되었기 때문이라고 말한다.

하지만 과학적 논리는 귀납적이어야 한다. 충분한 숫자의 사람들을 대상으로 장부 생리기능을 조사하여 그 특징을 취합하여 점차 분류숫자를 줄이는 방법이 여기에 해당한다. 만일 보편조사를 통해 체질을 분류하는 방식을 택하면 "道生一 一生二 二生三"의 주역사상을 구현할 수 있다.

선천적으로 腎陽命門火衰 - 火不培土 - 脾虛不健 - 氣血不足의 생리적 특징이 있는 사람을 소음인으로 분류한 뒤, 같은 소음인 중에서도 腎陽虛衰가 偏重(陽虛)한 사람, 脾不健運이 偏重(氣虛)한 사람으로 나눌 수 있을 테고, 偏氣虛한 사람을 다시 脾氣虛와 肺氣虛로 나누고, 脾氣虛한 사람은 다시 水濕留滯나 淸氣不升 혹은 濁陰不降 등으로 계속 분류해 나갈 수 있다. 사상체질은 이렇게 계속 분류해 나갈 수 있는 많은 亞體質을 크게 묶어 논 개념으로 보아야 한다.

　이런 개념으로서의 사상체질론이야말로 한의사가 연구하기에 부끄럽지 않은 체질론이다. 《四象醫學》이 주장하는 것처럼, "四象이 더 이상 분화하지 않는 실체적 개념의 物象"으로 본다던가, 권도원의 주장처럼 "5개도 아니고 4개도 아니고 9개도 아니고 꼭 8개이다."라 말하는 데서 벗어나지 못한다면 그 체질론은 여전히 아마추어 체질론일 것이다.

　四象을 《주역》에서처럼 계속해서 分化發展해 나가는 중간 단계로 받아들이지 않는다면, 그 사람은 필연적으로 동양의학의 빛나는 遺産을 제대로 활용하지 못하는 사람이 될 것이다. 예를 들어 인삼과 황기는 모두 소음인약이지만, 인삼체질과 황기체질은 분명히 다르다. 인삼이 비교적 마른 사람한테 써야 한다면, 황기는 물살찐 사람한테 써야 하는데, 소음인을 다시 여러 체질로 구분할 수 있다는 생각이 없다면 이를 어떻게 구분할 것인가. 어떻게 숙지황과 생지황을 구분해 쓰며, 어떻게 맥문동과 천문동을 구분해 쓸 수 있는가?

3) 앞으로의 체질론

　체질론을 포함해서 앞으로 한의학이 나아갈 방향은 두말할 필요 없이 과학화, 객관화다. 과학적 객관세계는 오직 하나의 정답만이 존재하므로, 서양의학이든 동양의학이든 인간의 생리병리와 질병의 진단치료라는 동일한 대상을 연구하는 의학인 면에서, 이 두 가지는 필연적으로 하나의 해답만을 가져야한다는 말이다.

　앞에서 중국이 "中西醫結合" 작업을 통해 위통을 일으키는 간기울결이 교감신경항진을, 비위허약이 부교감신경항진을 의미하는 걸 알게 됐다고 말한 바와 같이, 약간의 노력만 기울여도 東醫 理法方藥 이론전반을 西醫로 해석할 수 있다. 이런 작업을 계속하면 한의학도 필경 음양오행처럼 정밀하지 않은 이론에 더 이상 의지하지 않아도 될 것이다.

　간기울결에 사용하는 시호 지실 작약 등에 교감신경항진을 억제하거나 부교감신경을 항진하는 성분이 있고, 비위허약에 사용하는 인삼 황기 등에 그 반대작용을 하는 성분이 들어있다는 것을 알고 나면 곧 東醫나 西醫나 다 같이 한 학문이란 걸

이해할 수 있다. 즉 음양오행과 관계없이 진단하고 치료할 수 있게 되는 것이다.

똑 같이 한국인을 대상으로 연구하는 체질론도 한 가지 결론에 도달해야 과학적이다. 지금처럼 사상의학은 오직 넷밖에 없다하고, 팔체질론은 오직 여덟 가지라고 하는 건 조금만 생각해도 과학적이 아닌 걸 알 수 있다.

체질은 분류 방법에 따라 둘서부터 셋, 넷, 다섯 등 무한히 여러 가지로 나눠볼 수 있다. 교감신경항진형과 부교감신경항진형(2체질), 비만체질과 瘦瘠체질 중간체질(3체질), 五臟分型체질(戴永生 5체질), 陰虛 兩虛 陰陽平和 陰陽兩虛 陰盛 陽盛(和嘉芳 6체질), 陰陽平衡 陰虛 兩虛 氣血兩虛 氣血瘀滯 痰濕 陽盛(趙志付 7체질), 無力 蒼白 粘液 紫滯 遲弱 盜熱 冷激 奮力 結障(母國成 9체질) 그리고 田代華의 12체질(이상 《中醫體質學》), 《내경》의 25체질 등등.

따라서 사상체질이나 팔체질은 인체의 어떤 특징을 중심으로 분류한 것인지, 그리고 그러한 분류는 다른 분류와 어떤 관계가 있는 것인지 밝혀서 오직 하나뿐인 醫學안으로 편입시켜야 한다. 사상의학이 서양의학이나 중의학과 다르다는 말은 이제 그만둘 때도 되지 않았을까.

사상체질은 臟腑寒熱의 차이를 주요 분류기준으로 삼은 체질이다. 하지만 이외에도 인체의 생리현상을 나타낼 수 있는 다른 기준이 많기 때문에 사상체질적 분류는 분명히 한계가 있는 체질론이다. 이런 분류는 체질현상을 제한적으로 밖에 표현하지 못한다. 그럼에도 불구하고 이를 근세의학의 총화요, 동양의학의 핵심이라 찬양하는 것은 정말 낯 뜨거운 일이다.

앞에서도 말했거니와 체질론은 어차피 전체 의학의 극히 일부분이다. 다만 이 체질론이 가진 장점인 이해하기 쉽고 사용하기 쉽다는 간편성을 활용하여 아마추어들이 자신의 건강을 돌볼 수 있도록 도와주면 체질론의 효용성은 충분하다 할 것이다.